# QUELLEN UND STUDIEN ZUR GESCHICHTE DER NATURWISSENSCHAFTEN UND DER MEDIZIN

FORTSETZUNG DES ARCHIVS FÜR GESCHICHTE DER MATHEMATIK, DER NATURWISSENSCHAFTEN UND DER TECHNIK

HERAUSGEGEBEN VOM
INSTITUT FÜR GESCHICHTE DER MEDIZIN
UND DER NATURWISSENSCHAFTEN

REDIGIERT VON
P. DIEPGEN UND J. RUSKA

BAND 1

## TURBA PHILOSOPHORUM
EIN BEITRAG ZUR GESCHICHTE DER ALCHEMIE

VON

JULIUS RUSKA

MIT 1 TAFEL

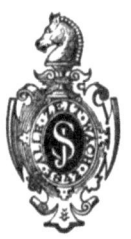

Springer-Verlag Berlin Heidelberg GmbH
1931

# TURBA PHILOSOPHORUM

## EIN BEITRAG ZUR GESCHICHTE DER ALCHEMIE

VON

## JULIUS RUSKA

MIT 1 TAFEL

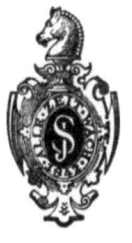

Springer-Verlag Berlin Heidelberg GmbH
1931

ISBN 978-3-662-22958-3      ISBN 978-3-662-24900-0 (eBook)
DOI 10.1007/978-3-662-24900-0

C. H. BECKER

DEM BEGRÜNDER DES FORSCHUNGSINSTITUTS
FÜR GESCHICHTE DER NATURWISSENSCHAFTEN

VOM VERFASSER

ZUGEEIGNET

# Vorwort.

Wer die Geschichte der Alchemie des Mittelalters nach den Quellen studieren will, steht einer uferlosen Aufgabe gegenüber. Die griechischen Quellen sind zwar gedruckt, aber über ihre zeitliche Aufeinanderfolge und ihre Deutung gehen die Meinungen noch weit auseinander. Wie die Alchemie in den Orient gelangte und welche Schicksale sie vor ihrer Übernahme durch die Araber hatte, ist in tiefes Dunkel gehüllt. Von der reichen arabischen Literatur, die handschriftlich in den Bibliotheken des Orients und Europas vorhanden ist, sind bis jetzt nur wenige Proben gedruckt und übersetzt, noch weniger kritisch untersucht worden. Ganz besonders aber fehlen Untersuchungen über die Quellen und Zusammenhänge der Alchemie des Abendlandes. Wohl ist ein Anfang mit der Katalogisierung der Handschriften gemacht, aber die alten Drucke durch kritische Neuausgaben nach den Handschriften zu ersetzen und die Geschichte der Texte aufzuklären, hat noch niemand ernstlich ins Auge gefaßt. Begreiflich genug, da man in der spätlateinischen Alchemie keinen Schritt tun kann, ohne auf die Araber zu stoßen, die wenigen durch Übersetzung zugänglich gemachten Texte aber eine viel zu schmale und unsichere Grundlage für kritische Untersuchungen bilden.

Daß ich für den ersten Versuch, die Zusammenhänge zwischen lateinischer und arabischer Alchemie zu verfolgen, die Turba Philosophorum gewählt habe, bedarf keiner Rechtfertigung; sollte sie für nötig gehalten werden, so muß sie das Buch selbst geben. Auch dafür glaube ich keiner Rechtfertigung zu bedürfen, daß ich die Darstellung so gehalten habe, daß überall die Wege sichtbar sind, auf denen ich zu meinen Ergebnissen gelangt bin. Ich wollte versuchen, solchen Lesern, die besser mit chemischen als mit literarhistorischen Untersuchungsmethoden vertraut sind, zu zeigen, daß es auch in der Literaturgeschichte und Philologie etwas wie exakte und saubere Methode gibt, und daß die kritische Philologie in der Geschichtswissenschaft die gleiche Aufgabe hat, wie die Messung und Wägung in der Naturwissenschaft. Die gewonnenen Ergebnisse, insbesondere auch die Übersetzung der Turba, sind als eine erste Annäherung an das Ziel des historischen Verständnisses zu betrachten. Neue Quellen und Untersuchungen werden uns weiterführen.

Auf die Register habe ich besondere Sorgfalt verwendet. Das arabische Register enthält auch die aus dem Griechischen aufgenommenen Vokabeln, das lateinische die aus den arabischen Quellen stammenden Umschriften. Aus dem lateinischen Turbatext wurden hauptsächlich die Decknamen berücksichtigt; eine Aufzählung aller Stellen, in denen die Worte aqua, color, corpus, ignis, accipite, coagulate, terite usw. vorkommen, war um so weniger nötig, als das deutsche Sachregister darüber jede wünschenswerte Auskunft gibt.

Der Preußischen Staatsbibliothek in Berlin bin ich für die Erlaubnis zur Herausgabe der Handschrift Qu 584 zu besonderem Dank verpflichtet. Die Bibliotheken von Erfurt, St. Gallen und Prag haben mir durch Übersendung von Handschriften, die Bibliothèque Nationale in Paris, die Bibliotheken von Cambridge, Glasgow, Manchester und Oxford sowie Frau D. W. SINGER durch Überlassung von Photographien wertvolle Dienste geleistet.

Eine vor vielen Jahren von Frau HAMMER-JENSEN freundlichst zur Verfügung gestellte Wörterliste zu BERTHELOTS *Collection des Alchimistes Grecs* hat mir das Aufsuchen griechischer Parallelen wesentlich erleichtert. Herrn H. E. STAPLETON in Kalkutta bin ich für die Erlaubnis, seine arabischen Turbafunde in meinem Buche zu verwerten, aufrichtigen Dank schuldig. Meinem alten Freunde Prof. Dr. F. BURG habe ich für seine fachmännischen Ratschläge bei der Gestaltung des lateinischen Turbatextes, Herrn Dr. P. KRAUS für die unermüdliche Mitarbeit an den arabischen Texten und Anmerkungen und die sorgfältige Durchsicht der Korrekturen zu danken.

Berlin, im Juli 1931.

JULIUS RUSKA.

# Inhaltsverzeichnis.

### Erster Teil.
### Voruntersuchungen.

**Erstes Kapitel. Der Stand der Turbafrage.** Seite
- I. Gedruckte Texte und Übersetzungen . . . . . . . . . . . . . . . 3
- II. Ältere Untersuchungen und Urteile. . . . . . . . . . . . . . . . 7
- III. Die neuen Aufgaben . . . . . . . . . . . . . . . . . . . . . . . 15

**Zweites Kapitel. Die arabische Vorlage der Turba.**
- I. Methodische Vorfragen . . . . . . . . . . . . . . . . . . . . . . 18
- II. Die Formen der Eigennamen . . . . . . . . . . . . . . . . . . . 23
- III. Die fremden Stoffnamen . . . . . . . . . . . . . . . . . . . . . 27
- IV. Weitere Zeugnisse für den arabischen Ursprung der Turba . . . . . . 30
- V. Arabische Paralleltexte . . . . . . . . . . . . . . . . . . . . . 33

**Drittes Kapitel. Die gedruckten Fassungen der Turba.**
- I. Die Mängel der Drucke . . . . . . . . . . . . . . . . . . . . . . 46
- II. Der Aufbau der Urschrift . . . . . . . . . . . . . . . . . . . . 48
- III. Die zweite Form der Turba . . . . . . . . . . . . . . . . . . . . 60
- IV. Die dritte Form der Turba . . . . . . . . . . . . . . . . . . . . 67

**Viertes Kapitel. Die handschriftliche Überlieferung.**
- I. Allgemeines über die Handschriften . . . . . . . . . . . . . . . 69
- II. Handschriften der ersten Klasse . . . . . . . . . . . . . . . . . 71
- III. Handschriften der zweiten Klasse . . . . . . . . . . . . . . . . 82
- IV. Auszüge und Kommentare . . . . . . . . . . . . . . . . . . . . . 93

**Fünftes Kapitel. Übersetzungen der Turba.**
- I. Handschriftliche Übersetzungen . . . . . . . . . . . . . . . . . 94
- II. Gedruckte Übersetzungen . . . . . . . . . . . . . . . . . . . . . 97

### Zweiter Teil.
### Text der Turba.

Zur Textgestaltung . . . . . . . . . . . . . . . . . . . . . . . . . 107
Turba Philosophorum . . . . . . . . . . . . . . . . . . . . . . . . 109

## Dritter Teil.
## Übersetzung.

Seite

Die Versammlung der Philosophen . . . . . . . . . . . . . . . . . . 173
Übersicht der Rednernamen . . . . . . . . . . . . . . . . . . . . 258

## Vierter Teil.
## Das literarische Problem.

### Erstes Kapitel. Die griechischen Quellen.
    I. Die Überlieferung der griechischen Alchemie . . . . . . . . . . . 261
   II. Wirkliche und angebliche Autoren . . . . . . . . . . . . . . . . 264
  III. Die literarischen Formen . . . . . . . . . . . . . . . . . . . 274
  IV. Kritik des Lehrinhalts . . . . . . . . . . . . . . . . . . . . 279

### Zweites Kapitel. Der literarische Charakter der Turba.
    I. Der Versammlungsbericht als Darstellungsform . . . . . . . . . . . 287
   II. Die Theologie und Kosmologie der Turba . . . . . . . . . . . . . 291
  III. Die Alchemie der Turba . . . . . . . . . . . . . . . . . . . 294
  IV. Neue arabische Turbastücke . . . . . . . . . . . . . . . . . . 296

### Drittes Kapitel. Turbaliteratur im weiteren Sinne.
    I. Allgemeine Bemerkungen . . . . . . . . . . . . . . . . . . . 318
   II. Der Tractatus Micreris . . . . . . . . . . . . . . . . . . . 320
  III. Die Vision des Arisleus . . . . . . . . . . . . . . . . . . . 323
  IV. Rätsel und Allegorien zur Turba . . . . . . . . . . . . . . . . 328
   V. Allegoriae Sapientum . . . . . . . . . . . . . . . . . . . . 329

### Viertes Kapitel. Lateinische Originalschriften.
    I. Der Sermo Anonymi und die Exercitationes in Turbam . . . . . . . 334
   II. Das Werk des Petrus von Silento . . . . . . . . . . . . . . . 336
  III. Albertus Magnus, Thomas Aquinas, Arnaldus . . . . . . . . . . . 338
  IV. Die Margarita Pretiosa des Petrus Bonus . . . . . . . . . . . . 341
   V. Rupescissa und die anonymen Rosarien . . . . . . . . . . . . . 342
  VI. Das Consilium Conjugii . . . . . . . . . . . . . . . . . . . 342
 VII. Literatur des 16. und 17. Jahrhunderts . . . . . . . . . . . . . 344

Nachträge . . . . . . . . . . . . . . . . . . . . . . . . . . . 346

---

### Wort- und Sachregister.
    I. Griechisches Register . . . . . . . . . . . . . . . . . . . . 347
   II. Arabisches Register . . . . . . . . . . . . . . . . . . . . 348
  III. Lateinisches Register . . . . . . . . . . . . . . . . . . . 349
  IV. Allgemeines Sachregister . . . . . . . . . . . . . . . . . . 355

### Namenregister.
    I. Personen- und Berufskreise . . . . . . . . . . . . . . . . . . 362
   II. Antike und mittelalterliche Autoren . . . . . . . . . . . . . . 363
  III. Neuere Autoren . . . . . . . . . . . . . . . . . . . . . . 367

ERSTER TEIL.

# VORUNTERSUCHUNGEN.

Erstes Kapitel.
## Der Stand der Turbafrage.
### I. Gedruckte Texte und Übersetzungen.

Während die Erstausgabe der *Summa Perfectionis Magisterii* noch in die Zeit der Wiegendrucke fällt und Sammlungen der Geber-Schriften sowie verschiedene andere Sammlungen chemischer Texte schon in der ersten Hälfte des 16. Jahrhunderts gedruckt wurden, erscheint die Turba Philosophorum erst 1572 in der zu Basel gedruckten Sammlung *Avriferae Artis qvam chemiam vocant, antiqvissimi avthores, siue Tvrba Philosophorvm*. Es ist für die weitere Entwicklung der Turbafrage bedeutsam, daß schon hier zwei verschiedene Fassungen des Textes veröffentlicht worden sind. Der Herausgeber begründet sein Vorgehen, indem er in der Vorrede, fol. 4ᵛ, sagt: „Et primo loco philosophorum Pythagoricae Synodi sententias et quasi Aphorismos damus, quibus si diligenter incubueris, Deumque omnium bonorum datorem, ut ipsi frequenter monent, rogaveris, non dubito te et naturae secreta quam plurima consecuturum, et desiderii tui compotem futurum. Synodum hanc Turbam Philosophorum vocant, cuius duo exemplaria typis excusimus, propter diversam et nominum, et sententiarum et ordinis rationem; ut quisque, quod sibi magis arriserit, sequatur."

Die erste Fassung füllt die Seiten 1 bis 69 und wird mit den Worten eingeführt: „Turba Philosophorum in secunda philosophia, longe diversa & copiosior quam reliquae, quae passim circumferuntur." Sie erhält ihre Gliederung durch Hervorhebung der Namen der Redner mit vor- oder nachgesetztem *ait* und *inquit*, bisweilen auch durch Zwischenrufe aus der Versammlung. Ich bezeichne sie nach dem Vorgang von M. STEINSCHNEIDER[1]) mit **B**.

In der zweiten Fassung, die von Seite 70 bis 151 reicht, wird die Gliederung durch Teilung des Redestoffs in 78 *Sententiae* hergestellt. Der Herausgeber begründet den Abdruck dieser Form der Turba nochmals mit den großen Abweichungen des Textes und der Verschiedenheit

---
[1]) Vgl. Anm. 1, S. 14.

der Autorennamen: „Placuit, candide lector, ut utilitati tuae consuleremus, aliud quoque Turbae exemplar, quod apud nos fuit, adscribere, non tam propter ordinem diversum, quam propter sententiarum et philosophorum nominum varietatem. Contingit enim, ut in altero volumine, idem diverso efferatur sensu, et verbis, et authore alio, ut tu in re tanti momenti non aberres, sed quod tibi magis arriserit, sequaris in tuis operationibus. Vale, et si quid hinc utilitatis ceperis, id viro clarissimo & excellentissimo Medico D. Guilielmo Rascalono Vormatiensi acceptum feres, cuius liberalit(at)e haec exemplaria nacti sumus." Ich bezeichne diese Textform nach STEINSCHNEIDER mit **C**.

Da die erste gedruckte Ausgabe der beiden Rezensionen für die Namen der Philosophen lange Zeit maßgebend geblieben ist, stelle ich sie unter genauer Wiedergabe der großen und kleinen Typen schon hier einander gegenüber. Für spätere Verwendung habe ich auch die Namen der dritten Rezension **A** (vgl. S. 7) beigefügt.

| Rezension I = **B** | Rezension II = **C** | Rezension III = **A** |
|---|---|---|
| EXIMIDIVS ait: | 1. EXIMIMDUS | 1. Iximidrus |
| Ait ILLE: | 2. YSINdrus | 2. Exumdrus |
| Ait ANAXAGORAS: | 3. ANAXagoras | 3. Anaxagoras |
| Ait PYTHAGORAS: | 4. PYTHAgoras | Pythagoras |
| . . . . . | 5. PAndophis | 4. Pandolfus |
| . . . . . | 6. ARisleus | 5. Arisleus |
| Ad haec LUCAS ait: | 7. LVCAS | 6. Lucas |
| Ait LOCAstes: | 8. LOCVstor | 7. Locustor |
| Inquit PYTHAgoras: | 9. PYTAgoras | 8. Pythagoras |
| Inquit ARISLEVS: | Arisleus inquit: | Arisleus |
| Et ILLE: | 10. EXIMENVS | 9. Eximenus |
| ARIstenes ait: | 11. ARISTENES | 10. Arisleus |
| Inquit PARmenides: | 12. PARMENIDES | 11. Parmenides |
| . . . . . | 13. LVCAS | 12. Lucas |
| . . . . . | 14. PYTHAGORAS | 13. Pythagoras |
| . . . . . | 15. ASSVBERES | 14. Acsubofen |
| Posthaec ZIMON ait: | . . . . | . . . . |
| Inquit SCItes philosophus | 16. FRIctes | 15. Frictes |
| SOCRates inquit: | 17. SOCrates | 16. Socrates |
| ZENON inquit: | 18. ZENON | 17. Zimon |
| MVNDVS inquit: | 19. MVndus | 18. Mundus |
| Inquit DARDAnus: | 20. DARdaris | 19. Dardaris |
| Inquit BELVS: | 21. BELlus | 20. Belus |
| Inquit PANdulphus: | 22. PANdulphus | 21. Pandolfus |
| ARDArius inquit | 23. ARDarius | Ardarius |

| I = B | II = C | III = A |
|---|---|---|
| THEOphilus ait: | 24. THeophilus | 22. Theophilus |
| CERVS ait: | 25. BELlus | 23. Cerus |
| BOrates ait: | 26. BOrates | 24. Bacoscus |
| Ait MEnabadus: | 27. MENebdus | 25. Menabdus |
| ZENON inquit: | 28. ZEnon | 26. Zenon |
| CHAmbar inquit: | 29. CHAMBAR | 27. Gregorius |
| CUSTOS inquit: | 30. CVSTOS ait: | 28. Custos |
| DIAMEDES ait: | 31. DIAMEDES ait: | 29. Diamedes |
| BASSEN inquit: | 32. BASSEN inquit: | 30. Bacsen |
| NEPHITVS ait: | 33. NEPHITVS ait: | 31. Pythagoras |
| BONELLVS ait: | 34. BONELLVS ait: | 32. Bonellus |
| NICARVS ait: | 35. NICARVS | 33. Nicarus |
| BARSENITES ait: | 36. BARSEnites | 34. Bacsen |
| ZEVMON ait: | 37. ZEUNON | 35. Zenon |
| ASSOTES ait: | 38. ASSOTES ait: | 36. Afflontus |
| AGADMON inquit: | 39. AGADmon | Agadmon |
| AFFLIctes inquit: | 40. BONEllus | 37. Bonellus |
| CRANSES ait: | 41. CRANSES | Cranses |
| EFISTES ait: | 42. EFISTES | 38. Effistus |
| BACAser inquit: | 43. ADMION inquit: | 39. Bacsen |
| Inquit HYARGUS: | 44. LARgus ait: | 40. Largus |
| Inquit CADMON: | 45. CADMON | 41. Zenon |
| ASCANIVS ait: | 46. ASCANIVS | 42. Astanius |
| DARdaris inquit: | 47. DARdaris | 43. Dardaris |
| MOSIVS ait: | 48. MOSius | 44. Moyses |
| Inquit PLATO: | 49. PLAto | 45. Plato |
| ACTOMANVS inquit: | 50. ACTomanus | 46. Attamus |
| MVNDVS ait: | 51. MVNdus | 47. Mundus |
| PYTHAgoras inquit: | 52. PYThagoras | 48. Pythagoras |
| BELVS inquit: | 53. BELlus | 49. Belus |
| Ait PANDulphus: | 54. PANdulphus | 50. Pandolfus |
| MORFOleus inquit: | 55. MORfoleus | 51. Horfolcos |
| YXImidius inquit: | 56. YSImidrus | 52. Ixumdrus |
| EXIMENVS inquit: | . . . . | . . . . |
| ANAxagoras rursus ait: | . . . . | . . . . |
| Ait AZIratus: | . . . . | . . . . |
| OBSEMEganus ait: | 57. OBSemeganus | 53. Exumenus |
| ARZOCH ait: | 58. ARzoch | Arras |
| ANAXagoras inquit: | 59. ANAxagoras | 54. Anaxagoras |
| PITHEN inquit: | 60. PIThem | 55. Zenon |
| CONSTANS ait: | 61. CONstans | 56. Constans |

| I = B | II = C | III = A |
|---|---|---|
| ASTRATVS inquit: | 62. ASTratus | 57. Acratus |
| ANASTRATVS inquit: | 63. ANAstratus | Anastratus |
| BALGVS ait: | 64. BALGVS | 58. Balgus |
| THEOphilus ait: | 65. THEOPHIlus | 59. Theophilus |
| BODillus inquit: | 66. BODILLVS | 60. Bonellus |
| MOscus inquit: | 67. MOSCVS | 61. Moyses |
| Rursus ait MVNDVS: | 68. MVNDVS | 62. Mundus |
| RARSON ait: | 69. RARSON | 63. Philosophus |
| AGAdimon ait: | 70. AGAdimon ait: | . . . . |
| . . . . . . | . . . . . | 64. Pythagoras |
| ORFVlus ait: | 71. ORFVLVS | 65. Horfolcus |
| EMIganus inquit: | 72. EMIganus | 66. Exemiganus |
| . . . . . | . . . . . | 67. Lucas |
| ATTAMAnus ait: | 73. ATTAmanus | 68. Attamus |
| FLORVS ait: | 74. FLORVS | 69. Florus |
| MANdinus ait: | 75. MANdinus dixit: | 70. Mundus |
| ARCHELAVS ait: | 76. ARCHElaus | 71. Bracus |
| PHILOTIS inquit: | 77. PHIlotes | 72. Philosophus |
| AGMON inquit: | 78. AGMON | . . . . |

Man sieht, daß nur wenige Namen vollständig abweichen, während die übrigen bis auf kleine Varianten und bald rechts, bald links auftretende Lücken nach Schreibung und Aufeinanderfolge übereinstimmen. Wie weit die Texte in der literarischen Form und im Inhalt der Reden Abweichungen zeigen, wird später zu untersuchen sein.

Neuauflagen der *Auriferae Artis Authores* kamen in den Jahren 1593 und 1610 heraus. Beide Ausgaben scheinen zu deutschen Übersetzungen Anregung gegeben zu haben. Im Jahr 1597, also bald nach dem Erscheinen der zweiten Auflage, veröffentlichte PAUL HILDENBRANDT bei dem Frankfurter Verleger NICOLAUS BASSAEUS die zufolge der Nachschrift von dem Magister JOH. LAURENTIUS 1596 vollendete erste deutsche Übersetzung der Turba. Sie erlebte im Jahre 1608 noch eine Neuauflage und in TANCKES *Promptuarium Alchemiae Ander Buch*, Leipzig 1614, einen Nachdruck. Eine Textprobe habe ich im V. Kapitel der Voruntersuchungen, S. 98ff., wiedergegeben.

Schon ein Jahr zuvor hatte PHILIPP MORGENSTERN eine vollständige Übersetzung des Buchs von der „Güldenen Kunst" veröffentlicht und nicht nur eine neue und selbständige Übertragung der ersten, sondern auch eine Übersicht über die 'Sprüche' der zweiten Fassung der Turba gegeben, in der er die Abweichungen gegenüber der ersten Fassung hervorhob. Auch von dieser zweiten Übersetzung sind im V. Kapitel der Voruntersuchungen, S. 100ff., Proben mitgeteilt.

Eine wesentliche Bereicherung erfuhr die Turbaliteratur, als ZETZNERS Erben 1622 im V. Band des *Theatrum Chemicum,* jener unerschöpflichen Fundgrube alchemistischer und iatrochemischer Schriften, eine dritte, bis dahin unbekannte Fassung der Turba nach einer alten Handschrift veröffentlichten. Wie hoch die Herausgeber gerade diesen Fund einschätzten, ist aus der Vorrede zu ersehen, die mit den Worten darauf hinweist „cuius diversam lectionem in pervetusto manuscripto cum repererimus, eam quoque avidis Lectoribus in vestibulo Tomi Quinti, Salutationis ergò donavimus". Dieser dritte Text, von STEINSCHNEIDER mit A bezeichnet, ist dann noch einmal zusammen mit der Fassung C aus *Auriferae Artis Authores* von J. J. MANGET im ersten Bande der *Bibliotheca Chemica Curiosa,* Genf 1702, S. 445 ff. und 480 ff., sklavisch treu nachgedruckt worden[1]).

In seiner *Bibliotheca Chemica* erwähnt PIERRE BOREL[2]) außer einer handschriftlichen Übersetzung der Turba ins Französische[3]) auch noch eine Druckausgabe 'Gallica alia, in 8. Paris 1618, chez JEAN SARA.' Ich konnte den Druck nicht ausfindig machen und kann auch nichts über gedruckte englische Übersetzungen mitteilen.

## II. Ältere Untersuchungen und Urteile.

Allen älteren Beurteilungen der Turba nachzugehen, würde für die uns obliegende Aufgabe eine unnütze Belastung bedeuten. Es wird genügen, diejenigen Autoren zu Wort kommen zu lassen, die sich um die Aufhellung der Fragen, zu denen die Turba-Texte Anlaß geben, besondere Verdienste erworben haben, und auf irrtümliche Auffassungen nur soweit einzugehen, als man ihnen auch heute noch in Werken über Chemiegeschichte begegnet.

Unter diesem Gesichtspunkt ist das, was K. CHR. SCHMIEDER in seiner 1832 veröffentlichten *Geschichte der Alchemie,* S. 127 ff., über die Turba sagt, als erster Versuch einer kritischen Stellungnahme auch

---

[1]) Als einzige größere Abweichung wäre in der Einleitung nach *quod Magister* der Ausfall der Worte *meus Pythagoras Italus, sapientum Magister* zu erwähnen. Gelegentlich ist die Schreibweise geändert, wie wenn es statt optume *optime,* statt auffertur *aufertur,* statt pulcre *pulchre* heißt, oder wenn aritmetice in *arithmetice,* nequent in *nequeunt* verbessert wird. Aber Druckfehler wie *hirundo* statt hirudo, *obluere* statt abluere usw. sind ebenso kritiklos wiederholt wie die zahlreich vorkommenden falschen Interpunktionen.

[2]) *Bibliotheca Chimica seu Catalogus Librorum Philosophicorum Hermeticorum...* Authore PETRO BORELLIO, Castrensi, Medico Doctore. Heidelbergae, 1656. — Die erste Ausgabe des Büchleins ist 1654 zu Paris erschienen.

[3]) S. 211: Turba Philosophorum Gallica, MS. varia à supra memoratis, penes Authorem. Es wird sich wohl um eine der in Kapitel V, S. 94 ff. nachgewiesenen Übersetzungen handeln.

heute noch der Beachtung wert. Ich gebe seine Ausführungen in vollem Umfang wieder:

„Unter den Lateinern des zwölften Jahrhunderts steht Arisläus oder Arisleus obenan. Wir kennen ihn nur aus einer Schrift, welche von den Alchemisten als klassisch gerühmt wird. Sie führt den Titel: *Turba Philosophorum*, das heißt soviel als 'Streit der Weisen'. Der Verfasser hatte die Idee, aus allen Alchemisten, die er kannte, die Hauptstellen auszuziehen, welche den Kern der Alchemie klar und deutlich darstellen könnten. Diese Idee führt er in Form eines Gesprächs aus, indem er eine Menge von Philosophen sich versammeln und über die Transmutation miteinander disputieren läßt. Viele derselben mögen fingierte oder willkürlich gewählte Namen seyn, wie z. B. Pythagoras, Parmenides, Dardaris u. s. w.; aber andere sind citirte Schriftsteller. Die Leitung des Gespräches und Direktion gleichsam führt Arisläus, weshalb man diesen eben als den Verfasser des Buches angenommen hat. Da er die früheren Alchemisten bis zum Plato und Morienes anführt, so hat man Ursache, ihn denen vorzusetzen, welche er nicht anführt. Aus diesem Grunde wird er in die erste Hälfte des zwölften Jahrhunderts, etwa in das Jahr 1140, zu setzen seyn, weil Alanus gegen Ende desselben Jahrhunderts die Turba schon anführt. Einige haben in dem Verfasser einen Griechen, Andere einen Araber gesucht; aber da das Buch weder in griechischer noch in arabischer Sprache jemals vorgekommen ist und die ältesten lateinischen Ausgaben keiner fremdzüngigen Handschrift Erwähnung thun, so gehört Arisläus ohne Zweifel zu den Lateinern.

Eigentlich existieren zwei verschiedene Bücher von ebendemselben Titel, die wahrscheinlich auch verschiedene Verfasser haben. Die eine *Turba*, welche man für die ältere hält, besteht aus zweiundsiebzig Reden, dagegen die andere deren achtundsiebzig enthält. . . .¹)

Die Alchemisten haben diese apokryphische Turba jederzeit für eines der wichtigsten Werke ihrer Literatur gehalten und sehr überschätzt, wozu die Empfehlungen des Alanus, des Albertus Magnus und des Grafen Bernhard das Ihrige beitrugen. Letzterer gesteht, daß ihn nach langem fruchtlosen Streben Parmenides in der Turba endlich auf den rechten Weg gebracht und zum gewünschten Ziele geführt habe. Ein solcher Wink blieb nicht unbenutzt, und für Diejenigen, welchen er noch nicht deutlich genug wäre, haben die Hellsehenden freundlich gesorgt, indem sie die Turba durch mancherlei Kommentare erläuterten . . ."

Es bedarf kaum eines besonderen Hinweises, daß aus dem Fehlen von Turba-Texten in arabischer oder griechischer Sprache nicht ge-

---

¹) Hier folgen bibliographische Angaben.

schlossen werden kann, daß der Verfasser ein Lateiner des 12. Jahrhunderts war. Die von SCHMIEDER als Entstehungszeit der Turba angesetzte Zahl, die Mitte des 12. Jahrhunderts, darf aber vielleicht als die Zeit gelten, zu der die lateinische Form des Textes im Abendland frühestens Verbreitung fand.

Auch über die seltsame Meinung SCHMIEDERS, daß der Titel *Turba Philosophorum* 'Streit der Weisen' bedeute, braucht nicht viel gesagt zu werden. Wenn die 'Turba' die Redner immer wieder mit Zurufen und Fragen unterbricht, so muß das Wort eine Versammlung bezeichnen.

Der Name des Morienes kommt in der Turba nicht unter den Rednern vor; er wird nur in dem *Sermo Anonymi* zur Turba angeführt, einmal mit einem kurzen Zitat[1]), das andere Mal[2]) in Gesellschaft von Phaebus, Geber, Senior, Calid, Rex Marco(s), Albertus Magnus und Arnoldus von Villanova[3]), d. h. von Verfassern gewisser arabischer Werke und von lateinischen Autoren des 13. Jahrhunderts. Ich werde aber später noch auf Zusammenhänge zwischen der Turba und Morienes zu sprechen kommen.

Daß SCHMIEDER nur von zwei Büchern, d. h. **A** und **C**, nicht von drei bekannten Fassungen der Turba spricht, ist für die weitere Behandlung der Turba geradezu verhängnisvoll geworden. Denn auch die späteren Chemiehistoriker reden, wenn sie überhaupt von den Unterschieden Notiz nehmen, immer nur von diesen zwei Büchern, die in abgezählte Reden oder Sentenzen geteilt sind, und haben sich so den Weg zum Verständnis der Textgeschichte selbst verbaut.

FERDINAND HOEFER hat sich in seiner *Histoire de la Chimie*[4]) ziemlich summarisch mit der Turba abgefunden. Er schreibt darüber (Tome I, 2. éd., S. 311/12, § 30): „Il est impossible de préciser l'époque à laquelle il faut rapporter une sorte de colloque philosophico-alchimique, connu sous le titre de Turba Philosophorum, et attribué à Aristée, que les uns placent avant l'ère chrétienne, et les autres au VIIIe siècle après J.-C. Il en existe plusieurs manuscrits à la Bibliothèque Impériale. La Tourbe des philosophes se trouve d'ailleurs imprimée dans la Bibliothèque de MANGET, et dans beaucoup d'autres recueils. C'est une médiocre rapsodie de sentences mises dans la bouche de Pythagore, de Démocrite, d'Aristée, d'Anaxagore, concernant les doctrines de l'alchimie et de la philosophie naturelle. Nous l'aurions passée sous silence, si elle n'était pas souvent citée comme une autorité. *On y traite

---

[1]) *Theatrum Chemicum*, 1660, Band V, S. 54.
[2]) Ebenda, S. 55.
[3]) Im Druck „de nova ulla" statt *villa*.
[4]) Erste Auflage Paris 1842, zweite Auflage Paris 1866.

du froid et de l'humide, considérés comme les attributs de l'eau, par opposition au chaud et au sec, attributs du feu. L'œuf représente le monde, la coquille la terre; la membrane que recouvre la coquille, figure l'air, le blanc d'œuf, l'eau, et le jaune, le feu; quant à la cicatricule du jaune, germe du nouvel être, elle représente le soleil, la vie de toutes choses. Les animaux se composent, y est-il dit, de feu, d'air et de terre; les oiseaux, de feu, d'air et d'eau. Pour les végétaux, il n'y entre pas de feu; ils se composent de terre, d'eau et d'air."

Sehr weit scheint HOEFER mit der Lektüre nicht gekommen zu sein, denn was er von * an als Probe des Inhalts anführt, ist nur ein kleines Stück aus dem Sermo des Pandolfus, der als vierter bzw. fünfter Redner in der Versammlung auftritt. Immerhin ist HOEFER der erste Chemiehistoriker der neueren Zeit, der wieder Turbahandschriften benützt oder wenigstens den Katalog der Bibliothèque Impériale danach durchgesehen hat.

Auch was HERMANN KOPP in seiner Geschichte der Alchemie[1]), S. 323 ff., über die Turba schreibt, kann man nicht als einen Fortschritt in der Behandlung der vielen Fragen ansehen, die uns die Texte aufgeben. Seltsam berührt, daß er die Turba erst im fünfzehnten Jahrhundert sicher bezeugt glaubt: „Von solchen Schriftstellern, die ihrer Zeit nach wirklich festgestellt sind, wird in ihnen unzweifelhaft zugehörigen Schriften zuerst in dem fünfzehnten Jahrhundert der Turba Philosophorum als einer älteren Quelle alchemistischen Wissens und einzelner Personennamen aus derselben gedacht. ... Wenn SCHMIEDER in seiner Geschichte der Alchemie, S. 124, meint, sie stamme aus dem zwölften Jahrhundert, so ist Das eine nicht einmal ganz wahrscheinlich[2]) gemachte Annahme, wenn auch eine wahrscheinlichere als die Anderer, welche dieser Schrift ein höheres, zum Theil ein sehr hohes Alter zusprechen wollten, und wenn er Dem zustimmt, daß danach, wie ein Arisleus darin eine hervorragende Rolle spiele, Dieser als der Verfasser zu betrachten sei, ist zu bemerken, daß die Voraussetzung, aus welcher diese Folgerung abgeleitet wird, keineswegs als deutlich zutreffend anzuerkennen ist."

Aus einer später folgenden Bemerkung über die beiden Formen der *Turba* ergibt sich, daß KOPP den Grafen Bernhard von Tarvis (1406 bis 1490) im Auge hat, wo er von Schriftstellern des 15. Jahrhunderts spricht: „Wenn aber der Graf Bernhard von Trevigo (S. 223f. im I. Theil) im fünfzehnten Jahrhundert angegeben hat, daß ihn vornehm-

---

[1]) HERMANN KOPP, *Die Alchemie in älterer und neuerer Zeit, 2. Theil: Die Alchemie vom letzten Viertel des 18. Jahrhunderts an.* Heidelberg 1886.

[2]) Im Original steht versehentlich: *un*wahrscheinlich.

lich das von Parmenides in der Turba Gesagte auf den rechten Weg geführt habe, muß die letztbesprochene von ihm benutzt gewesen sein, so fern in der anderen (wenigstens nach meinen Notizen) der Name Parmenides als der eines Redenden nicht vorkommt"[1]).

Auf Grund der bei MANGET gedruckten beiden Texte kommt KOPP zu der Auffassung, daß die unter dem Namen Turba Philosophorum bekannten Schriften zwei der Tendenz nach zwar übereinstimmende, dem Inhalt nach aber doch recht verschiedene Schriften seien. Von dem bei MANGET an erster Stelle stehenden Text hat KOPP die Einleitung mitgeteilt. „Der Meister[2]) habe die bereits zahlreich gewordenen Jünger der Kunst versammelt, diese hochwichtige Sache zu berathen, damit das Resultat grundlegend für die Späteren sei. Nach Aufforderung des Meisters äußert sich zuerst Iximidrus, und nachdem er gesprochen, giebt die Turba ihrem Beifall für das Gehörte Ausdruck. Dann sprechen Andere und oft kommt es vor, daß die Rede Eines von Einem oder Mehreren wenn nicht unterbrochen doch schließlich beurtheilt wird. Die Redner haben zum Theil in der Gelehrtenwelt bekanntere Namen wie Anaxagoras...[3]), zum Theil weniger bekannte wie Acratus... u. A.[4]). Die Zahl der Reden ist hier 72."

In ähnlicher Weise äußert sich KOPP über die zweite Rezension: „Turbae philosophorum aliud exemplar, welches bei MANGET a. a. O. p. 480 ff. steht, hat im Anfang die Angabe, daß das darin Enthaltene Sentenzen der Weisen seien, gesammelt in tertia synodo Pythagorica. Hier heißt Der, welchem zuerst das Wort ertheilt worden war, Eximindus. Die Zuhörer verhalten sich hier ruhiger und lassen Die, welche an der Reihe sind zu sprechen, ausreden, ohne ihnen mit Bemerkungen ins Wort zu fallen. Die hier als die der Redner genannten Namen sind zum großen Theil andere als die in der vorbesprochenen Schrift zu findenden, und wiederum kommen zu bekannteren wie Anaxagoras....[5]) weniger bekannte wie Actomanus...[6]). Die Zahl der Reden ist hier 78."

Es ist klar, daß die Aufzählung der Namen und ihre Einteilung in 'bekanntere' und 'weniger bekannte' keinen Schritt weiter führt, und daß die Behauptung, die Namen der zweiten Turba seien zum großen Teil andere als die der ersten, selbst dann nicht zu halten ist, wenn man

---

[1]) Diese Angabe ist unzutreffend; Parmenides kommt in beiden Rezensionen der Turba vor.
[2]) KOPP nennt ihn irrtümlich Hermes.
[3]) Folgen noch 10 Namen.
[4]) Folgen 30 Namen.
[5]) Folgen 9 Namen.
[6]) Folgen 50 Namen.

jeden in der Schreibung etwas abweichenden Namen als den eines andern Redners ansieht. Welche Hilflosigkeit aber offenbart sich hier gegenüber den Varianten der Namen, und wie ängstlich weicht KOPP, der doch wahrlich in dieser Literatur zu Hause war, einem Urteil über das relative Alter und die Abhängigkeit der beiden Texte aus! „Die erst besprochene (weniger Reden enthaltende) Turba ist als die ältere betrachtet worden" — das ist alles, was er in enger Anlehnung an SCHMIEDERS Urteil darüber zu sagen wagt.

Um die gleiche Zeit, da KOPP sein Alterswerk abschloß, begann M. BERTHELOT mit seinen ersten historischen Arbeiten hervorzutreten. Man weiß, daß es vor allem die griechische Alchemie war, der er in den achtziger Jahren des vorigen Jahrhunderts seine Aufmerksamkeit zuwandte. Daß er aber auch das Turbaproblem damals schon ins Auge gefaßt hatte, zeigt sein Hinweis auf eine im Corpus der griechischen Alchemisten erwähnte Versammlung von Philosophen „qui semble, au moins par son titre, avoir servi de point d'attache à la Turba Philosophorum, écrit alchimique célèbre au moyen âge"[1]).

Man kann in der Tat nicht zweifeln, daß der Gedanke der Einberufung einer philosophischen Synode zur Behandlung alchemistischer Streitfragen schon in der kleinen Schrift, auf die BERTHELOT Bezug nimmt, im Keime enthalten ist[2]). Doch nicht diese vereinzelte Beobachtung, sondern die groß angelegte systematische Behandlung des ganzen mit der Turba zusammenhängenden Fragenkomplexes, die BERTHELOT dem ersten Bande von *La Chimie au Moyen Âge* (Paris 1903) einverleibt hat[3]), gibt Anlaß zu längerem Verweilen.

Die Turba ist nach BERTHELOT eine Kompilation von Aussprüchen alter Philosophen und philosophierender Alchemisten, die in die gleiche Zeit gesetzt werden, obwohl sie ganz verschiedenen Zeitaltern angehören.

---

[1]) *Origines de la Chimie*, Paris 1885, S. 119; vgl. auch S. 142.

[2]) Ich lasse die Stelle nach *Collection des Alchimistes Grecs*, Band II, S. 35 im Urtext und in Übersetzung folgen:

Περὶ συντάξεως τῶν φιλοσόφων. Πρὸς ἀλλήλους οἱ φιλόσοφοι ἀπέστειλαν ἕ⟨νεκα⟩ τοῦ γενέσθαι μίαν συναγωγήν, ἐπειδὴ στάσις καὶ ταραχὴ πολλὴ περιέπεσεν αὐτοὺς περὶ τῆς πλάνης τῆς πεσούσης εἰς τὸν κόσμον περὶ φύσεων καὶ σωμάτων καὶ πνευμάτων, ὥς τι ἄρα ἐκ πολλῶν εἰδῶν ἢ ἐξ ἑνὸς εἴδους τελειοῦται τὸ μυστήριον κτλ.

Über eine Zusammenkunft der Philosophen. Die Philosophen hatten einander benachrichtigt wegen des Stattfindens einer Versammlung, nachdem viel Entzweiung und Verwirrung sie betroffen hatte um der Unsicherheit willen, die hinsichtlich der 'Naturen' und der 'Körper' und der 'Geister' in die Welt gekommen war, ob nämlich das Geheimnis aus vielen Arten (von Dingen) oder aus einer einzigen vollendet werde usw.

[3]) A. a. O., Teil II: *Les traductions latines des auteurs arabes alchimiques*, Kap. 2: *Sur l'ouvrage intitulé Turba Philosophorum*, S. 253—268.

Man findet Vorbilder solcher Zusammenstellungen auch bei den Griechen. Verschiedene Artikel über den Stein der Weisen[1]) bestehen aus einer solchen Folge von Zitaten, und Olympiodor bringt bereits die Lehren der ionischen Naturphilosophen Thales, Parmenides, Herakleitos, Hippasos, Xenophanes, Melissos, Anaximenes, Anaximandros u. a. mit den Ansichten der Alchemisten Hermes, Agathodaimon, Chymes, Zosimos u. a. zusammen. Der Verfasser der Turba besitzt aber nicht mehr jene wenigstens in den großen Zügen richtige Kenntnis von den Lehren der alten Philosophen, die wir noch bei Olympiodor und selbst bei Stephanos antreffen; die Aussprüche, die er den einzelnen Rednern in den Mund legt, sind reine Phantasie: 'les noms invoqués ne représentent plus qu'un écho lointain de l'antiquité' (a. a. O. S. 254). Die Turba ist kein lateinisches Original, sondern aus dem Arabischen oder Hebräischen übersetzt. Beweis dafür ist die seltsame Entstellung der griechischen Eigennamen und die Ersetzung griechischer Stoffnamen durch semitische Vokabeln. Die beiden Fassungen der Turba — auch hier sind die bei MANGET gedruckten Rezensionen A und C gemeint — stellen Übersetzungen dar, die sich zwar im Gesamtaufbau entsprechen, aber in den Einzelheiten weit auseinandergehen: 'deux textes tout à fait distincts, quoique traduits sur des copies dérivées d'un même original' (S. 254). Jedenfalls gehört das arabische oder hebräische Original der Turba, aus dem die lateinischen Fassungen abzuleiten sind, zu den ältesten alchemistischen Texten und steht seinem Inhalt nach der griechischen Alchemie sehr nahe. **Man kann ganze Seiten mit griechischen Parallelstellen belegen, die wörtlich übereinstimmen.** Noch häufiger sind Ausführungen, die zwar auf griechische Originale weisen, aber durch die doppelte Übersetzung und den immer größer gewordenen zeitlichen Abstand mehr und mehr an Verständlichkeit verloren haben. Vielleicht ist die erste Fassung der Turba noch griechisch gewesen. Der auf die Erfahrungen der Metallurgen, der Goldschmiede, der Ärzte, der Maler usw. gegründete Sinn der alten griechischen Schriften ist aber auf dem Weg über die Auszüge und Kürzungen der Kommentatoren und durch die Mißverständnisse der Übersetzer so entstellt worden, daß fast nur noch der mystische Inhalt übrig blieb (S. 266 ff.).

An die Untersuchungen BERTHELOTS knüpft auch E. O. VON LIPPMANN an[2]), nur daß das Urteil über die Mängel der Turba in einer erheblich schrofferen Form erscheint: „Diese Abhandlung ... schildert die Beratungen einer Anzahl Alchemisten, die in wirrem und völlig phantastischem Durcheinander, ohne eine Spur sachlichen Verständnisses und

---

[1]) *Collection*, Band III, S. 194, 420.
[2]) E. O. VON LIPPMANN, *Entstehung und Ausbreitung der Alchemie*, S. 483.

ohne die geringste wirkliche Kenntnis der alten Autoren deren vermeintliche Vorschriften und Theorien vortragen und besprechen. Nach BERTHELOT muß die benützte arabische Vorlage einer sehr frühen Zeit entstammen, denn sie führt noch keine arabischen Autoritäten an, sondern nur griechische (teils mit richtigen, teils mit entstellten, teils mit erdichteten Namen), und zeigt sehr nahe Beziehungen zu den Schriften der alexandrinischen Chemiker, besonders denen des Pseudo-Demokritos; aus diesen werden ganze Stellen wiedergegeben, und zwar einige in zutreffender und sachgemäßer Gestalt, andere in durch Mißverständnisse getrübter, und noch andere (infolge falscher Auslegung und mystischer Einschiebungen) in völlig sinnloser. Trotz ihrer wahrhaft trostlosen Inhaltsarmut und Formlosigkeit erfreute sich übrigens gerade die Turba eines besonders großen Erfolges, sowie einer ganz ausnehmenden Beliebtheit und Verbreitung; schon zu Beginn des 12. Jahrhunderts genießt sie autoritatives Ansehen und ruft zahlreiche, meistens noch minderwertigere Nachahmungen ins Leben."

Haben wir bisher nur Chemiker und Chemiehistoriker sich über die Turba äußern sehen, so muß jetzt auch der kritischen Untersuchungen eines Orientalisten gedacht werden, die noch in die Zeit von BERTHELOT fallen und offensichtlich durch BERTHELOTS Arbeiten zur Reife gebracht wurden. Ich meine die Untersuchungen, die M. STEINSCHNEIDER 1905 im Rahmen seiner Ausführungen über die *Europäischen Übersetzungen aus dem Arabischen* zur Bibliographie und zur Aufklärung der Namen der Turba beigesteuert hat[1]). STEINSCHNEIDER ist der einzige neuere Autor, der wieder in Erinnerung gebracht hat, daß es drei verschiedene gedruckte Fassungen der Turba gibt, und der erste, der den Versuch gemacht hat, das Verhältnis der drei Fassungen zueinander festzustellen. Danach ist die in 72 'Sermones' geteilte, zuerst im *Theatrum Chemicum* veröffentlichte Fassung, die er mit **A** bezeichnet, am vollständigsten, namentlich sind die Zwischenreden der Turba durch den Druck hervorgehoben; hingegen fehlen mehrere Male Namen von Zwischenrednern, deren Bemerkungen in der 78 'Sententiae' enthaltenden Fassung als besondere Reden gezählt sind. Der Fassung **A** steht am nächsten der erste, nicht in Reden abgeteilte Text in *Auriferae Artis Authores*, den STEINSCHNEIDER mit **B** bezeichnet und als eine selbständige Übersetzung betrachtet. Den Text **C**, der in 78 'Sententiae' geteilt ist, sieht er auf Grund einer Stelle in der Vorbemerkung als eine Bearbeitung von **B** unter Benützung von **A** an. Es wird eine Hauptaufgabe meiner eigenen Unter-

---

[1]) M. STEINSCHNEIDER, *Die europäischen Übersetzungen aus dem Arabischen bis Mitte des 17. Jahrhunderts.* S.B. der Kais. Akad. d. Wiss. in Wien, Phil.-hist. Klasse, Band CLI, Wien 1905, S. 62—72.

suchungen bilden, die Richtigkeit dieser Aufstellungen nachzuprüfen und die Umbildungen, die die Texte erlitten haben, im einzelnen zu verfolgen.

Der zweite, umfänglichere Teil von STEINSCHNEIDERS Untersuchungen gilt den Rednernamen. Ein Versuch, die entstellten Formen auf die richtigen zurückzuführen, war vor STEINSCHNEIDER, abgesehen von einigen Beispielen bei BERTHELOT, nicht gemacht worden. STEINSCHNEIDER selbst hatte sich schon im Anhang zu seiner Preisschrift *Die arabischen Übersetzungen aus dem Griechischen* mit den Namen der griechischen Alchemisten befaßt[1]). Er benützte damals die *Bibliotheca Chimica* des BORELLUS, eine (mir unzugängliche) Arbeit *Sulle Scienze occulte* etc. von S. I. CARINI[2]), die Werke von SCHMIEDER, HOEFER, KOPP und die bis 1896 erschienenen Arbeiten von BERTHELOT. Sein Verzeichnis ist nach seiner eigenen Ansicht „wohl der erste Versuch einer Aufzählung, resp. Restitution, der griechischen Autoritäten, welche durch arabische Überlieferung auf uns gekommen sind, und darf weder auf Vollständigkeit, noch überall auf genügende Wahrscheinlichkeit Anspruch machen". Seine Untersuchung der Turba-Namen hat, wie wir weiter unten sehen werden, nur wenig Neues zutage gefördert.

### III. Die neuen Aufgaben.

Die Untersuchungen von STEINSCHNEIDER waren mir noch nicht bekannt und die von BERTHELOT nicht im einzelnen gegenwärtig, als ich durch meine Studien zur Geschichte der *Tabula Smaragdina* zur Beschäftigung mit der *Turba Philosophorum* geführt wurde. Vor allem waren es die von BERTHELOT veröffentlichten arabischen Texte, das *Buch des Krates* und das *Buch des al-Ḥabīb*, die mich auf die verwickelten Fragen der hermetischen Literatur führten und mir den Zusammenhang der westarabischen Alchemie mit verlorenen spätgriechischen Lehrschriften wahrscheinlich machten[3]). Schon BERTHELOT war die Ähnlichkeit des *Kitāb al-Ḥabīb* mit der Turba aufgefallen. Die arabisch umschriebenen griechischen Fachausdrücke jenes Buches fanden sich neben arabisch übersetzten vielfach auch in der Turba wieder[4]), und noch mehr wiesen die Namen der mit Aussprüchen über alchemistische Fragen auftretenden Weisen — ich nenne nur Pythagoras, Platon, Archelaos, Theophilos, Gregorios, Herakleios — auf die griechischen Quellen des Arabers und auf die Zusammengehörigkeit der arabischen Schriften mit der Turbaliteratur hin. Noch deutlichere Hinweise auf die

---
[1]) Vgl. Z. D. M. G., Band X, 1896, S. 356ff.
[2]) Rivista Sicula di Scienze, vol. VII, Palermo 1872.
[3]) *Tabula Smaragdina*, Heidelberg 1926, S. 48—69.
[4]) A. a. O., S. 53, Anm. 3.

Turba enthielt ein von E. J. HOLMYARD veröffentlichtes arabisches Werk aus dem 13. Jahrhundert, das *Kitāb al'ilm almuktasab fī zirā'at aldahab* des Abu'l Qāsim Muhammad ibn Ahmad al'Irāqī[1]). Ich fand dort den in der Turba als Redner auftretenden Gregorios als الحكيم من جماعة فيثاغورس *alhakīm min ǵamā'at Fītāǵūras*, d. h. den Weisen aus der Gemeinschaft oder Schar des Pythagoras bezeichnet, ich stieß bei Theophilos auf die Anrede اعلموا يا معشر طلبة هذا العلم *i'lamū jā ma'šar talabat hādā 'l'ilm*, 'Wisset, o Versammlung der Sucher dieser Wissenschaft', die in der Turba hundertmal in der Form *Scitote huius scientiae investigatores* auftritt, und konnte darauf gestützt sagen, „daß die als Turba bezeichneten lateinischen Sammlungen arabische Vorgänger haben, wenn sie nicht — wie die Entstellungen der Eigennamen schon vermuten lassen — geradezu Übersetzungen oder Bearbeitungen arabischer Originale sind"[2]).

Im Sommer 1927 begann ich auf der Berliner Staatsbibliothek mit dem gründlicheren Studium der gedruckten Texte. Eine Satz für Satz durchgeführte Vergleichung der bei MANGET abgedruckten Rezensionen A und C zeigte, daß C, abgesehen von Auslassungen, Kürzungen und Unregelmäßigkeiten, über welche später zu sprechen sein wird, auf weite Strecken den Gedankengang und die Satzfolge der Fassung A wiedergibt. Aber der kunstvolle Aufbau der Fassung A ist zerstört, und aus einer in Rede und Gegenrede dramatisch fortschreitenden Verhandlung ist in der Tat ein formloses Durcheinander von Sentenzen geworden[3]). Von da war kein weiter Schritt mehr zu der Erkenntnis, daß die Einteilung der Fassung A in 72 'Sermones' eine den eigentlichen Aufbau verdeckende und fälschende Neuerung ist, die der Herausgeber in Anlehnung an die 78 'Sententiae' der früher gedruckten Bearbeitung C durchgeführt hat.

Weit einschneidender aber war die Beobachtung, daß beide Texte zahllose unverständliche Stellen enthielten. Es war klar, daß über den Wert oder Unwert der Turba ein Urteil erst dann möglich war, wenn man durch Beiziehung etwa noch vorhandener Handschriften einen verständlichen Text gewonnen hatte. Ich konnte noch feststellen, daß die Berliner Staatsbibliothek eine sehr alte Handschrift der Turba besitzt, dann mußte ich die Studien abbrechen. Der Entschluß stand aber fest, die Turba nicht mehr aus den Augen zu lassen. Es mußte versucht werden, die seltsam umgewandelten Namen wieder herzustellen. Es

---

[1]) E. J. HOLMYARD, *Kitāb al-'ilm al-muktasab fī zirā'at adh-dhahab — Book of knowledge acquired concerning the cultivation of gold — by Abu'l-Qāsim Muhammad ibn Ahmad al-'Irāqī*. Paris 1923, P. Geuthner.

[2]) *Tabula Smaragdina*, S. 58.

[3]) Vgl. oben S. 14.

mußte geprüft werden, ob die älteste lateinische Fassung der Turba eine Übersetzung aus dem Arabischen oder eine freie Bearbeitung arabischer Vorlagen war. Es mußte der Aufbau und der Inhalt der Reden bis in die Einzelheiten verfolgt und auf seinen Ursprung untersucht werden. Vor allem aber mußte eine neue Übersetzung mit modernen Erläuterungen beigegeben werden, wenn die Geschichte der Chemie aus diesen Studien Nutzen ziehen sollte. **Dies sind die neuen Aufgaben, die zu lösen waren.** Daß die ganze Anlage der Untersuchung weit über das Ziel hinausführt, das sich die im vorigen Abschnitt genannten Chemiehistoriker gesteckt hatten, ist offenkundig; wie weit meine Ergebnisse Zustimmung finden werden, muß die Zukunft lehren.

Ich beginne mit den mehr an der Peripherie stehenden Fragen, die den Nachweis des arabischen Ursprungs der Turba betreffen. Hierfür kann man im wesentlichen mit den gedruckten Texten auskommen. Auch für den größten Teil der Untersuchungen, die dem Inhalt der Turba und dem gegenseitigen Verhältnis der drei durch den Druck bekannt gewordenen Fassungen gewidmet sind, kann man noch die gedruckten Ausgaben zugrunde legen. Um aber einen **verbesserten Text der Grundform** zu gewinnen, muß man auf die Handschriften zurückgehen. Es war ein glücklicher Zufall, daß die älteste und beste Turbahandschrift, die noch vorhanden zu sein scheint, der Preußischen Staatsbibliothek gehört, so daß sie mir bei der Vergleichung anderer Handschriften stets zur Verfügung stand. Sie ist selbstverständlich die Grundlage der neuen Textgestaltung geworden.

Der letzte Abschnitt der Arbeit ist der eigentlichen **Geschichte der Turba** gewidmet. Es ist ein erster Versuch, keine endgültige Darstellung. Diese wird erst möglich sein, wenn die arabischen Quellen in ganz anderer Weise als bisher erschlossen und in die Gesamtentwicklung der alchemistischen Literatur eingereiht sind. Daß die Hoffnung, es möchte sich in irgendeiner Bibliothek des Ostens noch das arabische Original der Turba finden, nicht ganz unbegründet ist, zeigt ein Fund, den Dr. P. KRAUS Ende August 1930 in der Bibliographie des Ḥāǧǧī Ḫalīfa[1]) gemacht hat. Man findet dort, Band III, S. 374, folgende Stelle, die ich samt FLÜGELS Übersetzung hier wiedergebe:

٦٠٢١ رسالة فى البنج والحشيش وتحريمهما لابراهيم بن يخشى الشهير بدده خليفة المتوفى سنة ٩٧٣ ومنه انتخب ابراهيم الحلبى بن الحنبلى رسالة ثم شرحها وسمّاها بظلّ العريش [فى منع حلّ البنج والحشيش] وقد ذكر صاحب مصحف الجماعة يعنى

---

[1]) *Lexicon bibliographicum et encyclopaedicum a Mustapha ben Abdallah Katib Jelebi dicto et nomine Haji Khalfa celebrato compositum*, ed. G. FLÜGEL, Leipzig-London 1835—58.

ارشادوس الفيثاغورى ونقل كلامه فى الصناعة قال التمس منّى بعض اخوانى كشف معانيها
فاجبته وشرحها بالقاهرة فى اوائل العشر الاول من ذى الحجة سنة ٩٤٤ ※

6021 „Risalet fi el benj we el hashish, tractatus de herbis mentem perturbantibus Benj et Hashish et de earum usus prohibitione, auctore Ibrahim Ben Jakhshi vulgo Dehdeh Khalifa dicto et anno 973 (inc. 29 Jul. 1565) mortuo. Inde Ibrahim Halebi ben el Hanbali meliora in tractatu excerpsit quem postea commentatus est et Tzill el arish (fi man hall el benj we-el hashish) appellavit. Interdum auctore libri Jemaat ('Αρμονικον?), Archytam scilicet Pythagoreum commemorat eiusque verba de Alchymia affert. Postulavit a me, ait, amicorum meorum unus, ut ei veram artis magnae naturam explicarem et votis satisfeci. Commentarium Cahirae ineunte die undecimo mensis Dzi'l hijjet anni 944 (inc. 10. Jun. 1537) composuit."

Man sieht sofort, daß der *Ṣāḥib maṣḥaf alǵamāʿa Aršādūs alFīṯāǵūrī* nicht, wie Flügel glaubt, der Pythagoreer Archytas von Tarent, sondern Archelaos, der Verfasser der Turba *(ǵamāʿa)* ist; die Namensform ارشادوس *Aršādūs* konnte mit Leichtigkeit aus ارشلاوس *Aršilāwus* verschrieben oder verlesen werden. Da Ibrāhīm Ḥalebī seinen Kommentar im Jahr 1537 vollendet hat, so ist die arabische Turba um die Mitte des 16. Jahrhunderts in Kairo noch vorhanden gewesen, und es ist nicht vermessen, zu hoffen, daß der Kommentar mit seinen Zitaten aus der Ǵamāʿa oder die arabische Turba selbst noch gefunden wird.

Über handschriftliche Funde, die erst kurz vor dem Abschluß dieser Arbeit gemacht wurden, aber noch verwertet werden konnten, ist der Abschnitt IV des zweiten Kapitels von Teil IV zu vergleichen.

Zweites Kapitel.
# Der arabische Ursprung der Turba.
## I. Methodische Vorfragen.

Die Namen der in der Turba als Redner auftretenden Philosophen und Alchemisten haben von jeher einen geheimnisvollen Reiz ausgeübt. Oft genug hat man sich, anstatt den Inhalt der Reden zu prüfen und wiederzugeben, mit Zusammenstellungen der Namen begnügt. Sie werden mit handschriftlichen Varianten schon in Pierre Borels *Bibliotheca Chimica* aufgeführt, J. A. Fabricius gibt im Band XII seiner *Bibliotheca Graeca* (1724) einen 'Index in Turbam Philosophorum' nach Manget, den Ferguson 1906 wiederholt hat[1]), und schließlich gehören auch die

---
[1]) John Ferguson, *Bibliotheca Chemica*, Glasgow 1906, Vol. II, S. 478–479.

Listen von KOPP in die Kategorie der reinen Aufzählungen. Erst M. STEINSCHNEIDER hat in seiner oben erwähnten Arbeit den Versuch gemacht, auf Grund von mehr als 200 Varianten der Namen die richtigen Lesungen zu finden, doch über ein Raten nach äußeren Ähnlichkeiten ist auch er nicht hinausgekommen.

Es ist klar, daß man mit dem Sammeln von Varianten aus Drucken und Handschriften niemals zum Ziele gelangen kann. Diese Varianten sind ja alle erst sekundär innerhalb der lateinischen Überlieferung entstanden; was können also Unformen wie Eximerus, Eximerias, Exioctus, Oximedeus und so weiter in infinitum für die Auffindung des ursprünglichen griechischen Namens Anaximandros helfen? Nicht von dem Heer der späten Varianten, sondern von der ältesten handschriftlichen Überlieferung muß ausgegangen werden, wenn man von den latinisierten Formen aus den Weg zu den griechischen Namen zurückfinden will. Aber dieser Weg führt über das Arabische, und hier tauchen neue Schwierigkeiten auf, die wieder nur durch methodisches Vorgehen überwunden werden können. Man muß die lateinischen Namensformen in arabische Schrift umsetzen und vom arabischen Schriftbild aus die Möglichkeiten erwägen, die zu brauchbaren griechischen Namen führen.

Die gleiche Methode gilt für die aus dem Griechischen über das Arabische in die lateinische Alchemie hinübergewanderten Stoffnamen. Wie erschreckend die Verderbnisse auf diesem Gebiet sind, weiß jeder, der einmal einen Blick in die Literatur oder in eines der Lexika von chemischen Namen getan hat. Der größte Teil dieser Entstellungen kann aber mit Erfolg geheilt werden, wenn man systematisch auf dem angedeuteten Wege vorgeht. Da ich nicht einfach Behauptungen aufstellen, sondern den Lesern dieses Buches, insbesondere den Chemikern unter ihnen, die Methode zeigen möchte, die zum Erfolg führt, so muß ich das Notwendigste über die Gesetze der Umschrift den Einzeluntersuchungen vorausschicken, die ich den Eigennamen und Stoffnamen der Turba zu widmen gedenke.

Wir können von der Annahme ausgehen, daß den Gelehrten, die griechische Handschriften erstmals ins Arabische übersetzten, die Texte in korrekter Gestalt vorlagen, und daß ihnen die beiden Sprachen aus lebendigem Gebrauch hinreichend vertraut waren. Sie hatten also nur zu überlegen, wie sie bei Eigennamen oder unübersetzbaren Stoffnamen die Zeichen des griechischen Alphabets durch die des arabischen ausdrücken wollten. Die gleiche Lage entstand dann wieder bei der Umsetzung der arabischen Namen in das lateinische Alphabet. Wesentlich ist, zu wissen, wie die Besonderheit jeder Schrift und Sprache zu bestimmten Abweichungen und Fehlerquellen führt.

2*

Das Griechische besitzt bekanntlich 17 Konsonantenzeichen, die sich auf die vier dreigliedrigen Gruppen $\pi\varkappa\tau = pkt$, $\beta\gamma\delta = bgd$, $\varphi\chi\vartheta = ph\ ch\ th$, $\psi\xi\zeta = ps\ ks\ (x)\ ts\ (z)$, die Gruppe $\lambda\mu\nu\varrho = lmnr$ und den Laut $\sigma = s$ verteilen, und 7 Vokalzeichen $\alpha = a$, $\varepsilon\eta = \breve{e}\bar{e}$, $\iota = i$, $o\omega = \breve{o}\bar{o}$, $v = y$, zu denen noch der mit zwei Zeichen geschriebene Laut $ov = \bar{u}$ kommt. Daß die Aussprache der Vokale im Spätgriechischen nicht durchweg mit der Schreibung übereinstimmte, mag einstweilen außer Betracht bleiben.

Im Arabischen ist der Konsonantenbestand ein viel reicherer, daher kann mancher griechische Laut durch zwei oder mehr arabische Zeichen ausgedrückt werden, wenn man die Feinheiten der Aussprache vernachlässigt — und er ist teilweise ein anderer, darum müssen für gewisse griechische Laute Ersatzzeichen verwendet werden, während eine ganze Anzahl arabischer Lautzeichen überhaupt keine Verwendung findet. Ich stelle zunächst die Entsprechungen der Konsonanten zusammen, indem ich jeden Fall durch Beispiele belege.

$\pi\ p$ fehlt im Arabischen; dafür tritt ب $b$ oder ف $f$ ein; vgl. Hippokrates = بقراط $Buqrāṭ$, Platon = افلاطون $Aflāṭūn$.

$\varkappa\ k$ wird fast stets durch ق $q$, nicht durch ك $k$ wiedergegeben; vgl. Herakleios = هرقل $Hirqal$, und Hippokrates.

$\tau\ t$ wird meistens durch ط $ṭ$, nicht durch ت $t$ wiedergegeben; vgl. Hippokrates, Platon.

$\beta\ b$ und ب $b$ decken sich; vgl. ὄβρυζον = ابريز $ibrīz$.

$\gamma\ g$ hat keine genaue Entsprechung im Arabischen. Man benützt entweder ج $ǧ = dsch$ wie in Galenos = جالينس $Ǧālīnus$ oder غ $ġ$ wie in Gregorios = غرغورس $Ġirġūras$. In der Umschrift von γεωγραφία = جوغرافيا $ǧūġrāfijā$ kommen beide Konsonanten nebeneinander vor, ein Beweis, daß man einen Unterschied in der Aussprache hörte, der etwa dem englischen *geography* entspricht.

$\delta\ d$ wird sowohl durch د $d$ wie ذ $ḏ$ (dh) ausgedrückt; vgl. Demokritos = ديمقراط $Dīmaqrāṭ$, Agathodaimon = اغاذيمون $Aġāḏīmūn$.

$\varphi\ ph$ ist arabisch ف $f$; vgl. Theophilos = توفيل $Taufīl$.

$\chi\ ch$ wird meist durch خ $ḫ$, aber auch durch ك $k$ oder ش $š$ ausgedrückt; vgl. χρυσόκολλα = خرسقلى $ḫarsuqlā$, χημεία = كيمياء $kīmijā'$, Archimedes = ارشميدس $Aršimīdas$.

$\vartheta\ th$ ist arabisch ث $ṯ$ (th) oder ت $t$; vgl. Pythagoras = فيثاغورس $Fīṯāġūras$ und Theophilos = توفيل $Taufīl$.

$\psi\ ps$ wird durch بس $bs$ wiedergegeben, $\xi\ x$ durch كس $ks$, wie in ξηρίον = اكسير $iksīr$, $\zeta\ z$ durch ز $z$, das dem französischen $z$ entspricht, wie in Zosimos = زوسم $Zūsam$.

Für die Laute $\lambda, \mu, \nu, \varrho, l, m, n, r$ hat das Arabische genau entsprechende Zeichen, nur daß $\mu\beta$ oder $\mu\pi$ durch $nb$ dargestellt wird, wie in ἄμβιξ = انبيق $anbīq$.

Für σ s ist س s die gewöhnliche Bezeichnung, was an vielen der vorhergehenden Namen zu erkennen ist; bisweilen kann auch ص ṣ, ش š oder ز z dafür eintreten, wie in Stephanos = اصطفن Iṣṭifan, Zeus = زاوش Zāwuš, ἀρσενικόν = زرنيخ zarnīḫ.

Für den Hauchlaut des Spiritus asper tritt in der Regel ه h ein, wie in Hermes = هرمس Harmis.

Wer die Beispiele verfolgt hat, ohne etwas über arabische Schrift- und Sprachgesetze zu wissen, wird mit Kopfschütteln die Verheerungen und Willkürlichkeiten beobachtet haben, die sich in der Wiedergabe der griechischen Vokale bemerkbar machen. Die Gründe dafür liegen ebenso auf der Seite des Griechischen, wie auf der des Arabischen. Als die Araber mit den Griechen in den Verkehr kamen, war die Aussprache der Vokale längst zu jener Erscheinung entartet, die man den Itazismus nennt, weil die Laute η, υ, ει, οι und υι wie ī, αι wie ē gesprochen wurden. Einschneidender wirken aber doch die arabischen Schrift- und Lautgesetze. Es gibt in der arabischen Schrift **keine den Konsonanten gleichgestellten Vokalzeichen**. Lange Vokale werden durch Zeichen angedeutet, die eigentlich Konsonantenzeichen sind; so steht و w für ū, ō und ي j für ī, ē. Das Zeichen ا, das für ā eintritt, ist ein Buchstabe, der, wie im Griechischen der Spiritus lenis, den Stimmeinsatz bezeichnet. Kurze Vokale können wie im Hebräischen durch kleine Zeichen ausgedrückt werden, die man über oder unter die zugehörigen Konsonanten setzt. Aber während das Hebräische eine große Auswahl solcher Zeichen besitzt, muß man im Arabischen für die ganze Mannigfaltigkeit der gesprochenen Laute mit drei Zeichen auskommen. Schließlich macht das Arabische auch von dem Recht Gebrauch, die fremden Worte den eigenen Sprachgesetzen anzupassen, indem es zur Erleichterung der Aussprache Vokale voransetzt, einschiebt, wegläßt oder abändert, wie die Beispiele *Aflāṭūn* für Platon, *Ġirġūras* für Gregorios, *Hirqal* für Herakleios zeigen.

Waren schon bei der korrekten Umschrift des Griechischen ins Arabische Veränderungen genug zu verzeichnen, so haben wir jetzt ins Auge zu fassen, welchen Verunstaltungen das arabisch geschriebene Wort unter den Händen der Abschreiber ausgesetzt war. Beim Betrachten der arabisch gedruckten Beispiele wird man die Wahrnehmung machen, daß ganz einfache Zeichen mit längeren oder kürzeren Ketten von Zeichen abwechseln. Dies rührt daher, daß gewisse Zeichen nach beiden Seiten, andere nur mit dem vorangehenden Buchstaben verbunden werden können. So entstehen Wortbilder wie مختلفتين *muḫtalifatain*, das in einem Zuge geschrieben wird, während تدبيرهم *tadbīruhum* aus drei Zügen und ارواح *arwāḥ* aus lauter einzelnen Zeichen besteht. Weiter wird man finden, daß manche Zeichen bald ohne Punkte, bald mit einem, zwei oder drei Punkten geschrieben sind. Diese 'diakritischen' Punkte sind notwendig, um die auf nur 15 Formen zusammengeschmolzenen Schriftzeichen für 28 verschiedene Laute wieder unterscheidbar zu machen. So sind z. B. die im Hebräischen leicht unterscheidbaren Zeichen ב $b$, נ $n$, י $j$, ת $t$ im Arabischen am Wortanfang zu ٮ, in der Wortmitte zu ـ geworden; sie können nur dadurch unterschieden werden, daß man Punkte zusetzt, so daß ٮ $= b$, ٮ $= n$, ٮ $= j$, ٮ $= t$ gelesen wird und ٮ die Aspirata $th$ bezeichnet. Welche Unsicherheit in der Schreibung und Lesung von Wörtern aus fremden Sprachen muß aber entstehen, wenn nicht nur Vokale fehlen, sondern auch Konsonantenzeichen durch Weglassen, Versetzen oder Zusammenfließen von Punkten ihren Lautwert ändern und ohne Punkte überhaupt nicht gelesen werden können!

Solchen Schriftbildern standen die abendländischen Kleriker gegenüber, die ohne Kenntnis des Griechischen arabische Texte ins Lateinische übersetzten und sich nun irgendwie mit den unbekannten Namen abfinden mußten. Selbst wenn das arabische Abbild eines griechischen Namens fehlerlos war, konnten die Übersetzer beliebige Vokale einsetzen und so zu nicht mehr verständlichen Neubildungen gelangen. Sie konnten aber auch diakritische Punkte übersehen oder falsch ergänzen, und dann war jedem Unheil der Weg geöffnet.

Aber angenommen, es seien bei der ersten Umschrift ins lateinische Alphabet keine derartigen Fehler vorgekommen — dann bleiben noch immer zwei andere Gruppen von Fehlern und Verderbnissen, die in die Handschriften eindringen konnten.

Die eine, weniger gefährliche Fehlerquelle beruht auf den Willkürlichkeiten in der Wiedergabe der arabischen Laute; ich will mich darüber nicht in Einzelheiten einlassen. Die andere, weitaus verhängnisvollste beruht auf den Mängeln des lateinischen Alphabets, insbesondere der Ähnlichkeit und leichten Verlesbarkeit der Zeichen $v u n m$, $i r$, $c e t$, $b l$ und ihrer Verbindungen. Nur wer sich mit mittelalterlichen Handschriften befaßt hat, weiß Bescheid, wie sehr sich in ihnen Fehler und Mißverständnisse infolge der Unwissenheit und Sorglosigkeit der Abschreiber durch die Jahrhunderte gehäuft haben. So sehr man geneigt sein könnte, nach meinen vorhergehenden Bemerkungen im Arabischen den Hauptherd der Fehler zu suchen, so liegt er in Wirklichkeit bei den Lateinern, weil die Abschreiber unaufhörlich neue Fehler machten. Das war nach Lage der Dinge unvermeidlich, und es liegt uns nun ob, von den lateinischen Entstellungen aus den Weg rückwärts zu gehen, um so nach Möglichkeit zu den ursprünglichen griechischen Namen zu gelangen.

## II. Die Formen der Eigennamen.

Durchmustert man die Verzeichnisse von Philosophennamen, die ich S. 4 bis 6 nach den Rezensionen **B, C** und **A** mitgeteilt habe, so wird man leicht vier Gruppen unterscheiden können. Zunächst die Namen von bekannten griechischen Philosophen, die in der richtigen Form erscheinen, wie Pythagoras, Anaxagoras, Parmenides, Platon. Dann entstellte Namen griechischer Herkunft, die leicht wiederherstellbar sind, wie Arisleus, Agadmon u. a. Dann die große Zahl barbarisch klingender, nicht auf bekannte griechische Philosophen zurückzuführenden Namen, wie Arzoch, Bacsen, Chambar usw. Endlich die vollkommen lateinisch aussehenden Namen wie Carus, Constans, Custos, Largus, Mundus usw.

Man muß sich darüber grundsätzlich klar sein, daß die beiden letzten Gruppen so nicht in der arabischen Urschrift gestanden haben können, und daß andere als griechische Namen in einer Schrift, die als Bericht über eine Versammlung von griechischen Philosophen und Alchemisten gelten will, nicht zu erwarten sind.

Unter dieser Voraussetzung gehe ich dazu über, die unsicheren Namen zu untersuchen und sie, soweit es mir mit der oben auseinandergesetzten Methode gelungen ist, wiederherzustellen. Ich beziehe mich dabei fortlaufend auf STEINSCHNEIDERS Arbeit, bespreche aber die Namen nicht in alphabetischer Folge, sondern so, wie sie in der Turba nacheinander auftreten. Ich lege dabei die Rezension **A** zugrunde, die, wie wir später sehen werden, auf einer sehr alten und guten Überlieferung ruht, und ziehe auch die bereits erwähnte Berliner Handschrift Qu 584 bei, wo sie zur Aufklärung einer Namensform Dienste leistet.

Die Umschrift der arabischen Namensformen ist in der Weise durchgeführt, daß für jedes Konsonantenzeichen je ein lateinischer Großbuchstabe gesetzt wurde. Die mit den Hilfszeichen ا ـَ ,ـُ geschriebenen langen Vokale sind durch Ā Ī Ū wiedergegeben. Ein am Wortanfang stehendes ا kann im Lateinischen jeden Vokal erhalten. Im Wortinnern und am Schluß wird für Ā in der lateinischen Umschrift meist e gelesen. Die kurzen Vokale sind in kleinen Buchstaben nach Bedarf eingesetzt.

1. Arisleus, aus arabischem ارسلاوس ARiSLĀWuS korrekt umschrieben. Nach Ersatz von س s durch ش š = χ und Einführung der richtigen Vokale erhält man ارشلاوس ARŠiLĀWuS = Archelaos. Der Name lautet in allen alten Drucken und Handschriften Arisleus; damit erübrigt sich jede Sammlung von Varianten wie Aristeus, Aristenes u. dgl. Gemeint ist Archelaos, der Schüler des Anaxagoras.

2. Iximidrus, in der Berliner Hs. Qu 584 Eximedrus, worauf natürlich auch Exumdrus zurückgeht. Zahllose andere Formen des Na-

mens Anaximandros, allerdings zusammengeworfen mit denen für Anaximenes, gibt STEINSCHNEIDER a. a. O. S. 69, Nr. 49. Aus انكسمندرس wird durch falsche Punktierung ايكسمىدرس ĪKSiMĪDRuS. Auf gleiche Weise ist der Name des Mathematikers Menelaos ملاوس über ميلاوس MĪLĀWuS bei den Lateinern zu Mileus geworden. In der Form اكسمندرس AKSiMĪDRuS und اكسيذرس AKSĪDRuS kommt der Name in der *Risālat alšams ila 'lhilāl* von al Tamīmī vor[1]). Der Philosoph wird dort als Schüler des الانطالى نىغرس NĪTaĠRaS alAnṭālī bezeichnet, der auch فىناغورس راس الكهان FĪṬĀĠŪRaS ra's alkuhhān, d. i. Haupt der Seher heiße. Hier liegt eine handgreifliche Anspielung auf die Einleitung zur Turba vor, wo Pythagoras als 'Italus' und 'vatum caput' bezeichnet wird. Natürlich sind الايطالى und نىغرس nur Verschreibungen für الايطالى *alĪṭālī* und فىطغرس FĪṬaĠuRaS.

3. Pandolfus oder Pandophis; auch Pandophilus und Pantophilus, in der Berliner und Erfurter Hs. Pandoflus. Von بندفلس BaNDaFiLuS aus gelangt man durch leichte Änderungen zu انبدقلس ANBaDuQLiS, d. i. Empedokles; Abfall des ا, Verschiebung von Punkten und Verwechslung von ق und ف gehören zu den gewöhnlichsten Fehlern in arabischen Handschriften. Im *Kitāb alḥaǧar* des Ǧābir ibn Ḥajjān[2]) findet man die Schreibweisen امادقليس AMĀDaQLĪS und انبادفليس ANBĀDaFLĪS.

4. Lucas. Der Name des Evangelisten, arabisch لوقا Lūqā, kommt nicht in Frage. Von لوقس LŪQaS wird man aber leicht auf لوقبس LŪQBS, d. i. LaUQiBBaS, also Leukippos geführt. Diese Deutung von Lucas ist durch die in Sermo VII zwischen dem älteren Leukippos und dem jüngeren Demokritos sich abspielende Szene, in der dieser als Schüler des Lucas bezeichnet wird, jedem Zweifel entrückt.

5. Locustor, in **B** Locastes, ist zunächst kaum zu deuten. Der Name scheint aber mit Bacoscus identisch zu sein, da im *Consilium Conjugii* ein Zitat, das aus der Rede XXIV des Bacoscus (in **BC**: Borates) stammt, dem Locustes zugeschrieben wird[3]). Von Bacoscus und seinen zahlreichen Nebenformen wird man weiter zu Bacsen, in der Berliner Hs. Bacsem geführt, der als بقسم BaQSaM zu den von Ǧābir öfters erwähnten Alchemisten gehört. Ich möchte ihn dem Philosophen und Alchemisten Paxamos gleichsetzen, über den F. SUSEMIHL[4]) zu vergleichen ist.

---

[1]) Vgl. *Les Mss. Arabes de l'Institut des langues orientales*, décrits par le Baron VICTOR ROSEN, Petersburg 1877, S. 130.

[2]) E. J. HOLMYARD, *The Arabic Works of Jâbir ibn Hayyân, edited with translation into English and critical notes*, Vol. I, Paris 1928, S. 21.

[3]) Vgl. *Theatrum Chemicum*, Bd. V, S. 480, Zeile 10 v. u.

[4]) *Geschichte der Griech. Literatur in der Alexandrinerzeit*, Bd. I, S. 842—844, insbes. Note 50.

6. **Eximenus**, mit zahlreichen Nebenformen, von denen **Obsemeganus** in **B** und **C** die am weitesten abweichende sein dürfte, ist schon von BERTHELOT als **Anaximenes** erkannt worden.

7. **Parmenides**, arabisch برمنيدس BaRMaNĪDaS oder برمندس BaRMaNiDaS. Im *Kitāb alḥaǧar* ist der Name in بزمينِدس JaZMĪNiDaS verschrieben. Ich halte es für sicher, daß nach Abfall des ر aus dem Wortrest منيدس MaNĪDaS über منبدس MNBDS der Name **Menabdus**, und aus مندس MNDS der Name **Mundus** entstanden ist.

8. **Acsubofen** und **Acsubofes**, in der Berliner Hs. **Arsuberes**, in **C Assuberes**. Aus اكسنوفنس AKSaNŪFaNiS, d. i. **Xenophanes**, wird durch geringfügige Änderungen اكسبوفس AKSuBŪFeS und اكسبوفن AKSuBŪFeN. Die anderen Formen des Namens sind innerlateinische Verderbnisse. STEINSCHNEIDERS Gleichsetzung mit **Stephanos** oder **Sokrates** (a. a. O., S. 67, Nr. 2) ist unhaltbar.

9. **Frictes**, in der Berliner Hs. **Flritis**, bei **B Scites**. Diese Namen sind aus handschriftlichen Abbreviaturen (Sc'tes, Scr'tes u. ä.) für **Socrates** zu erklären. Vielleicht ist auch **Florus** dazu zu rechnen.

10. **Zimon**, **Zeumon**, **Zenon**, **Simon** und **Cinon**, in **B** und **C** auch **Cadmon**. In der Berliner Hs. tritt bei Sermo LV, wo **A Zenon**, **B Pithem** und **C Pithen** haben, der Name **Pion** auf. Die Form kann aus dem Arabischen زينون ZĪNŪN durch Abfall des ز und falsche Punktation (يون BiJŪN statt ز]ينون]) entstanden sein.

11. **Dardaris** soll nach FABRICIUS, dem sich BERTHELOT und STEINSCHNEIDER (a. a. O., S. 69, Nr. 45) anschließen, den Zauberer **Dardanus** bedeuten, der bei **Plinius**, *Hist. nat.* XXX, 9 erwähnt wird. Er gilt zwar als der Erfinder der Magie, ich finde aber nicht, daß mit der Gleichsetzung viel gewonnen ist. Alle alten Hss. haben **Dardaris**, entsprechend der arabischen Überlieferung des Namens.

12. **Belus** oder **Bellus** ist einer der ganz lateinisch klingenden kurzen Namen, die in sich selbst keine Anhaltspunkte zur Richtigstellung bieten. Man könnte zwar an **Thales** denken, da aus ثالس ṬĀLiS leicht بالس BĀLiS oder **Belus** entstehen konnte und **Thales** bei Olympiodor (*Coll.* II, S. 81, 82) erwähnt wird. Es wäre aber auch möglich, daß **Bellus** eine Kurzform von **Bonellus** ist, worüber man Nr. 22 vergleiche.

13. **Ardarius** ist offenbar aus **Dardaris** verdorben.

14. **Theophilus**, arab. ثوفل ṬaWFiL oder ثوفيل ṬaWFĪL, ist ein oft genannter alchemistischer Autor; die Form **Nofil** der Berliner Hs. geht auf نوفل zurück.

15. **Cerus** in **A** und **B** muß eine Verschreibung für das in **C** erhaltene **Belus** sein. Denn er wird nachher von **Bacoscus** auch in **A** und **B** mit **Bele** angesprochen.

16. Zu **Bacoscus** vgl. oben Nr. 5.

17. Zu Gregorius vgl. oben S. 20. Wie aus Gregorios oder aus arabischem Ġirġūras in **B** und **C** Chambar entstanden ist, vermag ich nicht anzugeben.

18. Custos und Constans (Sermo LVI) gehen wohl auf graeco-arabisches قسطا Qusṭā bzw. قسطوس Qasṭūs zurück; vgl. J. Ruska, *Cassianus Bassus Scholasticus*, Der Islam, Bd. V, 1914, S. 174 ff. Einen Alchemisten als Träger des Namens kann ich nicht nachweisen.

19. Diamedes hat gewiß nichts mit dem von Steinschneider vorgeschlagenen Dioskurides zu tun. Ein griechischer Alchemist dieses Namens ist mir nicht bekannt. In der Berliner Hs. Q 584 steht Bachimedis: das erinnert zwar an Archimedes, doch ist es nicht wahrscheinlich, daß dieser neben Pythagoras als alchemistischer Autor in Frage kommt. (Vgl. übrigens die neuen Texte.)

20. Zu Bacsen, Bassen, Barsenites vgl. Nr. 5.

21. Nephitus tritt in **B** und **C** an die Stelle von Pythagoras. Von نيتوس kommt man über نثرس leicht zu نيثغرس, der oben unter Nr. 2 erwähnten arabischen Verschreibung für Pythagoras. Ist aber diese Umbildung möglich, so werden auch Nicarus und Vitarus, Nictimerus und Vitimerus in Sermo XXXIII auf Pythagoras bzw. نيثغرس, نغرس zurückgehen.

22. Bonellus mit seinen Nebenformen Bonilis, Bodillus usw. wird schon von Berthelot und Steinschneider auf بلينس BaLĪNuS, d. i. Apollonios von Tyana zurückgeführt.

23. Afflontus, **B** und **C** Assotes, kann man mit Steinschneider zu افلاطون AFLĀṬŪN Platon, aber auch zu Apollonios stellen. Für die zweite Annahme würde sprechen, daß die Nebenform Afflictes in **B** für Bonellus eintritt.

24. Agadimon, Agadmon, Admion, Agmon zeigen, wie der lange, dem Arabischen und Lateinischen unbequeme Name Agathodaimon immer weiter gekürzt wurde.

25. Cranses ist vielleicht aus Krates entstanden.

26. Efistes, Effistus kann zwar leicht auf Hephaistos zurückgeführt werden, aber man kennt keinen Alchemisten dieses Namens. Möglich wäre auch ein Zusammenhang mit فسطوس FaSṬŪS, d. i. قسطوس Qasṭūs. Vgl. hierzu Nr. 18.

27. Jargus, Hyargus, Largus stellt Steinschneider mit جرجيس Ġirġīs und Gregorios zusammen. Graphisch näher läge doch wohl سرجس Sarġis, d. i. Sergios, da hieraus leicht يرجس JaRGuS werden konnte.

28. Astanius ist ohne Zweifel Ostanes, da arabisches اسطانيس ASṬĀNĪS direkt auf die lateinische Wortform führt. Ascanius und die anderen Nebenformen sind innerlateinische Varianten.

29. Mit Horfolcos, Horfoleus, Horfachol, Morfoleus, Orfulus usw. ist weder Orpheus noch Archelaos gemeint, wie STEINSCHNEIDER vermutet, sondern der Kaiser Herakleios. Die Namensform هرقليوس HaRaQLiJŪS führt über هرفليوس HaRFaLiJŪS unmittelbar zu Horfoleus. Die gewöhnliche Form des Kaisernamens ist هرقل Hirqal. Den Philosophen Herakleitos scheint die alchemistische Literatur nicht zu kennen.

30. Arras könnte Horos sein, aber den parallelen Namenformen Arzoch in B und C und Amaçaras in der Berliner Hs. liegt offenbar Anaxagoras zugrunde.

31. Acratus wird schon von STEINSCHNEIDER mit Krates zusammengebracht, doch ist قراطس QaRĀṬiS und nicht اقراطس AQRĀṬiS die übliche Umschrift.

32. Balgus wurde von BERTHELOT auf Pelagios zurückgeführt. Ich habe Bedenken gegen diese Gleichsetzung, kann aber keinen andern Namen vorschlagen.

33. Zu Florus vgl. Frictes in Nr. 9.

34. Borates, Bracus, Bratus scheinen auf Paxamos, nicht auf Hippokrates zurückzugehen.

## III. Die fremden Stoffnamen.

Die auf die Namen der Philosophen angewandte rückschreitende Methode hat, wenn auch manches Rätsel ungelöst blieb, jedenfalls so viel neue und einwandfreie Aufschlüsse über die griechischen Namen gebracht, daß über deren Durchgang durch das Arabische kein Zweifel bestehen kann. Die griechisch-arabischen und rein arabischen Stoffnamen im lateinischen Text der Turba führen zu den gleichen Schlüssen. Allerdings können die in einem lateinischen Text auftretenden arabischen Ausdrücke nicht immer als Beweise für eine arabische Vorlage gelten, da manche als Lehnwörter dauernd in den Sprachschatz der lateinischen Alchemisten übergegangen sind. Es bleiben aber immer noch jene seltenen oder ganz ungewöhnlichen Wörter, die um so sicherer den Beweis für das Vorhandensein einer arabischen Quelle liefern, je stärker sie entstellt sind, d. h. je weniger bekannt sie dem Übersetzer oder den Abschreibern waren.

Im folgenden sind alle graeco-arabischen Wörter, die in der Turba auftreten, erörtert und mit ihren Varianten in alphabetischer Ordnung angeführt.

1. Absemech, mit den Varianten ebsemech, ebsemeth, ebmich, in der Berliner Hs. obsemetich (an zwei Stellen des Sermo LII) ist das arabische الإثمد al-iṯmid, der Bleiglanz. Die ursprüngliche Umschrift

des Wortes scheint *al-esemeth* gewesen zu sein. Die Vertauschung von *th* mit *ch* ist gewöhnlich, das sinnlose *b* kann aus *le* entstanden sein[1]).

2. **Albar** in der Wortverbindung ʿalbar aerisʾ ist arabisch *al-abār*, das Blei. Gewöhnlich haben die lateinischen Alchemisten auch für ʿaerisʾ das arabische Wort bewahrt und schreiben dann **abarnahas**, d. i. ابار نحاس *abār nuḥās*, Kupferblei.

3. **Alçut, halsut, alzom, alzon** führt im Zusammenhang mit den nachfolgenden ʿlapides mariniʾ auf حلزون *ḥalazūn*, Schnecke.

4. **Alocie, ascotie** könnte aus ʿacacieʾ erklärt werden, ist aber direkt aus صمغ الشوكة *ṣamg aššauka* ʿGummi der Akazieʾ abzuleiten.

5. **Atitos** ist اطيطس *aṭīṭas*, d. i. ἀετίτης, der Adlerstein. Sachlich näher liegt vielleicht der λίθος ἐτήσιος, arab. اطسيوس *aṭasijūs*.

6. **Boritis**, vom arabischen بوريطس *būrīṭas*, ist griechisch πυρίτης, Feuerstein. BERTHELOT schreibt das Wort ʿBorithʾ und hält es mit Ethel, Icsir und Cambar für semitisch.

7. **Cambar**, arabisch قنبار *qinbār* und قنبر *qanbar*, ist κιννάβαρ(ις), unser Zinnober.

8. **Carmen**, in der Berliner Hs. Çarmeç, in B karnech, kommt vom arabischen قرمز *qirmiz*, Kermes, Karmin.

9. **Corsufle**, Berliner Hs. chorsufle, mißverstanden auch ʿcor Solisʾ und ʿcor salisʾ, vom arabischen خرسفلى *ḥarsuflā*, das aus خرسقلى *ḥarsuqullā*, d. i. χρυσόκολλα, Goldlot, entstellt ist.

10. **Ebmich, ebsemech** usw., vgl. Absemech.

11. **Efflucidinus**, Berliner Hs. effludiemus, ist über arabisches افلوديانس *aflūdijānas* aus اقلوديانس *aqlūdijānas*, d. i. griechischem κλαυδιανός entstanden; vgl. die Bemerkungen in *Arab. Alchemisten* I, S. 19, Anm. 2 und *Arab. Alchemisten* II, S. 125, Anm. 3.

12. **Ethel, ethelie, ethelia**, vom arabischen اثال *aṯāl* und اثالى *aṯālī*, d. i. griechisch αἰθάλη, αἰθάλαι, der Dampf, Dunst oder Rauch des Quecksilbers, Schwefels usw.

13. **Gadenbe, gadêbe** ist aus dem Arabischen nicht zu erklären und bedeutet sicher auch nicht *urina*, wie der gedruckte Text beifügt. Ein griechischer Paralleltext[2]) hat hier καδμία: arabisch wird قدميا *qadmijā* leicht zu قدمبا *qadambā*, das ist *cadembē* oder *gadenbe*.

14. **Geldum**, genauer ʿherba geldumʾ, vom griechischen χελιδόνιον; unser Schöllkraut, Chelidonium maius L.

15. **Halsut**, vgl. Alçut.

---

[1]) In einem arab. Text, den ich durch die Freundlichkeit von Herrn H. E. STAPLETON während des Drucks kennen lernte, findet sich die bisher unbekannte Schreibung ابشمت *abšamit*; daraus ist zu sehen, daß obsem[et]ich auch unmittelbar auf eine arabische Mißform zurückgehen kann.

[2]) Vgl. Sermo XII, Text S. 121, Übersetzung S. 192, Anm. 7.

16. **Iksir, icsir, ixir, iesir, yesir** usw. kommt bekanntlich von griechischem ξηρίον, Streupulver, und wird mit dem arabischen Artikel zu الإكسير *al-iksīr*, Elixir.

17. **Kenckel, kenkel** ist schon von BERTHELOT auf κογχύλιον zurückgeführt worden.

18. **Karnech**, s. Nr. 8.

19. **Kuhul**, arabisch كحل *kuḥl*, Spießglanz.

20. **Mardeck**, besser **martek**, auch **martech, mortach, marec** usw., vom persisch-arabischen مرتك *martak*, Bleiglätte.

21. **Mucal, muchal, mutal** (Sermo LII), arab. مقل *muql*, ist das βδέλλιον des Dioskurides, d. h. das Harz von Commiphora africana Engl. (vgl. BERENDES, *Die Arzneimittellehre des Dioskurides*, S. 82, 83).

22. **Mucra, mugra** ist arab. مغرة *muġra*, Erde, Lehm.

23. **Randerich, rauderit**, vgl. Senderich, Nr. 26.

24. **Satis**, und zwar satis nigrum, album und rubeum, kommt nur in S. XXXVII vor: „das Elixir wurde von den Weisen **satis** genannt wegen des Wechsels seiner Farben". Die Berliner Hs. bietet die Schreibungen *sacis* und *sactis* und hat bei der Beschreibung von Satis album einen Satz, der in den Drucken fehlt: ʻiusserunt ut *calens* et *sehireh* regaturʼ. Da sich *sehireh* leicht aus arabischem شحيرة *šaḥīra*, d. i. Schusterschwärze oder Eisenvitriol erklärt, war zu vermuten, daß auch in dem sonst sinnlosen *calens* ein arabisches Wort steckt. Es ist offenbar eine Verschreibung aus *calcant*, arabisch قلقند *qalqand*, griechisch χάλκανϑος, Kupfervitriol. In diesem Zusammenhang konnte aber **satis** nichts anderes sein als arabisches زاج *zāġ* (*zādsch*), Vitriol. Es ist dasselbe Wort, das in *De aluminibus et salibus*[1]) in der Form *azezi*, in der lateinischen Morienus-Calid-Legende in der Form *assos* auftritt und dort falsch mit ʻalumenʼ übersetzt wird[2]).

25. **Sauen lapis** geht wahrscheinlich auf arabisches سموم *sumūm* ʻGifteʼ zurück; dafür spricht u. a. auch die Lesart *samem* in N (Teil II, S. 129). Graphisch möglich ist noch Ableitung von سورين *sūrīn*.

26. **Senderich**, auch **çenderich, zenderich, randerich, zendrio** und **tendrio**; arab. سندريخ *sandarīḫ*, griech. σανδαράχη, Auripigment. Die Formen ʻzenderichʼ und ʻrandericʼ erklären sich aus einer Schreibung mit ز *z*, das durch Wegfall des Punktes zu *r* wird; rauderit, zendrio und tendrio sind innerlateinische Verderbnisse.

---

[1]) Vgl. ROB. STEELE, *Practical Chemistry in the XII. Century*, Isis, Vol. XII, 1929, S. 35.

[2]) Vgl. J. J. MANGET, *Bibl. Chem. Curiosa*, Bd. I, S. 514: „mos erat sapientum, quod suum *assos* de eo et cum eo semper faciebant. *Assos* Arabice, alumen interpretatur Latine." Für *azezi* und *assos* ist natürlich arabisches الزاج *alzāġ*, gesprochen *azzādsch*, vorauszusetzen.

27. **Sericon** ist griechisch-arabisches سيريقون sīrīqūn; vgl. *Arab. Alchemisten* I, S. 23, Anm. 3.
28. **Tendrio** und **Zenderich**, vgl. Nr. 26.

Das Ergebnis läßt sich wie folgt zusammenfassen: Von den angeführten Wörtern sind atitos, boritis, cambar, corsufle, efflucidinus, ethel, gadenbe, geldum, iksir, kenkel, senderich, sericon aus dem Griechischen ins Arabische gewandert und von da mehr oder weniger entstellt in den lateinischen Text gekommen. Aus dem Arabischen oder Persischen stammen absemech, ascocie, albar, halçut, kuhul, martek, mucal, mucra, qirmis, satis und sauen.

## IV. Weitere Zeugnisse für den arabischen Ursprung der Turba Philosophorum.

Der aus den Umbildungen der Eigennamen und Stoffbezeichnungen abgeleitete Beweis für den arabischen Ursprung der Turba kann durch den Nachweis spezifisch **islamischer Wendungen** und durch Beobachtungen über den **Stil der Übersetzung** noch erweitert und verstärkt werden.

Zu den Wendungen, die einen muslimischen Verfasser verraten, sind die häufig auftretenden Formeln nutu Dei, gratia Dei, Dei adiutorio, Deo annuente, Deo favente, Deo volente zu rechnen, die arabischem بإذن الله, ان شاء الله , بعون الله , بنعمة الله usw. entsprechen. Bei den älteren griechischen Alchemisten begegnet man solchen Wendungen fast nie; die Formeln τῇ τοῦ Θεοῦ συνεργείᾳ und Θεοῦ δὲ βοηθοῦντος am Schluß des Synesiosdialogs (*Coll.* II, 69) sind das einzige sichere Beispiel, denn die Ausdrücke τῇ τοῦ Θεοῦ χάριτι (*Coll.* II, 351, 1) und Θεοῦ θέλοντος (*Coll.* II, 382, 15) stehen in technischen Rezepten, die arabischen Ursprungs sind, wie aus den Stoffnamen λαζούριον und τάλαx im ersten, ἅλας ἀμμωνιακόν und τουτία im zweiten ersichtlich ist. Bei den Byzantinern aber wird Gott unter ausdrücklicher Betonung der Dreieinigkeit angerufen — es wird genügen, hierfür auf die zahlreichen Stellen in den Vorlesungen des Stephanos hinzuweisen.

Als islamisch ist insbesondere die Bezugnahme auf Gottes Gnade und Mitwirkung bei den chemischen Operationen anzusprechen, wie sie in den Sätzen vorliegt, die ich hier nach den Reden zusammenstelle:

S. XV: Nutu Dei per acetum tota fit perfectio.
S. XIX: Nutu Dei corpus illud in spiritum vertit.
S. XXI: Demum suo imponite vasi, et orate Deum, ut hunc maximum videre lapidem vobis concedat.
Deus vobis ostendet huius lapidis principium, qui est

|  |  |
|---|---|
|  | lapis athichos, quem visum gratia Dei multipliciter relata fortiter coquite. |
|  | Quod ex eo agitis, Deo annuente vobis apparebit. |
| S. XXVI: | Donec propositum nutu Dei extraheret. |
| S. XXVII: | Quousque extrahat vobis Deus colores et appareant. |
| S. XXIX: | Deus celavit a vobis veritatem. |
| S. XXXII: | Et extrahit Deus ex uno plura, qui nihil creavit carens regimine et ingeniis quibus medendum est. |
|  | Et tingit eos in aurum Deo annuente. |
| S. XXXIV: | Hunc igitur reges quaerentes non invenerunt exceptis quibus Deus annuit. |
| S. XXXV: | Suamque naturam extrahit ingeniis quae Deus suis electis (elementis?) insinuavit. |
| S. XXXVII: | Nutu Dei aqua fit. |
| S. LI: | Benedictum sit nomen eius, qui sapientibus inspiravit corpus in spiritum vertere etc. |
| S. LIV: | Tunc vobis Deus peragit hoc, quod quaeritis, arcanum. |
| S. LIX: | Eius foetus Deus perficiat. |
| S. LX: | Deus autem illum sanguinem et calorem ad nutriendum sperma constituit. |
| S. LXIV: | Hoc autem a vulgo Deus celavit, ne mundus devastaretur. |
| S. LXV: | Miracula videbitis sapientiae Dei, quousque tyrius color peragatur. |
| S. LXVIII: | Quo post Deum et in quo opus perficitur. |

Man kann es als eine Konzession an das christliche Empfinden betrachten, daß diese Wendungen von den Bearbeitern der Rezensionen **B** und **C** bis auf wenige Reste getilgt wurden, während die Hinweise auf Gottes Schöpfermacht in den kosmologischen Reden fast alle erhalten geblieben sind. In der Tat müßte der Name Gottes von christlichen oder jüdischen Schriftstellern in gleicher Weise genannt werden, wenn sie die biblische Schöpfungsgeschichte mit der Vierelementenlehre in Einklang bringen wollten.

Es gibt nun aber auch noch unmittelbarere Zeugnisse für den Glauben des Verfassers. Die merkwürdigste islamische Stelle findet sich in der Rede V des Arisleus. Es kann gewiß kaum etwas Überraschenderes geben, als daß mitten zwischen Erörterungen über die Kugelgestalt der Erde und die Beziehungen zwischen dem Feuer und der Erde Arisleus das Bekenntnis zum Islam ablegt: „Dico tamen, quod Deus unus est, nunquam genuit nec genitus est." Die Worte entstammen der 112. Sure des Korans; ihr vollständiger Text lautet: „Sprich: Gott ist Einer, Gott ist der Ewige, er hat nicht gezeugt und ist nicht gezeugt, und nicht ist ihm einer gleich." Wie starken Anstoß die christlichen Abschreiber an diesem Bekenntnis genommen haben, sieht man an dem Beispiel der Handschrift Q 381 der Amplonianischen Bibliothek zu Erfurt, die hinter ʽnunquam genuit nec genitus estʼ die Worte ʽsecundum Sarracenosʼ hinzufügt. Noch schärfer tritt der Anstoß in der Rezension C zutage, die den zitierten Satz in ʽunumque genuit neque tamen genitus estʼ verwandelt hat.

Deutlich islamisch gefärbt ist streckenweise die Schöpfungsgeschichte, vor allem in Rede IX des Eximenus: ʽDeus suo verbo omnia creavit, qui dixit *estote*, et facta sunt cum aliis quatuor elementa, terra, aqua, aër et ignis, quae invicem copulavit...ʼ Das Wort كن *kun* ʽseiʼ kommt in zahlreichen Suren des Korans vor, wo die Schöpfermacht Gottes gekennzeichnet werden soll: wenn Gott eine Sache beschlossen hat, so sagt er nur ʽseiʼ, so ist sie[1]). Besonders kennzeichnend ist die Erwähnung des ʽThronesʼ, der nach dem Himmel und vor den Engeln genannt wird: ʽEx his igitur quatuor elementis omnia creata sunt, coelum, thronus, angeli, sol, luna, stellae, terraʼ usw. Bekanntlich heißt Gott im Koran der ʽHerr des erhabenen Thronesʼ. Nachdem Allah Himmel und Erde geschaffen hat, setzt er sich auf den Thron, um die Welt zu regieren. Berühmt ist der ʽThronversʼ, Sure 2, 256: „Weit reicht sein Thron über die Himmel und die Erde, und nicht beschwert ihn beider Hut." Engel tragen den Thron und umkreisen ihn. In den Fassungen B und C ist ʽthronusʼ in ʽthroniʼ verwandelt worden, weil die Bearbeiter den islamischen Begriff nicht verstanden und das Wort auf eine Gruppe von Engeln bezogen, die in der christlichen Engellehre als ʽthroniʼ bezeichnet werden.

Daß im Koran keinerlei Beziehungen zu der Vierelementenlehre vorkommen, ist selbstverständlich; die Allmacht Gottes bedarf keiner Zwischenschöpfungen. Wenn aber von den Dschinnen gesagt wird, daß sie aus dem Feuer des Samūm geschaffen seien (Sure 15, 27), so müssen die Engel aus einem feineren Stoff, aus dem allerfeinsten Feuer (ex tenuissimo tenuissimi ignis) oder aus Licht geschaffen sein. Diese auch bei jüdischen und christlichen Autoren verbreitete Vorstellung wird bei den Muslimen durch einen Ausspruch legitimiert, der dem Propheten in den Mund gelegt wird. Daß die Engel nicht essen und trinken, begründet

---

[1]) Sure 2, 111; 3, 42; 6, 72; 16, 42; 19, 36 usw. Danach wird schon im *Sirr alḫalīqa* (Geheimnis der Schöpfung) gelehrt, daß das Erste, was vom Schöpfer geschaffen wurde, das Wort *kun* war. Es ist die Ursache der ganzen übrigen Schöpfung, die nicht unmittelbar mit dem Schöpfer zusammenhängen kann. Vgl. J. RUSKA, *Tabula Smaragdina*, S. 147.

al-Qazwīnī in der anmutigen Form, daß ihre Speise das Lob und ihr Trank die Heiligpreisung Gottes sei[1]). Wenn es der Zweck der Geschöpfe ist, die ʿiudicia' Gottes zu erfüllen, so entspricht dieser Ausdruck genau dem koranischen حكم *ḥukm* (pl. *aḥkām*). Die Abrechnung erfolgt am ʿTage des Gerichts', dessen Schilderung uns auf Schritt und Tritt im Koran begegnet. So wird auch der ʿdies iudicii' und der ʿiudex futurus' (Sermo VIII gegen Ende) als ein Zeugnis islamischer Herkunft zu gelten haben. Jedenfalls sind alle diese Dinge in der griechischen Alchemie nicht nachzuweisen.

Daß der lateinische Text durchweg den Charakter einer Übersetzung trägt, kann Lesern, die des Arabischen unkundig sind und vielleicht auch Schwierigkeiten haben, klassisches und mittelalterliches Latein zu unterscheiden, nur schwer verdeutlicht werden. Dem Philologen verrät sich die Übersetzung durch die von normalem Latein völlig abweichende Satzbildung mit ihren schleppenden Parataxen, mit der ewigen Wiederholung von et, enim, autem, eo quod, von scitote, accipite usw., ganz besonders auch durch die ungewöhnliche Anwendung der lateinischen Tempora und Modi, die auf das Bestreben zurückzuführen ist, das Arabische möglichst treu wiederzugeben, dabei aber oft — aus mangelnder Kenntnis der arabischen Syntax — den Sinn verfehlt. Auf interessantere Fälle solcher Fehlübersetzungen ist in den Erläuterungen zu den arabischen Paralleltexten und in den Fußnoten zur Übersetzung hingewiesen.

## V. Arabische Paralleltexte.

Die für das islamische Milieu und den Übersetzungscharakter der Turba beigebrachten Beweise schließen eine griechische Ur-Turba noch nicht aus. Wer von dem Vorhandensein einer griechischen Turba überzeugt ist, könnte sagen, daß die islamischen Wendungen und die arabische Färbung der ganzen Sprache erst nachträglich durch den muslimischen Bearbeiter in die griechische Vorlage hineingebracht worden seien. Es müßte ihm dann allerdings die Beweislast zugeschoben werden, und es wäre abzuwarten, ob die griechischen Parallelen, die man — wie es in der Natur der Dinge liegt — zu einzelnen Sätzen der Turba beibringen kann, wirklich zum Nachweis einer griechischen Turba ausreichen.

Inzwischen können für die Originalität der arabischen Turba schon jetzt weitere und, wie ich glaube, durchschlagende Gründe geltend gemacht werden. Wenn sich zeigen läßt, daß der Verfasser der Turba

---

[1]) *Kosmographie* I, 55: طعامهم التسبيح وشرابهم التقديس

mit Vorstellungen und Decknamen arbeitet, die aus der griechischen Alchemie nicht zu belegen sind, und wenn sich weiter zeigen läßt, daß er ganze Kapitel aus anderen arabischen Alchemieschriften in sein Werk aufgenommen hat, so wird man zugeben müssen, daß die Annahme einer griechischen Ur-Turba, aus der sich die arabische erst durch tiefgreifende Umgestaltungen entwickelt haben könnte, wenig Wahrscheinlichkeit für sich hat. Ich sehe dabei noch ganz von den Beweismomenten ab, die der weitere Verlauf der Untersuchung — in Teil IV — für die Ursprünglichkeit der arabischen Turba ergeben wird.

Arabische Alchemieschriften, die den griechischen Gedankengängen und Darstellungsformen so nahe stehen, daß sie für unsere Frage Wert haben, sind nur wenige bekannt. Vollkommen ausgeschlossen ist ein Einfluß der Ğābirschriften. Diese entstammen einer Entwicklung mit ganz anderen Voraussetzungen. Das gleiche gilt natürlich von den Werken alRāzīs. Dagegen gehören das Buch des Krates und das Buch des al Ḥabīb zu dem Schriftenkreis, aus dem der Verfasser der Turba geschöpft haben muß, und auch die Unterhaltungen des Morienus mit dem König Calid könnten ihm in ihrer ursprünglichen Gestalt bekannt gewesen sein.

Ich beginne mit meinen Nachweisen bei dem *Buch Krates des Weisen*, dem ich schon früher eine Untersuchung gewidmet habe, ohne damals an Zusammenhänge mit der Turba zu denken.¹) Von den phantastischen Traumgesichten, die Krates erlebt, während er im Tempel Sarāwandīn, d. h. im Sarapieion verweilt, führt keine literarische Verbindung zur Turba. Wenn man aber die chemischen Belehrungen verfolgt, die dem Krates von einem Engel erteilt werden, trifft man immer wieder auf Decknamen, Sätze und ganze Abschnitte, die an die Turba anklingen, und so zwingt dieser vorläufige Befund zu schärferem Zusehen.

Gewiß wird man aus dem Vorkommen gleichlautender oder ähnlicher Sätze noch nicht auf unmittelbare Zusammenhänge zwischen Turba und Krates schließen dürfen; die Sätze könnten ja aus einer gemeinsamen älteren Quelle stammen. Wenn z. B. Bonellus in Sermo XXXII davon spricht, daß die Maler nicht malen können, ohne vorher ihre Farben zu Pulver zerrieben zu haben, und daß die Philosophen²) ihren Kranken keine Arzneien bereiten können, bevor sie die Drogen gepulvert haben, so ist gewiß merkwürdig, daß auch im *Buch des Krates* gleich im Eingang die Maler und die Ärzte nebeneinander genannt werden. Aber

---

¹) Vgl. M. Berthelot, *La Chimie au Moyen Âge*, T. III, Texte p. ١-٣٣, Traduction p. 44—75; dazu J. Ruska, *Arab. Alchemisten* I, S. 12—27, und *Tabula Smaragdina*, S. 51—53.

²) Hier stand wohl im arabischen Text الحكما 'die Weisen' im Sinne von الاطبا 'die Ärzte'.

hier liegt der Nachdruck auf dem Mischen der Farben und der Arzneien, wie in der griechischen Fassung des gleichen Gedankens bei Demokritos[1]). Und wenn in der Turba wie im *Buch des Krates* immer wieder einzelne Sätze aus Demokritos zitiert und erläutert werden, so gehört das ebenso zu den Selbstverständlichkeiten der alchemistischen Literatur, wie der Gebrauch von Decknamen. Wirkliche Beweiskraft haben nur Gedankengänge, die auf längere Strecken übereinstimmen, besonders wenn sich darin ein gewisser Gegensatz zu den ʿAlten' geltend macht, und Gruppen von Decknamen, die bei den griechischen Alchemisten entweder nicht in gleicher Zusammenstellung, oder überhaupt nicht vorkommen.

Eine solche Zusammenstellung von Namen für das ʿWerk der Philosophen' findet sich im arabischen Text schon p. ٧, wo Krates darüber in Verzweiflung gerät, daß die von den wahren Namen abweichenden Bezeichnungen so viel Irrtum und Kummer unter den Menschen hervorgebracht haben. Der Engel belehrt ihn, daß der eine Philosoph in seinem Buch das Elixir مغنسيا ʿMagnesia' genannt habe, ein anderer حجر فلوذينوس الاكبر *ḥaǧar falūḏīnūs alakbar*, den ʿgroßen Stein Klaudianos'[2]), ein anderer اندرداموس الاكبر *andardāmūs alakbar*, den ʿgroßen Androdamas'[3]), ein anderer خرشقل *ḫarašqul*[4]), ein anderer ʿWasser des Eisens'[5]), ein anderer ʿLeim des Goldwassers'[6]). Auf erneutes Befragen erfährt Krates, daß die Namen nach dem Geschmack[7]) oder den Naturen oder dem Nutzen gewählt worden seien; durch die Unwissenden, die sich an das Studium der Bücher gewagt hätten, sei aber alles in Trauer und Unsinn verkehrt worden. Im weiteren Verlauf der Unterredung (vgl. Text p. ٩, Z. 2 v. u.) erfährt Krates, daß die Philosophen den trockenen Schwefel auch صدأ *ṣad'* ʿRost'[8]), خمير الذهب *ḫamīr aldahab* ʿGoldhefe'[9]), ذهب بسد *dahab bussad* ʿKorallengold'[10]) und ذهب فرفير *dahab farfīr* ʿPurpur-

---

[1]) *Coll.* II, 47, 6ff.: οὐκ εἰδότες ὅτι ἰατρῶν μὲν παῖδες, ὁπηνίκα ὑγιεινὸν φάρμακον βούλοιντο κατασκευάσαι, οὐκ ἀκρίτῳ ὁρμῇ τοῦτο πράττειν ἐπιχειροῦσιν· ἀλλὰ γὰρ πρῶτον δοκιμάσαντες ποῖόν ἐστιν θερμόν, ποῖον δὲ τούτῳ συνερχόμενον μέσην ἀποτελεῖ κρᾶσιν, ψυχρὸν ἢ ὑγρὸν ἢ ὁποῖον τὸ πάθος, εἰ κατάλληλον τῇ μέσῃ κράσει· καὶ οὕτως προσφέρουσιν τὸ πρὸς ὑγίειαν κριθὲν αὐτοῖς φάρμακον.

[2]) Vgl. *Ar. Alch.* I, S. 19, Anm. 2 und oben S. 28, Nr. 11: *efflucidinus*.
[3]) Fehlt in der Turba. Vgl. *Ar. Alch.* I, S. 20.
[4]) Vgl. oben S. 28, Nr. 9: *corsufle*.
[5]) Turba: aqua *ferri*, bzw. aqua *Martis*.
[6]) Vgl. *Ar. Alch.* I, S. 20, Anm. 3. Man hat غرى الذهب *ǧirā aldahab*, d. h. ʿLeim des Goldes' zu lesen.
[7]) Vgl. auch طيب الطعام, *Chim. Moy.* III, 26.
[8]) Turba: ʿrubigo'.
[9]) Turba: ʿfermentum auri'.
[10]) Sämtliche Stellen im *Buch des Krates*, wo von ʿKorallengold' die Rede ist, sind verdorben und von Houdas willkürlich gedeutet. An der ersten Stelle, Text

gold'[1]), oder auch خير كثير الاسماء ḫair katīr alasmā', 'das Gute mit den vielen Namen'[2]) genannt hätten, wobei aber das ganze Werk doch im ابار نحاس abār nuḥās, d. i. dem 'Kupferblei'[3]) enthalten sei.

Wenn die Philosophen von ورق الناضة warq alnāḍḍa 'Münz-Silber' sprechen, so ist nach Angabe des Engels nichts anderes gemeint, als 'unser warq', wenn es weiß ist, und 'unser Gold', wenn es rot ist. Dieses warq, ein ungewöhnlicher Ausdruck für Silber[4]), ist auch in der arabischen Vorlage der Turba vorauszusetzen, da sie überall das Wort 'nummus' oder 'nummi' statt 'argentum' gebracht und den 'nummus vulgi', d. i. ورق العامة warq alʿāmma, vom 'nummus' der Philosophen unterscheidet.

Daß das Kupfer einen 'Schatten' und eine 'Schwärze' besitzt, die es zu beseitigen gilt, und daß es einen Körper und eine Seele hat, finden wir ebenso in der Turba[5]) wie in dem *Buch des Krates*[6]); die Begriffe gehen selbstverständlich auf die Griechen zurück.

Das 'Kupferblei' wird im *Buch des Krates* سمّ ناري samm nārī 'feuriges Gift' genannt. Der Ausdruck 'venenum igneum' kommt in der Turba häufig vor[7]), in den griechischen Quellen habe ich τὸ πύρινον φάρμακον, als angebliches Zitat aus Maria, nur bei Olympiodoros (*Coll.* II., 196, 11) gefunden.

Über den Namen 'Gummi', der in der Turba[8]) als 'gumma *ascocie*' auftritt, enthält das *Buch des Krates* (Text p. ١٨, Z. 4 v. u.) eine längere Auseinandersetzung. Krates fragt: „Ist diese einfache Natur, welche die Körper im Bereich ihrer Grenze (?) belebt und das Feuer bekämpft,

---

p. ٩, Zeile 1 v. u. steht وذهب بسل; dies übersetzt Houdas S. 53 mit 'or à l'épreuve' und bemerkt dazu: Le mot arabe signifie littéralement „austère". An der zweiten Stelle, Text p. ١٣, Z. 2 v. o. steht ذهب لسد, in der Fußnote auch سد, was wieder mit 'or à l'épreuve' übersetzt ist (Trad. p. 56, Z. 1 v. u.). An der dritten Stelle lautet der Text p. ٢٣, Z. 9ff.: اجعل ذهبا فيكون لن واجعل ذهبا بعد فيكون ذهب فرفر (besser فرفير) . In der Fußnote 3 bemerkt Houdas: Peut-être يفيد ou encore بعيد pour بعيدا, comme plus haut لين pour ليبا; als Übersetzung gibt er p. 66: „Mettez de l'or, il s'amollira; mettez encore de l'or, et ce sera du corail d'or." Alle Lesarten, also لسد, بسل und بعد sind durch بسد bussad, d. i. 'Koralle' zu ersetzen.

[1]) Turba: 'aurum tyrii coloris'.
[2]) Turba: 'bonum multorum nominum.'
[3]) Turba: 'plumbum aeris.'
[4]) Vgl. Dozy, *Supplément* II, S. 797. Das Wort ist schon im Altbabylonischen und Südsemitischen vorhanden und bedeutet dort 'Gold', später gemünztes Gold und durch einen naheliegenden Bedeutungswandel auch Silbergeld.
[5]) Sermo L: Dealbatum est enim aes et factum est umbra carens, eo quod illud aes sua nigredine privatum est ... ideoque sapientes dixerunt aes et animam et corpus habere ...
[6]) Krates, Text p. ١١, Z. 3: قال الاوّلون للنحاس und Z. 8 u.: فينبغى ان يخرج سواده وظلّه .جسد ونفس
[7]) Vgl. Sermo XLIII, XLVII und XLIX.
[8]) Vgl. besonders Sermo XVIII und oben S. 28, Nr. 4.

das 'Gummi'?" Venus antwortet: „Ja, es ist das 'Gummi', aber nicht das gemeine Gummi, sondern ein von der Akazie stammendes, tödliches Gummi". HOUDAS übersetzt das unsichere صمغة ركية قاتلة mit 'une gomme purifiée impérissable' und verbessert in تزكية; ich glaube, daß man شوكية šaukijja für ركية zu setzen hat.

Gewichtiger aber als alle bisher beigebrachten Einzelbelege ist die Tatsache, daß ein längeres Stück aus dem *Buch des Krates* fast wörtlich, als Schlußrede des Philosophen, in die Turba Aufnahme gefunden hat. Ich gebe von dem arabischen Text des Krates eine neue, verbesserte Übersetzung und verweise im übrigen auf BERTHELOT, Text p. ٢١, Z. 4 ff., Trad. p. 64 ff., für den Turbatext auf Sermo LXXII nebst zugehöriger Übersetzung im dritten Teil dieses Buches. Um die andere Einkleidung im *Buch des Krates* zu zeigen, mußte die dem Lehrstück vorangehende Szene in die Übersetzung mit aufgenommen werden.

*Buch des Krates*, BERTHELOT, Text p. ٢١, Z. 4 ff.:

Da erwachte ich und war (wieder) an diesem meinem Platze im Himmel, und siehe, der Engel war da, der mir versprochen hatte, daß er sich nicht von mir trennen werde, bis er dieses Kapitel und seine Auseinandersetzung und Aufklärung vollendet hätte. Er sprach zu mir: „Kehre zurück zu dem, womit du beschäftigt warst, und vollende, was du hinsichtlich der Abfassung deines Buches und der Erklärung der Orakelsprüche der Alten und ihrer seltsamen Ausdrücke vorhattest." Ich sagte zu ihm „Sprich!", und er sprach:

„Die weiße Zusammensetzung[1]), d. h. der 'Körper der Magnesia'[2]), ist zwar aus vielerlei Dingen zusammengesetzt, bildet aber doch eine einzige Zusammensetzung und ein einziges Ding[3]) und wird mit einem einzigen Namen bezeichnet[4]), und es ist eben das, was die Alten 'Kupferblei[5]') genannt haben. Wenn es aber (chemisch) behandelt wird[6]), wird es mit den zehn Namen bezeichnet, die dafür von seinen Farben her-

---

[1]) Krates: التركيب الابيض *altarkīb alabjaḍ*, Turba: 'prima compositio'. Dem Sinne nach dasselbe, da die zur Darstellung des Silbers dienende weiße Komposition als die erste gezählt wird.

[2]) K.: جسد المغنيسيا *ǧasad almaǧnīsijā*, T.: 'corpus magnesie'. Der moderne Ausdruck 'Metall' würde eine falsche Beziehung in den Text tragen, 'corpus' und *ǧasad* entsprechen dem σῶμα der Griechen.

[3]) Der arab. Text ist hier schwer gestört; statt متراوبة ist vielleicht متفاوتة zu lesen, statt مركبنا ist مركبا, statt سبا ist شيا zu setzen. In der T. würde es besser heißen: 'quamvis ex pluribus fit rebus, unum quid factae sunt'.

[4]) K.: وسمى باسم واحد, T. bei MANGET richtig 'uno dictum nomine', in der Berl. Hs. 'uno demum nomine'.

[5]) K.: ابار نحاس *abār nuḥās*, T.: 'albar aeris', anderwärts 'plumbum aeris'.

[6]) K.: فاذا دبر, T.: 'cum autem regitur', wenn es in der Alchemie angewandt wird.

geleitet werden, die an ihm[1]) bei der Behandlung [am ʿKörper der Magnesia'] erscheinen [der Einer[2]) ist, in dem die vier Körper (Metalle) enthalten sind, nämlich das ʿQuecksilber', die ʿschneeige Erde', die ʿdurch die vier Körper polierte Erde' und der ʿSpeichel des Mondes'; es wird aber (zusammen) geschmolzen, so daß es zum ʿKörper der Magnesia' wird][3]). Das ʿBlei' muß also in Schwärze umgewandelt werden, dann erscheinen hierbei die zehn Farben[4]). Wir meinen aber bei allem, was wir von den Namen gebrauchen, nur das ʿKupferblei', weil es alle Körper färbt, die in die Zusammensetzung eintreten. Die ganze Zusammensetzung aber besteht aus zwei Zusammensetzungen, von denen die eine feucht und die andere trocken ist; wenn sie dann beide gekocht werden[5]), so werden sie Eins, was dann ʿdas Gute, zahlreich an Namen' genannt wird[6]); und wenn es rot wird, so wird es ʿBlüte des Goldes' und ʿHefe des Goldes' genannt[7]). Es wird aber auch ʿSīrīqūn' und ʿRoter Schwefel' und ʿRoter Zarnīḫ' genannt[8]). So lange es jedoch roh ist[9]), wird es ʿKupferblei' und ʿMetallstab'[10]) und ʿTafel'[11]) genannt. Ich habe nun seine ʿrohen' Namen und seine ʿgekochten' Namen kundgegeben, und habe sie für dich unterschieden nach Maßgabe dessen, was von dem Kundgegebenen angewandt wird[12]).

---

[1]) K.: فيه في التدبير في جسد المغنيسيا, T.: in *huius* magnesiae corpore. Der arab. Text enthält zu فيه 'an ihm' eine Glosse في جسد المغنيسيا, die auch der Übersetzer schon vorfand und wiedergab.

[2]) HOUDAS ändert das احد der Hs. ohne Grund in اخذ und verbaut sich so das Verständnis der Stelle.

[3]) Das Eingeklammerte fehlt in T. und ist in K. schlecht überliefert. HOUDAS übersetzt „la terre brillante, la terre tirée des quatre corps et la sélénite"; mit der Bemerkung: Ce passage est très obscur. Das الزاووق hinter فيه ist eine in den Text geratene Randglosse. Statt البلجية habe ich schon früher (*Tab. Smar.*, S. 23, Anm. 3) die Lesung الثلجيّة 'die schneeige' vorgeschlagen.

[4]) K.: فيظهر عند ذلك الالوان العشرة من الالوان, T.: 'tunc decem *praedicta* in auri fermento apparebunt'. Der Übersetzer las statt الالوان alalwān الاولون alawwalūn 'die Vorhergehenden'. In T. folgt noch ein in K. fehlender Satz: 'cum sericon, quod est compositio, quod et .X. nuncupatur nominibus'.

[5]) K.: طبخنا, lies طبخا *ṭubiḫā*, T.: 'cum proinde (Berl. Hs. provide) coquuntur'.

[6]) T.: 'bonum plurimorum nominum'; vgl. oben S. 36.

[7]) T. fügt noch hinzu: 'et aurum coralli ac aurum ostri'. Dies steht für gr. χρυσοκογχύλιον, wie 'aurum coralli' für χρυσοκοράλλιον. Die Namen sind im arabischen Text ausgefallen, der hinter خمير الذهب nur noch ein unverständliches كمر bietet.

[8]) K.: وسمى سيريقون وكبريت آلخ; T.: 'dicitur etiam *redundans* sulphur rubeum.' Das sinnlose 'redundans' scheint eine alte Verschreibung für 'sericon' zu sein.

[9]) In K. ist نيا *najjan* 'roh' statt بنا *binā* zu lesen; hier hat T. mit 'crudum permanet' die gute Lesart, aber falsche Interpunktion.

[10]) K.: سبيكة *sabīka*, Metallguß, Metallbarren; T.: 'virga metalli'.

[11]) K.: صفيحة *ṣafīḥa*, T.: 'lamina'.

[12]) Berl. Hs.: 'Ecce eius patefeci nomina tam cruda quam cocta, ea ab invicem distinguens'. Der bei MANGET gedruckte Text '... nomina cruda, quam cocta ab ea

Ich muß dir nun auch die Stärken des **Feuers** erklären und die Zahl seiner Tage, und den Unterschied des Feuers in der Verstärkung beim Brennen für jeden Grad; daß vielleicht, wer mit diesem Kapitel beehrt und ausgezeichnet wird, die Armut besiegt, für die es kein Heilmittel gibt, als diese erhabene Kunst[1]). Stufen[2]) des Feuers also gibt es viele: ein leichtes Feuer[3]) und (heiße) Asche und (glimmende) Kohle, geringe Flamme und mittlere Flamme und starke Flamme[4]); was von den Stufen des Feuers zwischen diesen Stärken liegt, so ist die Erfahrung ein Hinweis; benütze sie!

Und was die Tage betrifft[5]), so kommt das 'Kupferblei', in dem das ganze Geheimnis liegt, in einem Tag oder einem Teil des Tages zustande. Die Tage[6]), in denen die Vollendung des 'Giftes' und des 'Iksīrs'[7]) zustande kommt, werde ich später noch an ihrem Ort erwähnen. Und wisse als sicheres Wissen, daß wenn in die Zusammensetzung 'reines'[8]) Gold getan wird, (die Farbe als reines Rot erscheint; und daß wenn 'weißes' Gold hineingetan wird)[9]), die Farbe als klares Weiß[10]) erscheint. Darum wird auch in den Schatzkammern der Weisen[11]) das 'erhabene Gold' und das 'klare Gold' gefunden, und dies wegen des

---

invicem distinguemus' ist sinnlos. Der Schlußsatz 'Esto ergo ratus' entspricht nicht dem Text von K., sondern einem arab. فافهمه.

[1]) K.: من أكرم بهذا الباب وخص به; die Vorlage von T. hatte الكتاب statt الباب: 'ut qui hunc *librum* habuerit sibique proprius fuerit'. Der Rest des arab. Satzes ist ungeschickt übersetzt: 'ab egestate medicina aliter, quam hac pretiosissima arte carentes, securus permaneat'.

[2]) K.: فمراتب النار كثيرة; T.: '*vidi* igitur ignem multis (fieri) modis'. Der Übersetzer las فرايت *fara'aitu* statt فمراتب *famarātib*.

[3]) K.: نار يسارة *nār jasāra*; T.: quidam enim fit stipulis. Die Vorlage von T. muß den Zusatz من تبن *min tibn* 'aus Stroh' gehabt haben.

[4]) K.: ورماد وجمر ولهب دان ولهب وسط ولهب شديد. Der Gegensatz von Feuer ohne Flamme — aus heißer Asche oder glimmenden Holzkohlen — und drei Stufen von flammendem Feuer ist im gedruckten Text zerstört, der 'et cinere et carbonibus et flammis, quidam vero absque flamma' hat. Der Zusatz 'mediocris et intensissima flamma' der Berl. Hs. bestätigt den Text von K.

[5]) K.: واما الايام فان ابار نحاس آلخ; T.: '*plumbum* autem ⟨id⟩ est plumbum aeris'. Der Übersetzer las واما الابار und verfehlte so den Sinn des Satzes.

[6]) K.: الايام; T. bei Manget: 'autem noctis', Berl. Hs. richtig 'aut noctibus', in der Vorlage also wohl مع ليالها 'mit ihren Nächten', wie an vielen ähnlichen Stellen.

[7]) T.: 'maximi arcani perfectio'. Die Vorlage des Übersetzers hatte die Lesart تمام السرّ الأكبر, aus der die Variante السمّ والأكسير von K. entstanden ist.

[8]) K.: ذهب خالص *dahab ḫāliṣ* 'reines Gold', T.: 'parum', lies *purum*.

[9]) Der eingeklammerte Satzteil ist in T. — auch in der Berl. Hs. — ausgefallen.

[10]) K.: واضحا ايضا, T.: 'patens et candida'. Statt ايضا *aiḍan* 'auch' ist ابيض *abjaḍ* 'weiß' zu lesen.

[11]) T.: 'in priorum thesauris philosophorum'.

gegenseitigen Wettstreites[1]) dessen, was sie in ihre Zusammensetzung einführen, wobei[2]) die Naturen, wenn sie sich mischen und zu ʿKupferbleiʾ werden, aus ihren ersten Naturen heraustreten[3]) und eine einzige Natur und eine einzige Art werden. Und wenn es so weit ist, wird es in ein Gefäß aus Glas getan, damit man beobachten kann, wie das Zusammengesetzte das ʿWasserʾ aufsaugt, und damit man auf jeder Stufe den Wechsel der Farben und der Zusammensetzung beobachten kann, bis[4]) ihre Farbe das ʿedle Rotʾ erreicht hat. Soviel vom ʿIksīrʾ[5]).

Wenn aber die Weisen sagen: ʿBringe hineinʾ[6]), so braucht es, auch wenn sie ʿmehrmalsʾ sagen, doch nur ein einziges Mal zu sein. Wenn du daher die wahre Meinung dieser Gegner kennenlernen[7]) willst, so beachte, wie sich Demokritos äußert. Er beginnt nämlich in seiner Rede zuerst von unten nach oben, dann kehrt er um und beginnt von oben nach unten, indem er sagt: ʿBringe hinein das Eisen und das Zinn und das Blei[8]) wegen des Kupfers[9]), und Kupfer[10]) wegen des Münzsilbers und ....[11]) Münzsilber, Kupfer, (Blei und) Zinn[12]) und Eisen.ʾʾ So hat er das mit seinem Ausspruch erläutert, wenn er sagt: ʿTue das ein einziges Mal.ʾ

Es besteht also kein Zweifel, daß das Gold nicht zum Rosten gebracht wird[13]) außer durch das Blei[14]) und das Kupfer und dadurch,

---

[1]) K.: وذلك لتفاضل ما ادخلوا, T.: ʿideoque *disparia* sunt ea quae introducuntʾ; der Übersetzer hat لتفاضل gelesen.

[2]) K.: مع ان ist in T. mit ʿquamvisʾ statt mit ʿdumʾ wiedergegeben.

[3]) Hier hat T.: ʿa suis prioribus exeuntia naturis in unam naturam vertantur novamʾ. Diese Fassung ist ohne Zweifel besser als der Text von K.: (lies من) خرجت في طبايعها الاولى.

[4]) T.: ʿcumʾ, besser ʿquousqueʾ.

[5]) Der gedruckte und handschriftliche Text von T. ist auf weite Strecken hin durch verkehrte Interpunktion bis zur Sinnlosigkeit entstellt. Er läßt sich mit Hilfe von K. ohne Wortversetzung wiederherstellen.

[6]) K.: اجبل, lies اجعل *igʿal* ʿmacheʾ; in T. ist zu lesen: ʿDicentibus autem philosophis: *pone*ʾ.

[7]) K.: تفرق, lies تعرف; T. richtig: ʿscire volentesʾ.

[8]) K.: والرصاص والابار, T.: ʿplumbum et *albar*ʾ; besser wäre ʿstannum et plumbumʾ, wie im Arabischen.

[9]) T. mit dem falschen Zusatz: ʿdemum reversus aitʾ.

[10]) K.: ونحاس, lies ونحاسا; T. falsch: ʿet aes nostrumʾ, aus ونحاسنا.

[11]) In K. ist hier infolge Homoioteleutons ein wesentliches Stück ausgefallen, das ich nach T. ergänze: ... ʿplumbum propter aurum, ac aurum propter aurum coralli, corallique aurum propter aurum ostri. Amplius etiam secundo, cum a sursum ad deorsum coepit, ait: Pone aurum, nummos...ʾ Am Anfang ist aber in T. statt plumbum ʿnummosʾ zu lesen.

[12]) K.: الرصاص, T.: ʿplumbumʾ.

[13]) Statt لا يسل lies لا يصدّ; T.: ʿin rubiginem non vertiturʾ.

[14]) Statt الابار lies بالابار; T.: ʿplumboʾ.

daß es in den bei den Weisen bekannten 'Essig' getan wird, bis alles[1]) zu 'Rost' wird. Dies ist der 'Rost', den die Weisen mit ihrem 'nimm!' meinen, wenn sie sagen: 'nimm Gold, so wird es zu Koralle(ngold), und nimm Korallengold, so wird es zu Purpurgold'. Dies alles sind die Namen derselben 'Körper'. Man muß aber den 'Essig' dazu tun, weil aus ihm diese Farben hervorkommen. Und mit dem, was die Weisen von den Trägern der Namen[2]) genannt haben, haben sie nur die 'starken Körper' und die 'Brühe'[3]) gemeint. Es wird also einmal zugesetzt, bis es 'Rost' wird, und wenn es 'Rost' ist, so wird der 'Essig' darauf getan, dann bringt er diese Farben hervor, die ich oben erwähnt habe. Er muß aber 41 Tage gekocht werden[4]), so daß sein 'Wasser' weggeht und trocknet; hierauf wird es getränkt und in sein Gefäß getan und dann gekocht, bis sein Nutzen zutage kommt. So wird die erste Stufe wie 'gelber Lehm'[5]), die zweite wie 'roter Lehm', und die dritte wie 'trockener gepulverter Safran (Krokus)'. Das wird dem Silber der (gemeinen) Menge zugesetzt..."

Man sieht aus den Anmerkungen, wie sehr beide Texte, der arabische und der lateinische, im Lauf der Zeit gelitten haben, und wie viel durch geduldige philologische Kleinarbeit noch gebessert werden kann. Warum die Turba an der hier erreichten Stelle abbricht, ist nicht recht verständlich, denn auch die nächsten Sätze (Text, p. ٢٣, Z. 1 v. unten) gehören noch zur Sache. Aber schließlich hätte der ganze weitere Lehrvortrag des Engels mit gleichem Recht in der Rede des 'Philosophen' Aufnahme finden können.

Das zweite alte Werk, das eine Vergleichung mit der Turba herausfordert, ist das *Kitāb al-Ḥabīb*[6]). In der Überschrift wird es als das Buch bezeichnet, das al Ḥabīb seinem Sohn als Vermächtnis hinterlassen hat. Es führt ohne alle Umschweife mit den Einführungsworten قال له „er sagte zu ihm" in philosophische und chemische Erörterungen und steht der Turba formell schon näher als das *Buch des Krates*, weil es — abgesehen von den nicht immer klar abzugrenzenden Worten des Ver-

---

[1]) T.: bei MANGET falsch 'coctum'; Berl. Hs. 'totum'.
[2]) K.: من ذوات الاسماء, T.: '⟨de⟩ nomina habentibus'.
[3]) K.: والمرق, T.: bei MANGET 'vires', Berl. Hs. 'vis'; es ist *ius* 'Brühe' zu lesen.
[4]) Der Text von K.: انه ينبغى ان يسمى واحدًا وان يعفن يومـا 'es muß Eins genannt werden und einen Tag faulen' steht mit T.: 'ut unumquodque .40. diebus coquatur' in Widerspruch. Man erhält durch leichte Änderungen den Text von T., wenn man liest: ينبغى ان يشوى واحدًا واربعين يومـا 'es muß einen und 40 Tage gekocht werden'. In T. ist *unum atque* zu lesen.
[5]) K.: كالمغرة الصفراء, T.: 'ut *mucra* citrina'. HOUDAS: „une sorte de boue jaune".
[6]) M. BERTHELOT, *Chim. Moy.* III, Text p. ٢٤ff., Trad. p. 76—109.

fassers — aus Reden und Dialogen der alten alchemistischen Autoren zusammengesetzt ist. Auf den ersten Seiten (Trad., p. 76—79) spricht noch der Verfasser allein, dann wird Platon mit einem kurzen Spruch zitiert, bald aber geht die Darstellung in ein Frage- und Antwortspiel zwischen Maria, Zosimos, Horos, Hermes, Agathodaimon und andern Philosophen über, bei dem es schwer ist, den Faden zu verfolgen und die Reden gegeneinander abzugrenzen. Sicherlich gibt das Buch an Kühnheit der Erfindung der *Turba Philosophorum* nichts nach. Die Lektüre ist wegen der zahllosen Unklarheiten hinsichtlich der redenden Personen und wegen des unaufhörlichen Wechsels der technischen Ausführungen verwirrend und ermüdend; gleichwohl lohnt sich auch hier die Durchsicht, da nicht nur terminologische Einzelheiten, sondern auch zusammenhängende Stücke auf die Turba weisen.

Besonders bemerkenswert ist, daß der Deckname *aqua permanens*, der in der Turba unzählige Male für das Quecksilber gebraucht wird, auch bei al-Ḥabīb in der Form الماء الخالد *almā' alḫālid* 'das ewige Wasser' an zahlreichen Stellen vorkommt. Der arabische Deckname scheint ein Ersatz für das ὕδωρ θεῖον der Griechen zu sein, das die arabischen Alchemisten wörtlich durch الماء الإلاهى *almā' al'ilāhī* wiederzugeben sich gescheut haben mochten[1]). Es ist sehr interessant, daß gerade eine dem 'ewigen Wasser' gewidmete Auseinandersetzung im Buch des al-Ḥabīb sich mit den Ausführungen deckt, die in Sermo XIX der Turba dem Dardaris in den Mund gelegt werden. Ich gebe den arabischen Text nach BERTHELOT, *Chim. Moy.* III, p. ٥٢, Z. 8ff., mit einer neuen Übersetzung, und stelle den Turbatext damit zusammen; Zusätze und Varianten der Turba sind in [ ] gesetzt.

ينبغى لكم ان تعرفوا قوّة الماء الخالد ليتّخذ فى الخلط فى كل تدبير لانّ قوّته دم روحانى وانّه اذا سحق مع الجسد الذى اعلمتكم صيّر هذا الجسد روحًا لانّه يخلط معه ويكونان شيئًا واحدًا فالجسد يجسّد الروح والروح يصيّر الجسد روحًا فيكون الجسد الذى صار منه روحانيّا مصبوغًا كالدم وكلّ ذات نفس فلها دم فاحفظوا الله حفظكم الله.

al-Ḥabīb: Ihr müßt die Kraft des 'ewigen Wassers' kennenlernen, um es in der Mischung bei jedem Verfahren anzuwenden[2]), weil seine

---

[1]) In der von HOLMYARD, *Isis*, Bd. VIII, 1926 mitgeteilten Decknamenliste des Abu'l Qāsim al-'Irāqī wird S. 420 auch *almā' al'ilāhī* angeführt. Im *Buch des Krates* kommt (Text p. ١٠, Z. 9) خالد الخالدين *ḫālid alḫālidīn* 'der All-Ewige' als Bezeichnung Gottes vor.

[2]) Im Ms. steht nach HOUDAS لا بحدى oder لا بحد فى, HOUDAS liest لا تتحد فى.

Kraft ein 'geistiges Blut' ist; und wahrlich, wenn es mit dem Körper, den ich euch gelehrt habe, gepulvert wird, verwandelt es jenen 'Körper' in einen 'Geist'; weil es mit ihm gemischt wird und beide ein einziges Ding werden, verkörperlicht der 'Körper' den 'Geist', und der 'Geist' verwandelt den 'Körper' in 'Geist', so daß der 'Körper', der aus ihm entsteht, geistig und wie Blut gefärbt wird; denn alles, was Seele besitzt, besitzt auch Blut. So gedenket Allahs, Allah wird auch eurer gedenken.

Inquit Dardaris: [Notum est, quod iam aquam magistri permanentem narraverunt]. Oportet [igitur introductum in hac arte nihil incipere antequam] huius aquae vim sciat permanentis. [Nos enim oportet semper] uti in [commixtione contritione et] toto regimine [illa nota aqua permanente. Qui igitur aquam nescit permanentem eiusque regimen prout oportet, non ingrediatur in hac arte, eo quod absque aqua permanente nihil fit.] Vis eius est spiritualis sanguis, [quare philosophi aquam nuncupaverunt eam permanentem]; contrita enim cum corpore, [quod vobis ante me magistri exposuerunt, nutu Dei] corpus illud in spiritum vertit. Sibi enim invicem mixta ac in unum redacta [se invicem convertunt,] corpus [scilicet] incorporat spiritum, spiritus vero corpus in spiritum .... tinctum prout sanguis vertit. [Et scitote] quod spiritum habet, habet etiam sanguinem; [huius] igitur mementote [arcani...].

Man kann an diesem Beispiel sehr gut beobachten, wie der kurze arabische Text vom Verfasser der Turba durch Einschaltungen und Umschreibungen „kommentiert" und fast auf den doppelten Umfang erweitert worden ist. Er hat nichts an der Aufeinanderfolge der Sätze geändert, wohl aber die persönlichen Anreden und Ermahnungen variiert und vermehrt, um den Hörerkreis, den er fingiert, d. h. den Leserkreis, den er voraussetzt, stärker zu fesseln.

In ähnlicher Weise ist noch eine zweite Stelle aus dem Buch des al-Ḥabīb, *Chim. Moy.* III, p. ٠٩, Z. 4ff. in Sermo XXVII der Turba zur Grundlage einer Rede gemacht worden. Sie ist dadurch besonders beachtenswert, daß der im arabischen Text mit Namen genannte Redner, Gregorios, auch in der Turba unter diesem Namen auftritt.

Gregorios teilt der Versammlung mit, daß die Neider den verehrungswürdigen Stein *efflucidinus* genannt und ihn solange dem Verfahren zu unterwerfen befohlen hätten, bis er schimmernd wie Marmor geworden sei. Die Versammlung wünscht weitere Aufklärung, und nun ergeht sich Gregorios in breiten Ausführungen über den 'schimmernden Stein, der wie Marmor glänzt'. Um die Abweichungen der beiden Texte voneinander besser herausheben zu können, zerlege ich die Übersetzung in kleinere Abschnitte, denen ich die entsprechenden Sätze der Turba mit ihren Erweiterungen folgen lasse.

قال غرغورس انّ النحاس اذا خلط بمائه ودّر حتى يصير ماء ثمّ اجمد صار حجرا برّاقا له تلالى كتلالى الرخام فدبّره حتى يصير احمر لانّه ان طبخ حتى ينهدم ويصير ترابا كان احمر اقرف ثمّ فرفر فاذا رايتموه قد وقع فى الانهدام فصار ترابًا وعلاه شىءٌ من حمرة [فكرّروا عليه التدبير فانّكم ان مزجتم بقدر حسن] اسرعت الدخول فى جسده واسرعت اذابته واجماده وهدمه وتفتيته ثمّ لم يبطء عليكم الحمرة وان مزجتم بغير قدر جاء الابطاء وسوء الظنّ ولتكن ناركم عند الاذابة نارًا ليّنة فاذا صار ترابًا فشدّوا النار وسقّوه حتى يُظهر الله تبارك وتعالى لكم الالوان.

I. al-Ḥabīb: Wenn das Kupfer mit seinem Wasser gemischt und (solange) behandelt wird, bis es zu Wasser wird, danach aber sich verfestigt, so wird es zu einem blitzenden Stein, der einen Glanz besitzt wie der Glanz des Marmors.

Turba: Sciendum est, quod ⟨si⟩ aes commiscetur aceto et regitur, donec aqua fiat, demum congelatur, exit lapis coruscans, splendorem habens ut marmor.

II. al-Ḥabīb: So behandle ihn, bis er rot wird, weil er, wenn er gekocht wird, bis er zerstört und zu Staub verwandelt ist, erst hochrot, dann purpurrot wird.

Turba: Quem videntes jubeo regere quousque rubeus fiat eo quod, cum coquitur, donec diruatur et terra fiat, in rubeum vertitur. [Sic eum videntes iterantes coquite et imbuite, quousque colorem induat praedictum, et fiet aurum occultum: deinde iterate ipsum et fiet aurum tyrii coloris.]

III. al-Ḥabīb: Und wenn ihr (ihn) sehet, daß er der Zerbröckelung anheimgefallen und Staub geworden ist, und ihn etwas Röte überzieht, [so wiederholt das Verfahren mit ihm. Wenn ihr dann in gutem Verhältnis mischet] so beschleunigt das sein Eindringen in den Körper, und beschleunigt sein Schmelzen und sein Verfestigen, seine Zerbröckelung und seine Zerstäubung, und dann hält die Röte nicht lange stand. Und wenn ihr nicht im (richtigen) Verhältnis mischet, so stellt sich Verzögerung ein und üble Meinung.

Turba: Oportet vos igitur omnes huius artis investigatores, cum videtis hunc lapidem coruscantem, ruendo incidere in terram verti, et habere aliquantulum ruboris [ut aquae residuum accipiatis, quam invidi iusserunt vos in duas dividere partes, et ea multotiens imbuatis quousque occulti nullo corpore colores vobis appareant. Et scito si nescienter ipsum regatis, istorum colorum nihil videbitis. Vidi namque quendam qui hoc coepit opus, et veritatis naturas operatus, rubore autem aliquantulum morante, putavit se errasse, et dimisit opus. Inspicite ergo, qualiter faciatis amplexari, punica enim suum amplexata conjugem] velociter in suum corpus transit, liquefacit, congelat, diruit, ac confringit, demum rubor non moratur. Et si conficiatis absque pondere, mora eveniet, qua eveniente malum putabitur.

An Stelle des in eckige Klammern eingeschlossenen Teiles des arabischen Textes hat die Turba Ausführungen, die deutlich den späteren Bearbeiter erkennen lassen; nur der Schluß stimmt wieder mit al-Ḥabīb überein:

IV. al-Ḥabīb: Und es sei euer Feuer bei seinem Schmelzen ein gelindes Feuer, wenn er aber zu Staub geworden ist, so verstärket das Feuer und tränket ihn, bis Gott — er ist gnädig und erhaben — euch die Farben zum Vorschein gebracht hat.

Turba: Iubeo autem ignem vestrum in liquefaciendo lenem, ipso autem in terram verso, intensiorem facere, et imbuere ipsum, quousque extrahat Deus vobis colores et appareant. —

Wäre mit diesen aus dem Buch des Krates und dem Buch des al-Ḥabīb beigebrachten Parallelen auch weiter nichts erwiesen, als daß der Verfasser der Turba den Redestoff für seine Philosophen zum Teil aus arabischen Quellen geschöpft hat, so ist für die Beurteilung der Entstehungszeit der Turba schon ein großer Schritt vorwärts getan. Denn sie muß dann jünger sein als Krates, aber auch jünger als das Buch des al-Ḥabīb. Sie muß zu einer Zeit und in einer Umwelt verfaßt worden sein, in der der kriegsgewaltige Kaiser Herakleios schon derart zur Sagengestalt verflüchtigt war, daß man ihn ohne weiteres mit allen möglichen griechischen Philosophen unter die Schüler des Pythagoras einreihen konnte. Ich kann nicht glauben, daß irgendein Grieche des 8. oder 9. Jahrhunderts auf den Gedanken hätte kommen können, ein Buch von dem Charakter der Turba zu verfassen. Wohl aber kann ich mir denken, daß aus demselben Kreis von arabischen Alchemisten, der die Morienus-Calid-Legende, das Vermächtnis des al-Ḥabīb, den Traktat des Micreris, den Brief des Aristoteles an Alexander und andere pseudonyme Schriften hervorgebracht hat, auch die *Turba Philosophorum* hervorgegangen ist. So kommt man auf das 9. oder 10. Jahrhundert als früheste Entstehungszeit und auf Ägypten als Entstehungsherd des ganzen verwandten Schriftenkreises. Zu tieferem Eindringen in das literargeschichtliche Problem wird die Möglichkeit aber erst gegeben sein, wenn der lateinische Text in der letzterreichbaren Gestalt wiederhergestellt ist und wir den gesamten Lehrinhalt der Turba genauer kennengelernt haben.

Drittes Kapitel.

# Die gedruckten Fassungen der Turba.

## I. Die Mängel der Drucke.

Wir erfahren aus den Vorreden der Herausgeber, daß die verschiedenen gedruckten Fassungen der Turba alten Handschriften entnommen sind, und daß insbesondere die zuletzt bekanntgewordene Fassung A eine sehr alte Handschrift wiedergibt. Aber wir wissen nicht, was die Herausgeber, die ihre Handschriften 1572 und 1622 zum Druck brachten, unter ʻaltenʼ und ʻsehr altenʼ Handschriften verstanden, und wissen nicht, welche positiven Angaben oder Kennzeichen ihnen für ihr Urteil maßgebend waren. Sicher ist nur, daß die Form, in der wir jetzt die Turba lesen, nicht die jener alten Handschriften gewesen sein kann. Denn in alten Handschriften, etwa des 13. oder 14. Jahrhunderts — ein höheres Alter kommt nicht in Frage — sind zahlreiche Abkürzungen oder ʻCompendienʼ im Gebrauch, die nur dem verständlich sind, der sie gründlich studiert hat. Die gedruckten Texte enthalten aber fast nichts mehr von solchen Compendien, sie sind also von den Herausgebern in normale lateinische Schrift umgesetzt worden, ehe der Text in die Druckerei wanderte. Welche Sicherheit haben wir, daß bei dieser Arbeit nicht Lesefehler unterlaufen sind, durch die die alte Handschrift entstellt wiedergegeben wurde? Und wer bürgt uns dafür, daß die Herausgeber nicht auch auf eigene Faust den Text verändert haben, um wirkliche oder vermeintliche Fehler zu beseitigen?

Aufmerksame Lektüre der Texte führt bald zur Entdeckung unverständlicher und sinnloser Stellen, die im Urtext unmöglich so gelautet haben können. Wo es sich um ganze Satzketten handelt, kann man oft nur durch weitgehende Eingriffe einen erträglichen Sinn herstellen. Damit begibt man sich aber auf einen gefährlichen Boden, und es ist besser, solche verdorbenen Stücke zunächst nur vorzumerken und ihre Richtigstellung vom Studium der Handschriften zu erwarten. In andern Fällen gelingt es schon, durch Änderung der Interpunktion Sinn in eine unverständliche Satzfolge zu bringen. Einige Beispiele mögen zur Erläuterung dienen.

In den gedruckten Ausgaben der Fassung A lesen wir Sermo XI: ʻIn his igitur verbis vobis peractum est opus multiplex superfluum. Ideo dimittite et argentum vivum accipiteʼ etc. Es muß heißen: ʻ... peractum est opus. Multiplex superfluum ideo dimittiteʼ etc.

Im gleichen Sermo XI lesen wir: ʻdemum ipsa eam renovat, reiterat et gignit frequenter. Ergo in libris investigate; ut veritatis naturam sciatis' etc. Es muß heißen: '... reiterat et gignit. Frequenter ergo in libris investigate, ut' etc.

In Sermo XXV heißt es: 'Et illi: Ajunt ex quo eum laudas, praedictis suis, noli eo esse inferior.' Man muß lesen: 'Et illi aiunt: Ex quo eum laudas prae dictis suis? Noli eo esse inferior!'

Ein verwickelteres Beispiel entnehme ich dem Sermo LXII. Wir lesen hier: 'Cuius exemplum apud intellectum habentes est triticum quod molitur. Et tunc alio nomine nuncupaverunt, ex quo in divisas substantias, cribro divisas, varia ponis genera, fiunt nomina singulariter habentia, quod totum' etc.

Der Sinn wird erst klar, wenn man die Interpunktion und den Wortlaut wie folgt abändert: 'Cuius exemplum ... est triticum, quod molitur et tunc alio nomine nuncupa*tur*; ex quo, in di*versas* substantias cribro di*viso*, varia *panis* genera fiunt, nomina sing*ularia* habentia. Quod totum...'. Ich gebe auch die Übersetzung: „Ein Beispiel dafür ist der Weizen, der gemahlen und dann mit einem andern Namen bezeichnet wird; aus ihm entstehen, nachdem er durch das Sieb in verschiedene Substanzen geteilt ist, verschiedene Arten des Brotes, die ihre einzelnen Namen haben. Dies alles...'

Die Verbesserungen nuncupatur, diversas, diviso wurden durch die Berliner Handschrift bestätigt; *ponis* ist selbstverständlich nur ein Druckfehler für *panis*, singulariter könnte zur Not stehenbleiben.

Das Beispiel zeigt, wie leicht einzelne Wörter falsch gelesen werden konnten. In manchen Fällen gibt der Zusammenhang ohne weiteres den Schlüssel für die richtige Lesung, etwa wenn es *color* statt *calor*, *vim* statt *unum*, *ovum* statt *omni*, *anni* statt *animi*, *in illo* statt *nulla*, *mea* statt *in ea* heißen muß. Manchmal führt auch die Vergleichung der entsprechenden Stellen in den gedruckten Texten zu verbesserten Lesungen. So hat C richtig *spermati* gegen A *separatim*, C *plumbo miscete* gegen A *plumbum scite*, A richtig *consanguinea* gegen C *sanguinea* usw. In zahlreichen andern Fällen versagt aber aller Scharfsinn, und man kann nur von der Zuziehung noch vorhandener alter Handschriften eine Richtigstellung der Lesungen erwarten.

Ich hoffe, mit diesen Hinweisen auf die Mängel der Drucke besonders auch die nicht philologisch geschulten Leser überzeugt zu haben, daß wir nur zwischen zwei Dingen die Wahl haben: entweder auf jedes tiefere Verständnis der Turba zu verzichten, oder durch eine kritische Textausgabe nach der besten handschriftlichen Überlieferung den Boden für ein wirkliches Verständnis zu schaffen. Diese Aufgabe besteht aber nicht bloß für die Turba, sondern für die gesamte spätlateinische, arabische und griechische Alchemie. Es ist ein unhaltbarer Zustand, daß die ältere Chemiegeschichte noch immer auf völlig unzulängliche, durch zahllose Fehler entstellte Drucke und auf ein Dutzend kritiklos abgedruckter arabischer Texte angewiesen ist. Was würde man wohl sagen, wenn ein moderner Chemiker mit Geräten und Präparaten aus dem 16. und 17. Jahrhundert arbeiten wollte? Mit solchen Geräten und Präparaten aber arbeiten wir, wenn wir Texte, die in jener Zeit nach irgendwelchen unkontrollierbaren Handschriften gedruckt wurden, als unanfechtbare Zeugen behandeln und uns danach Urteile über den Wert oder Unwert einer Schrift bilden.

## II. Der Aufbau der Urschrift.

Die Aufgabe, einen dem Original möglichst nahekommenden Text der Turba zu gewinnen, wird wesentlich vereinfacht, wenn wir in einer Voruntersuchung feststellen können, welche der drei gedruckten Rezensionen der Urübersetzung am nächsten steht. Wir werden also die früher erwähnten Aufstellungen STEINSCHNEIDERS nachzuprüfen haben, wonach **A** die älteste Fassung, **B** eine zweite selbständige Übersetzung und **C** eine von **A** und **B** abhängige Bearbeitung des Turbatextes ist. Dazu bedürfen wir zunächst einer Analyse der Fassung **A**, die ihre Besonderheiten hervorhebt und die Grundlage für die Vergleichung mit den beiden andern Formen der Turba schafft.

Ich schicke noch eine Bemerkung über die Einleitungen der gedruckten Fassungen voraus, da sich aus ihnen allein schon gewisse Schlüsse über die stufenweise Umbildung des Textes ergeben.

In **A** stammt die Überschrift 'Arislei Epistola, quam de intentione libri, futuris, ad eorum instructionem, sapientum dictis praemisit: quae hic est' offensichtlich vom Herausgeber. Sie ersetzt eine in allen Handschriften vorhandene Vorbemerkung zur Turba, deren kürzeste Form nach der Berliner Hs. Qu 584 wie folgt lautet:

'Liber, in quo discipulorum suorum prudentiores Arisleus congregavit, Pitagorae sc. philosophi, et sapientum verba, quae in tertia sinodo pitagorica qui artifex dicitur sunt coadunata. Quem librum vix legit intellectum habens vel aliquantulum prius in hac arte investigans, qui in nobile propositum non pervenit.

Huius autem codicis principium est:'

Der Brief des Arisleus lautet in der Druckausgabe von **A** wie folgt: 'Arisleus genitus Pythagorae, discipulus ex discipulis Hermetis gratia triplicis, ex positione scientiae discens, omnibus posteris residuis salutem et misericordiam. Narro quod Magister meus, Pythagoras Italus, sapientum magister et vatum caput, tantum donum Dei et sapientiae habuit, quod nemini post Hermetem datum est. Discipulos igitur eius iam multiplicatos et per omnes regiones principes constitutos ad hanc pretiosissimam artem tractandam voluit congregare, ut eorum locutio sit radix post se venturis. — Iussit autem ut Iximidrus prius loqueretur, qui optimi erat consilii, qui incipiens ait:'

In **B** und **C** ist der Brief bis auf den Schlußsatz gestrichen, dafür wird die schon in **A** unechte Vorbemerkung breiter ausgesponnen:

Fassung **B**: 'Initium Libri Turbae Philosophorum, in quo discipulorum prudentiorum dicta Arisleus congregavit, Pythagoram philosophum et magistrum *introducendo, sententiasque ex discipulis colligendo. Vocatur et hic liber* tertia synodus Pythagorica, *de occulta sapientia inscriptus.* — Iubet autem Pythagoras Eximidium discipulum collocutionem ordiri, et *de sapientia occulta disserere, deinde et caeteros ordine quoque suam sententiam efferre.* Incipiens itaque Eximidius ait':

Fassung **C**: 'Sententiae sunt Sapientum, collectae in tertia Synodo Pythagorica; in qua dicitur Arisleum Philosophum discipulos Hermetis ac sapientum maiores congregasse *et unumquemque in medium aliquid adferre de lapide vegetabili iussit, ut posteritati ars sacra innotesceret: et qui ad hanc capescendam animum appulissent, ad veritatis semitam ducerentur.* — Eximindus autem, vir senex et optimi consilii, iussus est primus ut loqueretur.'

Man sieht, wie der von **B** zum erstenmal angewandte Ausdruck 'Sententiae' von **C** zur Kennzeichnung der ganzen Redefolge und insbesondere zur Abtrennung der Reden selbst verwendet wird, die **B** noch nicht durchgeführt hat. Man sieht aber auch aus der Anführung des Hermes, der in **B** verschwunden ist, daß der Bearbeiter neben der Fassung **B** die Urschrift benützt haben muß.

Selbstverständlich genügt diese Beobachtung allein noch nicht zu einem Urteil über die zwischen den drei Texten bestehenden Beziehungen. Erst wenn wir eine Übersicht über den kunstvollen Aufbau der Textform **A** gewonnen haben, werden wir die Art der Eingriffe, die von den Bearbeitern der Fassungen **B** und **C** vorgenommen wurden, beurteilen können. Ich lasse daher jetzt eine Übersicht über die Fassung **A** folgen, bei der die Zwischenreden und Übergänge besonders hervorgehoben sind, während ich vom Inhalt der zusammenhängenden Redestücke nur das Nötigste mitteile.

Indem Iximidrus (Sermo I) das Redeturnier beginnt, stellt er in lapidaren Sätzen die Lehre auf, daß der Anfang aller Dinge die Natur ist, daß sie ewig ist und alle Dinge aus sich selbst hervorbringt, und daß alles Werden und Vergehen von festen Zeiten abhängt, die sich aus dem Lauf der Sterne ergeben. Damit hat er die Grundlagen zu einer Schilderung des Kosmos gefunden. Die Elemente folgen sich so, daß die feurigen

Gestirne und die Sonne die äußerste Sphäre einnehmen. Die Luftsphäre ist von Gott als Schutz zwischen die Erde und die Gestirnsphäre gesetzt. In ihrer Aufgabe wird die Luft vom Wasser unterstützt, dessen kühle Feuchtigkeit durch die Wärme der Sonne in die Luft gehoben wird. Die Sonne zieht aber auch aus der Luft einen feineren Stoff aus, der nach Anordnung Gottes lebenspendend als Geist in die Geschöpfe eindringt.

Ein Zwischenruf aus der Versammlung bezeugt dem Redner, daß er das Feuer gut beschrieben habe, und man fordert ihn auf, fortzufahren. Die abweichende Umschrift des Namens Anaximandros — am Anfang Iximidrus, hier Exumdrus — hat nun aber schon sehr früh die lateinischen Abschreiber zu der Ansicht verleitet, als trete jetzt ein neuer Redner auf. Dadurch wurden sie genötigt, den Schluß des Zwischenrufs abzuändern und dem vermeintlich zweiten Redner eine Bezugnahme auf die Rede des ersten in den Mund zu legen. So wird die Aufforderung, fortzufahren, die **B** in der richtigen Form darbietet[1]), in **A** durch den sinnlosen Zusatz entstellt: „Du hast der Rede deines Bruders Glauben geschenkt", worauf dann Exumdrus erwidert: „Ich preise die Luft und erweise ihr Ehre, um der Rede des Iximidrus noch mehr Nachdruck zu verleihen."

Nachdem die Versammlung auch den Ausführungen über den Zusammenhang der Jahreszeiten mit der Beschaffenheit der Luft und dem Sonnenlauf (Sermo II) ihren Beifall gespendet hat, ergreift Anaxagoras (Sermo III) das Wort. Er schickt seinen Ausführungen ein Bekenntnis voraus, das in scharfem Gegensatz zum Naturalismus des Anaximandros steht: „Ich sage, daß der Anfang aller Dinge, die Gott geschaffen hat, der Glaube (pietas) und die Vernunft (ratio) ist." Dann entwickelt er, mehrfach durch Fragen aus der Versammlung unterbrochen, die Theorie, daß die dichteren Anteile von Feuer, Luft und Wasser nach unten streben und schließlich in der Erde zur Ruhe kommen.

Pythagoras faßt die Ausführungen versöhnend zusammen, indem er die Redner zur Beschreibung der vier Naturen, aus denen Gott alles erschaffen hat, beglückwünscht[2]). Dann fordert er den Pandolfus (Empedokles) auf, fortzufahren. Dieser kommt (Sermo IV) auf die Luftschicht zu sprechen, die die Erde von dem unter ihr befindlichen Wasser trennt. Von der Versammlung gebeten, seine Ausführungen durch ein anschauliches Beispiel zu erläutern, beschreibt er das Ei mit seiner

---

[1]) **B**: Ait Turba: Bene descripsisti ignem, persequere igitur!

[2]) Merkwürdigerweise fehlt in der Druckausgabe von **A** der Satz: *Ait Pythagoras* vor *bene aptastis*. Er ergibt sich notwendig aus dem Zusammenhang, wird aber ebenso durch die alten Handschriften wie durch **B** bezeugt. **C** zählt die kurze Rede als Sentenia IV, so daß schon hier die Zählung gegen **A** abzuweichen beginnt.

Schale und den Häutchen, die das Eiweiß und das Eigelb umschließen. In dieser Beschreibung findet sich ein altes, von allen Handschriften und Drucken wiederholtes Mißverständnis. Denn nicht der 'punctus *solis*', sondern der 'punctus *saliens*' ist das werdende Hühnchen.

Arisleus (Archelaos) weist (Sermo V) darauf hin, daß die Erde nicht eben ist, sondern einem Berge gleicht, so daß die Sonne nicht auf einmal über der ganzen Erde aufgehen kann. Parmenides tadelt die Kürze der Rede, worauf Arisleus erwidert: „Hat uns denn der Meister noch etwas zu sagen übriggelassen? Dennoch sage ich: 'Gott ist Einer, er hat nicht gezeugt und ist nicht gezeugt[1].' Aller Anfang nach ihm aber ist die Erde und das Feuer. Weil das Feuer dünn und leicht ist, regiert es alles auf der Erde; die Erde aber, da sie schwer und dicht ist, trägt alles, was das Feuer regiert."

Es folgt Lucas (Leukippos) mit einem andern kurzen Bekenntnis (Sermo VI): Alles, was Gott geschaffen hat, besteht aus den vier Naturen, und wie es aus ihnen erzeugt wurde, so kehrt es nach der Vorherbestimmung Gottes zu ihnen zurück. Demokritos, der als Schüler des Lucas bezeichnet wird, löst durch ein Lob des Meisters einen Wortwechsel zwischen Arisleus und Lucas aus, der durch die Versammlung dadurch beendet wird, daß man dem Demokritos das Reden verbietet. Er verschwindet auch weiterhin ganz und wird nur noch in der aus dem *Buch des Krates* stammenden Schlußrede des Philosophus als alte Autorität zitiert.

Locustor bringt (Sermo VII) ein neues Moment in die Aussprache, indem er von dem Gegensatz der geistigen und der sinnlich wahrnehmbaren Welt spricht und das Licht der Sonne als die Quelle der sinnlichen Wahrnehmung, die Vernunft als die Quelle der Gotteserkenntnis schildert.

Die Versammlung lobt den Redner und bittet den Meister, etwas zu sagen, wodurch er die Herzen lebendig mache. Pythagoras entspricht diesem Wunsche, indem er (Sermo VIII) in langen, immer wieder durch Zwischenfragen der Hörer unterbrochenen Ausführungen auseinandersetzt, aus welchen Elementen Gott die Engel, den Himmel, Sonne, Mond und Sterne, Pflanzen, Tiere und Menschen geschaffen hat, warum alle aus mehreren Elementen zusammengesetzten Geschöpfe dem Tode unterworfen sind, und warum die aus dem feinsten Feuer geschaffenen Engel weder Speise noch Trank noch Schlaf nötig haben.

Erfüllt von der Größe des Gehörten, danken die Versammelten dem Meister dafür, daß er sie zur Belehrung der künftigen Geschlechter aus allen Ländern zusammengerufen hat, und wünschen ihm Gottes Lohn

---

[1]) Vgl. oben S. 31.

beim Endgericht. Arisleus bittet noch um Definitionen der Elemente, doch kommt es nur zu einigen Wechselreden, ohne daß der Wunsch erfüllt wird.

Kaum an einer andern Stelle der Turba tritt die Unsinnigkeit der Zerlegung des Textes in 'Reden' oder 'Sentenzen' klarer zutage als an der lang ausgesponnenen Pythagoras-Szene. Es ist gewiß kein Zufall, daß gerade diese Szene in **B** fast unversehrt erhalten ist; erst **C** hat das aus der Urschrift gerettete Bruchstück in die Form einer zusammenhängenden 'Sententia' gezwängt.

Eximenus (Anaximenes) tritt jetzt auf und wiederholt (Sermo IX) den Inhalt der allgemeinen Schöpfungstheorie. Gott hat durch sein Wort alles geschaffen. Indem er sagte „Seid!", entstanden die vier Elemente, deren Gegensätze er friedlich einigte, und aus den vier Elementen ist alles übrige geschaffen. Die Geschöpfe, die aus der Mischung hervorgehen, müssen (bei ihrer Erzeugung) eine Faulung oder Gärung durchmachen und scheinbar verderben; aber Gott führt sie durch Wachstum, Aufnahme von Nahrung, Leben und Lenkung weiter. Geheimnisvoll ist, daß zwei von den vier Elementen, Erde und Wasser, tastbar und sichtbar sind, während Luft und Feuer weder gesehen noch getastet werden können und nur in ihrer Wirkung auf die beiden andern Elemente erkannt werden. **Auch das Werk der Metallverwandlung ist nur möglich durch Mischung dieser vier Elemente:** 'Cum autem quatuor elementa non coniunguntur, nihil hominibus artificii, quod cupiunt, perficitur.'

**Damit wird der Übergang von den kosmologischen zu den alchemistischen Lehrgesprächen vollzogen.**

Die Versammlung fordert den Meister auf, zu sprechen, da sie seinen Worten folgen würde. Der Meister erklärt, daß keine echte Färbung zustande kommt, wenn nicht 'unser Kupfer' als Ausgangsstoff genommen und durch Entziehung der Schwärze zunächst in das 'Weiße' und dann in das 'Rote' umgewandelt wird.

Arisleus (Archelaos) führt das Thema weiter aus (Sermo X), gebraucht aber schon bei dieser ersten grundsätzlichen Darlegung der Metallverwandlung soviel Decknamen, daß Parmenides (Sermo XI) vor den vielen Namen warnt, die von den 'Neidern' angewandt werden, um die Forscher zu betrügen. Es kommt vor allem darauf an, die wahren Naturen und ihre Verwandtschaften, sowie die Vorgänge zu kennen, die sich in der Natur abspielen. In der richtigen Benutzung der Naturkräfte liegt das ganze Geheimnis. Man muß das Vieldeutige meiden und das Quecksilber im 'Körper der Magnesia' oder im 'Kuhul' oder im 'unverbrennlichen Schwefel' koagulieren und 'unserm Kupfer' zusetzen, damit es weiß, d. h. Silber, und bei weiterer Behandlung rot, d. h. Gold wird.

Da die Versammlung genauere Aufschlüsse über das Verfahren des 'Rauches' wünscht, führt Lucas (Leukippos) aus, daß man das 'Quecksilber aus dem Männlichen' benützen müsse, da der 'weiße Rauch' mit Eisen, Zinn oder vorbehandeltem Kupfer zusammengebracht Weißung hervorrufe (Sermo XII). Es wimmelt in dieser Rede von Decknamen und Anspielungen, so daß die Versammlung den Meister bittet, über die Metallverwandlung zu reden, wie die alten Weisen geredet hätten.

Pythagoras betont (Sermo XIII), daß die Namen sich alle auf ein einziges Ding beziehen, auf den Stein, der kein Stein ist, der gleichzeitig wertlos und kostbar, jedermann bekannt und doch verborgen ist. Aufgefordert, einige seiner Namen anzugeben, wendet er erstmals die Namen 'sputum lunae' und 'gumma ascocie' an.

Acsubofes (Xenophanes) hebt hervor, daß der Meister ohne Mißgunst gesprochen habe; Pythagoras wünscht ihm, Gott möge auch ihn vor Neid bewahren. Acsubofes bemüht sich dann (Sermo XIV), den alten Satz zu erläutern, daß die Schwefel von den Schwefeln und die Feuchtigkeiten von den entsprechenden Feuchtigkeiten beherrscht werden, geht aber bald zur Beschreibung der Purpurfärbung über, die so zweideutig gehalten ist, daß man nie recht weiß, ob von wirklicher Purpurfärbung oder von der Verwandlung unedler Metalle in Gold die Rede sein soll.

Nach einer Lobrede auf das geheimnisvolle Eine, das die Philosophen verehren und die Unkundigen verachten, führt Frictes (Sermo XV) aus, daß es ein äußerst scharfer 'Essig' sei, der die unvergänglichen Färbungen bewirke, und Sokrates bemerkt (Sermo XVI), daß der 'Essig' die erste, das Blei aus dem Stein 'Kuhul' aber die zweite Kraft sei, deren man zur Herstellung der unveränderlichen Färbung bedürfe. **Er vergleicht als erster unter den Rednern der Versammlung den Vorgang der chemischen Verbindung mit der Zeugung**, indem er das Blei als das männliche, das Auripigment als das weibliche Prinzip bezeichnet.

Zenon will (Sermo XVII) von der Rotfärbung sprechen. Er empfiehlt, die Naturen zu behandeln, wie die Jahreszeiten vom Winter bis zum Herbst aufeinander folgen. Von der Versammlung belobt und zum Weitersprechen aufgefordert, beschreibt er dann die Darstellung des Kupferbleis. Mundus (Parmenides) handelt (Sermo XVIII) über das 'Gummi' der Philosophen, das stärker als Gold und kostbarer als Perlen sei und eine glänzend weiße Farbe besitze. Mit diesem Decknamen ist natürlich wieder das Quecksilber gemeint. Auch die Rede des Dardaris (Sermo XIX) über das 'immerwährende Wasser' gilt der Verherrlichung des Quecksilbers.

Nachdem sich die Reden so eine Weile ohne dramatische Momente aneinandergereiht haben, veranlaßt ein Wort des Belus (Apollonios) das Eingreifen des Pythagoras. Um den Rednern seinen Beifall auszudrücken, hatte Belus gesagt: „Ihr Schüler habt trefflich gesprochen!" Pythagoras fragt, warum er die Redner, die doch Philosophen seien, Schüler genannt habe. Belus erwidert: „Um den Meister zu ehren und sie ihm nicht gleichzustellen." Pythagoras gibt darauf die Antwort: „Die Männer, die mit uns dieses Buch verfaßt haben[1]), dürfen nicht Schüler genannt werden."

Nach diesem Zwischenfall spricht Belus (Sermo XX) über die Grundsätze, nach denen verschiedene Schulen dem 'Stein' Namen beigelegt haben. Zu den besten Namen gehören die, durch welche die Herkunft des Steins aus den Metallen oder dem Quecksilber angedeutet wird.

Pandolfus (Empedokles) bemerkt (Sermo XXI), Belus habe so viel von dem verachteten Stein gesprochen, daß seinen Brüdern fast nichts mehr zu sagen übrigbleibe. Das ist, wie an andern Stellen, so auch hier nur eine Floskel, denn seine Rede ist mehr als dreimal so lang[2]) und bringt nicht nur eine Menge neuer Bezeichnungen, sondern auch die ersten technischen Vorschriften.

Theophilus wird nun von der Versammlung gebeten, die Rede des Pandolfus zu erläutern. Er nennt (Sermo XXII) das Geheimnis der Silber- und Golderzeugung ein dunkles Gewand; niemand könne ohne tiefes Studium verstehen, was die alten Philosophen in ihren Büchern gesagt haben. Die Versammlung stimmt ihm zu, und er erklärt nun, wie der Stein 'Boritis' zu behandeln ist.

Belus (Cerus) behauptet, daß zwischen dem Zinn und dem Quecksilber keine Verwandtschaft bestehe. Er wird von Theophilus getadelt, antwortet aber, daß er nichts als die Wahrheit sage. Die Versammlung läßt ihn weiterreden, worauf er (Sermo XXIII) ein Verfahren mit dem männlichen Quecksilber beschreibt, das zur Bildung einer 'Erde' und eines dem Zinn ähnlichen 'Körpers' führe. Bacoscus lobt (Sermo XXIV) die Ausführungen des Belus und gibt weitere technische Vorschriften. Die Versammlung findet, daß er nur zweideutige Worte gebraucht habe und fordert ihn auf, seine Ausführungen klarer zu wiederholen. Menabdus (Parmenides) wünscht ihm dann (Sermo XXV) für seine trefflichen Erläuterungen Gottes Lohn, und die Versammlung bemerkt dazu, wenn er Bacoscus wegen seiner Ausführungen so belobe, möge er selbst seine Sache nicht schlechter machen. Menabdus erwidert, auch er könne

---

[1]) Der Zusatz 'qui Turba dicitur' ist wohl von späterer Hand.

[2]) In B und C wird die Rede auf zwei Redner, Pandulphus und Ardarius (Dardaris?), verteilt, so daß die Nummern der Sentenzen in C jetzt um zwei größer sind als die der Sermones.

nichts anderes sagen, und schickt seinen Ausführungen den alten Leitsatz voraus, daß es darauf ankomme, die 'Körper' zu 'Nichtkörpern' und die 'Nichtkörper' zu 'Körpern' zu machen.

Zenon bemängelt (Sermo XXVI), daß zwei Körper verbunden werden sollen, deren Verbindung der Meister nicht gestattet habe. Da ihn die Versammlung auffordert, ohne Mißgunst seine eigene Meinung vorzutragen, redet er über die Farben, die bei dem Verfahren der Reihe nach erscheinen, und vergleicht die Färbung durch das 'Gift' mit der Schaffung neuen Lebens.

Die Rede des Gregorios (Sermo XXVII) ist schon oben S. 43—45 mitgeteilt worden.

Custos bewundert (Sermo XXVIII) die Kraft des 'immerwährenden Wassers', die das Kupfer der Philosophen in eine 'Erde' und in 'Staub' verwandle, und findet die Erklärung in der engen Verwandtschaft zwischen beiden. Diamedes setzt dann (Sermo XXIX) auseinander, daß in der Schöpfung Gleiches nur aus Gleichem hervorgeht und ein Fortschritt zu Höherem nur innerhalb der gleichen Art und Natur möglich ist. So muß man auch in der chemischen Kunst das Männliche mit dem Weiblichen zur Zeugung eines Sohnes verbinden. Nach einem zwischen Bacsen, Diamedes und der Versammlung geführten Gespräch führt Diamedes die Allegorie noch weiter aus.

Da Bacsen (Paxamos) Angaben über die Behandlung der 'Chrysokolla' vermißt (Sermo XXX), fordert ihn Diamedes auf, darüber zu sprechen; wir erfahren aber nur, daß sie zusammengesetzt sei und nach siebenmaligem Erhitzen jeden Körper färbe. Pythagoras rügt (Sermo XXXI), daß Bacsen die Decknamen der Chrysokolla anzuführen vergessen habe, gibt aber selbst nur ungenügende Auskunft. Daß diese wenigen Zeilen als besonderer Sermo gezählt werden, ist ganz widersinnig.

Bonellus (Apollonios) führt (Sermo XXXII) die Vergleichung der in der Retorte sich abspielenden chemischen Vorgänge mit Tod und Auferstehung weiter aus. Wie der Mensch nach der Auferstehung stärker und jünger wird, als er vorher gewesen war, so ist das Metall, das durch Aufnahme der beseelenden Flüssigkeit entsteht, besser als das frühere. Da die Versammlung den Wunsch äußert, zu hören, wie diese Veredlung zustande kommt, gibt Bonellus eine neue Allegorie zum besten, in der die Entstehung des vollkommeneren Metalles mit der Bildung des Samens aus dem Blut verglichen wird.

Nicarus (Pythagoras) erhebt den Vorwurf (Sermo XXXIII), daß Bonellus das Geheimnis preisgegeben habe, was zu einem Wortwechsel zwischen ihm und der Versammlung führt. Nachdem Nicarus noch einige Bemerkungen über die Zweiteilung des 'Wassers' beim Verfahren gemacht hat, spricht Bacsen (Sermo XXXIV) unter vielfachen Zwischenreden der Versammlung über 'Corsufle'. Es ist ganz sinnlos, diese Szenen als 'Reden' des Nicarus und des Bacsen zu bezeichnen.

Mit Zenon kommt (Sermo XXXV) ein Redner zu Wort, der wieder in langen Ausführungen über das Ganze der Metallverwandlung handelt. Fragen aus der Versammlung dienen ihm als Ausgangspunkt für neue Betrachtungen, so besonders da, wo er von den zwei 'Naturen' spricht, deren die Kunst bedarf, oder wo er die Behandlung des 'Dampfes' und des 'Wassers' zum Gegenstand seines Lehrvortrags macht.

Afflontus (Platon?) handelt in längerer Rede (Sermo XXXVI) über die Vorgänge bei der Sublimation und führt dabei einen Ausspruch des Agathodaimon an. Der Bearbeiter der Rezension C faßt dieses Zitat mit den anschließenden Erläuterungen des Afflontus zu einer Sentenz des Agathodaimon zusammen, so daß sich die Ordnungszahl der Sentenzen gegen die Reden in A um drei erhöht.

Nun meldet sich Bonellus (Apollonios), um etwas über die 'Magnesia' zu sagen (Sermo XXXVII). Von der Versammlung mit Beifall belohnt und zum Weiterreden aufgefordert, spricht er über 'Satis' nigrum, album und rubeum und erklärt, daß man das 'Iksir' wegen seiner mannigfaltigen Farben 'Satis' genannt habe. In B und C wird dieser Abschnitt des Lehrvortrags einem neuen Redner Cranses zugeteilt, die Zahl der Sentenzen also um eine vierte vermehrt.

Effistus drückt dem Bonellus (Sermo XXXVIII) seine Zustimmung aus, und die Versammlung bemerkt dazu, wenn er glaube, die Ausführungen des Bonellus noch weiter stützen zu können, möge er das Wort ergreifen, damit die in das Verfahren Eingeführten sicherer und zuversichtlicher würden.

Nachdem Effistus dem Wunsch der Versammlung entsprochen hat, weist Bacsen (Paxamos) auf die Notwendigkeit geduldigen und unermüdlichen Bücherstudiums hin (Sermo XXXIX). Auch wer Bäume pflanzt oder Korn sät, kann erst nach Jahren oder Monaten eine Ernte erwarten; wer sich immer wieder in die Bücher versenkt und über ihren Inhalt meditiert, wird also zum Ziel gelangen.

Man ist überrascht, daß Jargus (Sergios?), der folgende Redner, von dunkeln Teilen in dem 'Traktat' des Bacsen spricht (Sermo XL), und noch mehr, daß er in A mit den Worten beginnt: 'Aes, quod *praedixisti*, non est aes, nec stannum vulgi.' Da Bacsen das Kupfer mit keinem Worte erwähnt hat, muß ein Fehler im Text vorliegen. Er klärt sich auf, wenn man B und C zu Hilfe nimmt; in B heißt es: 'Aes, de quo prae-dix*erunt philosophi*', in C: 'Aes, de quo *primi dixere*.' Ich führe diesen Fall als Beispiel dafür an, daß auch in A sinnstörende Irrtümer und in B, C bessere Lesarten vorkommen.

Zenon bemerkt (Sermo XLI), was Jargus ausgeführt habe, sei richtig, doch vermisse er bei allen bisherigen Rednern Ausführungen über das 'Runde'. Jargus fordert ihn auf, selbst darüber zu sprechen, und wir hören, daß das 'Runde' in vier Elemente umgewandelt wird, aber aus einem einzigen Ding besteht.

Astanius (Ostanes) meint (Sermo XLII), daß allzuviel Reden den Verstand verwirre. Wenn man in den Büchern der Philosophen lese, daß die Natur nur eine sei, die alles bezwinge, so sei sie dennoch wie der Mensch aus Seele und Körper zusammengesetzt. Die Versammlung wirft ihm Dunkelheit vor, worauf Astanius die berühmte Rede hält, die mit 'Irritate bellum inter aes et argentum vivum' anfängt und den chemischen Prozeß wieder mit der Vereinigung von Mann und Weib vergleicht.

Dardaris (?) (Sermo XLIII) weist wieder auf die Bedeutung der 'Ethelia' hin. In Wechselreden zwischen Moyses und Dardaris (Sermo XLIV) wird vom 'Silber des Cambar' und anderen Dingen gesprochen, worauf Platon (Sermo XLV) eine längere Rede über die flüchtigen Geister und nicht flüchtigen Körper hält. Attamus (Ostanes) bringt (Sermo XLVI) einige Bemerkungen über den 'Rost' vor. Mundus (Parmenides) hält eine Rede (Sermo XLVII) über das 'Gift' und Pythagoras weist (Sermo XLVIII) auf die Wichtigkeit der inneren Vermischung und Wiederverfestigung der Stoffe hin.

Eine besonders lebhafte Szene entwickelt sich nun (Sermo XLIX) zwischen Belus, Pythagoras und der Versammlung. Da Belus darauf hinweist, daß 'compositio', 'contactus' und 'congelatio' dasselbe sind, und eine kurze Vorschrift über das 'offene Geheimnis' gibt, das jeden Körper färbt, fragt ihn Pythagoras, warum er das ein 'offenes Geheimnis' genannt habe, ohne das Werk darzulegen. Belus antwortet: „Wir haben es so in den Büchern gefunden, die du von den Alten empfangen hast", und Pythagoras erwidert: „Darum habe ich euch auch versammelt, um die Dunkelheiten zu beseitigen, die in jenen Büchern sind." Belus erklärt nun, daß das von ihm erwähnte 'reine Wasser des Schwefels' aus mehreren 'Schwefeln' bestehe und fragt den Meister, wie er diese zusammensetzen solle, daß sie Eins werden. Pythagoras antwortet: „Mische das Kämpfende in einem nicht kämpfenden Feuer, denn verbunden kämpfen sie in einem ihnen zusagenden Feuer, wie ja auch die 'warmen Gifte' der Ärzte in einem gelinden Feuer bereitet werden." Nach weiteren Auskünften des Meisters über das 'offene Geheimnis' wendet sich Pandolfus (Empedokles) an Belus und bittet ihn, die Sublimation des Schwefelwassers zu beschreiben. Die Versammlung fordert Pandolfus aber auf, dies selbst zu tun, und er behandelt (Sermo L) die Aufgabe unter längeren Ausführungen über den 'Cambar' und andere Stoffe, die bei der Sublimation benützt werden müssen.

Horfolcos (Herakleios) wendet (Sermo LI) ein, daß Pandolfus nur die letzte Phase des Verfahrens beschrieben habe und daher zu Mißverständnissen Anlaß gebe. Auf Wunsch der Versammlung gibt Horfolcos Ergänzungen zu den Ausführungen des Vorredners und bittet den Ixumdrus (Anaximandros), zu Ende zu führen, was er selbst noch unerörtert gelassen habe. Wir hören nun (Sermo LII) von zehn Dingen, die die Philosophen 'urinas fermentatas' genannt haben, vom 'Silber der Menge', von 'unserm Silber' und vom 'mucal', der in 'Rost' verwandelt wird, ohne daß wir dadurch viel klüger werden. Wir können dem Exumenus (Anaximenes) nur beipflichten, wenn er (Sermo LIII) sagt, daß die 'Neider' die ganze Kunst durch die Menge der Namen verwüstet hätten. Daß das 'weiße' Quecksilber, wenn es vom Rauch des Schwefels getroffen wird, rote Farbe annimmt und sich in Zinnober verwandelt, ist ein Satz, der sich zwischen unendlichen Deklamationen wie eine Oase in der Wüste ausnimmt.

Auch Anaxagoras (Sermo LIV) ergreift das Wort, so daß wir an dieser Stelle der Turba die drei alten Philosophen wieder beisammenhaben, die die Disputation eröffneten. Er führt den Namen 'Sitiens' ein, dessen Dunkelheit von der Versammlung beanstandet und von Anaxagoras dahin aufgeklärt wird, daß das 'Dürstende' die Ethelia sei, die mit 'hängendem Schwefel' gekocht wurde.

Zenon erinnert (Sermo LV) daran, daß schon Pythagoras von dem 'Wasser' gehandelt habe, das die Neider mit so verschiedenen Namen bezeichnen, und daß er am Ende seines Buches über die 'Goldhefe' die Vorschrift gegeben habe, 'reines Wasser des Schwefels' und ein wenig 'Gummi' darauf zu werfen.

Nachdem Constans (Sermo LVI) das Wesen der Kunst auf die vier Elemente und ihre feineren Teile, von denen die Färbung bewirkt wird, zurückgeführt hat, erklärt Acratus (Krates), daß man die 'Feuchtigkeit der Sonne' und den 'Speichel des Mondes' benützen müsse, um zur Wahrheit zu gelangen (Sermo LVII). Er verliert sich aber in Reden über das Silber und erhält zum Schluß von Bonellus (Apollonios) das Zeugnis, daß seine Aussprüche nicht in den Büchern der Versammlung verewigt würden, wenn er nicht in ihrem Sinne gesprochen hätte.

Balgus (Pelagios?) führt aus (Sermo LVIII), daß die 'Neider' das Geheimnis der Kunst auch in astronomischen und talismanischen Bildern versteckt und unkenntlich gemacht haben. Leider führt er dafür keine bestimmten Beispiele an, sondern redet von 'massa' und 'caminus', von 'Knoten', die man am Deckel des Gefäßes finde, vom 'roten Sand des Meeres' und anderen Dingen, die bis dahin nicht genannt waren. Da Bonites ihn fragt, warum er den 'Baum' nicht erwähnt habe, dessen

Frucht für immer den Hunger stille, hält er auch darüber noch einen allegorischen Vortrag.

Auch Theophilus will (Sermo LIX) über das sprechen, was Bonites behandelt hat, kommt aber erst auf Umwegen zum Thema und ergeht sich in Allegorien über die 'Frau', die vor ihren 'Schwähern' flieht, über den 'Gatten', der sie wütend liebt und mit ihr kämpfend die Nacht durchwacht, über den 'Drachen', der niemals stirbt, und die 'Frau', die mit ihm begraben wird und den Drachen mit den in ihrem Leib verborgenen 'Waffen' in Stücke schneidet.

Bonellus kommt (Sermo LX) auf den Vergleich der chemischen Verbindung mit der Empfängnis und der Entwicklung des Embryo zurück, Moyses erläutert (Sermo LXI) einige bisher nicht genannte Ausdrücke wie 'instrumenta formandi' und 'instrumenta ex ovo', Mundus (Parmenides) führt (Sermo LXII) eine Reihe graeco-arabischer Namen für die Stoffe an, die die tyrische Farbe erzeugen, und vergleicht die Vielheit der Namen mit dem Getreide, das gemahlen zu Broten mit verschiedenen Namen ausgebacken wird[1]). Ein Philosophus, der in B C als Rarson eingeführt wird, spricht (Sermo LXIII) wieder von der 'Magnesia' und von der Schwärze der Metalle, so daß Pythagoras (Sermo LXIV) in einer vom Herausgeber von A besonders gezählten, in B und C aber unterdrückten Zwischenrede ausruft: „Wie wunderbar ist die Verschiedenheit der Philosophen in dem, was sie früher festsetzten, und ihre Übereinstimmung in diesem kleinen erbärmlichen Ding, mit dem das Kostbare verschleiert wird!" Als Ersatz für Pythagoras wird der vom Philosophen zitierte Agadimon in C besonders gezählt.

Horfolcos (Herakleios) spricht von der Umwandlung der Elemente, von ihrem Tod und Leben und von der Keimung des Neuen, das man mit Gottes Hilfe in wunderbarer Weise sehen werde (Sermo LXV). Ein paar Worte, die Emiganus (Anaximenes) an Lucas richtet, werden in A als besondere Rede (Sermo LXVI) gezählt und von dem weiteren Gespräch (Sermo LXVII) getrennt, das sich zwischen den Genannten und der Versammlung über die Bedeutung des Ausdrucks 'comburere' entwickelt.

Lucas ergeht sich in chemischen Erörterungen über die Trennung von Körper und Seele und in orakelhaften Andeutungen über Saturn, Merkur und Venus, während Attanus (Ostanes) (Sermo LXVIII) die Decknamen 'halsut' und 'veteres lapides marinos' einführt, ohne über ihre Bedeutung Auskunft zu geben. Dann ergreift Florus das Wort, um (Sermo LXIX) über die in der 'Schwärze' verborgene 'Weiße' und

---

[1]) Siehe oben S. 47.

die in der 'Weiße' verborgene 'Röte' zu sprechen. Hier wird zum erstenmal der Begriff der 'Quälung' erörtert.

Was Mundus (Sermo LXX) und Bracus (Sermo LXXI) noch sagen, ist ziemlich belanglos. Ein höheres Niveau wird erst wieder in der Schlußrede (Sermo LXXII) des Philosophus erreicht, die ich S. 37 ff. nach dem arabischen Text mitgeteilt und erläutert habe.

Wenn dieser Überblick über die Fassung A der Turba auch nicht das Studium des Textes selbst ersetzen kann, und insbesondere die Länge der in Rede und Gegenrede, Frage und Antwort fortschreitenden Abschnitte nur an der Hand des Gesamttextes deutlich wird, so kann doch jetzt schon gesagt werden, daß die am spätesten im Druck veröffentlichte Rezension der Turba dem Original am nächsten stehen muß. Sehen wir von der nachträglichen Einteilung in 72 Reden ab, so zeigt sich deutlich, daß das Werk der genaue Bericht über eine Versammlung sein will, die, von Pythagoras einberufen und geleitet, eine Aussprache über die großen Fragen der Alchemie zum Gegenstand hatte. Die Verhandlungen beginnen mit feierlichen Reden über die Schöpfung der Welt und die in den vier Elementen enthaltenen Kräfte; von Sermo IX an werden aber nur noch die durch Geheimnamen schwer zugänglich gemachten Lehren der großen Kunst erörtert. Durch weiterführende Fragen und durch lobende oder tadelnde Zwischenrufe aus der Versammlung wird Leben und Abwechslung in die Verhandlungen gebracht. Es ist klar, daß diese dramatische Form der Turbagespräche die ursprüngliche ist.

### III. Die zweite Form der Turba.

M. Steinschneider hat die in *Auriferae Artis Authores* gedruckte, nicht in Reden eingeteilte Fassung B der Turba für die Übersetzung eines zweiten arabischen Textes gehalten, denn er sagt S. 62 seiner oben zitierten Abhandlung: „Unter dem Namen Turba Philosophorum besitzen wir zwei verschiedene Übersetzungen und eine abweichende Rezension von kürzeren Reden über alchemistische Themata". Er hat gewiß nicht sagen wollen, daß von der gleichen arabischen Vorlage zwei grundverschiedene lateinische Übersetzungen ausgeführt worden seien, sondern muß angenommen haben, daß zwei verschiedene arabische Texte unabhängig voneinander übersetzt wurden. Daß Steinschneider auf Grund der großen Abweichungen der beiden Fassungen A und B zu dieser Ansicht gelangte, ist weiter nicht zu verwundern. Es läßt sich aber einwandfrei zeigen, daß B eine Bearbeitung der lateinischen Fassung A ist. Der Bearbeiter hat an zahlreichen Stellen den Text von A Wort für Wort oder mit ganz leichten Veränderungen beibehalten, an anderen Stellen dagegen Streichungen und Umgestaltungen vorgenommen oder Erörterungen eingefügt, die im Grundtext nicht vorhanden waren. Entscheidend sind natürlich die weithin vorhandenen wörtlichen Übereinstimmungen. Die Beispiele, die ich dafür gebe, bringen den Text der Fassung **A** nach der Berliner Handschrift; die abweichenden Stellen habe ich durch Kursivdruck hervorgehoben.

[Sermo X] Ait Arisleus: *Quod* huius operis clavis est nummorum ars. Accipite igitur corpus quod vobis *demonstravi*, ac in tabulas tenues coaptate: deinde maris nostri aquae imponite, quae *est* aqua permanens, *postquam* regitur. Deinde leni imponite igni, donec tabulae confringantur et fiant aqua *vel* ethelie. *Miscete et coquite ac simulate in leni igne*, donec brodium fiat sagina*to simile; ac* in sua ethelie vertite, *quousque* coaguletur et nummi fiant *variati, quod* solis florem nuncupamus. Coquite *igitur, quousque* nigredine privetur *ac* albedo appareat. Regite *igitur* ipsum et auri *collae* commiscete et coquite, donec fiat ethelie rubea, *ac* terite cum patientia, *ne* vos taedeat, *ac* ethelie *vel* aqua *sua* imbu*ite* quae ex *eo* exivit, quae est *aqua* permanens, donec rubeum fiat. Hoc *igitur* est aes combustum, *quod est auri* fermentum ac auri flos, quod aqua dirigite permanente, *deinde dirigite, donec desiccetur. Hoc igitur continue faciatis*, donec *tota aqua* privetur et pulvis fiat.

**B**: Aristenes ait: Huius operis clavis est nummorum ars. Accipite igitur corpus quod vobis *monstratum est*, ac in tabulas tenues coaptate: deinde maris nostri aquae imponite, quae *dum* regitur, aqua permanens *dicitur*. *Post* imponite *levi* igne, donec tabulae confringantur et fiant aqua, *et* etheliae *iungite et lento* igne *simul assate*, donec fiat brodium sagina*tum, et* in suam ethelia*m* vertite, *donec* coaguletur, et fiat numm*us* vari*us, quem* solis florem nuncupamus. Coquite *eum deinceps, donec* nigredine privetur *et* albedo appareat. *Postea* regite ipsum, et *animam* auri commiscete et coquite, donec fiat ethelia rubea, *quam* terite cum patientia, *nec* vos taedeat *eam cum* aqua imbu*ere*, quae ex *ea* exivit, *et* quae est permanens, donec rubeum fiat. Hoc *enim* est aes combustum, *et* auri flos *et* fermentum: quod *cum* aqua permanente dirigite, ... postea desiccate... donec pulvis fiat, *et omni humiditate privetur*.

Ein großer Teil der Abweichungen von **B** ist textkritisch belanglos, weil ähnliche Varianten auch schon in den nächstverwandten Handschriften auftreten. Aristenes ist aus Arisleus verschlechtert, *levi* wird häufig statt *leni* geschrieben, 'animam auri' statt 'auri collae' ist sicher falsche Lesung. Als redaktionelle Änderungen betrachte ich die Beseitigung von *quod* nach 'ait', die Ersetzung von 'demonstra*vi*' durch 'monstratum est' — denn weder Arisleus noch ein anderer Redner hat vorher von dem 'corpus' gesprochen —, weiter die Umstellung 'dum regitur' und den Ersatz von 'est' durch 'dicitur'. Die stärker abweichenden Stellen sind Kürzungen, die den Inhalt nicht berühren, oder Versuche, Unklarheiten zu beseitigen.

In andern Fällen sind die durch Auslassung oder Zufügung ganzer Sätze und Satzgruppen herbeigeführten Veränderungen viel einschneidender; es mag genügen, die Rede des Diamedes in der Bearbeitung **B** hier wiederzugeben, die gegen die Grundform auf den halben Umfang gekürzt erscheint. Die Auslassungen sind durch Punkte angedeutet, die Abweichungen vom Grundtext kursiv gedruckt; der verbleibende Rest stimmt mit der Fassung **A** wörtlich überein.

[Sermo XXIX] Diamedes ait: .... Scitote, *viri sapientes*, quod ex homine non *nascitur* nisi homo, nec ex brutis .. nisi *suum simile* ... *atque ob id dico* .... natura*m* .. non emend*ari* nisi sua natura, quemadmodum .... homo non nisi ab homine emend*atur* ... *Ac proinde* venerabili utimini natura ex ea namque *et* ars *existit et opus eius fit*. ..... Coniungite *ergo* masculi*n*um servi rubei filium suae odoriferae uxori *et iuncti* artem gignent; quibus nolite introducere alienum nec pulverem nec aliam rem; *et* sufficiat .. vobis conceptio .. *et verus* filius *nascetur*. O quam preciosissima est servi illius rubei natura, sine qua regimen constare non potest!

Man sieht, daß vor allem der Anfang der Rede zusammengestrichen ist, während am Schluß fast keine Auslassungen mehr zu verzeichnen sind. Der vorletzte Satz verdient besondere Beachtung, weil er zeigt, wie der Bearbeiter mit dem Text verfuhr, wenn er ihn nicht zu deuten wußte. Wir lesen in **A**: Sufficiat *ergo* vobis, conceptio *namque prope est*, filius *vero ea propior*. Daraus — und gewiß nicht aus einer zweiten arabischen Vorlage — ist der Satz entstanden: et sufficiat vobis conceptio, *et verus* filius *nascetur*!

Wenn in den bisher betrachteten und zahlreichen andern Fällen schwer zu sagen ist, warum der Bearbeiter seine Vorlage gekürzt oder umstilisiert hat, so gilt das nicht für die einschneidendste Änderung, die durch die ganze Bearbeitung sich erstreckende **Tilgung der Dialogstellen**. Hier liegt eine **planmäßige Umgestaltung des Urtextes** vor, deren Durchführung man genau verfolgen kann. Ich erläutere das Verfahren des Bearbeiters an einigen Beispielen.

In **A** beginnt Sermo XXIV des Bacoscus mit folgendem Dialog:

Ait Bacoscus: Optime dixisti, Belle, dicam igitur vestra sequens vestigia.

Et ille: Ut placet; cave tamen ne vis invidus. *Non enim est sapientum invidere.*

Et Bacoscus: Verum dicis; filiis igitur iubeo doctrinae, accipite plumbum et, ut philosophi iusserunt, imbuite, deinde liquefacite...

Von diesem Dialog ist in **B** nur der Gedanke aufgenommen, daß der Weise nicht neidisch sein soll; die Rede des Borates (so statt Bacoscus) lautet also wie folgt:

Borates ait: *Non est sapientis invidere, propterea dicam libere quod sentio.* Accipite plumbum, et ut philosophi iussere [imbuite, deinde] liquefacite, deinde congelate, donec lapis fiat, deinde regite ipsum lapidem ⟨cum⟩ auricolla et granatorum syrupo, donec confringatur. Iam enim aquam in duas partes divisistis *et in* altera plumbum liquefecistis, et factum est ut aqua. Coquite igitur ips*am*, donec [desiccetur et] fiat terra, deinde ipsam aqua *reservata imbuite*, donec rubeum induat colorem, ac prout *dixi*, frequentissime regite.

Hier unterbricht in **A** die Versammlung den Redner mit dem Zuruf: 'Nil egisti, nam ambigua verba contulisti; revertere ergo', worauf Bacoscus mit den Worten fortfährt: 'Argentum vivum volentes coagulare, suo miscete compari' etc.

In **B** ist die Zwischenrede getilgt und der Anschluß an das Vorhergehende durch 'vel' hergestellt: 'Vel si vultis argentum vivum coagulare, suo miscete compari, deinde diligenter coquite, donec uterque fiat aqua [permanens], deinde coquite illam aquam, donec coaguletur.' Die Schlußsätze beruhen vollständig auf der Fassung **A** und sind nur im Wortlaut etwas freier gehalten.

Wie durch die Streichung eines Dialogstücks aus einer Rede zwei werden konnten, zeigt Sermo XXIX des Diamedes. Die Rede beginnt mit Auseinandersetzungen, in denen die chemischen Vorgänge mit der Zeugung verglichen werden. Die Ausführungen des Diamedes werden dann in **A** durch folgenden Dialog unterbrochen:

Inquit Bacsem: Hanc dispositionem, Diamedis, palam aperuisti.

Respondit: Etiam magis illuminabo. Heu vobis, non timetis Deum, ne artem hanc a vobis auferat, cum fratribus vestris invidi estis?

Responderunt: Non fugimus nisi ab insipientibus. Dic ergo, quid vis.

Et ille: Introducite citrinum cum sua uxore etc.

Davon ist in **B** nichts geblieben als:

'Inquit Bacsen: Introducite citrinum cum sua uxore...' Die Ausführungen werden also dem Bacsen zugeschrieben, obgleich doch offensichtlich Diamedes zu reden fortfährt[1]).

Sehr schwer sind auch die Verstümmelungen, die die zusammengehörenden Reden LXVI und LXVII erlitten haben. In der Fassung **A** lautet die Rede des Exiniganus und der Anfang der Rede des Lucas wie folgt:

---

[1]) Die Reden sind demgemäß in **C** als Sententia XXXI und XXXII gezählt.

[S. LXVI] Inquit Exiniganus: Iam tractasti, Luca, de argento vivo et nitro, quod est magnesie, quod te decet, et iussisti posteros experiri et libros legere, sciens quod philosophi dixerunt: 'Inspicite *latentem spretum* et nolite ipsum *vilipendere*, eo quod, cum permanet, magnum arcanum et multa bona operatur.'

[S. LXVII] Ait Lucas: Dico posteris, quod lucidius est his, quae narrasti, quod scilicet philosophus ait: 'combure aes, et combure argentum, et combure aurum'.

Respondit Exiniganus: Ecce tenebrosius praedictis!

Respondit Turba: Illumina igitur, quod tenebrosum est.

Et ille: Hoc, quod dixit 'combure, et combure, et combure' in nominibus tantum ⟨diversitas⟩ est, re autem unum et idem sunt.

Et illi: Heu tibi, quod breviter tractasti; cur livore inficeris?

Et ille: Placet, ut pulchrius dicam?

Et illi: Age!

Et ille: Significo posteris, quod dealbare est comburere, rubeum facere vero est vita. Invidi autem etc.

Der Bearbeiter der Fassung **B** hat aus dem verborgenen und verachteten Stein, den man nicht um geringen Preis verkaufen soll, einen 'milchgebenden Knaben' gemacht, der nicht gehindert werden darf. Der Inhalt der Wechselreden ist nur so weit benützt, als es für den Anschluß der Ausführungen des Lucas erforderlich schien:

'Emiganus inquit: Legendi sunt libri philosophorum; non frustra enim dixerunt, inspicite *lactantem puerum, et non impediatis eum*. In eo manet arcanum, ex quo bona operantur sapientes; de quo etiam dixerunt, comburite aes, comburite argentum vivum, et comburite aurum. Hoc si tenebrosius dictum est, dicam clarius: comburere, comburere, comburere non est nisi unum, scil. dealbare, et rubeum facere est vivificare' etc.

Von weiteren Beispielen darf ich wohl absehen. Daß die Turba in der Bearbeitung **B** um einige Seiten kürzer geworden ist, kann den Schaden nicht ausgleichen, den der Text durch die barbarische Zerstörung des Dialogs erlitten hat. Man empfindet den Abstand zwischen den zusammengestrichenen Reden von **B** und dem dramatischen Aufbau von **A** besonders lebhaft an derjenigen Stelle von **B**, die allein noch die ursprüngliche Form bewahrt hat — bei der Rede VIII des Pythagoras, in der er auseinandersetzt, wie die Bestandteile der Schöpfung aus den Elementen aufgebaut wurden. Was den Bearbeiter bewogen haben mag, hier auf gröbere Eingriffe zu verzichten, ist schwer zu sagen. Vielleicht hatte er doch ein Gefühl dafür, daß es ein Frevel gewesen wäre, die aus Fragen der Versammlung und Antworten des Meisters aufgebaute große Szene zu zerstören.

Den Verlusten, die die Turba in der Bearbeitung **B** durch Streichungen oder durch Umgestaltungen des Urtextes erlitten hat, stehen natürlich auch **Erweiterungen durch kleinere und größere Zusätze** gegenüber. Ich möchte mich hier auf die Wiedergabe der Redestücke beschränken, die in **B** eine von **A** vollständig abweichende Gestalt erhalten haben.

Der erste Fall betrifft Sermo IX, der in **A** dem Eximenus zugeschrieben wird, während in **B** Pythagoras weiterspricht. Die Anfänge der Reden stimmen noch einigermaßen überein, aber von der Stelle an, wo der Übergang von der Kosmologie zur Alchemie stattfindet, bietet **B** einen vollständig neuen und wesentlich erweiterten Text:

[Sermo IX]: ... 'et creaturae inde exeunt, quae nunquam perficiuntur, nisi per noctem dimittantur et putrefiant et corrumpantur apud visum. Deinde peragit Deus suam creationem per incrementum, cibum, vitam et gubernationem.'

**B**: et inde creaturae exeunt, quae preciosissimae etiam sunt. Eorum autem elementorum quae coeunt, duo videntur et tanguntur, duo vero non videntur neque tanguntur. Quia si coniunguntur ea tantummodo, quae videntur et tanguntur, procul dubio etiam reliqua commixta sunt, quae duobus prioribus insunt: Aër enim de igne participans, etiam cum aqua commune quid habet, similiter et terram haec omnia in se complecti, supra est dictum. Quod si aes nostrum, quod terra est, aquae miscueritis, rem grandem efficietis. Nam aere ipso nostro cum aqua maris imposito et cocto, terram ostendit, aquam imbibens et alia duo elementa in se complectens: quod significatur processu operis, contritione sc. et coagulatione lapidis statim ex his nummos fieri. Sed quid vos singuli super hac retractaturi et dicturi sitis, audiam. Interim ubi nec ab insipientibus agnoscatur, nec a filiis doctrinae ignoretur, expositionem incipiatis, et tu prior dic, Aristenes.'

Der letzte Satz, der in **B** auf die Rede des Aristenes überleitet, steht in **A** ähnlich schon am Schluß von Sermo VIII.

Vollkommen neu gestaltet ist auch — ganz abgesehen von der Tilgung des Dialogs — die Rede XX des Belus. Ich stelle die Texte untereinander, soweit das zum Vergleich erforderlich ist.

[Sermo XX]: ... 'Occulta autem veritate concordes sunt, quibus modis pondera, compositiones ac regimina coniunxerunt. Ecce dicam in hoc despecto, fama divulgato, quod apud philosophos excelsum est, quod est lapis et non lapis, quod multis nuncupatur nominibus, ne quis ipsum agnoscat insipiens.'

Diesem Redestück entspricht in **B**:

'*Manifesta* autem veritate, occultis *verbis* concordes sunt, quibus modis pondera, compositiones et regimen coniungi oporteat; factumque hoc omne, ne insipientes ipsum lapidem cognoscerent. Excelsum est enim hoc apud philosophos, lapidem non esse lapidem, apud idiotas et insipientes utile et incredibile.'

Unmittelbar anschließend schaltet nun **B** die folgenden ganz neuen Ausführungen ein:

'Quis enim credat lapidem posse aquam, aut aquam lapidem fieri, cum nihil sit diversius? Attamen re vera ita est. Lapis enim est haec ipsa permanens aqua, et dum aqua est, lapis non est. Eo modo diversa sortita haec est aqua nomine. Quidam enim ex conditione et statu operis aquam, gummi, venenum, acetum: deinde corvum, aes ustum, aes nigrum, plumbum, serpentem: deinde marmor, lapidem cristallum, Etheliam albam, aurum, regem natum.'

Sie sind ein Ersatz für analoge Aufzählungen in **A**, die man in Teil II nachsehen mag; in **B** ist von ihnen nur ein kleiner Rest erhalten geblieben, der sich unmittelbar an 'regem natum' anschließt: 'quidam a loco, ubi generatur aqua ipsa, nomen ei sumpserunt, quidam a colore; quidam sputum Lunae, quidam cor salis[1]) eandem nominaverunt.'

Auch die Rede XXI des Pandulfus ist durch einen umfangreichen Einschub umgestaltet. Nach den mit **A** übereinstimmenden Worten 'Qui enim sapientum venenum Sole et eius umbra tinxit, ad maximum pervenit arcanum' legt der Bearbeiter von **B** dem Redner noch folgende Ausführungen in den Mund:

'Si id intellexistis, o Turba, bene quidem: sin autem, operis vobis perfectionem reitero. Accipite album mundum, quod maximum est arcanum, in quo est veritatis tinctura, eiusque arenam, quae facta est ex lapide, septies imbuite, quousque totam imbuat aquam, et vasis os fortiter claudite, quoniam ex eo apparebit lapis tyrii coloris. Sed cum receperitis album mundum, et coeperitis septies eum imbibere, tunc accipiatis de aqua residuarum partium antea conservatarum, et sit ignis priore intensior; et sic imbuite corpus septies, donec illae duae finiantur, seu deficiant duae tertiae partes, easque omnes terra bibat; deinde ipsum calido ponite igni, donec terra suum extrahat florem, ac satis placeat.'

Lassen wir die weniger umfangreichen Zusätze in den Reden des Afflictes (XXXVII), des Bacasser (XXXIX) und des Platon (XLV) und den Einschub in der sonst fast wörtlich mit **A** gehenden Rede des Exumdrus (LII) außer acht, so bleibt nur noch übrig, die Rede des Rarson zu betrachten; die Schlußrede des Agmon muß dem nächsten Abschnitt vorbehalten bleiben.

In der Fassung **A** spricht ein Philosophus; seinen Ausführungen werden in **B** von Rarson (?) folgende Betrachtungen vorangestellt:

---

[1]) Hier ist wohl — als Gegenstück zu sputum Lunae — cor Solis zu lesen.

'Mira est philosophorum diversitas in his quae posuerunt, eorumque consensus mirandus in hac re paucilla et utilissima: veruntamen et hoc est, quod si omnes investigatores et vulgus id parvum et vile scirent, non vilipenderent: sed illi nostra scripta legentes, hoc ipsum quod commendamus, vile et parvum putant, non intelligentes. Deus igitur a populo illa celavit, ne mundus devastaretur. Verum autem est, quod omnis nostra scientia natura est masculi et feminae. Hoc quidem maximum nostrum est arcanum, quod invidi magnesiam appellarunt, propter arcanum ipsum.'

Den letzten Sätzen entspricht in **A** der Anfang von Sermo LXIII:

'Ait Philosophus: Notifico posteris, quod natura masculus est et femina; quare invidi eam corpus magnesie nuncupaverunt, eo quod in ea est maximum arcanum.'

Der Rest der Ausführungen deckt sich in **B** im wesentlichen mit **A**.

Zum Schluß wäre noch von Eigentümlichkeiten des Textes **B** zu sprechen, die vielleicht nicht dem Bearbeiter, sondern der schlechten Überlieferung zur Last zu legen sind: ich meine den Ausfall ganzer Reden und das Vorkommen von Doppelungen und Verschiebungen.

Nicht vorhanden sind in **B** die Reden des Pandolfus (IV), des Arisleus (V), des Lucas (XII), des Pythagoras (XIII) und des Assuberes (XIV). Welche Gründe der Redaktor gehabt haben sollte, gerade diese Reden wegzulassen, ist nicht einzusehen. Es ist aber auch nicht einzusehen, aus welchen Gründen ein Teil der Rede XVII des Zimon vor XV, ein anderes Stück der Rede mit XVI zusammen nach XV eingefügt ist, und warum die Reden des Eximenus bzw. Obsemeganus (LIII), des Anaxagoras (LIV) und des Aziratus (LVII) doppelt vorhanden sind. Mir scheint, daß man diese Unregelmäßigkeiten am besten mit der Annahme erklären kann, daß dem Herausgeber, der die Fassung **B** drucken ließ, nur eine ganz verwahrloste Handschrift zur Verfügung stand.

Nach allem, was im Vorhergehenden festgestellt wurde, muß es einleuchten, daß für eine Textausgabe der Turba die Fassung **B** nicht in Frage kommen kann.

## IV. Die dritte Form der Turba.

Nach STEINSCHNEIDER ist die von ihm mit **C** bezeichnete Form der Turba als eine Bearbeitung von **B** unter Benützung von **A** anzusehen. Da aber **C** in vielen Redestücken weit mehr mit **A** als mit **B** übereinstimmt, wäre es auch denkbar, daß **C** die ältere, **B** die jüngere Fassung ist. Die Entscheidung für STEINSCHNEIDERS These ergibt sich eindeutig aus dem Umstand, daß in **C** — wie die Namenliste S. 4ff. zeigt — die

Einführung der Redner durch 'Ait' und 'Inquit' und die noch stehen gebliebenen Reste des Dialogs fast vollständig getilgt sind, so daß der Text wirklich nur noch, wie die Einleitung sagt, eine Sammlung von Sentenzen der Philosophen ist. Ich hebe nochmals hervor, daß **B** keine Zählung der Reden kennt, und daß die Unterscheidung von 72 'Sermones' in der Druckausgabe von **A** eine nach dem Vorbild von **C** durchgeführte Neuerung des Herausgebers ist.

Das Verhältnis der Fassung **C** zu **A** und **B** im einzelnen zu belegen, darf ich mir und den Lesern ersparen. Es mag die Feststellung genügen, daß sich die ersten 'Sententiae' vorwiegend auf die Fassung **A** stützen und daß auch die Sententiae XIII bis XVII im wesentlichen mit **A** übereinstimmen. Der Fassung **B** folgen die Sententiae XI, XII, XVIII, XIX und die ganze Reihe der Sententiae von XXIII bis XLII, die fast wörtlich mit **B** übereinstimmt. Auch weiterhin überwiegt die enge Anlehnung an **B**; seltener ist die vorwiegende Benützung von **A**, wie in den Sententiae XLV, LVIII, LXVIII und LXXVII; freier gehalten sind besonders die Sententiae XLIII, LVI, LXVI und LXXI.

Eine besondere Betrachtung erfordern nun noch die abschließenden Redestücke.

Von Sermo LXXII des Philosophus sind in **B** und **C** unter dem Namen Philotis nur Bruchstücke aufgenommen. Der Anfang der Rede bis zu den Worten ' . . . et decem nuncupatur nominibus' ist nur in **C** vorhanden. Das nächste Redestück, von 'omnibus autem praefatis' bis 'virga metalli ac lamina', haben **B** und **C** gemeinsam. Während aber **C** hier schließt, folgen in **B** noch die nachstehenden Sätze: 'Ecce eius patefacta sunt nomina tam cruda quam cocta. *Est autem totum magisterium, ut superius fiat inferius, et inferius superius fiat*, et coquatur, donec plumbum aeris fluat cum fermento in principio vel medio vel fine adhibito, et tunc tingit, cum ut cera fluet proiectum.' Der erste Satz stammt noch aus **A**, der Anfang des Schlußsatzes ist eine Anspielung auf die *Tabula Smaragdina*.

Die Schlußrede wird in **B** und **C** von Agmon (Agathodaimon) beigesteuert. Ich gebe den vollen Wortlaut der Fassung **B** und setze die Tilgungen von **C** in [ ], die Zusätze in ⟨ ⟩. Stärkere Abweichungen sind in Anmerkungen gegeben.

Agmon inquit: Pro corollario dicam, quod qui non liquefacit et coagulat, multipliciter errat. Denigrate ergo terram, et separate eius animam et aquam, et postea dealbate, et invenietis quod quaeritis. Dico etiam vobis, quod qui terram denigrat et album igne dissolvit, donec fiat sicut gladius denudatus, et qui prius dealbatione eius completa ei animam inducit totumque rabido (**C**: tabido) igne figit, postquam liquefactum fuerit, felix dici merebitur et super mundi circulos exaltari.

Haec (**C**: hoc) de lapidis nostri revelatione, doctrinae filiis satis esse non dubitamus: cuius vires corrumpi nequeunt, si ponatur in igne, vis eius augetur; quem si solvas, solvetur; si coagulas, coagulatur[1]). Nemo ipso carere potest, et omnes [homines habent eum, omnes tamen] egent eo. Cumque ei plura sint nomina, uno tamen nomine nominatur, [in quo nulla est difficultas: id quod omnium est communius, illo maxime significatur. Quicunque autem magis proprie et apposite nominant, obscurum illum reddunt, et minus intelligendum. Et re vera non est ei nisi unum nomen, illudque ubi non prodest, ibi magnifice et significanter nominatur] ubi prodest, valde celatur[2]): est ⟨quoque⟩ lapis et non lapis, est [quoque] spiritus, anima et corpus; est albus [ater et rubeus, aëreus, tyrius, omnibusque mundi coloribus expositus. Est ponderosus, solidus, incommotus igne, incommotus aqua, incommotus vento; sed et levissimus, cavus, spongiosus, commotus igne, commotus aqua, commotus vento; est salsus, est quoque suavissimus; est summum venenum, est quoque summa medicina] imberbis est, et est quoque barbatissimus; implumis non volans, plumis praeditus quoque est et volans; et si aquam ipsum dixeris, verum dicis, si aquam negas, non falso negasti. Ne ergo innumera(bili)tate nominum decipiaris, [mortuus cum vivit usque], sed certo habe, eum quid esse, cui nihil alienum [accedit neque] infertur. Eius igitur focum (**C**: locum) investiga, et alienum nihil [ei] inferas, et (**C**: sed) sine multiplicare homines nomina: quae nisi multiplicarentur, sapientiam nostram pueri (**C**: plurimi de-) riderent.

Dem ersten Satz nach der großen zweiten Tilgung entsprechen in **C** die Worte: 'volatilis, concavus, pilis carens, quem nemo infrigidatum potest sine offensa tangere lingua; quem si volare facis, volat.' Der Rest stimmt in **B** und **C** im großen und ganzen überein, der Text befindet sich aber in beiden Fassungen in so üblem Zustand, daß es nicht lohnt, noch weiter auf Einzelheiten einzugehen.

Viertes Kapitel.
# Die handschriftliche Überlieferung.
## I. Allgemeines über die Handschriften.

Die Untersuchungen des vorigen Abschnitts haben darüber Klarheit gebracht, daß die Fassungen **B** und **C** freie Bearbeitungen sind, die sich zu weit von der ursprünglichen Form der Turba entfernen, als daß sie für die Herstellung des Textes noch in Frage kommen könnten. Wie weit die im *Theatrum Chemicum* und in der *Bibliotheca Chemica Curiosa* ge-

---

[1]) **C**: quem si solvere vis, solvetur; si coagulare, coagulabitur.
[2]) **C**: et ubi placet, ibi celatur.

druckte Fassung A selbst schon gegenüber dem Urtext, d. h. dem ursprünglichen Wortlaut der Übersetzung Änderungen aufweist, kann nur das Studium der handschriftlichen Überlieferung lehren.

Die Kataloge der europäischen Bibliotheken führen unter den lateinischen Handschriften ziemlich häufig Turbatexte an. Die meisten scheinen aus dem 14. und 15. Jahrhundert zu stammen, weiter hinauf gehen nur sehr wenige. Diesen ältesten Handschriften kommt natürlich die größte Bedeutung zu. Sie haben die Wahrscheinlichkeit für sich, daß sie dem Urtext näher stehen als spätere Abschriften. Man darf aber auch die späteren Abschriften nicht außer acht lassen, denn sie können wertvoll sein, wenn sie von guten alten Handschriften mit Verständnis kopiert wurden. Umgekehrt werden selbst ältere Handschriften sehr an Wert verlieren, wenn sie von ungenügend vorgebildeten Abschreibern gedankenlos nachgemalt und mißverstanden worden sind.

Die in den Handschriften vorkommenden Fehler und Varianten lassen sich in zwei Klassen teilen. Zur ersten Klasse gehören Fehler, die allen Handschriften gemeinsam sind, also schon in der Urübersetzung, ja selbst im arabischen Text enthalten waren. Fehler des arabischen Originals sind in einzelnen Fällen einwandfrei festzustellen und lassen sich bisweilen als Mißverständnisse der griechischen Vorlage nachweisen. So ist der Ausdruck 'alumen *de pomis*' eine falsche Übersetzung von $\sigma\tau\upsilon\pi\tau\eta\varrho\iota\alpha$ $\dot\alpha\pi\grave{o}$ $M\eta\lambda o\nu$, die schon der arabische Text enthalten haben muß; so hat das unentbehrliche und durch den griechischen Text bezeugte 'nihilo venditur' in Sermo XIII sicherlich schon in der arabischen Vorlage gefehlt. Durch Verschreibungen in der arabischen Vorlage sind, wie wir oben gesehen haben, viele falsche Formen von Eigennamen und Stoffbezeichnungen entstanden. Inhaltliche Unklarheiten, die den ältesten Handschriften gemeinsam sind, wird man der Urübersetzung, wenn nicht schon der arabischen Vorlage zuschreiben müssen. Allgemein auftretende Fehler aber, die nur auf Verlesungen oder auf falscher Auflösung von Compendien beruhen, wie S. 112. 18 der mehrfach erwähnte '*solis* punctus' für 'saliens punctus', oder S. 111. 30 'continere' für 'continuare', S. 116. 33 'elementis' für 'elementa', S. 117. 1 'coagulavit' für 'copulavit', S. 117. 8 'naturarum' für 'creaturarum', müssen den ältesten Abschriften der Turba angehören, die als Vorlagen für die heute noch erhaltenen Handschriften gedient haben.

Zur zweiten Klasse gehören alle Fehler und Varianten, die nur in bestimmten Handschriften oder Handschriftengruppen auftreten. Viele haben — als bloße Schreibfehler oder Willkürlichkeiten der Kopisten — für die Herstellung des Textes keine Bedeutung. Charakteristische Beispiele sind in Bemerkungen zu den einzelnen Handschriften angeführt, im übrigen muß auf den kritischen Apparat verwiesen werden.

## II. Handschriften der ersten Klasse.

Handschriften der ersten Klasse nenne ich diejenigen Handschriften, welche im wesentlichen den Text der Fassung A wiedergeben, also, von überall vorkommenden Verschreibungen und kleineren Auslassungen abgesehen, nur in Einzelheiten des Stils, in der Wortfolge und in der Wortwahl voneinander und von der gedruckten Textform abweichen.

### 1. Die Berliner Handschrift Qu 584.

Die Handschrift Qu 584 — ich bezeichne sie weiterhin mit B — gehört zu den literarischen Schätzen, die von Valentin Rose im Jahr 1899 aus dem Nachlaß des Fürsten Boncompagni für die Kgl. Bibliothek zu Berlin erworben wurden. Sie ist im *Catalogo di Manoscritti ora posseduti da D. Baldassare Boncompagni* von E. Narducci[1]) S. 264 unter Nr. 439 wie folgt gekennzeichnet: 'Volumetto in 4°. p°. (m. 0,212 × 0,155), legato in pergamena. Di 28 carte membranacee, numerate nei recto 1—28. Scritto nel principio del secolo XIV.'

Nach freundlicher Mitteilung des Direktors der Handschriftenabteilung an der Staatsbibliothek, Prof. Dr. H. Degering, ist die Handschrift mit Sicherheit in die 2. Hälfte des XIII. Jahrhunderts zu setzen. Sie ist, wie die dem Buche beigegebene Photographie der ersten Textseite zeigt, in kleiner, sorgfältiger Schrift in 42 Zeilen einspaltig geschrieben. Der Text der Turba beginnt ohne besondere Hervorhebung oder Überschrift mit den Worten: 'Liber in quo arisleus ...' und schließt mit: 'Explicit liber turbe philosophorum. Deo gratias. amen. quorum dicta insipientibus[2]) sunt occulta.' Merkwürdig ist ein Einschub hinter Sermo LXII mit dem Titel 'Qualiter auripigmentum et sulfur dealbetur' und die Einschaltung der *Visio Arislei* vor der Schlußrede des Philosophus.

Außer dem Turbatext (fol. 2$^r$—22$^v$) enthält die Handschrift noch sechs weitere Blätter mit alchemistischem Inhalt. Da ihre Beschreibung in dem Katalog von Narducci ungenügend ist, behandle ich sie hier etwas ausführlicher.

Auf fol. 23 wird das Buch des Morienes angekündigt: 'Incipit liber de composicione alkimie quem edidit Morienes regi alto egiptorum quem Robertus Castrensis de arabico transtulit in latinum. Domino roberti castrensis in prologo rub⟨r⟩ica. Dixit Castrensis legimus in ystoriis ... suscepimus.'

---

[1]) Seconda Edizione, Roma 1892.
[2]) Die Handschrift hat 'inspientibus'; der Berliner handschriftliche Katalog ergänzt unrichtig 'inspicientibus'.

Der Text bietet nur die Vorrede des Robertus Castrensis[1]) und statt des angekündigten Buchs folgen die Sieben Traktate des Hermes: Fol. 24: 'Septem tractatus Hermetis, prioris Hermetis sc. sapientia triplicis in arte, liber videlicet, quem ab omnibus cellauit insipientibus. Rubrica. Inquit. Cum in tanta etatis prolixitate' usw.

Daran reiht sich Fol. 27$^v$ eine 'Expositio verborum Hermetis', die sich aber nicht auf diese Traktate bezieht, sondern ein kurzer Kommentar zur *Tabula Smaragdina* ist, der mit den Worten: 'itaque vocatus sum Hermes... tres totius mundi par⟨tes⟩ habens sapientie... ethicam. logicam. physicam' abschließt. Dann folgen von anderer Hand zehn Zeilen einer chemischen Vorschrift, und von dritter Hand die bei MANGET, Band I, S. 494 gedruckte Allegorie: 'Accipe hominem et tonde et tere super laminam marmoream diligentissime, quousque spiritus a corpore separetur et corpus moriatur' usw. Auf den letzten Blättern stehen alchemistische Rezepte von verschiedenen Schreibern.

Der Turbatext ist vom Schreiber selbst mit großer Sorgfalt durchkorrigiert: falsche Buchstaben sind durch untergesetzte Punkte getilgt, Auslassungen und gelegentlich auch Varianten am Rand nachgetragen. Bei manchen Fällen kann man zweifeln, ob in B fehlende Worte als Zusätze der anderen Handschriften zu betrachten sind; aber wo notwendige Redeglieder ausgelassen werden, wie S. 141. 14 und 168. 2 'Et ille', S. 144. 12 'Dic', S. 151. 23 'Respondit ille', oder für den Sinn unentbehrliche Worte fehlen, wie S. 109. 14 'tractandam', S. 115. 11 'coelum quoque', S. 125. 12 'corpus', S. 127. 17 'aes', S. 132. 14 'aes in', S. 137. 15 'scilicet aes', S. 137. 29 'ne praetermittatis', S. 140. 14 und S. 142. 29 'non', S. 148. 27 'fieri', S. 157. 12 'incombustibiles', liegen jedenfalls Fehler von B vor. Einzelne Sätze und Worte, die den Sinn stören, wie S. 110. 5 'cui et aër continetur', S. 111. 5 'et spissum terrae', S. 133. 13 'cum aes convenienter regitur per centum', S. 133. 31 'ut argentum vivum', S. 135. 20 'ac herbae', S. 159. 13 'oris', S. 161. 7 'luna perficitur nocte praeventionis', mögen in den Text geratene Randbemerkungen sein, andere auf Versehen des Schreibers oder schlechter Überlieferung beruhen. An vielen Stellen bewahrt B die allein mögliche Lesart, an vielen anderen aber sind die Lesungen zweifellos falsch, und oft genug steht B mit seiner falschen Lesung gegen alle anderen von mir benützten Handschriften. Ich erwähne als besonders einleuchtende Beispiele S. 109. 10 'talis' mit N gegen 'Italus' EM, S. 114. 5 'magister' gegen 'magis' und S. 114. 7 'ponunt' gegen 'posuit', S. 117. 1 'coagulavit' gegen 'copulavit', S. 118. 7 'coquite' gegen 'coaptate', S. 120. 18

---

[1]) Vgl. hierzu J. RUSKA, *Zwei Bücher de Compositione Alchemiae und ihre Vorreden.* Arch. f. Gesch. d. Math., d. Naturw. u. d. Technik, Bd. II, 1928, S. 28 ff.

'video' gegen 'iubeo', S. 121. 3 'nimium' gegen 'nummus', S. 121. 26 'additionem tenebras' gegen 'a ditione tenebrarum', S. 122. 8 'separatim' gegen 'spermati', S. 124. 9 'cum nive' gegen 'continue', S. 126. 7 'sale' gegen 'sole', S. 129. 29 'arte' gegen 'aere', S. 130. 2 'corpus solis' gegen 'cor solis' bzw. 'corsufle', S. 130. 23 'viro' gegen 'vivo', S. 136. 6 'introit' gegen 'adimit', S. 144. 22 'albata' gegen 'ablata', S. 147. 4 'medens' gegen 'meditans', S. 161. 13 'legit' gegen 'tingit', S. 163. 19 'concavo' gegen 'coruscante', S. 167. 4 'carnibus' gegen 'carbonibus', S. 169. 7 'demum' gegen 'dictum'. Vielfach liegen Verlesungen oder falsche Auflösungen von Compendien vor, die dann auch auf die von B abhängigen Handschriften weiter gewirkt haben. Im ganzen gesehen, muß die Überlieferung der Handschrift B als die beste zur Zeit erreichbare bezeichnet werden; das hindert selbstverständlich nicht, daß in Einzelfällen die Lesungen anderer Hss. vorzuziehen sind.

## 2. Die Handschrift 253 der Hunterian Library.

In ihrem Katalog[1]) führt Frau DOROTHEA WALEY SINGER die Handschrift 253 der Hunterian Library zu Glasgow als einzige dem XIII. Jahrhundert zugehörende englische Turbahandschrift an. Ich verdanke ihrer Liebenswürdigkeit eine Photographie der ersten und letzten Kolumne des Turbatextes, die ich hier vollständig wiedergebe. Die zahlreichen Abkürzungen der Hs. habe ich bis auf einige absichtlich stehengelassene Fälle aufgelöst, die alte Orthographie aber beibehalten. Zu den kursiv gedruckten Stellen werden besondere Bemerkungen folgen.

Ms. Hunt. 253, fol. 72ʳ, Spalte 2:

INicium libri turbe qui est codex ueritatis *qui* (lies: in quo) discipulorum suorum prudentiores arisleus congregauit pitagoram sapientum verba *que ē int'nos modo* pitagorica ⟨qui⟩ artifex dicitur sunt coadunata. quem librum *lux regum intll'c* habens vel aliquantulum *plus* in hac arte inuestigans qui in nobile propositum non peruenit. Huius autem codicis principium est arisleus genitus pitagore discipulus ex discipulis hermetis *gratiam t'plicē dicens* scientiam expositionem omnibus posteris residuis *sunt ī mīam.* Narro quod pitagoras magister meus *talis* sapiens *magisterii et datum opus omni doni* Dei sapientiam habuit quod nemini *hermetum* datum est. Discipulos igitur eius *in multiplicas* et per omnes regiones *per* principes constitutos ad hanc preciosissimam artem tractandam

---

[1]) DOROTHEA WALEY SINGER, *A Catalogue of Latin and Vernacular Alchemical Manuscripts in Great Britain and Ireland*, Vol. I, London 1926, S. 1. Vgl. dazu JOHN YOUNG & P. HENDERSON AITKEN, *A Catalogue of the Manuscripts in the Library of the Hunterian Museum in the University of Glasgow*, Glasgow 1908, S. 204, Nr. 253.

uoluit congregare. ut eorum locutio sit radix post se uenturis. Jussit autem ut eximidrius prius loqueretur qui *optaue*...[1]) consilii ait. omnium inicium esse quandam naturam. et eam esse perpetuam ac omnia coquentem. et quae videretur naturas eorumque natiuitates et corruptiones esse tempora. quibus termini ad quos peruenitur videntur et notantur. Doceo autem uos stellas esse igneas et *clara* ipsas continere. et quod si aeris humiditas et spissitudo non esset quae solis flammam separaret *et* creaturis omnia subsistentia sol combureret. Deus autem aerem separantem constituit ne combureret quod in terra creauit. nonne videtis....

Ms. Hunt. 253, fol. 89ᵛ, Spalte 1:

.... circa eam tanto cor⟨p⟩us eius muliebribus *comis*[2]) in corpore mulieris creatis in partes secatur. videns autem se mulieris artubus mixtum certus fit morte et totus uertitur in sanguinem. videntes autem philosophi ipsum in sanguinem versum in sole dimittunt per dies .xl. quousque eius leuitudo consumatur et sanguis arescat et venenum inueniunt. illud iam apparens tunc ventus est occultus.

Inquit bonilus[3]). Sciendum est omnes discipuli quod ex elementis nil fit utile absque coniunctione et regimine ...

Wie man sieht, bricht die Handschrift am Anfang von Sermo LX ab, es fehlt also nur das letzte Sechstel des Textes.

Die Einleitung zeigt gegenüber dem Text der Berliner Hs. eine Anzahl von Erweiterungen, Auslassungen und Umstellungen, die ich nicht einzeln anführe, da sie sich leicht feststellen lassen. Textgeschichtlich wichtig ist die Umbildung des Eingangs, der statt des einfachen ʻLiber, in quo...' schon die Formel *Initium libri Turbae, qui est codex veritatis* aufweist. Verhängnisvoll für den textkritischen Wert der Handschrift sind die Mißverständnisse und Verlesungen des Abschreibers, die den Text entstellen. Sie sind nicht aus der schlechten Beschaffenheit der Vorlage, sondern nur aus der geringen Sprachkenntnis und Übung des Abschreibers zu erklären. Er hat schon in der Einleitung ʻin tertia sinodo' zu *internos modo*, ʻvix legit' zu *lux regum*, ʻsalutem et misericordiam' zu *sunt in minimam*[4]) entstellt, dann ʻaera' als *clara*, ʻarmis' als *comis* gelesen, um hier nur die schlimmsten Versehen anzuführen. Es wäre Zeitvergeudung gewesen, diese Handschrift vollständig mit der Berliner Handschrift zu vergleichen und alle Mißverständnisse des Ab-

---

[1]) Lücke für ʻerat'.
[2]) Hierzu am Rand die junge Glosse *crines*.
[3]) Am Rand: Banilus.
[4]) So wird man *mīam* zunächst auflösen.

schreibers als Varianten zu buchen. Als Zeuge für den alten Text kann die Handschrift der Hunterian Library also nicht in Frage kommen.

### 3. Die Handschrift 125 des Corpus Christi College.

Den nächsten englischen Turbatext bietet nach D. WALEY SINGERS Katalog die aus dem Anfang des XIV. Jahrhunderts stammende Pergament-Handschrift 125 des Corpus Christi College zu Oxford[1]). Ich besitze von ihr Schwarz-Weiß-Kopien des ersten und letzten Blattes. Der Text des ersten Blattes, fol. 158, reicht bis zu den Schlußworten von Sermo VI, das letzte Blatt, fol. 167, beginnt mit Sermo XXXVII des Bonellus und bricht im Sermo XXXIX des Bassen ab; es ist also nur etwas mehr als die Hälfte der Reden vorhanden. Daß der Rest schon in der Vorlage fehlte, sieht man daraus, daß unmittelbar hinter den Worten 'impossibili fere. regimen enim', die gerade noch den Anfang eines Satzes wiedergeben[2]), in der gleichen Zeile und von der gleichen Hand 'Explicit liber qui dicitur Turba philosophorum' folgt. Eine etwas jüngere Hand hat dann noch das Rezept beigefügt: 'R cortices ovorum calci? artis et aquam albuminis ovorum, distillas per alembicum et incorpora... similiter haec duo. et prohice super id quod scis. et exibit album de igne.'

Die Schrift des ersten Blattes ist schwer zu lesen, weil auf der Photographie die Spuren einer älteren, nicht völlig getilgten Schrift überall zwischen den Zeilen sichtbar sind. Auch sind nach der Sitte der Zeit außerordentlich viele Compendien angewandt. Die Vergleichung der Handschrift zeigt, daß sie dem Berliner Text sehr nahe steht. Es wird genügen, wenn ich zum Beleg die Einleitung und den Abschnitt über *Satis* aus Sermo XXXVII des Bonellus wiedergebe. Die Kompendien habe ich aufgelöst, die Orthographie ist beibehalten.

### Einleitung zur Turba, fol. 158ᵛ.

Liber in quo arisleus discipulorum suorum sapienciores prudenciores congregavit sc. Pitagoram philosophum et sapientum verba quae in tertia synodo pictagorica qui artifex dicitur sunt coadunati: quem librum vix legit intellectum habens qui aliquantulum prius in hac arte investigans in nobile propositum non pervenit. huius autem codicis principium est:

Arisleus genitus pictagore discipulus ex discipulis Hermetis gratia triplici⟨s⟩ expositionem et scientiam dicens omnibus posteris residuis salutem et misericordiam...

---

[1]) HENRICUS O. COXE, *Catalogus Codicum Mss. qui in collegiis aulisque Oxoniensibus hodie adservantur.* Pars II, Oxonii MDCCCLII, S. 44—46.
[2]) Er lautet: 'Regimen enim maius est quam quod ratione percipiatur.'

Bonellus über 'Satis nigrum', fol. 167ʳ, Z. 18 v. o.

Et ille: Et ista reiterabo et similia. Omnes huius artis investigatores accipite aes nostrum et cum prima parte suo imponite vasi et coquite XLI diebus ac ab omni immundicia mundate et coquite donec peragantur dies eius et lapis fiat humore carens. deinde coquite donec non restet nisi fex. hoc peracto munda septies abluite aqua, finita vero aqua dimittite ipsum putrefieri et in suo vase quousque desiderabile vobis appareat propositum. vocauerunt autem hanc istam compositionem cum in nigredinem versa est sacis nigrum. Et dixerunt regite ipsum aceto et vitº. quod vero remansit cum dealbatum est sacis album dixerunt et iusserunt ut aqua regatur permanente. Vocauerunt vero ipsum sacis rubeum et iusserunt ut calent et sehirech regatur donec rubeum fiant.

### 4. Die Vorlage der gedruckten Turba.

Die Handschrift, auf der die gedruckte Fassung A der Turba ruht, hat sich leider nicht mehr nachweisen lassen; das ist um so mehr zu bedauern, als sich viele Fehler und Seltsamkeiten des Drucks sicherlich als Verlesungen und Irrtümer des Herausgebers herausgestellt hätten. Jetzt ist darüber kein sicheres Urteil mehr möglich, was dem Herausgeber und was der Handschrift selbst zur Last zu legen ist. Ich möchte aber doch einige Beobachtungen zusammenstellen, die zur Kennzeichnung des gedruckten Textes (M) dienen und sein Verhältnis zu den verglichenen Handschriften klären können.

Beachtenswert ist zunächst die Häufigkeit kleiner Auslassungen und Zusätze, durch die sich M von den anderen Zeugen unterscheidet. Hinsichtlich der Auslassungen verweise ich auf S. 110. 31 'prope fit ... rarescente', S. 111. 27 'ait Pitagoras', S. 112. 7 'intelligibile', S. 113. 20 'est ... nescitur', S. 126. 4 'donec lapis fiat'; weiterhin, wo M nur noch B und N (vgl. unten) gegenüberstehen, auf S. 131. 17, S. 133. 11, S. 135. 7, S. 139. 10 und 11, S. 143. 7, S. 144. 11, S. 147. 22, S. 153. 12 und 19, S. 156. 15, S. 161. 6, S. 163. 18, S. 169. 20, 26, 27; für Fälle, wo M mit N gegen B geht, auf S. 139. 28, S. 150. 30, S. 153. 1, S. 156. 1. Als glättenden oder erläuternden Zusatz wird man S. 109. 17 'dico', S. 110. 25 'in coelo', S. 111. 30 'magister', S. 121. 12 'id est urinam', S. 136. 1 'ac natura', S. 144. 5 'id est aes nostrum', S. 166. 16 'diversitas', S. 169. 2 'tenuissimam ac' ansehen können; nicht selten aber muß unentschieden bleiben, ob eine Auslassung in B oder ein Zusatz in M anzunehmen ist.

Stellen, in denen M gegen B oder gegen die gesamte Überlieferung den richtigen Text vertritt, sind nicht allzu häufig; ich verzeichne S. 114. 7 'ad visum', S. 122. 9, 10 'in illa compositione passim', S. 125. 3

'unum', S. 131. 15 'satis', S. 139. 23 'pulverem', S. 142. 3 'terantur', S. 143. 30 'insipientes', S. 146. 30 'vanis', S. 161. 13 'tingit' u. a. Bemerkenswert ist das Zusammengehen von BM in Fällen wie S. 110. 27 'complexione', S. 110. 30 'prolongatur', S. 112. 10 'albedo', S. 113. 22 'clientibus', S. 117. 3 'dilecta'. Daß aber die Handschrift schon weit von der guten Überlieferung entfernt ist, beweisen die zahlreichen Verderbnisse, die sich zum einen Teil als reine Verlesungen und Verschreibungen erklären lassen, zum anderen aber schwerere Störungen des Textes darstellen. Es wird genügen, wenn ich auf Beispiele wie S. 113. 9 'peritis' statt 'paribus', S. 114. 2 'participans' statt 'percipiens', S. 116. 22 'in Deo' statt 'video', S. 118. 24 'plerique faciendo' statt 'pro liquefaciendo', S. 124. 17 'niger' statt 'magis', S. 124. 19 'lanam' statt 'lunam', S. 133. 17 'rectam' statt 'reitera', S. 135. 30 'nigra' statt 'mugra', S. 137. 12 'tibi coquite' statt 'ter coquere', S. 137. 21 'duritatem' statt 'pluralitatem', S. 139. 5 'mundi' statt 'invidi', S. 145. 25 'nimium fert' statt 'nummorum fit'; S. 150. 25 'mors excitatur' statt 'mox extiterat', S. 157. 32 'adhibendum' statt 'ad bibendum', S. 160. 19 'umbra' statt 'membra', S. 162. 25 'iunctus' statt 'vinctus', S. 163. 7 'pulvis' statt 'parvulus' hinweise. Beispiele der ganz unzulänglichen Interpunktion sind schon oben S. 46 ff. mitgeteilt worden.

### 5. Die Handschrift 300 der Vadiana.

In der Foliohandschrift 300 der Vadianischen Bibliothek in St. Gallen, die bekanntlich einen der ältesten Texte der *Summa perfectionis magisterii* enthält, findet sich auch ein Bruchstück der Turba. Die Angabe Scherers[1], daß der Text der Turba von fol. 56 bis 91 reiche, beruht auf einem Irrtum; er geht nur von fol. 56$^v$ bis 59$^v$ und bricht am Anfang von Sermo XIX ab. Da das Blatt 59 voll ausgeschrieben ist und die alte Blattzählung von 59 auf 68 springt, ist offenbar einmal eine Lage von 8 Blättern aus dem Bande herausgerissen worden. Die jetzt fehlenden 32 Spalten entsprechen dem Rest des Turbatextes. Die ersten 8 Spalten des vorhandenen Textes sind sowohl am Rand, wie auf Rasuren im Text von einer jüngeren Hand, die auffallend der des Cod. Q 381 der Amploniana gleicht, durchkorrigiert. Auf Spalte 9 und 10 befinden sich, anscheinend von erster Hand, zahlreiche Randglossen in winziger Schrift, die zu den im Text vorkommenden Ausdrücken Erklärungen geben.

Die Abweichungen der Handschrift vom Berliner Text sind sehr zahlreich, aber in der weitaus größeren Zahl der Fälle nur stilistischer Art. Vertauschungen und Umstellungen von Worten, Ersatz von Aus-

---

[1] *Verzeichnis der Manuskripte und Incunabeln der Vadianischen Bibliothek in St. Gallen*, St. Gallen 1864, S. 78.

drücken durch andere von gleicher Bedeutung und Verbesserungen der Syntax kennzeichnen den geschulterten Schreiber. Seltener sind Varianten, die sich als Verlesungen und Verschlechterungen oder als Erklärungsversuche und Verbesserungen des Textes erweisen. Ich habe nur die für die Textgestaltung erheblichen Varianten in den kritischen Apparat aufgenommen und stelle hier einige für die Handschrift charakteristische Belege zusammen.

Gegen alle Hss. hat G das Richtige S. 117. 21 mit 'tactum', mit M gegen B S. 118. 25 mit 'veritatis' statt 'vertatis', S. 123. 10 mit 'decet' statt 'docet'; nur in G findet sich S. 113. 20 das falsche 'nascitur' statt 'nescitur', S. 119. 4 'iunguntur' statt 'gignuntur', S. 121. 3 'terminare' statt' germinare', S. 121. 7 'solis' statt 'salis', S. 126. 1 'ponitur' statt 'punicum', S. 128. 19 'confice' statt 'cum ficus', S. 128. 31 'vos operamini' statt 'vas aperite'; als individuelle Lesart sei S. 115. 14 'corda' statt 'pectora' erwähnt. Für die Auslassungen und Glossen ist der kritische Apparat zu vergleichen.

Im folgenden ergänze und berichtige ich noch die im Katalog der Vadianischen Bibliothek über die Handschrift gemachten Angaben.

Der Anfang der ersten Abhandlung ist verloren; sie ist am Schluß, fol. 37ʳ, als 'lib. auic', d. i. *Liber Avicennae* bezeichnet. SCHERER hat sie als die *Porta Elementorum* und *Distinctiones X* erkannt, die in *Artis chem. principes* S. 1 bis 471 zu Basel 1572 gedruckt wurden. Als zweite Abhandlung folgt dann die *Summa Geberti* (so), fol. 37ʳ bis 56ᵛ, als dritte der Anfang der Turba. Auf fol. 68ʳ beginnt mit großer Initiale in Blau und Rot eine neue Abhandlung, das pseudoplatonische, auch arabisch noch vorhandene Werk *Liber Quartorum Platonis*.

**D**ixit thebet. dixit ebohabes hames filio hasū filio gohar. legimus apud finem libri estolica ut te promissionem tuam deceat abbreviare.

Dixit hamed. quid est de quo innuit?

Dixit thebet. quod comprehendisti et intellexisti de revelatione occultorum et expo⟨sitio⟩ne libri senioris Platonis?

Ich gebe zum Vergleich den Anfang des gedruckten Textes aus dem *Theatrum Chemicum*, Vol. V, S. 101:

Liber Quartorum cum commento Habuhabes Hamed: explicatus ab Hestole.

Dixit Thebed: Dixi Hebuhabes Hamed, filio Gahar: [e]legimus apud fratrem libri Estolica, ut te promissionem tuam decet abbreviare.

Dixit Hamed: Quid est de quo innuit?

Dixit Thebed: Quod comprehendisti et intellexisti, de revelatione occultarum, et expositione libri senioris Platonis etc.

Dem arabischen Original, das die Staatsbibliothek in München besitzt, ist zu entnehmen, daß sich der Verfasser des Kommentars Abu'l-

ʿAbbās Aḥmad ibn al-Ḥusain ibn Ǧihār Buḫtār nennt[1]). Eine kritische Ausgabe mit Übersetzung des Textes, der sich mit naturphilosophischen Fragen beschäftigt, wäre dringend zu wünschen.

Dem *Liber Quartorum* folgt fol. 91$^v$ bis 93$^v$ der bekannte Kommentar des Hortulanus zur *Tabula Smaragdina*[2]) und als vorletzte (nicht letzte) Abhandlung fol. 93$^v$ bis 97$^v$ ein *Liber secretorum philosophorum in opere alkimico per hali filium Sasitis compositus*, ʿqui Sasit fuit filius moazauia filii zufen philosophorum quibus creator ⟨in⟩dulgeat ex decretis videlicet plurium sapientum. morieni. mezerei et gregerii. gladii. etiam et hermetis. et multorum aliorum quorum nomina longum esset enarrare. et ex doctrina atque decretis filiorum. alarfax. gentilium plurium et grecorum quos deus dilexit et eorum fuit recordatus' etc.

Scherer bemerkt hierzu a. a. O. S. 79: ʿHali filius Sasiti heißt genauer Calid Ben Jazichi und war ein Jude, dessen *Liber secretorum* aus dem Hebräischen ins Arabische und aus diesem ins Lateinische übersetzt wurde'. Ich brauche kaum zu bemerken, daß es sich um Chālid ibn Jazīd ibn Muʿāwija als angeblichen Verfasser handelt. Welche Autoren sich unter den Namen Mezereus und Gladius verbergen, habe ich nicht ermitteln können; ʿmezerei' könnte aus المصرى al-Miṣrī (der Ägypter) entstanden sein und zu Morienus gehören, aber für ʿgladii' als Zusatz zu Gregorii weiß ich keine Erklärung. Hinter dieser Abhandlung folgen noch einige von der gleichen Hand mit dunklerer Tinte geschriebene Nachträge: ein Gespräch des Ares (Horus?) mit der Prophetin Maria und einige Verse zu Ehren Marias; endlich noch von einer anderen Hand eine Anzahl alchemistischer Rezepte.

## 6. Die Handschrift Q 381 der Amploniana.

Noch etwas kürzer als das vorhin besprochene Turbafragment ist ein Bruchstück, das sich in der Erfurter Stadtbibliothek befindet[3]). Es bildet einen Teil der Sammelhandschrift Quart 381, ist in rundlicher Kursive der ersten Hälfte des 14. Jahrhunderts einspaltig auf Pergament geschrieben und reicht bis Sermo XVII des Cinon. Die Varianten dieser Handschrift (E) sind im kritischen Apparat verzeichnet, soweit sie für die Textentwicklung Bedeutung haben. Ich komme bei der Besprechung der zweiten Handschrift der Vadiana nochmals auf die Erfurter Handschrift zurück.

---

[1]) Jos. Aumer, *Die Arabischen Handschriften der K. Hof- und Staatsbibliothek*, München 1866, S. 283, Cod. or. 151 (Nr. 649).
[2]) Vgl. J. Ruska, *Tabula Smaragdina*, S. 180ff.
[3]) Vgl. Dr. W. Schum, *Beschreibendes Verzeichnis der Amplonianischen Handschriften-Sammlung zu Erfurt*, Berlin 1887, S. 638–640.

## 7. Die Handschrift 182 von St. Johns College.

Ein im Besitz des St. Johns College zu Cambridge[1]) befindlicher Turbatext, dessen Abschrift am 10. Dezember 1479 vollendet wurde, unterscheidet sich von den bisher betrachteten Texten durch seine weit ausgesponnene Einleitung. Ich lasse sie hier folgen, indem ich die vom Normalen abweichenden Stellen durch Kursivdruck hervorhebe. Den Sperrungen entsprechen in der Handschrift Unterstreichungen:

'Incipit liber turbe philosophorum de secretis secretorum qui dicitur Codex veritatis *inferioris astronomie.* in quo *con*discipulorum suorum prudenciores Arisleus congregauit. et sapientum verba in hac tercia sinodo pictagorica diligenter coadunauit. Idcirco qui intellectum habens hunc librum perlegerit. *et ipsum cum experiencia manibus pertractauerit*, mirum est si ad hoc nobile propositum non perueniat. Huius autem codicis principium est Arisleus *grecus* pictagore genitus discipulus hermetis qui triplicis expositionis scientiam *discens* omnibus posteris *residens* salutem et gratiam. Narro igitur ego Arisleus. quod magister meus Pictagoras caput vatum et *doctor* sapientum tantum dei donum *ad plenum* habuit quod nemini post hermetum datum fuit. Hic itaque discipulos suos et omnium regnorum philosophos *antequam e medio discederet.* ad hanc preciosissimam artem *veraci stilo* pertractandam in unum congregavit. ut eorum locutio esset posteris *speculum veritatis*. Iussit autem Pictagoras ut Eximeus vir optimi consilii primo loqueretur. qui *consurgens* ait: *Vobis doctrine filiis notum facio.* inicium omnium rerum esse naturam quandam et perpetuam omnia excoquentem. quarum natiuitates et tempora sciuntur ab hijs ad quos earumdem noticia plenarie iam peruenit. Dico eciam stellas esse ignitas' etc.

Die stilistischen Floskeln bedürfen keiner Erläuterung. Die Bezeichnung der Alchemie als 'astronomia inferior' geht auf die Anschauung zurück, daß die Bildung und Natur der Metalle von den Planeten abhängt; man findet auch die Ausdrücke 'astronomia terrestris' und 'astronomia minoris mundi'.

Der Anfang der Rede des Eximeus bietet noch einige Besonderheiten. Durch die Einschaltung des Satzes *Vobis doctrine filiis notum facio* zwischen 'ait' und 'inicium' wird eine Härte beseitigt, die in allen bisher besprochenen Textformen vorhanden ist. Auch der Satz 'quarum ... pervenit' glättet Schwierigkeiten, die die älteren Fassungen dar-

---

[1]) Vgl. Montague Rhodes James, *A descriptive catalogue of the Manuscripts in the Library of St. John's College*, Cambridge 1913, S. 214. Der Katalog erwähnt auch die in der Hs. enthaltenen Abbildungen. Neben der Einleitung zur Turba befindet sich eine Federzeichnung, die einen Lehrer im Kreise seiner Schüler, also wohl den Pythagoras und die Schar der Philosophen darstellt.

bieten. Von 'Dico etiam stellas esse ignitas' an scheint der Text sich ziemlich genau den älteren Fassungen anzuschließen.

Da die Handschrift schon fol. 121 einen nicht mehr zur Turba gehörenden Text enthält, kann dieser höchstens bis Sermo XIII des Pythagoras reichen. Die letzten Sätze des mir anderswoher nicht bekannten Textes lauten: 'Quatuor igitur sunt spiritus ignem non expectantes. et vocantur spiritus eo quod, si ignis egerit in illis, evolat totum quod queritur in ipsis. Quorum quidem spirituum ex genere lapidum est arsenicum. et ex genere salium est armoniacum. ex genere attramentorum est sulphur. et ex genere metallorum est argentum vivum. Spiritus namque est origo et principium omnium metallorum. Non ergo operaveris quicquid ex communi materia, quoniam in ipsa ars imitatur naturam. Quia metrice dicitur:

Qui petis in merdis secreta philosophorum
Expensas perdis operam tempusque laborum.

Die gleiche, stark gekürzte Fassung der Turba liegt offenbar auch in der Handschrift 1122 des Trinity College zu Cambridge[1]) vor, da sie am Anfang und am Ende mit der eben besprochenen Handschrift übereinstimmt.

Eine dritte Handschrift der gleichen Art besitzt endlich die Universitätsbibliothek zu Cambridge. Sie ist im Band II des Katalogs[2]) S. 448 unter Nr. 1255, Teil 16, beschrieben und schließt fol. 189 mit den Worten: Dixit et Pietas Arturi quia

qui *querit* in mardis secreta philosophorum
expensas perd*it* operam tempusque laborum.

### 8. Die Handschrift 389 der Vadiana.

Eine Papierhandschrift der Vadiana aus dem XVI. Jahrhundert, die im Katalog von SCHERER S. 112 unter Nummer 389 beschrieben ist, enthält außer kleineren chemischen Traktaten auf fol. 38$^v$ bis 83$^v$ einen vollständigen Text der Turba, den ich mit (N) bezeichnen will. Er weicht in Einzelheiten von der Berliner Hs. und vom gedruckten Text erheblich ab, muß aber doch durch Zwischenglieder mit dem Berliner Text zusammenhängen, da er wie dieser die S. 71 erwähnten Einschaltungen enthält. Eines dieser Zwischenglieder muß die Handschrift der Amplonianischen Bibliothek gewesen sein, denn der Vadianus hat mit

---

[1]) Vgl. MONTAGUE RHODES JAMES, *The Western Manuscripts in the Library of Trinity College, Cambridge.* Cambridge 1902, Vol. III, S. 106.

[2]) *A Catalogue of the Manuscripts preserved in the Library of the University of Cambridge.* Cambridge 1857, Band II.

dem Erfurter Text, soweit er noch vorliegt, und nur mit ihm, so zahlreiche charakteristische Wendungen gemeinsam, daß der enge Zusammenhang der beiden Handschriften außer Frage steht. In den kritischen Apparat sind nur die wichtigeren Varianten aufgenommen, da es keinen Zweck gehabt hätte, die vielen sinnlosen Stellen, die auf Versehen des Abschreibers beruhen, mit abzudrucken. Hier will ich nur noch etwas näher auf die Beziehungen zwischen B und E N eingehen.

Abweichend von B und M finden sich in E N gewisse Ausdrücke und orthographische Besonderheiten wie 'aqua viva' statt 'argentum vivum', 'flos citrinus' statt 'aurum', 'filii' statt 'investigatores', 'aier' statt 'aer', 'manesia' statt 'magnesia'. Bemerkenswerte Lesarten, die N nur mit E, nicht mit B gemeinsam hat, sind S. 110. 5 'destrueret', S. 110. 30 'elongatur', S. 113. 22 'sensibus', S. 114. 10 'creaturis lucem', S. 119. 22 'colorem', S. 121. 3 'nimis dealbetur', S. 125. 8 'regite', S. 125. 28 und S. 126. 1 'plumbum', S. 127. 3 'rubificate', S. 127. 5 'calidae', sowie die Auslassungen S. 109. 7 'ex discipulis', S. 109. 19 'nativitatis et' (beide in der Adn. crit. nicht vermerkt), S. 113. 28 'tractans', S. 115. 8 'sol vero ... sunt', S. 121. 12 'gadebe'. Fälle, wo N mit B, E mit M geht, sind S. 109. 10 'talis' gegen 'Italus', S. 109. 20 'pervenire' gegen 'pervenitur', S. 121. 3 'autem aes' gegen 'aes album'. Übereinstimmung zwischen B E N liegt vor in S. 114. 2 'nota' und S. 126. 5 'contenta'. Nach dem Wegfall von E, von S. 127 an, finden sich zahlreiche Sonderlesarten von N, die Verschlechterungen gegenüber B M sind, dann und wann auch gute Lesarten, wie S. 130. 23 'vivo', S. 137. 25 'igitur huic tractatui meo ... praetermittens', S. 138. 22 'rectam', die in den Text aufgenommen werden mußten. Besonders beachtenswert ist aber, daß neben den Fällen, wo N gegen B M allein steht, auch Übereinstimmungen mit B oder mit M allein recht häufig sind.

## III. Handschriften der zweiten Klasse.
### 1. Die Handschriften der Bibliothèque Nationale.

Die Bibliothèque Nationale zu Paris besitzt zwei Turbahandschriften, die sich von dem bisher besprochenen Handschriftentypus wesentlich unterscheiden. Sie sind im Katalog[1]) S. 319 und 320 unter Nummer 7156 und 7158 verzeichnet. Die Handschrift 7156, eine Pergamenthandschrift des 14. Jahrhunderts, von der mir eine vollständige Schwarz-Weiß-Photographie vorliegt, bricht mitten in einem Satz ab, doch kann der Verlust am Ende kaum mehr als eine Blattseite betragen. Von der

---

[1]) *Catalogus Codicum Manuscriptorum Bibliothecae Regiae*, Pars III, Tomus IV, Parisii 1744.

Handschrift 7158 ist der Anfang verloren, sie bietet dafür aber die Schlußreden vollständig.

Um die Eigenart und die wesentliche Übereinstimmung der beiden Handschriften kennzeichnen zu können, ist die Wiedergabe längerer Textstücke erforderlich. Ich gebe zunächst den Anfang des Ms. Paris 7156, fol. 127ʳ. Man erkennt die Hand des Bearbeiters schon an der Einleitung, die ohne viel Umschweife den Eximidrus als ersten Redner einführt. An den mit [ ] gekennzeichneten Stellen hat der Bearbeiter längere Stücke oder Sätze der Fassung A beseitigt, die in den Fußnoten angeführt sind. Auf die kleineren Änderungen und die fehlerhaften Lesungen konnte nicht näher eingegangen werden.

Ms. Lat. Bibl. Nat. 7156.

Cum turba philosophorum plurima de multis regionibus pro praesenti complendo opere convenirent, iussit Pictagoras vatum caput quod Eximidrus primus loqueretur. qui *surgens stetit et* ait:

*Vobis doctrine filiis notum facio* omnium *rerum creatarum* naturam quamdam perpetuam primam esse et ea coquentem. quorum nativitates et tempora sciuntur et notantur ab hiis quibus noticia eorum iam pervenit. Dico etiam stellas igneas esse et aerem ipsas continere. et nisi foret eius humiditas qui solis flammam sua *temperaret densitate universa* sol subsistentia suo combureret ardore [1]. Nonne videtis aquam tenuem dum scandit in aera calore solis *elevari* et contra ipsum *adunari*. et quod si ⟨aqua⟩ aerem tenui humore non nutriret sol sine dubio aerem *separaret*. Ignis ergo ex aqua extrahit humorem, quo ipsum aer superat. et nulla est amicitia inter ignem et aquam eo quod ignis ca⟨lidus⟩ est et siccus, aqua vero frigida et humida. aer vero cum sit calidus et humidus [2] fit inter eos concordanciam generans. *Aspicite fructus* quoniam ex tenui vapore aeris fiunt [3] eo quod solis calor ex aere quoddam tenue extrahit quo spiritus et vita Dei dispositione creaturam ministrat [4].

Item ait Eximedrus: Magnifico aera [5] eo quod opus emendat. rarescit et inspissat. calescit et infrigidat. et sic (lies: fit) eius densitas,

---

[1] Deus autem aërem separantem constituit, ne combureret quod in terra creavit. Nonne videtis solem ascendentem in caelum aërem vincere suo calore, quo calefacto ad aëris supposita calor pervenit? Et si spiritibus, quibus creaturae generantur, tunc aër non inspiraretur, omnia subsistentia sol suo combureret calore, cui et aër continetur. Et ideo aër superat ⟨solem et aquam⟩, quod eius calor suo calori, eiusque humiditas aquae iungitur humiditati.

[2] inter eos coniunxit concordiam suam, cum aqua humiditate et cum igne caliditate, et factus est...

[3] eo quod calore humori iuncto tenue quid exire quod ventus fiet necesse est.

[4] Sic et calore solis nubi eveniente et nubem confringente coruscatio apparet. Ait Turba: Bene descripsisti ignem prout scis, et sermoni fratris tui credidisti.

[5] et honorifico, ut Iximidri roborem sermonem.

quando in celo disiungitur propter elongationem solis, eius vero raritas, quando exaltato sole calescit aer et rarescit [6].

Inquit Turba: Optime aerem descripsisti et, quod in eo scivisti, narrasti.

Ait Plato (**A**: Anaxagoras): Horum quae Deus creavit principium fuit pietas et ratio. pietas namque regit omnia et in ratione apparuit pietas et spissum terre. pietas autem non videtur nisi in corpore. Et scitote omnis turba quod quatuor (**A** *add.*: elementorum) in terra quiescit spissitudo. spissum namque ignis in aerem cadit et spissum ignis et aeris in aquam. et densum, quod ex ignis, aeris et aquae spisso coadunatur, in terram cadit [7]. omnibus igitur spissior est terra.

Ait Turba [8] Quid istorum dignius est et rarius?

Ait ille: Ignis, [9] eo quod ⟨ad⟩ ipsum venit rarum istorum quatuor. aer vero minus rarus est igne, calidus autem est et humidus, ignis autem calidus et siccus. calidum namque et siccum rarius est calido et humido.

Et Turba: Quid minoris raritatis est aere?

Et ille: Aqua, eo quod in ea est frigiditas et humiditas, et omne frigidum et humidum minoris est raritatis calido et humido.

Et Turba: [10] Quid minoris raritatis est aqua?

Et ille: Terra, est enim sicca et frigida, frigidum quoque et siccum minoris raritatis est frigido et humido [11].

Ait Pictagoras: Bene aptastis, filii doctrinae, horum naturarum quatuor descriptiones [12]. Beatus ergo qui intelligit *quae dixisti, quoniam ex mundi capite propositum maius inveniet quam possit invenire. perfice nunc sermonem tuum venerandum.*

Ait Turba: Imo magister, iube quemlibet nostrum sermonem *suum facere.* (**A**: sermonem continuare.)

Et Pictagoras: Dic tu ergo, Pandofle.

Der kursiv gedruckte Satz fehlt in B, ist aber in EGMN enthalten; das sermonem *suum* facere ist sicher Mißverständnis, und gegen 'Inquit' ist 'Et Pictagoras' die deutlichere Angabe.

---

[6] Similiter vero fit in veris complexione, in temporis nec calidi nec frigidi distinctione. Nam secundum alterationem dispositionis constitutae ad distinctiones anni alterandes hiems alteratur. Aër igitur spissatur, cum ab eo sol elongatur, et tunc hominibus frigus pervenit; aëre vero rarescente prope fit sol, quo propinquo et aëre rarescente calor pervenit hominibus.

[7] Nonne videtis quod elementorum quatuor spissitudo in terra coniuncta est?

[8] Verum dixisti. terra certe ceteris est spissior.

[9] est rarior horum quatuor.

[10] Verum dixisti.

[11] Et quemadmodum calidum et siccum est rarius calido et humido, ita frigidum et siccum est minoris raritatis frigido et humido.

[12] ex quibus Deus omnia creavit.

In dem nachfolgenden Redestück, das in der Fassung **A** als Sermo VI gezählt ist, beginnt bei * mit fol. 128 die Pariser Handschrift 7158. Ich gebe den vollständigen Text der Rede nach 7156 mit den Varianten von 7158 (P) und in Fußnoten die Auslassungen gegenüber **A**.

Ait Lucas: Vos qui⟨dem⟩ de his quatuor naturis loquimini. Dico autem [1] quod Deus creavit omnia ex his naturis. *et cum finiuntur* [2] *ad eas revertuntur.* [3]

Dixit Democritus Luce discipulus: Bene dixisti, o magister. [4]

Respondit Arisleus: Quia Democrite a Luca * scientiam habuisti non deberes magistri tui sociis te miscere.

Respondit Lucas: Non solum a me scientiam habuit Democritus, immo ab Indorum et Babilonicorum philosophis. et puto ipsum suos contemporaneos in scientia posse superare.

Respondit Turba: Veniens ad aetatem non parum placebit. non tamen (P: causa, lies: autem) adhuc [5] fari debet.

Dixit (P: dicit) Locuston: Omnes creaturae quas descripsit Lucas duae sunt tantum quorum una nescitur nec describitur nisi pietate. non enim videtur aut sentitur.

Respondit Pictagoras: Rem incepisti quam [6] volo (*om.* P) ut perficias. [7] Quid est, quod videtur (P *add.* sentitur vero) et scitur?

At ille: Quod nescitur est celum, quod sentitur vero est quidquid sub eo (P: ipso) est usque in terram. ...

Die beiden Textproben lassen die Art der redaktionellen Eingriffe des Bearbeiters deutlich erkennen. Er bringt die Reden durch Streichung und Umarbeitung auf einen geringeren Umfang, läßt aber — im Gegensatz zu **B C** — den Dialog unverändert. Wären sonst keine Störungen vorhanden, so müßte der Text dieser Bearbeitungen etwa um ein Fünftel kürzer sein als die Fassung **A**. Nun besteht aber der ganze Text in der Hs. 7156 nur aus sechs, in der Hs. 7158 aus zehn Blättern und einer angefangenen Seite. Es ist klar, daß diese auffallende Kürze der Handschriften ihren Grund noch in anderen Eingriffen haben muß. Die Erklärung findet sich in der Rede XXII des Theophilus. Sie beginnt in **A** mit den Worten: 'Omnes huius scientiae investigatores, operis nummi et auri arcanum est tenebrosa vestis...'

---

[1] et unumquemque vestrum aliud video dixisse. Ego autem vobis notifico.
[2] Variante für: et quae ex his creata sunt.
[3] in quibus creaturae et generantur et moriuntur, et omnia prout Deus praedestinavit.
[4] cum de naturis quatuor tractavisti.
[5] in iuvenili constitutus.
[6] subtiliter descripsisti.
[7] Notifica igitur.

In den Pariser Hss. sagt Theophilus: 'Oportet aes primo lento igne comburi humiditate quidem velut ovorum nutritione...'

Diese Rede ist aber identisch mit Sermo LI des Horfolcos in der Fassung **A**: 'Oportet vos huius artis investigatores prius leni igne aes comburere sicut in ovorum nutritione...' Der Bearbeiter hat die Reden XXII bis L einfach unterdrückt und läßt den Theophilus die Rede des Horfolcos halten. Daß diese Kürzung, durch die nahezu die Hälfte der Turbareden unterschlagen wird, kein Zufall ist, ergibt sich aus dem Umstand, daß die gleiche Lücke auch noch in mehreren anderen Handschriften auftritt.

### 2. Die Handschrift der Universitätsbibliothek zu Prag.

Die im Katalog von J. Truhlář[1]) angeführte Handschrift 1765 (IX E 9) der Universitätsbibliothek zu Prag erweist sich durch die Anfangs- und Schlußworte sowie durch ihren geringen Umfang als eine Handschrift der zweiten Klasse. Ich konnte die Handschrift in Berlin benützen und feststellen, daß sie auch die oben gekennzeichnete große Lücke aufweist. Die Abweichungen von den Pariser Texten sind bisweilen nicht unerheblich. Als Belege gebe ich die Schlußreden nach der Pariser Handschrift 7158 (P) mit den sachlich wichtigen Varianten der Prager Hs. (Q) unter Beiziehung von Lesarten der Fassungen **A B C**. Einfache Zusätze von Q sind in ⟨ ⟩, Tilgungen von Q in [ ] gesetzt; Stücke, die in der Fassung **B** fehlen, habe ich in ( ) eingeschlossen.

Ms. Paris 7158, fol. 137$^v$ = Prag 1765, fol. 24$^r$.

Schluß der Rede des Florus: ... et tunc oportet vos ipsum extrahere et tamdiu coquere donec totum fiat rubeum. Et scitote quod prima nigredo ⟨in arte⟩ ex natura morcheo fuit et ex illa nigredine exortus est rubor, qui nigrum emendavit et pacem inter fugiens et non
5 fugiens [confirmavit].

(Inquit Turba: Et qualiter * fuit hoc?

Et ille: Quia) res cruciata cum in corpore mergitur vertit ipsum in naturam ⟨in⟩alterabilem. Et scitote, quod oportet sulphur illud corpus denigrans cognosci quod utique ⟨non cruciari nec tingi potest sed ipsum⟩
10 cruciat et tingit. Item scitote, quod sulphur illud denigrans est illud quod non fugienti ianuam aperuit et ⟨non⟩ fugiens [cum fugientibus] convertit.

3 morcheo (aus morthec): solis Q.    4 exortus Q**B**: extortus P**C**.    6 Bei * bricht Paris 7156 ab.    7 in corpore: corpus Q.

---

[1]) Joseph Truhlář, *Catalogus Codicum Manu Scriptorum Latinorum qui in C. R. Bibliotheca Publica atque Univers. Pragensis asservantur*. Vol. II, Prag 1906, S. 1764.

(Nonne videtis quod crucians nocumento vel corruptione non cruciat, imo utilitate et coadunatione. ⟨sciatis etiam⟩ pro certo si eius cruciatus noxius aut inconveniens esset, non compleretur ab eo quousque colores invariabiles extraheret). quod utique aquam sulphuris nominamus (et quod ad ruboris tincturam aptamus quidquid deinceps non denigrat. 5 et quia non denigrat, non fit absque nigredine, quoniam vobis clavem operis intimavi).

Inquit Mundus: Nisi habeat⟨is⟩ archanum quod ipsum emendet nil vobis prodest. Et hoc est quod dixerunt antiqui quod illud quod perficitur unum quid est et quod diversae naturae non emendant ipsum. 10 Imo res sola sibi convenit quam quidem parce regere vos oportet. [et] in cuius regimine quidam erraverunt. Nolite ergo dispositionum pluralitate⟨m⟩ curare. nec ea quae fallentes in suis narraverunt figuris. una veritas est natura namque qua naturale unum in eius ventre occultum mutavit. quod quidem occultum non videtur neque scitur nisi a sapiente. 15 Qui ergo copulationem eius novit et eam parce regit, (satis agit. perinde) naturam extrahit omnes naturas superantem. et tunc complebitur sermo [qui scriptus est] videlicet, quod natura natura laetatur et natura naturam superat et natura naturam continet. Et cum non sint diversae. naturae. sed una tantum habens in se naturas et res quibus sibi sufficit. 20 nonne percipis. quod magister uno incipit et uno finivit. deinde unitates illas aquam sulphuream nominavit?

Dixit Bracus: Pulcre descripsisti Munde frater huius sulphuris aquam mundam. nisi enim natura corpore carente diruantur corpora spissa [et] donec ⟨corpora⟩ incorporea fiant et velut spiritus convertantur 25 tenuis. non possumus animam tenuissimam quae in illo ventre est occultata amovere. et nisi moriatur et diruatur corpus ⟨eius⟩ et nisi anima quae est spiritus tingens extrahatur ipsum corpus tingere non valemus.

5 quidquid: quae quidem Q.    6 quoniam: illa qua Q.    9 antiqui PQ **BC** magistri **A** | illud quod **ABP**: illud quo hoc opus Q.    12 quidam: nonnulli **A**, plurimi Q**B**, saepe **C**.    23 fallentes PQ**C**: magistri **B**. | figuris PQ**C**: libris **AB**.    14 veritas PQ: veritatis **ABC**.    16 copulationem: complexionem **ABCQ**.    18 qui scriptus est P**C**: om. Q, am Rand 'Platonis'.    19 cum non sint: tamen non sunt **ABCQ**.    23 Bracus **A**PQ: Archelaus **BC**.    26 non possumus ... amovere: non amovemus Q. 28 spiritus **ABCP**: subtilis et spiritualis Q.

Bis hierher sind die Beziehungen von P Q zur Urform **A** und den Bearbeitungen **B C** klar und einfach. In der Rede des Florus erkennt man wie früher die grundsätzliche Beibehaltung des Dialogs und die Kürzungen der Fassung **B**. An den einleitenden Worten der Rede des Bracus läßt sich besonders anschaulich zeigen, daß die Handschriften der zweiten Klasse eine Zwischenstufe zwischen **A** und **B C** darstellen. Der ursprüngliche Text lautet:

Ait Bracus: Quam pulchre hanc aquam *descripsit* sulfuream Mundus!

In P Q lautet die Stelle:

Dixit Bracus: Pulcre *descripsisti* Munde *frater* huius sulphuris aquam *mundam!*

In den Fassungen **B C** lesen wir:

Archelaus: Perbelle *descripta est* aqua sulphuris *munda.*

In **A** wird Mundus, der soeben gesprochen hat, von Bracus belobt, aber nicht direkt angesprochen. In P Q haben wir die Anrede ʿdescripsisti Munde frater', zugleich aber ʿaquam *mundam*'. Schließlich ist in **B C** die Beziehung auf Mundus herausgestrichen und nur ʿaqua munda' geblieben.

Völlig neu ist nun aber in P Q eine Rede des Sokrates, an deren Stelle in **B C** die Rede des Philotis steht:

ʿDixit Socrates: Scitote, quod lapis mortuus est vitrum. Igne tamen fructus (lies: factus) est viscosus eiusque spiritu vivente ignis apparuit. Spiritu ergo suo in viscositatem agit, quamvis tamen perforare non possit. Videte sulphur, arsenicum et argentum vivum, quod perforantia et permixtibilia sunt; certi estote, quod in eis sunt spiritus commiscibiles et liquefacti.'

Der erste Satz scheint auszusagen, daß der als ʿlapis mortuus' bezeichnete Stoff ein Glas sei, der zweite ist unverständlich, und weiterhin wird der Stein dem Schwefel, Arsenikon und Quecksilber, die ʿdurchbohrende' Eigenschaften besitzen, gegenübergestellt. Ich hatte danach geglaubt, in ʿlapis mortuus' eine Verschreibung für ʿlapis mortac', d. h. Bleiglätte, arab. مرتك *martak*, annehmen zu müssen. Aber unter den *Allegoriae Sapientum supra librum Turbae*, abgedruckt im *Theatrum Chemicum*, Band V, S. 71, findet sich in Distinctio VIII ein fast gleichlautender Text, in dem Prädikat und Subjekt des ersten Satzes vertauscht sind, so daß das Glas als ʿtoter Stein' bezeichnet ist, der durch das Feuer zähflüssig wird und Geist zugeführt erhält:

ʿInquit Sapiens Socrates: Scito, quod vitrum lapis mortuus est, igne tamen viscosus *factus* est, et eius spiritus apparuit. Suo igitur spiritu in viscositatem agit, cum tamen perforare non possit. Et inspice sulphur et auripigmentum et argentum vivum, qualiter sunt perforantia et commixtibilia; in eis namque sunt substantiae, quae liquefiunt et commiscentur.'

Diese Textform ist ohne Frage verständlicher und läßt keinen Zweifel zu, daß das Glas beschrieben werden soll. Der Text der Distinctio VIII ist aber damit noch nicht zu Ende, sondern wird zunächst durch eine dem Geber zugeschriebene Erläuterung und dann durch weitere Aussprüche des Sokrates fortgesetzt. So werden wir vor die Frage gestellt, welches wohl die ursprüngliche Form der Rede war: ob also der Sammler oder Verfasser der Allegorien die Rede des Sokrates der Turba PQ entnommen und durch Zusätze erweitert hat, oder ob der Redaktor von PQ den Anfang der Distinctio VIII an die Stelle der Rede des Pythagoras setzte. Die Entscheidung wird durch die Feststellung erleichtert, daß sich unter den Distinctiones auch die Schlußrede des Pythagoras aus PQ findet, und daß diese Rede in verkürzter Form in **BC** aufgenommen ist. Ich stelle die Texte unter Hervorhebung der wichtigsten Abweichungen zusammen.

Distinctio Decima (Theatr. Chem. V, S. 74).

Ars Astronomiae et *Physicae omnibus publicae sunt*: ars autem nostra procul dubio ignota est. — Qui enim *non* liquefacit *nec* coagulat, *nihil habet artis nostrae aliud quam vanitates*. Qui igitur denigrat terram *ut Kuhul, a proprio colore mutatam* aquam et animam separat et deinde dealbat, *ad propositum perveniet et bona habebit*. Denigra igitur ac dissolve *albo* (!) igne, quousque videas ipsum *ut gladium denudatum*, et fac dealbando corpus candidum, et duc eo animam, cum sit liquefactum, et fige totum in *rabido* igne, id est naturali, *quoniam ignis interfectus vivificat*. Qui hoc peragit, *sapiens* dicitur, *probus enim Deus* (?) *et ab omnibus desiderabilis erit*.

Pythagoras in Turba PQ.

Inquit Pictagoras: Ars astronomiae et *philosophiae legentibus se patens est*, ars vero nostra *non nisi a prudentibus sciri potest*. — Qui igitur liquefacit et coagulat, *multipliciter errat*. Denigrate igitur terram et separate eius animam et aquam, et postea dealbate et invenietis quod quaeritis. Dico etiam vobis quod qui Terram denigrat et *album* igne dissolvit, ... et qui *post* dealbationem completam et (ei?) animam inducit totumque in *rapido* igne figit, postquam liquefactum fuit, *et felix dici merebitur et super mundi circulos exaltari*.

Agmon in Turba **BC**.

Agmon inquit: *Pro corollario dicam*, quod qui *non* liquefacit et coagulat, *multipliciter errat*. Denigrate ergo terram et separate eius animam et aquam, et postea dealbate, et invenietis quod quaeritis. Dico etiam vobis, quod qui terram denigrat, et album igne dissolvit, donec fiat *sicut gladius denudatus*, et qui *prius* dealbatione eius completa ei animam inducit, totumque *tabido* (**C** rabido) igne figit, postquam liquefactum fuerit, *felix dici merebitur et super mundi circulos exaltari*. — Haec de lapidis nostri revelatione doctrinae filiis satis esse non dubitamus: cuius vires corrumpi nequeunt etc.

Wenn wir annehmen dürfen, daß die Allegorien, in denen die beiden Redestücke vorkommen, etwa um die gleiche Zeit wie die **Turba** selbst aus dem Arabischen übersetzt wurden, so ist wohl kein Zweifel daran möglich, daß der Bearbeiter von P Q den Anfang von Dist. VIII und die ganze Dist. X seiner Turbaausgabe als Ersatz für Sermo LXXII angehängt hat. Ebenso offenkundig ist das Verfahren des Bearbeiters von **B**, der die Rede des Sokrates wieder beseitigte und die des Pythagoras, um den einleitenden Satz gekürzt, in die Schlußrede des Agmon aufnahm. Die Vergleichung im einzelnen zeigt, welche Eingriffe sich Texte gefallen lassen mußten, die jahrhundertelang von Hand zu Hand gewandert sind.

### 3. Die Handschriften von Manchester und Oxford.

Frau D. W. SINGER erwähnt in ihrem Katalog S. 2 u. 3 Handschriften von Manchester und Oxford, die am Anfang und Schluß mit den Handschriften von Paris und Prag übereinstimmen. Es war daher anzunehmen, daß sie auch den Sprung von Sermo XXII auf Sermo LI aufweisen würden, und Anfragen bei den Bibliotheken haben die Vermutung durchaus bestätigt.

Die Handschrift der Bodleian Library zu Oxford[1]) bietet an der kritischen Stelle folgenden Text[2]):

'Inquit Theophilus: opportet es primo lento igne comburi humiditate quidem velud ouorum nutricione et ut augmentetur color. Claudaturvas undique et dirruatur corpus eris et spiritus eius tingens extrahatur et hoc est quod philosophi dixerunt: accipe argentum viuum ex eris flore . . .'

Aus der Handschrift Nr. 65 der Rylands Library zu Manchester[3]) erhielt ich durch die Freundlichkeit der Bibliotheks-Direktion eine Rotographie der fraglichen Seite. Ich gebe sie vollständig wieder, um dadurch eine breitere Basis für die Vergleichung der beiden Handschriftenklassen zu gewinnen. Die Handschrift der Rylands Library ist sehr sorgfältig geschrieben und nach einer zweiten Handschrift durchkollationiert. Die am Rand ergänzten Stellen habe ich zwischen halben Klammern ⌜ ⌝ in den Text aufgenommen, die Varianten, die in kleiner Schrift zwischen den Zeilen oder am Rande stehen, habe ich in runde Klammern ( ) gesetzt, die Orthographie ist genau wiedergegeben.

---

[1]) WILLIAM HENRY BLACK, *A descriptive, analytical and critical Catalogue of the Manuscripts bequeathed unto the University of Oxford by E. Ashmole.* Oxford 1845. Sp. 1129, Nr. 1416, fol. 27–35v.

[2]) Ich verdanke die Collation Herrn H. H. E. CRASTER.

[3]) M. RHODES JAMES, *A descriptive Catalogue of the Latin Manuscripts in the John Rylands Library at Manchester*, Vol. I, Manchester 1921, S. 126.

Rylands Library, Ms. lat. Nr. 65.

... eam donec bibat ⌈collam auri⌉. Et cum siccata fuerit imbuite eam septies quousque duas partes sui bibat. Postea ponite eam in igne donec suum florem extrahat dimittite. et tunc beati estis si bene intellexistis hoc ⌈quod dico sin autem iteretis opus sumentes album *humidum* quod est maximum⌉ secretum in quo uera consistit tinctura ⌈et imbuite ex eo arenam ex lapide septies imbuto sc. tamen donec totam bibat aquam. et claudite[s] os uasis vt sepe dictum est.⌉ et apparebit uobis lapis tyrus (al' tyrius). — Theophilus.

Theophilus inquid. Oportet ⌈es primo⌉ lento igne comburi et humiditate quadam (al' quidem) et uelud ouorum nutritione. et ut augmentetur uas et dirigat corpus heris et spiritus eius tingens extrahatur (al' ut augmentetur calor claudatur undique. et diruatur corpus eius et spiritus eius tingens extrahatur). Et hoc est quod dixerunt phylosophi: accipite argentum uiuum ex eris flore. quem. s. florem eris magistri (al' inuidi) aquam dixerunt. et ignem uocauerunt ignem (al' venenum) ex omnibus (Ms. hominibus) extractum. et uocauerunt eteliam ex pluribus rebus extractam. et dixerunt quod omnia unum fiunt. facta sunt enim corpora (al' -rea) incorporea. Et dixerunt quod omne corpus dissoluitur cum eodem cuicumque mixtum est. (al' in eodem spiritu cui mixtum est) et quod omnis spiritus ⌈a corpore⌉ alteratur et coloratur in quo consistit color tingens (Ms. tignens). Benedictum ergo sit nomen eius qui electos suos docuit combustibile corpus in spiritum uertere et qui spiritus colorem habent incorruptibilem. et quod (al' qui) sulphur (Ms. suphur) fugiens ⌈prius⌉ extiterat factum est sulphur incombustibile. Scitote filii quod qui potest spiritum fugientem rubeum facere corpore sibi iuncto, demum ex illo corpore naturam in eius uentre occultatam ingenio subtili extrahere opus peregit. Nota quod prolixitate coquendi tingit (al' -gitur) corpus. et dixerunt inuidi hoc. Postquam humectetur es et sua teritur aqua et coquitur cum suo sulphure si postea corpus exinde extraxeritis habebitis etheliam quam cum argento uiuo sue mergitur tincture (al' sua mergitur tinctura) complectitur eam. Et hoc idem significauerunt inuidi dicentes quod rebus fortiter contritis et igne diligenter coctis fiunt tincture (Ms. cocture) fixe. Et quicquid in libris suis occulte narrauerunt **argentum uiuum** significare uoluerunt. quod aliquando dicitur aqua sulphuris, aliquando plumbum, aliquando es, aliquando nummus copulatus. — Exidimidius.

Exidimidius dixit: Bene de regimine et spiritu (al' regimen eris et spiritus) huiusmodi pertractasses si perfecisses.

Qui respondit: Perfice igitur quod complere obmisi.

At ille: Sciendum quod inuidi multa nomina imposuerunt *ethelie* quam modo narrauisti. quae cum albescit et tingit uocatur ab eis flos auri. et antequam tingit (Ms. tignit) et ad ⌜hunc⌝ finem ueniat uocatur es. phylosophi uero *urinas fermentatas* uocauerunt. verumtamen uocauerunt eam *cor sulphuris* et collam auri. (al' cum uero rebus quas phylosophi *uarias frementas* uocauerunt uniuntur uocant eum *cor suffle* et collam auri). Et notandum est quod omnia nomina ficta sunt. et tamen sunt uera. et nichilominus sunt nisi unum. hoc est argentum uiuum ex [h]omnibus extractum ex quo et cum quo omnia fiunt. et dicitur esse aqua munda quoniam umbram eris delet. Et sciendum quod cum dealbatur hoc argentum uiuum efficitur sulphur quia sulphuri (al' quod sulphure) continetur. et fit etiam uenenum quod marmori splendenti assimilatur. et hoc uocauerunt inuidi etheliam et auripigmentum et *sanderit* (al' *raudarich*) ex quo tinctura et spiritus mundus lento igne ascendit et ex quo flos ⌜mundus⌝ sublimatur. et totum hoc secretum nichil aliud est quam argentum uiuum ex omnibus (Ms. hominibus) extractum. Porro sciendum est . . . . .

Vergleicht man diesen Text mit den entsprechenden Stücken in **A**, so fallen zunächst die starken Eingriffe des Bearbeiters im Schlußteil der Rede XXI des Noficus auf. Sie bestehen erstens darin, daß er die schwierigen und auch heute nicht sicher zu deutenden Ausdrücke 'cera' und 'terra recta' ausmerzt und das gute 'album mundum' wie N durch falsches 'album humidum' ersetzt — vielleicht ist für diese Abweichung auch nur ein Abschreiber verantwortlich —, und zweitens darin, daß er die beiden Sätze am Schluß, in denen der Verfasser auf Gott Bezug nimmt, getilgt hat.

Die Rede des Theophilus zeigt beim Vergleich mit Sermo LI des Horfolcus, in welchem Grad die Verwilderung der Texte schon in der zweiten Handschriftenklasse fortgeschritten ist.

Aus der Rede des Exi[di]midius möchte ich zwei Decknamen herausgreifen, deren Gestalt für die fortschreitende Verderbnis gerade dieser Termini kennzeichnend ist. Der eine ist das '*cor sulphuris*', das in den Handschriften auch als 'cor solis' usw. vorkommt und selbstverständlich eine Umbildung aus *corsufle* ist. Welche schönen Betrachtungen ließen sich an diese poetischen Bezeichnungen knüpfen, wenn nur sie in den lateinischen Handschriften erhalten wären! Und dann die rätselhaften 'urinae fermentatae', die in allen bisher bekannten Handschriften auftreten und doch der Entstellung aus irgendeinem anderen Terminus verdächtig sind! Wer könnte wagen, den Ausdruck ohne ganz klare handschriftliche Unterlagen zu verbessern? Die am Rand des Codex der Rylands Library eingetragene Variante '*uarias frementas*' gibt uns, obgleich selbst schon entstellt, den Schlüssel für das Rätsel: man muß *varia fermenta* lesen und hat damit den Anschluß an die griechische Terminologie gefunden.

## IV. Auszüge und Kommentare.

Unter dem Titel *Turba Philosophorum* werden in den Handschriftenkatalogen auch Texte erwähnt, die sich bei näherer Untersuchung als wertlose Auszüge oder ganz freie Bearbeitungen erweisen. Ich beschränke mich hier auf drei Beispiele.

### 1. Die Wiener Handschrift Ms. 5230.

Die Staatsbibliothek in Wien besitzt einen Sammelband, der in Band IV des Katalogs[1]) Seite 69 als Ms. 5230 beschrieben ist und unter Nr. 48 eine 'Congregatio Sententiarum Philosophorum de Lapide Rebis et de Solutione' enthält. Die Handschrift bringt unzusammenhängende Auszüge aus Reden des Arisleus, Dyomedes, Cynon, Ysimdrus, Bonellus, Monaldus, Morpholeus u. a. m.

### 2. Die Handschrift 390 von St. Gallen.

Die Sammelhandschrift 390 der Vadiana, vom Ende des 15. Jahrhunderts, enthält auf Blatt 115 bis 121 (alte Paginierung 31 bis 37) unter dem Titel *Liber Turbe* zunächst eine in der echten Turba nicht vorkommende Rede des Arisleus mit Anklängen an die Schlußrede von B C[2]); dann folgt der Text der *Tabula Smaragdina* und eine Notiz über einen Wunderstein. Das nächste Stück ist ein guter Text der Rede VIII des Pythagoras über die Schöpfung, den Schluß bildet die *Visio Arislei*.

### 3. Die Berliner Handschrift Ms. lat. 532.

Die Foliohandschrift Ms. lat. 532 der Preußischen Staatsbibliothek zu Berlin enthält auf Blatt 147ᵛ bis 164ᵛ einen angeblichen Turbakommentar des Thomas von Aquino: 'Incipit commentum beati Thome de Aquino super codice veritatis qui et Turba dicitur phylosoforum.' Das erste Kapitel beginnt mit einer Stelle aus der *Sapientia Salomonis*, Kap. VIII, 7: Veritatem meditabitur guttur meum et labia mea impium detestabuntur[1]). Es folgen umständliche Erörterungen über den Wert der Philosophie und Theologie, wobei wir u. a. erfahren, daß unter *pietas* und *ratio* Quecksilber und Schwefel zu verstehen sind. Ergötzlich ist zu lesen, wie der Verfasser sich mit den Schwierigkeiten auseinandersetzt, die die Einführungsworte zur Turba dem denkenden Leser verursachen:

---

[1]) *Tabulae Codd. Manu Scriptorum*, Vol. IV, Wien 1870.
[2]) Scitote quod est unus lapis albus rotundus qui habet in se iij colores et iiij naturas. et nascitur de viva re. qui habet plumas et dentes et habent eum divites et pauperes. et non est locus neque res in qua non sit ...
[3]) Die Hs. gibt unrichtig Kap. XXIV an. Der Text stammt aus der Vulgata.

'Arisleus autem genitus Pythagorae regis grecorum volens ipse et pastoris Hermetis[1]) dicta obscurissima et figurata intelligere sub praecepto nuntios direxit ex parte patris, et omnes philosophos in eius ditione positos congregavit, rogans et deprecans eos, ut benignitate et pietate sua corda inclinare deberent, et expositionem tanti secreti posteris relinquerent verbis congruis declaratam. Illi vero precibus eius patrisque devicti librum constituerunt qui dicitur Turba philosophorum et dicitur Codex veritatis, cuius expositionem praetermissis libris aliis trademus ostendendo per dicta ipsorum totum magisterium lapidis.

Dicit ergo: 'Cum Turba philosophorum' etc.

Man sieht, daß dem Verfasser des Kommentars eine Handschrift der zweiten Klasse als Grundlage diente.

Das zweite Kapitel bringt einen sehr breiten Kommentar zur Einführungsrede des Eximidrus mit Verweisen auf das Buch *De Mineralibus* des Bruders Albertus (Magnus) und die *Summa* des Magisters Petrus de Massana. Hier wird nochmals behauptet, daß unter *pietas* und *ratio* Quecksilber und Schwefel oder, wie in dem Buch *Lumen Luminum* des Aristoteles, *aqua* und *oleum* zu verstehen sind. Auch über das *punctum solis* spricht sich der Verfasser mehrfach aus, so besonders fol. 154$^v$: 'punctum solis id est germen ovi quod est in vitello, quod germen movetur calore gallinae incubantis et vivificatur et fit pullus virtute formativa.' Das dritte Kapitel handelt 'de regimine ignis et qualiter temperari debeat', das vierte ist ein Kommentar zur *Tabula Smaragdina*.

Fünftes Kapitel.

## Übersetzungen der Turba.

### I. Handschriftliche Übersetzungen.

Ungedruckte deutsche Übersetzungen sind mir keine zu Gesicht gekommen. Auf Bruchstücke einer alten englischen Übersetzung des Magisters Panton hat Frau D. W. SINGER in ihrem *Catalogue*, S. 5, aufmerksam gemacht. Die Bibliothèque Nationale ist im Besitze von zwei handschriftlichen französischen Übersetzungen, über die ich im folgenden berichten will.

#### 1. Das Ms. lat. 7147 der Bibliothèque Nationale.

Die ältere, im Jahr 1537 von Orontius Fidelius geschriebene Übersetzung ist im Katalog Seite 3 als Ms. lat. 7147 verzeichnet. Man stellt leicht fest, daß der Übersetzer eine Handschrift der ersten Klasse vor

---

[1]) Verwechslung mit dem *Pastor Hermas*.

sich hatte. Aber er hat, abgesehen von einigen Zeilen aus der Rede des Ismindrius (Eximidrus), die er nicht ganz zu unterschlagen wagte, alle kosmologischen Reden weggelassen und beginnt gleich mit der Alchemie. Ich gebe den Anfang des Textes:

Ms. 7147, fol. 56$^r$.

Sensuyt la turbe des philosophes qui ont compose ce present liure appelle le code de verite en lart Dalquemie. Auquel liure Pythagoras a assemble les parolles de ses disciples les plus saiges, et de Arisleus.

Quiconques lira ce liure, et aura aucun entendement, ou aura pardeuant aucunement besongue, ou estudie en cest art: cest grand merueille, scil ne peruient a ce noble propoz. Le commencement doncques de ce code, est Arisleus grec, disciple de Pythagoras, qui estoyt disciple de Hermes.

Arisleus. Je vous dis que mon maistre Pythagoras est le fondement des saiges maistres et des prophetes le chief: et que il a heu autant le dons de dieu et saigesse que a nul aultre (apres Hermes) en a este donne. Ses disciples doncques qui estoyent envoyez par toutes les regions aux princes, furent assemblez pour traicter ce precieux art: A fin que la parolle diceulx soyt fondement et racine a tous ceulx qui viendront apres. Et commanda ledit Pythagoras a Ismindrius (qui estoyt de tresbon conseil) quil parlast le premier: Lequel dist.

Ismindrius. De toutes choses est ung commencement, et vne nature: laquelle delle mesmes est souffisante (sans ayde daultre) de soy multiplice sans fin. Aultrement tout seroyt corrumpu et perdu.

Turba. Maistre, si tu commences, nous ensuyurons tes parolles.

Pythagoras. Saichez tous qui cherchez cest art, que jamais ne se fait vraye taincture, fors de nostre pierre rouge. Parquoy ne destruysez point vous ames, ne vous biens, et ne prouez point de tristesse en vous cueurs: car ie vous afferme ce estre vray ... etc.

Daß der Übersetzer auch Zusätze gemacht hat, zeigt das Schlußkapitel. Es folgt im ganzen der Rede des Philosophen in **A**, bringt aber noch eine ausführliche Liste von Decknamen und andere Einschübe, wie aus den nachfolgenden Textproben zu entnehmen ist:

Ms. 7147, fol. 68$^v$.

Turba. Nostre œuvre ha plusieurs noms, cest assauoir, magnesie, behul, soulfre, vinaigre, pierre citrine, gomme, laict, marbre, fleur de sol, saffran, roulle, sang, pauot, et or sublime, qui viuifie, qui multiplie, taincture uiue, elixir, medicine, bembel, kulchul, plomb, estain, robe tenebreuse, uris blanchiz, fer, arain, or, argent, pourpre, rouge sanguin, et rouge tres haultain, mer, rou sec, eaux doulce, amon dune substance, corvins, chameaulx, arbres, oyseaulx, hommes et uepres, ungstaremens, resurrections, mortifications, estrelles, planettes, et autres infiniz. Mais tout ce nest aultre chose que les coleurs apparentes en lœuure ...

Auch die Beschreibung des Feuers ist erweitert:

Apres ie vous diray du feu. afin que vous soyez asscures de tout et que nostre liuvre soyt entierement complet. Lequel contient tous les dictz de Pythagoras et aultres saiges philosophes. et comprent tout lart sans fiction, et la matiere, les noms, les coleurs, les regimes, le poi⟨d⟩s, et maniere dœuures: sans aucune diminution.

Je vous diray donc quel doibt estre le feu. Jay veu faire le feu en plusieurs manieres. Lung le fait de petites stipules, laultre de petiz charbons auec cendres, mes lors lont feu, les aultres de vapeur. et aultres sans flambe, aucuns de trespetite et moyenne flambe. Mais pour venir ala perfection de tout et de laccomplissement de ton œuure, je te ne recommande que feu lent continuel et chauld, digerant et cuysant comme la nature le requiert. Laquelle chose lexperiment te demonstrera ...

Die Handschrift schließt mit den Worten: Et prenez un gre nos liures, nos colours, nostre matiere, nostre temps, et nostre regime qui nest tout que vng.

Finit turba ph'orum seu codex veritatis
Orontio fidelio transcribente.
1. 5. 3. 7.

### 2. Das Ms. lat. 18426 der Bibliothèque Nationale.

Die zweite Übersetzung, im Katalog als Ms. lat. 18426 bezeichnet, ist nur eine Modernisierung der vorhin besprochenen Handschrift. Ich teile auch von ihr den Anfang und den Schluß mit, um eine Vergleichung zu ermöglichen.

La Turbe des Philosophes.
Le code de toute verité, ou
Lassemblée des Disciples de
Pithagoras disciple d'Hermes.

Arisleus. Je vous dis que mon maistre Pythagoras est le pied des Sages et maistre des Prophetes et la teste, et quil a eu plus de dons de Dieu en sagesse que nul apres Hermes en aye esté donné, qui a voulu assembler ses disciples qui estaient envoyez par toutes les regions aux princes. pour traiter ce precieux art, affin que ceux qui viendront apres eux congnoissent leurs parolles. lequel commande a Ismundrius de parler le premier comme de tres bon conseil.

Ismundrius. De toutes choses est un commencement et une nature, laquelle d'elle misme est suffisante sans ayde dautre de se multiplier en Infiny, autrement tout seroit corrumpu et perdu.

La Turbe. Maistre si tu commences nous en suiurons tes parolles.
Pithagoras. Scachez vous tous qui cherchez etc.

Die Handschrift schließt mit den Sätzen:

Car les Ignorans prennent les noms sans les entendre [ou nous entendre] et qui conque à cet art est hors de pauureté misere et tribulation et de maladies corporelles. Ne reputez point nostre art pour mensonge ....[1]). Et prenez en gré nos livres, nos couleurs, nostre matiere, nos⟨tre⟩ temps, nostre regime qui n'est tout qu'un.

## II. Gedruckte Übersetzungen.

Eine gedruckte französische Übersetzung ist nach J. FERGUSON in den *Divers Traitez de la Philosophie Naturelle*, Paris 1672 und in RICHEBOURG, *Bibliothèque des Philosophes Chimiques*, Bd. II, enthalten; ich habe beide nicht einsehen können. Eine englische Übersetzung hat A. E. WAITE 1896 veröffentlicht. Er erwähnt sie in seinem 1931 erschienenen Buch *The Secret Tradition in Alchemy*[2]), ich habe mir aber das Buch bis jetzt nicht beschaffen und auch durch eine briefliche Anfrage beim Autor nichts Näheres darüber erfahren können. So bleibt mir nur übrig, von den S. 6 erwähnten alten deutschen Übersetzungen Proben mitzuteilen.

### 1. Aus der Übersetzung des Joh. Laurentius.

Die Übersetzung von LAURENTIUS ist in der 1597 von P. HILDENBRANDT veranstalteten deutschen Ausgabe von *Avriferae Artis Authores*[3])

---

[1]) Hier ist ein Satz der alten Übersetzung unterdrückt.

[2]) S. 104, Anm. 1: Those who are concerned may consult my English rendering of 1896, entitled: *The Turba Philosophorum, or Assembly of the Sages, called also the Book of Truth in the Art and the third Pythagorical Synod, an Ancient Alchemical Treatise, with the chief readings of the Shorter Codex, Parallels from Greek Alchemists and Explanations of Obscure Terms.*

[3]) Der volle Titel des Buches lautet:

AVRIFERAE ARTIS.
Das ist / Der Goldtkunst: Die man Chemiam nennt / Vhrälteste Authores vnd Anfänger. Oder Tvrba Philosophorvm. Zum Andern / Ein vortrefflicher Tractat / deß Hocherleuchten vnd Sinnreichen Philosophi Rogeri Bachonis. Den ich von einem guten Freunde Teutsch geschrieben bekommen / (welcher zuvor niemals Teutsch getruckt) Von der warhafftigen Composition deß Lapidis Philosophorum Theoricè & Physicè gantz lustiglich beschrieben / darinnen nicht allein die natürlichen Vrsachen / sondern auch Theologische Exempel nach der Natur demonstrirt werden. Zu nutz vnd dienst allen waren Kunstliebenden der Natur / So der Lateinische Sprach vnerfahren / mit fleiß auffs best zusammen gelesen / vnd in Truck gegeben: Durch Den Edlen vnd Vesten Paulum Hildenbrandt / von Hildenbrandseck. Getruckt zu Franckfort am Mayn / durch Nicolaum Bassaeum. M. D. XCVII.

enthalten und gibt die Bearbeitung **B** der Turba wieder. Ich teile den Anfang und die Schlußrede mit.

Tvrba Philosophorvm in Secvnda Philosophia: Viel anders vnd weitläufftiger / dann die andern / die man täglich herumbher trägt.
Der Anfang deß Buchs Turbae Philosophorum, in welchem der Arisleus, der Weisen Schüler Sprüch vnd Sententz hat zusammen gelesen / da er den Pythagoram, den Meister vnd Philosophum einführet / vnd die Sententz der Discipeln zusammen lieset. Man nennet auch diß Buch die dritte Pythagorische Versammlung / von der Verborgenen Weißheit intituliret. Pythagoras aber heißet Eximidium den Discipul das Gespräch anfangen / vnd von der verborgenen Weißheit disputieren / darnach auch ordentlich ein jeden sein Meinung auch erzehlen / **Fengt derhalben**
**Eximidivs an vnd sagt:** Aller ding Anfang ist ein Natur / ein Ewige / ein Vnendliche / die alles erhelt vnd verzehrt / vnd dieselbe Natur seynd Zeit der verzehrung vnd Geburt / als Mittel vnd Weg / damit zu dem / das die gantz vnd gemein Natur erhelt / vnd kocht / man kommen kan / weil aber die Stern vnd Gestirn feuwericht seyn / seyn sie vnzweiffel die Natur / der Verzehrung vnd Gebehrung / etc. Auff daß sie aber bestendig vnd beharrlich weren / vnd ihr Ampt recht verrichten / hat Gott der Allmächtige in dessen / den Lufft / die Erde / vnd alle ding zu erhalten / vnd zu kochen gestelt / welcher verhütet vnd verbeutet / daß sie nicht etwan (vnd fürnemlich der Sonnen flammen / Wil / sagt er / der andern geschweigen) alles vnter im stehend verbrennen / Vnd wann den spiritibus, auß welchen die Creaturn erschaffen werden / der Lufft nicht einbläsete / verderbte die Sonn mit jrer Hitz alles was vnter jr ist / ja auch das Wasser mit seiner Kälte vnnd Feuchtigkeit verderbte alles / wenn nicht der Lufftmittler were / weil derhalben der Lufft warm vnd dürr ist / vereinigt er deß Feuwers vnd der Stern Hitz / mit deß Wassers Kälte / also daß vnter jhnen ein ewige Freundtschafft verharren würd / auch aller wesentlichen Dingen ein erhaltung darauß kommen werde / vnnd der verkochung ein gutthat / etc.
**Tvrba die sagt** / Du hast das Feuwer recht beschrieben / fahr derhalben fort.
**Er sprach:** den Lufft erhebe ich / vnd ehre jhn darumb / daß mit jhme das Werck gebessert wirdt / als da er dick vnd dünn wirdt / vnd kalt vnd warm wird / seyn dickung aber wirdt / wann sie in dem Himmel vnterscheiden werden / vnd sein dünne geschicht / wann auß der andern Sonnen der Lufft dünn und warm wirdt / vnd als er im dünn werden ist / wirdt nahe die Sonn / welche so sich genehret / ... kömpt die Wärme dem Menschen vnd den Creaturen zu nutz / etc. **Da sagt**

Anaxagoras, Du hast den Lufft recht beschrieben / jedoch so wisset jhr Turba, daß vierer Anfäng dickung / allein auff der Erden ruhet / deßwegen daß das Feuwer in den dicken Lufft fället usw.

### Schlußrede des Agmon:

Agmon sagt: Ich wil für ein Zugab noch sagen / daß / welcher es nicht lest zergehen vnd zerschmeltzen / vnd widerumb coagulirt / daß derselbig manchfaltig fehlet / derhalben so macht die Erde gar schwartz / & separate eius Animam & Aquam, vnd darnach weisset sie / vnd jhr werdet finden / welches jhr vorlangst gesucht / ich sage euch das / welcher die Erden schwartz machet / vnd das Weisse mit dem Feuwer zerlasset / so lang biß es werde wie ein blosses Schwerdt / vnd welcher es zuvoran wann es gantz weiß ist gemacht / demselbigen die Seel eingibt / vnd das gantze mit hefftigem Feuwer gehefftet / demnach er ist zerschmeltzet / wirdt er glückselig werden gehalten / vnd vber die Himmel erhöhet werden / wie nicht vnbillich.

Das sey nun also genug von vnserm Philosophischen Stein gesagt / denen / welche denselbigen wollen lernen erkennen / welches Kräfften nicht können corrumpirt / geschwächt oder zerbrochen werden / vnd so er inn das Feuwer geworffen wird / so wird er gestärckt / welchen / so du jhn resoluirest / so zergehet er / vnnd so du jhn wider coagulirest / ist er gar gutwillig / Es kan kein Mensch seiner endbehren / vnnd alle Menschen haben jhn / vnd haben jhn doch nicht / vnd wiewol er viel Namen hat / jedoch nicht mehr denn einen soll man jhm geben vnd gegeben werden / wiewol in dem kein grosse Beschwernuß ist / welche aber klärer vnnd besser wollen den Stein zu verstehen geben / vnd denselbigen expressè mit dem Namen aussagen / der mächte alles vnfreundlich / also daß gar kein gestalt in demselbigen gefunden würd / vnd zwar nicht mehr denn ein einigen Namen hat er / vnnd wenn er mit einem Namen genennt wird / der zu der Sachen gar nichts scheinet zuthun / so thut derselbig wol am meisten darzu / als nemlich / wenn man von jhm sagt / daß er sey ein Stein vnnd doch kein Stein / ein Geist vnd Seel / vnnd ein Leib. Es ist ein weisser Stein / ein schwartzer Stein / ein rother Stein / & aereus, tyrius, alle Farben der Welt hat er inn sich / er ist schwer / fest oder wolgeachtet / nicht beweglich von dem Feuwer / vnbeweglich von dem Wasser / auch von dem Windt / darzu ist er gesaltzen / ist doch auch gar süsse / ist auch sehr vergifftet / ist doch inn allen Speisen ein schöne köstliche Arztney / darneben hat er keinen Barth / hat doch auch einen BackenBarth / hat auch keine Federn / vnnd fleucht nicht / hat aber doch Federn / denn es mangelt jhme auch nichts an dem fliehen / vnnd so du sagest / er sey ein Wasser / so leugst du nicht / vnnd so du es verneinest / sagest du auch die Warheit / etc. Vnnd nun zu letzt / damit du auch nicht mit vielen Worten werdest betrogen / so ist er todt / vnnd wenn du jhn schon lebendig sagest / vnnd wenn er schon allezeit lebet / so ist er doch gestorben / doch vberrede dich selber / daß er gentzlich etwas sey / welchem nichts frembdes kan zugesetzt noch endnommen werden / Derhalben sage ich dir / vnd welches auch am meisten zu der Sach thut / Suchet seinen Gesellen / vnd gebt jhm nichts das er nicht habe / vnd lasset die Menschen mit veilfeltigen worten außsagen / vnd so die Wort nicht würden vielfeltig gemachet / so würden die kleine Kinder unsere große Weißheit / welche nicht vermeinen daß wir sie haben / außlachen vnnd verspotten / wie auch denn nicht vnbillich.

FINIS.

Ex Latino in Germanicum idioma versum per me M. Lavrentivm Ioha. Anno Salutis 1596.

### 2. Aus der Übersetzung von Ph. Morgenstern [1]).

Tvrba Philosophorvm

In der die Philosophia viel anders vnd weitläuffiger / denn die so sonst hin vnd wider vmbgetragen werden / etc.

Emicat ex ipsis divina potentia campis
Et levis est cespis qui probat esse Deum.

Der Anfang dieses Buchs darinnen Aristheus, zusammen getragen / die Sprüche der verständigen Schuler / welche Pythagoras als jhr Lehrmeister auß jhnen erfraget. Es wirdt auch dieses Buch genennt die dritte Versammlung deß Pythagorae, deß Tittul ist von der

---

[1]) Der volle Titel des Buchs lautet:

TVRBA PHILOSOPHORVM;

Das ist / Das Buch von der güldenen Kunst / neben andern Authoribus, welche mit einander 36. Bücher in sich haben. Darinn die besten vrältesten Philosophi zusammen getragen / welche tractiren alle einhellig von der Universal Medicin, in zwey Bücher abgetheilt / vnnd mit schönen Figuren gezieret. Jetzundt newlich zu Nutz vnd Dienst allen waren Kunstliebenden der Natur (so der Lateinischen Sprach vnerfahren) mit besonderm fleiß / mühe vnnd arbeit trewlich an tag geben: durch Philippum Morgenstern Islebiensem.

Darunter folgt eine *quadratische Titelvignette:* Bergige Landschaft, in deren Mitte ein Löwe sitzt, der die Sonne verschlingt.
*Am linken Rand:* Ich bin der war grün und güldische Löw ohn sorgen /
*Am rechten Rand:* In mir steckt alle heimlichkeit der Philosophen verborgen.
Zu Basel in verlegung Ludwig Königs 1613.

verborgenen Weißheit: Es heißet aber Pythagoras seinen Schuler den Eximidium die Vnderredung anfahen / von der verborgenen Weißheit seine aussagung thun / darnach auch die andern Schuler jhre meinung darvon anzeigen.

Derhalben fahet Eximidus: also an vnd spricht: Es sey eine besondere Natur aller dinge anfang / eine stetwehrende / vnendtliche / die alles werme vnd koche / vnd das solche Natur zur verderbung vnd zeugung gewisse zeit vnd Termin habe / in welchen darzu kan kommen werden / was die allgemeine Natur wermet vnd kochet.

Weil aber die Stern vnd Gestirn fewrig seind / so dienen sie zu solcher bereitung vnd wermung / das sie aber bleiben kundten vnd ihr Ampt recht vollbringen / hat Gott zwischen sie beydes die Erde vnd die Dinge (welche sie wermen vnnd darinn wircken sollen) die Lufft gesetzt / welche den Sternen wehrete damit sie nicht (vnd sonderlich die Flamme der Sonnen) alles was vorhanden were verbrenneten / vnd wenn die Lufft nicht anwehete die Geister / daraus die Creaturen gemacht werden / so verderbete die Sonn alles mit jhrer werme: Vnd also auch das wasser verderbete mit seiner kälte vnd nässe alle ding / wann die Lufft nicht darzwischen käme / oder solchs verhinderte: Wann derwegen die Lufft warm vnd trucken ist / so vereiniget sie die Hitze deß Himlischen Fewrs vnd der Sternen mit der wasserlichen kälte / das zwischen jhnen ein ewigwehrende Freundschafft bleiben wirt / vnd das aller ding wermung vnd abkochung geschehen kan.

Darauff sagt Tvrba du hast das Fewr wol beschrieben / fahre also fort.

Eximidvs spricht fehrner: Die Lufft preise vnd erhebe ich hoch / darumb das dardurch das werck geendert wirdt / wenn es dicht vnd dünne / warm vnd kalt wirt. Sein dicke aber wirdt / wann sie im Himmel vnderscheiden werden / von wegen der Sonn auffsteigung: Aber seine Dünnheit wirdt / wann auß der andern Sonn die Lufft dünne vnd warm wirt / wenn aber die Lufft dünne wirdt / so kompt die Sonne nahe / daher auch wärme den Menschen vnnd anderen Creaturen widerfehret.

Darzu sagt Anaxagoras: Du hast die Lufft wol beschrieben. . . .

### Schluß der Rede des Agmon.

Es ist ein Stein vnnd kein Stein / es ist auch ein Spiritus, Seele vnnd Cörper: Er ist Weiß / Schwartz vnd Roht / Ertzfarbe vnnd Purperfarbe hat er / vnnd man kan ihn in alle farben der Welt bringen (expositus omnibus est mundi coloribus). Er ist wichtig / feste / kan vom Fewr nicht bewegt werden / auch nit vom Wasser viel weniger vom Winde vnnd ist doch der Leichteste / Hol / Schwammechtig (Spongiosus) bewegt vom Fewr / vom Wasser / vnd winde / er ist Saltzig vnnd auch der sussseste / er ist das grösste Gifft / vnd auch die gröste vnd beste Medicina / er ist glat vmbs Maul oder hat kein Haar / vnd ist auch der allerbärtigste / hat keine federn / kan auch nit Fliegen / er hat auch Federn vnd kan Fliegen / vnd wan du jhn Wasser heisest / sagstu die wahrheit / sagstu er sey kein Wasser / so hastu es auch nicht fälschlich geleugnet. Derwegen lass dich die vnzehelichen nammen nicht betriegen / er ist gestorben / wann er gleich noch lebet. Sondern halte es für gewiss / daß er etwas sey / zu welchem nichts frembdes kompt oder gethan wirdt / derhalben erforsche vnd suche seinen gesellen / vnd thue nichts frembdes zu jhm / vnd laß die Leute seine namen mehren / dan wann diß nit geschehe / so wurden auch die Kinder vnser weißheit verlachen vnnd vor narren thedigung schätzen.

### 3. Morgensterns Auszüge aus den 'Sprüchen'.

Mit S. 60 beginnen in MORGENSTERNS *Turba Philosophorum* die Auszüge aus der Fassung **C**, dem 'ander Exemplar der Turbae Philosophorum'. Er gibt die Vorrede des Herausgebers, die ich oben S. 2 mitgeteilt habe, und das Vorwort vollständig wieder, teilt von allen Sentenzen, die mit der Fassung **B** im wesentlichen zusammenstimmen, die Anfänge mit, verweist für die genau übereinstimmenden auf die Übersetzung von **B**, und bringt die stärker abweichenden Sentenzen vollständig oder im Auszug. Ich lasse einige Proben folgen.

Das ander Exemplar der Turbae Philosophorum.

Es seindt spruche der Weisen / zusammen gelesen in der dritten Pythagorischen versamlung oder zusamenkunfft in welcher man sagt / daß der Aristeus ein Philosophus, die Schuler deß Hermetis vnd die alten der Weisen zusammen versamlet habe / vnd einem jedern befohlen / von diesem Stein etwas an tag zugeben / damit diese Heilige Kunst den nachkommenen bekandt vnd offenbar werden möcht / vnd das die so sich darauff gelegt / auff den steg der Warheit gebracht vnd gefuhret wurden. Eximindus aber ein alter Mann vnd voll guttes raths / hat zum ersten zu reden anfahen mussen.

Der erste spruch.

Eximindvs. Euch Söhnen der lehre thue ich kundt vnd offenbar daß der anfang aller Erschaffnen ding / sey eine erste ewige vnnd vnentliche Natur / die da alles kocht vnnd regieret welcher Natur jhr thun vnd Leyden von denen allein erkandt vnd erfahren wirdt / welchen die Wissenschaft dieser heiligen Kunst von Gott geben ist...

Der ander spruch.

Ysindrus. Ich Preise die Lufftigen / (aerea magnifico) darumb daß dieses Werck selbst durch die Luftt emendiret wirdt / wann es dick wirdt / so wird es dünne / wann es erwarmet / so wird es kalt ...

Der dritte spruch.

Anaxagoras. Ich sage das der anfang aller ding so Gott geschaffen hat / sind Gottseligkeit vnnd die vernunfft / darumb daß in der Schöpfung die Gottseligkeit erscheinen / vnnd daß dicke der Erden / weil die vernunfft gehofft hat (et Spissum terrae ratione sperata) Gottseligkeit aber wirt nicht gesehen / dan in einem Cörper ...

Der viert Spruch.

Pythagoras: Jr habt wol vnder einander vergliechen O jhr Söhne dieser Lehre dieser 4. Naturen beschreibungen / auß welchen Gott alles erschaffen hat. Selig ist der wegen der / welcher verstehet / waß jetzt beschrieben ist / dann man wirdts euch nicht deutlicher geben / (majora non proponentur, das Laut / es wird euch nichts großers vorgesetzt werden) doch bringet zum ende ewere reden. Darauff hat gesagt

Den fünfften Spruch Pandophis,

Ich zeige den Nachkommen an / daß da ist ein geringer ...

Der Zehend spruch.

Eximenus. Auß den 4. Elementen ist alles erschaffen / Nemlich der Himlischen sitze (thronj) Engel Sonn / Monn / Gestirn / Fewr / Lufft / Meer vnd alle Wasser / Erden vnnd die da mancherley sindt / vnnd der gleichen ...

Der Elffte spruch.

Aristenes. Die Kunst der Pfennige ist dieses Werckes Schlussel. Derwegen nemmet das Corpus so euch gezeiget worden / vnd fuget es in kleine tabulas, darnach legt es in das Wasser vnsers Meers / welches wann es Regiert wirt / ein bleibend Wasser genannt wirdt ...

Der Zwölffte spruch.

Parmenides. Wisset das die Mißgönner mancherley geschrieben haben von dem Wasser / Brodijs, Cörpern vnnd Metallen / auff das sie die betriegen so die Kunst suchen. darumb last solches fahren ...

Der ein vnd viertzigste spruch stehet auch in ersten Exemplar Fol. 32. des gleichen der 42. biß auff diese nachfolgende wort.

Vnd die Philosophi haben gesagt: Fimitata aqua dimittite, biß es vnder sich figirt wirdt / das ist wan die feuchte vertrucknet vnd in staub gewandelt ist / so last es 40. tage in seinem glesen gefeß / biß es mancherley farben mit sich bringt durch diese regierung werden die Cörper Spiritus, vnnd die Spiritus werden Warm vnd Tingirent.

>Der anfang des 49. stehet wol da / aber es ist viel darinn geendet / laut derwegen gantz also.

Plato Spricht. Wann die Cörper Dissolvieret werden muß man achtung drauff geben / daß sie mit verbrennen ... dieweil jhr wisset das eine Natur die ander vbertrifft / das ein Natur die ander vberwindet / vnd eine Natur auch die ander helt.

>Der 75. Spruch ist etlicher maßen verkehret / derwegen folgt er gantz.

Mandinus. Wan dieß Geheimnis nit hat / das es Emendiret, so ist es euch nichts nutz. Darumb haben die Alten gesagt / dieß / wz zu weg gebracht wirt / ist eins vnd mancherley naturen Emendiret es nit / welches war ist / dan es kompt ja allein ein einig ding mit sich vberein ... darnach nennen wir diese einigkeiten Sulphur Wasser / welches alle Naturen vberwindet.

>Der 76. Spruch ist da. folgt Der 77. Spruch.

Philotis. Die erste Composition oder zusammensetzung nemlich das Corpus Magnesiae, wirdt auß vielen dingen / ob sie gleich eins worden sindt: Vund das eine wirdt von den alten genennet Albar des Ertzes ...: Die Composition aber ist zweyerley / eine im feuchten / die ander im drucknen: vnd wan sie vorsichtig gekocht werden / so werden sie eins / vnd wird dann genennet ein gutes vieler namen / (Bonum plurimo ex nominum) Wann es aber Rot wirt / nennet man es / des Goldes Blum / Auri fermentum, Colla aurj, Roten Sulphur, vnnd Auripigmentum.
Wann es aber rohe bleibet, nennet sie es das Bley,
>Deß Ertzes / die Rute der Metallen /
>vnd Blech.

ZWEITER TEIL

**TEXT DER TURBA**

## Zur Textgestaltung.

In der Vielgestaltigkeit der überlieferten Texte, Bearbeitungen und Übersetzungen kommt die Wertschätzung zum Ausdruck, deren sich die *Turba Philosophorum* als alchemistische Lehrschrift Jahrhunderte hindurch erfreut hat. Für eine Neuausgabe des Textes können aber offenbar nur die Handschriften der ersten Klasse Verwendung finden, und unter diesen kommt der Berliner Handschrift Qu 584 die Führung zu. Auch sie bietet keinen fehlerlosen Text, er kann aber an zweifelhaften Stellen durch Vergleichung mit der gedruckten Fassung **A**, die auf einer relativ guten und alten Überlieferung ruht, und durch Zuziehung weiterer Handschriften in vielen Fällen richtiggestellt werden.

Sicherlich hat schon die Urform der Übersetzung unklare Stellen enthalten, sei es, daß der arabische Text bereits fehlerhaft war oder verschiedene Deutungen zuließ, sei es, daß der Übersetzer die Schwierigkeiten seiner Vorlage nicht zu bewältigen vermochte. An solchen Stellen pflegen die Handschriften am stärksten auseinander zu gehen, da jeder neue Abschreiber oder Benützer bemüht war, den Sinn der Sätze klarer herauszuarbeiten. Eine andere Quelle von Abweichungen ist das Bestreben, durch Umstellung der Worte, durch Wechsel im Ausdruck oder durch Änderungen der Konstruktionen den Stil zu verbessern, ohne den Sinn zu ändern. Viele Varianten sind durch falsche Auflösung von Kompendien, durch Verlesen oder — bei Diktat — durch Verhören, endlich durch Auslassung von Worten und Sätzen entstanden; solche Stellen haben dann häufig Anlaß zu neuen Versuchen gegeben, den gestörten Sinn wiederherzustellen. Sehr oft liegen auch nur persönliche Liebhabereien eines Schreibers vor, wenn etwa fortgesetzt *quousque* durch *donec*, *igitur* durch *ergo*, *autem* durch *vero* ersetzt wird.

Man sieht aus diesen Betrachtungen, daß die Varianten der Handschriften sehr verschiedenes Gewicht besitzen. Um einen verständlichen Text zu gewinnen, wäre es weder nützlich noch notwendig, aus allen noch vorhandenen Handschriften alle Varianten zusammenzutragen. Sie würden einen unerträglichen Ballast bedeuten, ohne das Verständnis entscheidend zu fördern. Aber ebensowenig konnte eine buchstabengetreue Wiedergabe der Berliner Handschrift in Frage kommen. Es schien mir erlaubt, einen mittleren Weg einzuschlagen, und ich hoffe, daß das Verfahren von den an der Geschichte der Chemie interessierten Lesern gebilligt wird. Ich habe also den Text der Berliner Handschrift B als Grundlage genommen, Orthographie und Interpunktion modernisiert und alle den Dialog weiterführenden Stellen im Druck hervorgehoben. Durchweg verglichen ist mit B der gedruckte Text M und die junge Handschrift 390 der Vadiana N, außerdem die alte Handschrift 300 der Vadiana G und der Erfurter Text E, soweit beide noch erhalten sind. Offenkundige Verschreibungen sind stillschweigend verbessert, bloße Umstellungen von Wortpaaren und Wortgruppen grundsätzlich nicht berücksichtigt. Zu den Eigennamen, die im Text genau nach B wiedergegeben sind, habe ich in der Adnotatio alle Varianten vermerkt, die in den verglichenen Handschriften auftreten. Auch die arabischen Stoffnamen sind, da es für sie keine Norm gibt und selbst weitabliegende Verderbnisse für die Wiederherstellung der richtigen Lesung in andern Texten wertvoll sein können, mit allen Varianten angeführt.

Textänderungen, die ich gegen die Überlieferung der Handschriften vorgenommen habe, sind in der Adnotatio mit R bezeichnet. Zusätze zum Text von B sind in ⟨ ⟩, Tilgungen in [ ] eingeschlossen; wenn ein Hinweis auf die Quelle fehlt, sind die Änderungen von mir in den Text gesetzt.

ERSTE SEITE DER BERLINER HANDSCHRIFT QU. 584

# TURBA PHILOSOPHORUM.

Liber, in quo discipulorum suorum prudentiores Arisleus congregavit, Pitagoram sc. philosophum et sapientum verba, qui in tertia synodo Pitagorica qui artifex dicitur sunt coadunati. Quem librum vix legit intellectum habens vel aliquantulum prius in hac arte investigans, qui in nobile propositum non pervenit*.

Huius autem codicis principium est:

Arisleus genitus Pitagorae, discipulus ex discipulis Hermetis gratia triplicis, expositionem scientiae docens omnibus posteris residuis salutem et misericordiam.

Narro, quod magister meus Pitagoras Italus, sapientum magister ⟨et⟩ vatum caput, tantum donum Dei et sapientiae habuit, quod nemini post Hermetem datum est. Discipulos igitur eius iam multiplicatos et per omnes regiones principes constitutos ad hanc pretiosissimam artem ⟨tractandam⟩ voluit congregare, ut eorum locutio sit radix post se venturis. Iussit autem, ut Eximedrus prius loqueretur, qui optimi erat consilii.

[Sermo I.]

Incipiens ait: ⟨Dico⟩ omnium initium esse Naturam quandam, et eam esse perpetuam ac omnia coquentem, et [quae videntur] naturas earumque nativitates et corruptiones esse tempora, quibus termini, ad quos pervenire videntur [et] notantur. Doceo autem vos stellas esse igneas et aëra ipsas continere; et quod si aëris humiditas et spissitudo non esset, quae solis flammam separaret a creaturis, omnia subsistentia

---

\* Über Varianten der Vorbemerkung vgl. S. 73, 75, 80, 83.

8 gratia M: gratie. | expositionem BG: ex positione M, expositionis EN. | scientiae M: scire B, scientiam GN. | docens R: dicens BG, discens EMN. 10 magister meus... sapientum: om. M. | Italus EM: talis BN, om. G. 11 et M: om. BEN. 14 tractandam EGMN: om. B. | sit radix: posset prodesse G. 15 Eximedrus: Ysimidrius E, Eximidrius G, Iximidrus M, ex simi Deus N. 16 consilii: qui (+ sic G) incipiens ait add. MG. 17 incipiens: Iximidrus M. | dico M: om. BEGN. 18 coquentem: coaequantem M, regimine add. G. | [quae videntur] BGM: quidem videtur N. 20 pervenire BN: pervenitur EGM | notantur: vocantur MN. | vos: has N. 22 subsistentia EGMN: subeuntia.

sol combureret. Deus autem aëra separantem constituit, ne combureret quod in terra creavit. Nonne videtis, solem ascendentem in coelum aërem vincere suo calore, quo calefacto ad aëris supposita calor pervenit? Et si spiritibus, quibus creaturae generantur, tunc aër non inspiraret, omnia
5 subsistentia sol suo combureret calore [cui et aër continetur]. Et ideo aër superat ⟨solem et aquam⟩, quod eius calor suo calori, eiusque humiditas aquae iungitur humiditati. Nonne videtis, tenuem aquam in aërem ascendere calore solis eveniente, qui aquam contra se ipsum adiuvat? Et si tenui humore aqua aëra non nutriret, sol utique aëra superaret.
10 Ignis ergo ex aqua extrahit humorem, quo aër ipsum ignem superat. Ignis igitur et aqua sunt inimici, inter quos nulla est consanguinitas, eo quod ignis est calidus et siccus, aqua vero frigida et humida. Aër quoque, cum sit calidus et humidus, inter eos coniunxit concordiam suam, cum aqua humiditate et cum igne caliditate, et factus est aër inter eos con-
15 cordiam generans. Et omnes inspicite sapientes, quoniam spiritus ex tenui aëris vapore fuerit, eo quod calore humori iuncto tenue quid exire, quod spiritus fiet, necesse est. Solis enim calor ex aëre tenue quid extrahit, quod et spiritus et vita fit omnibus creaturis. Omne autem hoc a Dei est dispositione. Sic et coruscatio: calore solis nubi eveniente et nubem
20 constringente coruscatio apparet.

Ait Turba: Bene descripsisti ignem, prout scis [et sermoni fratris tui Herfilii credidisti].

[Sermo II.]

Ait Eximedrus: Magnifico aëra et honorifico, [ut Eximedri roborem sermonem] eo quod per ipsum opus emendatur, ⟨cum⟩ spis-
25 satur et rarescit et calefit et frigescit. Eius autem spissitudo fit, quando disiungitur propter solis elongationem; eius vero raritas fit, quando exaltato sole calescit aër et rarescit. Similiter [vero] fit in veris complexione, in temporis nec calidi nec frigidi distinctione. Nam secundum alterationem dispositionis constitutae ad distinctiones anni alterandas
30 hiems alteratur. Aër igitur spissatur, cum ab eo sol elongatur, et tunc hominibus frigus pervenit; aëre vero rarescente prope fit sol, quo propinquo et aëre rarescente calor pervenit hominibus.

1 aëra: om. G.   4 inspiraret EGMN: inspissaretur.  | 5 subsistentia EGMN: subeuntia.  | combureret: destrueret EMN, sol combureret et suo calore destrueret G.   7 tenuem aquam: tenue aquae N.   14 aqua: aquae GM. | igne: ignis GMN.   15 sapientes: om. M. | spiritus R: ventus Hss.   16 tenue quid... ex aëre: om. N.   22 Herfilii: om. M, h'folii G, hecleii, darüber herfidilii E, hethen N. 23 Eximedrus: Ysimidirus E, Eximidrius G, Exumdrus M, Ysidemeus N.  | Eximedri: Iximidri M.   24 cum R: et B, quod cum G.   25 calefit: concalescit M.  | quando: in coelo add. M.   27 veris: aëris EGN. | complexione BM: compilatione E, copulatione N.   30 elongatur EN: prolongatur BGM.   31 prope fit sol... rarescente: om. M.

Inquit Turba: Optime aëra descripsisti et, quod in eo scis esse, narrasti.

[Sermo III.]

Ait Anaxagoras: Dico, quod principium omnium, quae Deus creavit, est pietas et ratio, eo quod pietas regit omnia, et in ratione apparuit pietas [et spissum terrae]; pietas autem non videtur nisi in corpore. Et scitote, omnis Turba, quod spissitudo quatuor elementorum in terra quiescit, eo quod ignis spissum in || aëra cadit, aëris vero spissum et quod ex ignis spisso congregatur, in aquam incidit, aquae quoque spissum et quod ex ignis et aëris spisso coadunatur, in terra quiescit. Nonne videtis, quod istorum quatuor spissitudo in terra coniuncta est? Ipsa igitur est omnibus spissior.

Inquit Turba: Verum dixisti; terra certe ceteris est spissior. Quid igitur istorum quatuor est rarius, et quid dignius est haberi rarum ⟨istorum⟩ quatuor?

Ait: Ignis est rarior horum quatuor et ad eum pervenit rarum istorum quatuor. Aër vero est minus rarus igne, nam calidus est et humidus, ignis vero est calidus et siccus. Calidum namque et siccum rarius est calido et humido.

Dicunt ei: Quid est minoris raritatis aëre?

Ait: Aqua, eo quod in ea est frigiditas et humiditas, et omne frigidum et humidum est minoris raritatis calido et humido.

Inquiunt: Verum dixisti. Quid ergo minoris raritatis aqua?

Ait: Terra, eo quod est frigida et sicca, et frigidum et siccum est minoris raritatis frigido et humido. Et quemadmodum calidum et siccum est rarius calido et humido, ita frigidum et siccum est minoris raritatis frigido et humido.

Ait Pitagoras: Bene aptastis, o filii doctrinae, harum naturarum quatuor descriptionem, ex quibus Deus omnia creavit. Beatus ergo, qui intelligit sermonem vestrum.

Aiunt: Immo iube quemlibet nostrum sermonem continuare!

Inquit: Dic tu, Pandulfi!

[Sermo IV.]

Dixit: Significo posteris, quod aër est tenue aquae, et quod non separatur ab ea; quod si non esset terra sicca, super eam aqua humida non maneret.

---

13 haberi M: habere.   25 frigidum: calidum EGMN.   27 Ait Pitagoras: om. M. 29 intelligit: ea quae descripsistis, quoniam ex mundi capite maius (non: N) inveniet quam (quantum: N) ad suum propositum. perficiatis ergo add. Hss.   30 immo: magister add. M. | continuare R: continere Hss.   31 inquit: om. M. | Pandulfi: Pandophile E, Pandofile G, Pandolfe M, Pandosile N.   32 dixit: Pandolfus autem add. M. 33 ab ea EGM: ab eo. | super eam aqua humida: super aquam humidam EGM.

Aiunt: Bene dixisti; tuam igitur perfice orationem!

Dixit: [Quod] aër absconditus in aqua, quae sub terra est, est qui fert terram, ne mergatur in aquam, quae est sub terra, et prohibet, ne terram humectet aqua. Aër igitur factus est complectens et inter diversa separans, aquam sc. et terram, ac inter adversaria, aquam sc. et ignem, factus est igitur concordans et separans, ne se invicem destruant.

Inquit Turba: Si huic exemplum posuisses intelligibile, non intelligentibus esset lucidius.

Respondit: Libenter faciam. Exemplum eius est ovum, in quo quatuor coniuncta sunt. Eius cortex apparens est terra et albedo aqua; cortex vero tenuissima cortici iuncta est separans inter terram et aquam, sicut significavi vobis, quod aër est separans terram ab aqua. Rubeum quoque ovi est ignis; cortex, quae rubeum continet, est aër aquam separans ab igne, et utrumque unum et idem est. Aër tamen frigida separans, terram videlicet et aquam ab invicem, spissior est aëre altiore. Aër vero altior est rarior et subtilior; est namque igni propinquior aëre inferiore. In ovo igitur facta sunt quatuor: terra, aqua, aër et ignis; saliens autem punctus, his exceptis quatuor, in medio rubei [qui] est pullus. Ideoque omnes philosophi in hac excellentissima arte ovum descripserunt ipsumque exemplum suo operi posuerunt.

[Sermo V.]

Ait Arisleus: Scitote, quod terra est collis et non est plana, unde non ascendit sol super climata terrae una. Nam si plana esset, uno ascenderet momento super totam terram.

Inquit Parmenides: Breviter locutus es, Arislee!

Respondit: Numquid Magister dimisit nobis aliquid dicendum? Dico tamen, quod Deus unus est, nunquam genuit nec genitus est; et quod omnium caput post se est terra et ignis, eo quod ignis tenuis et levis regit omnia, terra autem cum sit ponderosa et spissa, fert omnia, quae regit ignis.

---

4 complectens: completus B im Text, al. complexus vel complectens am Rand; complexus EGN, complens M.    7 huic BG, huius M, hic N. | intelligibile: om. M.    10 albedo BM: album G, albumini für album ovi E, album albedo N. | 11 und 13 cortex: pellicula Cambr.    14 ab igne: et ignem ab aqua add. EN.    15 frigida M: frigidam BG, om. E.    16 igni M: ignis    18 saliens R: solis BEM, solus G, similiter ac N.    21 collis EMN: colles BG Oxf.    22 una: una hora EM, uno momento G, subito N.    23 momento: ictu N. | totam BEM: omnem G, universam N.    24 Parmenides: Permanides G, Pariaminides E, Per yonnides N.    25 nobis EM: vobis BG. | aliquid: aliud GM, quid EN.    26 nunquam genuit: in G nachträglich getilgt. | genitus est: secundum Sarracenos add. E.

[Sermo VI.]

Ait Lucas: Vos non nisi de his quatuor naturis loquimini, et unumquemque vestrum iam aliquid video dixisse. Ego autem vobis notifico, omnia, quae Deus creavit, ex his esse quatuor naturis, et quae ex his creata sunt, ad eas revertuntur; in quibus creaturae et generantur et moriuntur, et omnia prout Deus praedestinavit.

Inquit Democritos, qui Lucae est discipulus: Bene dixisti, || Magister, cum de quatuor naturis tractavisti!

Ait Arisleus: Quoniam, Democrites, a Luca scientiam habuisti, non deberes praesumere cum Magistri tui paribus loqui.

Respondit Lucas: Quamvis naturarum scientiam a me Democrites habuisset, habuit tamen ab Indorum philosophis et Babiloniensibus. Puto ceterum, contemporaneos suos hac ipsum scientia superare.

Respondit Turba: Perveniens hic ⟨in⟩ illam aetatem non parum placebit; nunc autem in iuvenili constitutus aetate fari non debet.

[Sermo VII.]

Ait Locustor: Omnes creaturae, quas Lucas descripsit, duae sunt tantum, quarum altera nec scitur nec describitur nisi pietate, non enim videtur nec sentitur.

Inquit Pictagoras: Rem coepisti, quam subtiliter descripsisti. Si perficias, notifica igitur, quid est, quod non sentitur nec videtur et scitur.

Respondit: Quod nescitur est coeli: quod ⟨vero⟩ sentitur et videtur est, quod sub coelo est usque in terram. Et nescitur quod in hoc mundo est ratione absque quinque suis clientibus, qui sunt visus, auditus, gustus odoratus et tactus. Nonne videtis, philosophorum Turba, quod non nisi visu albedinem a nigredine ratio potest discernere, et quod non nisi auditu verbum bonum a malo ratio potest discernere? Similiter bonum odorem a foetido non nisi odoratu, ac dulce ab amaro nisi gustu, et leve ab aspero nisi tactu ratio potest discernere.

Responderunt: Tractans bene dixisti; dimisisti tamen tractare de ipso, quod nescitur nec describitur nisi ratione et pietate.

Inquit: Festinatis? Scitote, quod creatura, quae nullo istorum quin-

---

2 aliquid: aliud M.   6 Democritos: Democrites E, Dimocrites G.   9 deberes: debes G.  |  tui: tuis G.  |  paribus: peritis M.   11 habuit: huiusmodi M. 12 ceterum: om. M.  |  hac ipsum: ac ipsos EGN, ac me ipsum Oxf.   13 in illam M: ad illam G, illam B, nullam N.   15 Locustor: Locutor E, Locuton N. 16 nec scitur N: nescitur BEGM.  |  pietate: et ratione add. N.   20 nescitur: nascitur G, est coeli... nescitur om. M.  |  vero G: non B, autem EN.   22 est EG: om. B.   22 quinque: om. M.  |  clientibus BGM: sensibus EN.   24 visu: visus om. ratio M.   25 auditu: auditus M.   27 leve M: lene BEGN.   28 responderunt G: respondet non B, respondit Turba EN.  |  tractans BGM: om. EN.   30 festinatis: festinasti N.  |  creatura: res EG.  |  quinque: om. EN, sensuum add. G.

que cognoscitur, est creatura sublimis, quae nec videtur nec sentitur, sed tantum ratione percipitur; qua ratione natura percipiens Deum esse fatetur.

Responderunt: Verum et optime dixisti.

Et ille: Adhuc magis vobis exponam. Sciatis, quod haec creatura, mundus scilicet, lucem habet, quae est sol, qui omnibus est subtilior creaturis; quem posuit ⟨Deus⟩ esse lucem, qua creaturae ad visum in hoc mundo perveniunt. Ablata autem hac subtili luce tenebrosae fiunt, nihil videntes nisi lunae luce vel stellarum vel ignis, quae omnia a solis lumine derivata sunt et creaturis lucem fecerunt. Huic igitur mundo Deus solem esse lumen constituit propter tenuem solis naturam. Et scitote, quod huius solis luce creatura sublimis non indiget, eo quod sol sub illa sit creatura, quae eo subtilior est et lucidior. Illam autem lucem, quae est solis luce subtilior, a Dei luce ceperunt, quae est eorum luce subtilior. Et scitote, quod creatura, mundus scilicet, ex duobus densis et duobus raris creata est, et nihil densorum sublimi inest creaturae. Ideoque et sole et omnibus inferioribus est rarior creaturis.

Respondit Turba: Optime descripsisti, quod narrasti. Et si quid bone Magister dicas, quo corda nostra, quae insipientia mortificavit, vivificas, magnum beneficium nobis largiris.

[Sermo VIII.]

Inquit Pitagoras: Dico, Deum ante omnia fuisse, cum quo nihil fuit, cum fuit. Et scitote, omnes philosophi, quod hoc ideo dico, ut opinionem vestram in his quatuor roborem elementis et arcanis et scientiis, quae ⟨in⟩sunt, ad quae nisi Deo annuente rationes pervenire non possunt. Et intelligite, quod Deus, cum solus fuisset, quatuor res creavit: ignem, aëra, aquam et terram. Ex quibus iam creatis omnia creavit tam sublimium quam inferiorum rerum, eo quod praedestinavit, quod oportet creaturas ex radice extrahi, a qua multiplicantur et augmentantur, ut ⟨in⟩habitent mundo et sua in eis iudicia perficerent. Ideo ante

---

2 natura M: nota BEN, nostra G. | percipiens: participans M. 3 fatetur: om. N. 5 magis EGMN: magister. 6 qui BG: quae EMN. 7 quem BEN: quam M. | posuit EGMN: ponunt. | Deus N: om. BEGM. | esse: om. M. | ad visum M: iunctum B, victum G, vitam E, ad vitam in mundum perveniunt N. | in hoc mundo: om. M. 8 fiunt EGN: fient B, fuerint M. 9 lunae luce: lucem M. 10 creaturis lucem EN: creaturas lucere BGM. | fecerunt: praestantes N. 11 lumen: lucem N. 12 huius: hac EN. 13 sit BM: fit G, est N. 14 a Dei: ab ea EGN. 15 creatura: creatus M. 17 et sole: sol M. 22 cum fuit: om. M, cum ipse fuit N. | ideo EGM: idem. 23 vestram MN: nostram BG. 24 insunt M: sunt. 28 oportet... extrahi BEGN: omnes...extractae M. | a qua E: ex qua G, aqua BM, aquae N. 29 inhabitent GM: habitent B, inhumectant E, hinnectent N. | mundo BGM, mundum EN.

omnia quatuor creavit elementa, ex quibus postea, quae voluit, creavit, diversas sc. creaturas, || quarum quasdam ex uno creavit.

Ait Turba: Quae sunt illae, Magister?

Et ille: Sunt angeli, quos ex igne creavit.

Et Turba: Ex duobus ergo quae creatae sunt?

Et ille: Creatae sunt ex duobus, sc. igne et aëre, sol et luna et stellae. Ideo sunt angeli lucidiores sole et luna et stellis, eo quod ex uno singulari, quod est ex quatuor rarius, creati sunt. Sol vero et stellae ex ignis et aëris compositione creati sunt.

Inquit Turba: Magister, et coeli creatio?

Et ille: Creavit Deus coelum ex aqua et aëre; itaque ⟨coelum quoque⟩ ex duobus compositum est, ex altero rarorum, sc. aëre, et altero densorum, sc. aqua.

Et illi: Magister, perage dicta tua in tribus, et nostra pectora laetifica tuis dictis, quae sunt vita mortuis!

Et ille: Notifico vobis, creaturas ex tribus Deum creasse elementis et etiam ex quatuor. Ex tribus enim creata sunt volatilia et bruta animalia ac vegetabilia [sc. ex aëre, aqua et terra, ex quibus quaedam creata sunt ex aëre, aqua et terra, quaedam vero ex igne, aëre et terra].

Turba autem ait: Discerne haec diversa ab invicem!

Et ille: Bruta animalia ex igne, aëre et terra, volatilia vero ex igne, aëre et aqua [eo quod volatilia et omnia spiritum habentia in vegetabilibus, ex aqua creata sunt, omnia vero bruta animalia ex terra, aëre et igne]; vegetabilibus autem nihil ignis inest, ex terra namque, aqua et aëre creata sunt.

Turba autem: Salva vestra reverentia diceremus, vegetabilibus ignem inesse.

Et ille: Verum dixistis, dico utique ⟨illis⟩ ignem inesse.

Et illi: Unde est ille ignis?

Et ille: Ex aëris calore in eo abscondito, quemadmodum significavi tenuem ignem inesse aëri; ignis autem, in quo dubitastis, non fit nisi in spiritum et animam habentibus. Ex quatuor autem elementis pater noster Adam et filii eius, ⟨scil.⟩ ex igne, aëre, aqua simul et terra creati sunt. Intelligite, omnes sapientes, quod omne, quod ex una creavit Deus essentia, non moritur usque in diem iudicii. Mortis enim definitio est compositi disiunctio; incompositi autem nulla est disiunctio, unum namque est.

3 ait ... creavit: om. N.    5 ex duobus etc.: ex quo ergo creata sunt duo; ex igne et aëre, et sunt, sol ... M.    8 sol vero ... sunt: om. EN.    10 et BM: et unde G.    11 itaque: om. M. | coelum quoque EGMN: om. B.    14 et illi M: et ille BEN. | pectora: corda G.    17 et etiam ex quatuor: om. N.    20 autem: ait add. EGM.    28 illis EG: om. BM.    29 et illi M: et ille.    31 in quo: de quo M.    33 simul: similiter EGM.    36 incompositi: in non compositis G, am Rand: alias incompositi.

Mors enim est animae a corpore separatio; ex duobus autem, tribus vel quatuor unumquodque compositum separari necesse est, quod est mors. Et scitote, quod nullum compositum igne carens comedit nec bibit nec dormit, eo quod in omnibus spiritum habentibus ignis est, qui
5 comedit.

Et Turba: Qualiter, Magister, cum angeli ex igne sint creati, cur non comedunt, eo quod asseris ignem ⟨esse⟩, qui comedit?

Et ille: Dubitastis, omnes opiniones habentes, et adversarii facti estis; et si elementa veraciter sciretis, haec non negaretis. Dico, omnes
10 opiniones habentes, quod ignis simplex non comedit, verum spissum ignis. Non ⟨igitur⟩ sunt angeli ex spisso ignis, verum ex tenuissimo tenuissimi ignis; ex simplici igitur et tenuissimo creati igne, non comedunt nec bibunt nec dormiunt.

Et Turba: Numquid, Magister, rationes nostrae possunt tanta per-
15 cipere? Dei enim adiutorio dicta tua exhausimus; rationes autem, auditus et visus nostri tanta ferre nequeunt. Remuneret tibi Deus pro discipulis tuis, quoniam futurorum docendorum causa a regionibus nostris nos congregasti, cuius praemium apud futurum iudicem non perdes.

Inquit Arisleus: Quoniam ad futurorum utilitatem nos coadunasti,
4r Magister, nihil futuris utilius definitionibus elementorum, quas ǁ nos docuisti, ad nos potest pervenire.

Et ille: Neminem vestrum equidem, omnes sapientes, video definitiones narrasse.

Et Turba: Si quid discipuli tui praetermiserunt, non oportet te,
25 Magister, venturis ignotum praetermittere.

Et ille: Si vultis, hinc incipiam, quoniam invidi per libros suos disgregaverunt ipsum; sin autem, ad hunc librum finiendum disponam.

Et Turba: Ubi tibi principium videtur posteris esse lucidius, ibi dispone!

30 Et ille: Ubi nec ab insipientibus agnoscatur, nec a doctrinae filiis ignoretur, ibi ⟨dis⟩ponam, eo quod est clavis, perfectio et finis.

[Sermo IX.]

Ait Eximenus: [Quod] Deus suo verbo omnia creavit, qui dixit: ʻestoteʼ; et facta sunt cum aliis quatuor elementa, terra, aqua, aër et ignis,

---

- 7 esse M: om BEG.   10 spissum: spissus G.   11 igitur GMN: om B, ergo E. | ex spisso ignis: igni GM. | ex GM: et.   14 tanta BG: autem M, non E. 15 tua: sua M.   17 docendorum: dicendorum N.   20 futuris: futurum M. | utilius: explicari posse existimo add. M.   22 equidem: ignorare puto add. M. | video: in Deo M.   24 tui N: vestri BGM.   28 principium: om. EGMN. 30 ubi: ut G.   31 disponam R: ponam Hss.   32 Eximenus BM: Eximeus G, Exymidrius EN, Eximenus corr. E. | quod: om. M. | qui: quibus EGMN. 33 elementa R: elementis BEGM. | aër et ignis: aëre et igne M.

quae invicem copulavit, et commixta sunt inimica. Videmus enim ignem aquae inimicum esse et e contrario, et utrumque terrae et aëri. Deus tamen ea pace copulavit, quousque ad invicem dilecta sunt. Ex his igitur quatuor elementis omnia creata sunt, coelum, thronus, angeli, sol, luna, stellae, terra et mare ac omnia, quae in mari sunt, quae varia sunt et non similia, quorum naturas Deus diversas fecit, sicut et creationes ⟨in terra⟩. Et non est diversitas haec in eo tantum, quod vobis significavi, verum quaelibet illarum creaturarum est diversae naturae, eiusque natura diversis tantum regionibus est diversa. Diversitas autem haec in omnibus est creaturis, eo quod ex diversis creatae sunt elementis. Nam si ex uno creatae essent elemento, convenientes haberent naturas. Sed haec diversa elementa cum commiscentur, suas amittunt naturas, eo quod [siccum humido miscetur et] calidum frigido mixtum nec calidum fit nec frigidum, humidum vero sicco mixtum nec humidum fit nec siccum. Cum autem quatuor elementa commiscentur, conveniunt et creaturae inde exeunt (quae nunquam perficiuntur nisi per noctem dimittantur et putrefiant et corrumpantur apud visum). Deinde peragit Deus suam creationem per incrementum, cibum, vitam et gubernationem.

Filii doctrinae, non frustra vobis horum quatuor dispositionem narravi elementorum. In his namque est arcanum absconditum, quorum duo tactum habent ⟨et⟩ aspectum apud visum largiuntur, quorum opus et vi[rtu]s sciuntur, quae sunt terra et aqua, alia autem duo elementa nec videntur nec tanguntur, nec quicquam largiuntur, nec locus eorum videtur nec opus nec vis, nisi in prioribus elementis, sc. terra et aqua. Cum autem quatuor elementa non coniunguntur, nihil hominibus artificii, quod cupiunt, perficitur. Mixta autem et a suis naturis exeuntia aliud fiunt. Super his igitur optime meditamini!

Et Turba: Magister, si diceres, tua verba sequeremur.

Et ille: Iam dixi et bene utique; consummantia tamen verba dicam, quae dicendo sequimini. Scitote, omnes permanentes, quod nulla tinctura fit verax nisi ex nostro aere. Nolite ergo et animas et pecunias vestras destruere, nec tristitiam [in] cordibus vestris inferatis. Adiciam

---

1 copulavit R: coagulavit Hss. | commixta: commixto M.    2 et e contrario: et aquam igni EN, aquam vero igni inimicam esse GM.    3 dilecta BM: delecta E, muta(ta) N.    6 in terra R: et terra EN, om. BM.    8 verum: om. M. | creaturarum R: naturarum BEGM, animarum N.    9 diversis tantum regionibus: diversitatum legionibus EG, div. legionis M, diversificata leg. N.    10 creatae EGM: creaturae.    16 ( ) von G getilgt mit der Bemerkung: 'sic dicit Morienus'. 18 vitam: victum N.    21 tactum G: tm̄ B, tantum EM, tamen N. | habent: om. M. | et G: Rasur B. | largiuntur R: largientia B, largientie EN, largientes G. 25 hominibus: omnis E, omnibus N.    29 dixi M: dixistis BGEN. | consummantia R: consumentia B, bene consumancia G, conservantia M, consummatur E, consumatur N. | tamen: tantum M.    31 fit: sit M.    32 nec: ne M.

et firmationem vobis, quod nisi praedictum aes in album vertatis ac nummos apud visum faciatis, deinde rubeum faciatis, donec tinctura fiat, nihil agitis. Illud igitur aes comburite, confringite ac nigredine private coquendo, imbuendo et abluendo, quousque album fiat, demum dirigite ipsum.

[Sermo X.]

Ait Arisleus: [Quod] huius operis clavis est nummorum ars. Accipite igitur corpus, quod vobis demonstravi, ac in tabulas tenues coaptate, deinde maris nostri aquae imponite, quae est aqua permanens, postquam regitur. Deinde leni imponite igni, donec tabulae confringantur et fiant aqua vel *ethelie*. Miscete et coquite ac simulate in leni igne, donec brodium fiat saginato simile || ac in sua *ethelie* vertite, quousque coaguletur et nummi fiant variati, quod salis florem nuncupamus. Coquite igitur, quousque nigredine privetur ac albedo appareat. Regite igitur ipsum et auri collae commiscete et coquite, donec fiat *ethelia* rubea; ac terite cum patientia, ne vos taedeat, ac *ethelie* vel aqua sua imbuite quae ex eo exivit, quae est aqua permanens, donec rubeum fiat. Hoc igitur est aes combustum, quod est auri fermentum ⟨et⟩ auri flos, quod aqua dirigite permanente, deinde dirigite, donec desiccetur. Hoc igitur continue faciatis, donec tota aqua privetur et pulvis fiat.

[Sermo XI.]

Inquit Permanides: Sciatis, quod invidi multipliciter de pluribus aquis tractaverunt et de brodiis, corporibus, lapidibus et metallis, ut vos decipiant, omnes scientiam inquirentes. Dimittite igitur haec et aurum nummos nummosque aurum fieri facite pro hoc nostro aere et aes pro nigredine, ac plumbum stannumque pro liquefaciendo. Et scitote, quod nisi veritatis naturas [et] dirigatis eiusque complexiones et com-

---

1 praedictum aes: '*verbum compositum est; et dicit hoc de toto composito, quod debet dealbari, deinde rubeum fieri*'. Glosse G. | ac: ac inde E, ac in N. 2 tinctura: tincturis add. E, de tinct. N. 3 agitis: faciatis M, aliter nihil egistis N. | ac ... dirigite: om. N. 5 ipsum: arti add. N. 6 Arisleus: Harisleus E. | quod: scitote quod M. 7 in: inde M. | tabulas EGMN: tabellas. | coaptate EGM: coquite. 8 postquam regitur: om. E. 9 confringantur: '*ergo ignis erat ibi cum eis*' Glosse G. | et fiant aqua: '*sc. nigredo apparens in dicta terra, quae ei inest propter ignem ei mixtum*', Glosse G. 10 ethelie: h'elye N; '*quod idem est*' Glosse M. | simulate: similate M. | brodium: brodio E. 11 sua: aqua M. 12 salis M: solis B, philosophi et nos salis G. 14 ethelie: ethelee E, ectelie G, hoc elie N. 17 dirigite: digerite EG, om. M. 18 desiccetur: aqua descendat M. 20 Permanides EG: Permaides B, Permenides N, Parmenides M. 22 dimittite M: dimitte. 24 stannumque M: stangnumque. | pro liquefaciendo: plerique faciendo, nigredinem vocant M. 25 veritatis GM: vertatis BE. | naturas: naturam GM. | compositiones: componentes G, operationes N.

positiones bene coaptetis, consanguinea consanguineis et primum primo, inconvenienter facitis, nec quicquam operamini; eo quod naturae, cum suis obviabunt naturis, consequentur eas et laetabuntur. In eis namque putrescunt et gignuntur, eo quod natura natura regitur, quae ipsam diruit ac in pulverem vertit et in nihilum reducit, deinde ipsam eam 5 renovat, reiterat et gignit. Frequenter ergo in libris investigate, ut veritatis naturas sciatis et quod eas putrefacit quodque renovat, et cuius sint saporis, et quae naturaliter habeant propinqua, et qualiter ⟨se ad⟩ invicem diligant, et qualiter post amorem inimicitia ac corruptio eis accidit, et qualiter complexantur se ad invicem illae naturae et concordes 10 fiunt, donec in igne lenes fiant simul.

His igitur notis in hac arte manus vestras imponite. Si vero veritatis naturas ignoratis, nolite huic operi appropinquari, quoniam totum est noxium, infortunium et tristitia. Sapientum igitur verba inspicite, qualiter his totum opus verbis peregerunt, cum dixerunt, quod 'natura natura 15 laetatur, et natura naturam continet'. In his igitur verbis vobis peractum est opus. Ideo [per] multiplex superfluum dimittite et argentum vivum accipite et in *magnesie* corpore coagulate, vel in *kuhul*, vel in sulfure, quod non comburitur; et facite ipsum naturam albam, ac aeri nostro imponite, et album fit, et si rubeum facitis, rubeum fit, et si dein- 20 ceps coquitis, aurum fit. Dico, quoniam ipsum mare in rubeum vertit et auri collam. Et scitote, quod non vertitur aurum in rubedinem nisi per aquam permanentem, eo quod natura natura laetatur. Regite igitur ipsum coquendo humore, donec natura abscondita appareat. Ea igitur exterius apparente septies ipsum || aqua imbuite coquendo, imbuendo, 5ʳ assando, donec rubeum fiat.

O illae naturae coelestes, veritatis naturas nutu Dei multiplicantes! O natura illa fortis, quae naturas vincit suasque gaudere et laetari facit naturas! Haec igitur est specialiter, cui Deus [eius] posse tribuit, quod ignis non potest. Ideoque magnificavimus et honoravimus eam, qua nihil 30 est pretiosius in vera tinctura, cui simile vel par minime invenitur. Ipsa est veritas, omnes sapientiam investigantes, liquefacta enim cum suis

---

2 facitis: facietis G.   3 obviabunt: obviant G.   4 gignuntur: iunguntur G. 5 in nihilum reducit: in intheliam deduxit N.   7 naturas R: naturam Hss. | eas R: eam BG. | et cuius sint R: ac cuius sit B.   8 habeant EN: habeat. | se ad EM: om. B.   9 se diligant MN: diliguntur B.   10 et concordes fiunt: ut cordes fiant N.   15 natura laetatur G: naturam BEM.   16 continet: et natura naturam superat add. G. | verbis: om. N. | vobis: om. E.   18 kuhul: cuul G.   19 naturam albam: natura album G.   22 collam: cola B, colorem EN.   24 humore: in humorem M. | natura G: naturam BEM. | ea: sic M.   28 vincit: vicit et superavit EMN. | laetari EGMN: laetificare.   29 specialiter M: spl'ar B, specialis E, res spiritualis N.   32 omnes: apud omnes EGN, quam sap. inv. amant M.

corporibus altissimum operum operatur. Numquid si veritatem sciretis, non mihi multipliciter gratias ageretis? Scito⟨te⟩ ergo ⟨quod⟩ tingen-⟨te⟩s corpora, [cui ea] quae mixta sunt vos oportet diruere. Ipsum namque ea, quae ei immiscentur, superat et in suum vertit colorem, et quemadmodum ad visum superficiem vincit, sic intima superat. Et si unum sit fugiens, alterum vero ignem patiens, utrumque utrique iunctum ignem patitur. Et scitote, quod si superficies dealbetur, intima eius dealbabuntur. Et si ⟨aeris⟩ superficiem nubes dealbaverunt, procul dubio intima dealbabuntur. Et scitote, omnes philosophiae investigatores, quod res una superat decem, et quod sulfur nostrum omnia comburit corpora.

Respondit Turba: Optime dixisti, Permenides; non tamen fumi dispositionem posteris demonstrasti, nec qualiter ipso dealbatur.

[Sermo XII.]

Inquit Lucas: Ego dicam, in eo vestigia sequens priorum. Et scitote, omnes sapientiae investigatores, quod tractatus hic non est ab initio regendi. Accipite[a] argentum vivum, quod est ex masculo, et secundum consuetudinem coagulate[b]. Nonne videtis, me vobis dicere 'secundum consuetudinem', eo quod iam prius coagulatum est? Non est igitur hoc regendi initium. Hoc tamen iubeo, ut argentum vivum quod est ex masculo[c] capiatis et super aes[d] vel ferrum gubernatum ponatis, et dealbabitur. Similiter fit alba *magnesia*[e] et masculus convertitur; quoniam magnetis est ⟨cum ferro⟩ propinquitas quaedam, ideo natura gaudet natura. Accipite ergo nubem, quam priores[f] vos capere iusserunt, et cum suo coquite corpore, donec stannum fiat, et secundum consuetudinem a sua mundate nigredine. Abluite ac aequo assate igne, donec dealbetur; argento[g] vivo gubernato omne corpus dealbatur, natura namque naturam convertit. *Magnesie* igitur accipite et aquae aluminis et aquae nitri et aquae maris et aquae ferri fumo dealbate, eo quod fumus[h]

---

1 numquid BGN: nonne EM.   2 non: om. EM.   3 corpora R: cinerem M, cui ea B. vos EGMN: nos.   4 superat: separat E.   5 superat R: superavit BGM, et vicit add. N.   10 decem BEN: quatuor M. | nostrum: solum add. EM.   12 fumi BGM: tuam E, suam N. | demonstrasti EGM: demonstrastis BN. | ipso BM: ipsum EN, ipsa dealbantur G.   15 secundum ... dicere: om. EM.   18 igitur hoc: hic EGN. | iubeo EGMN: video.   19 aes vel ferrum gub.: vel ferrum om. E, Zusätze am Rand; ferrum vel stannum vel aes gub. M.   20 masculus: cum ea add. M.   23 cum ferro R: ferro EGM, om. B.   25 vivo: autem vivo GM. 26 magnesie: magnesiae M, magnesiam E, manesiam N   27 aquae R: aqua BEN, aquam GM. | nitri: vitae GN. | ferri: martis E, aquam fumo ferri G, aqua martis et fumo N.

Randglossen G: a lac virginis.   b in corpore magnesie sc. terrae.   c ex aere. d ignem.   e terra.   f aquam permanentem.   g lacte virginis preparato.   h lac virginis.

ille albus est et omnia dealbat; quo fumo quicquid praecipitis dealbari, dealbatur. Illum igitur fumum suae faeci[i] misce⟨te⟩, donec coaguletur, et nummus albus fiat. Hoc autem aes[k] assate, donec se ipsum germinare faciat, quoniam *magnesie* cum dealbetur, spiritus fugere non dimittit nec aeris umbram apparere, eo quod natura naturam continet. Accipite ergo, omnes doctrinae filii, album sulfureum[l] et sole[m] et rore[n] dealbate vel albi salis flore, donec nummus albus fiat. Et scitote, quod salis flos albi est *ethel* de *ethel*. Assate || ergo ipsum per dies septem, donec fiat ut marmor coruscans, eo quod, cum ita fit, maximum est arcanum, quoniam sulfur sulfuri mixtum est et factum est inde opus maximum propter propinquitatem inter se, eo quod naturae suae obviantes naturae laetantur. Accipite ergo *marec* et dealbate ipsum per *gadêbe* et acetum et aquam permanentem et assate et coagulate, donec non liquefiat igne fortiore suo igne priore et vasis os fortiter cooperite, ne flos fugiat et suum propinquum se⟨cum⟩ contineat et eius albedinem intendi faciat. Et cavete ignis intensionem, quoniam si intendatis[o] ignem, ante terminum rubeum fit, quod nihil vobis prodest, eo quod in initio regendi vultis albedinem. Deinde coaguletis[p] ipsum, deinde rubeum[q] faciatis[r], et sit ignis lenis ut in dealbando, donec coaguletur. Et scitote, quod cum coagulatur, nos vocamus ipsum animam, et quod tunc citius a natura in naturam convertitur. — Hoc igitur de nummorum arte est sufficiens rationem habentibus, eo quod una res facit, quod et plures operantur; pluribus autem rebus non indigetis, nisi una re, et illa una res in unoquoque gradu operum nostrorum in aliam vertitur naturam.

Inquit Turba: Magister, si prout sapientes dixerunt diceres, et breviter, ipsi, quos nolle videmus a ditione tenebrarum separari, nos sequerentur.

1 praecipitis GN: percipitis B, cupitis EM.   2 miscete GM: admiscete EN, misce B.   3 nummus albus R: nimium album BM, nummum album G, nimis dealbetur EN. | autem aes BN: albo aes G, aes album EM. | germinare: terminare G.   4 dimittit: permittit GN.   6 sulfureum BM: sulfurem E, sulphur GN. | sole: sale M, solem rore N.   7 salis: soli G.   8 ethel: echel (om. de echel) G. | septem: octo EN.   9 marmor: add. lucidissimus G.   12 marec: marcer G, mardeck M, martem EN. | gadêbe: om. EN, gadenbe GM; 'id est urinam' add. M.   15 secum contineat EN: se contineat B, secum teneat M. | intendi: incendi EGMN.   16 intensionem BEN: incensionem GM. | intendatis: incendatis GMN.   18 albedinem: album M.   19 ignis: vester add. EMN.   21 sufficiens: convictio add. E, cognitio add. N.   26 videmus R: video BM. | a ditione tenebrarum R: additionem tenebras B, ad conditionum t. E; adicionum tenebris G, ad totum t. M, actitioni t. N. | nos: vos EGM.

i terrae.   k ignem.   l terra.   m fimo.   n lacte virginis.   o Idem dicit hermes in artificio furni demum in fine.   p visa albedine.   q loquitur hic philosophus qualiter compositum candidetur demum rubeum fiat in quo composito est ignis.   r inbibendo cum alia parte lactis et humando.

[Sermo XIII.]

Ait Pitagoras: Aliam gubernationem ponamus, quae non est alia radice, verum nomine. Et scitote, omnes investigatores huius scientiae et sapientiae, quod quicquid invidi iusserunt in libris suis de elementorum ⟨et⟩ naturarum compositione sibi invicem convenientium, in sapore unum tantum est, in oculorum autem visu quam diversa sunt! Scitote, quod res, quam multipliciter narraverunt, suum absque igne socium consequitur, prout lapis magnetis consequitur ferrum; quibus illa ⟨res⟩ non frustra refertur, vel spermati, vel vulvae, quibus similis est illa res; et quod illa res, quae suum absque igne sequitur socium, in illa compositione passim apparere colores facit, eo quod una illa res in unoquoque intrat regimine; quae ubique invenitur, quae lapis est et non lapis, vilis et pretiosa, obscura celata et a quolibet nota, unius nominis et multorum nominum: quae est sputum lunae. Hic igitur lapis non est lapis, et quamquam pretiosus est, ⟨nihilo venditur⟩; sine quo natura nihil unquam operatur, cuius nomen est unum, multis tamen nuncupavimus ipsum nominibus propter suae excellentiam naturae.

Respondit Turba: Si quibusdam, Magister, suis nuncupares nominibus, ipsum investigantibus declarares.

Et ille: *Ethelie* dicitur alba$^s$ et aes$^t$ album, et ab igne fugiens, qui solus$^u$ aes dealbat. Lapidem igitur album confringite, postquam cum lacte$^v$ coagulatis. Deinde calcem$^x$ et marmor confringite ac cavete, ne a vase exeat humiditas$^y$, verum ipsam$^z$ in vase coagulate$^a$, quousque cinis fiat, et lunae sputo$^b$ coquite ac dirigite; invenietis enim lapidem fractum$^c$ et a sua aqua iam imbutum. Hic est igitur lapis, quem omnibus nuncupavimus nominibus, qui opus recipit et bibit, et ex quo omnis color apparet. Accipite igitur gummam, quae ab *ascocie* est, et cum || calcis$^d$ cinere, quem rexistis, et faece, quam scitis, ac aqua [humectante] per-

---

1 ponamus: ponimus M.    2 verum: nec G. | scientiae et sapientiae BM: sapientiae G, artis EN.    3 quicquid M: qn̄ B, quod EN.    4 et N: om. BEGM. 5 unum BG: om. EMN. | tantum BM: tamen E, om. GN.    8 illa res EGMN: illa. | spermati EGMN: separatim B.    9 in illa EGN: nulla M, in alia B.    10 compositione passim M: complexione partim. | colores: multos add. EM.    11 intrat: introit EGM.    12 obscura celata: obscurata et M, et scelata G, vilis obscura, clara et pretiosa EN.    14 et quamquam R: eo quod Hss. | nihilo venditur R: om. Hss.    15 nuncupares: nuncuparis M.    16 ipsum declarares: om. M.    21 coagulatis: coaguletis M, coagulastis GN. | et marmor: ad m. M, in m. G.    22 a vase: eris add. E, eius N.    26 ascocie: excoice E, excoria M, escorie N, squocie G. | calcis EGMN: calido.    27 humectante: humectate (om. miscete) M, humiditate G.

    s terra mixta lacti.    t lac.    u lac.    v virginis.    x terrae.    y lactis mixti terrae.    z humiditate.    a in corpore magnesie sc. terrae.    b lacte virginis sc. in fimo.    c terram mixtam lacti et in lapidem conversam.    d terra totaliter dealbata cum lacte.

manente^e miscete. Deinde inspicite, utrum pulvis facta^f sint; sin autem, in igne suo fortiore priore assate, donec confringantur, deinde aqua permanente^g imbuite, et quanto magis colores variantur, tanto ipsam calefieri dimittite. Et scitote, quod si argentum vivum album capiatis vel sputum lunae, et prout iussi faciatis ac leni igne confringatis, coagulatur et fit lapis. Ex hoc igitur lapide, cum confringitur, varii vobis colores apparebunt. Hoc autem in sermone si quid ambiguitatis vobis eveniat, prout iussi vobis facite, donec albus lapis fiat atque coruscans, et propositum vestrum invenietis.

[Sermo XIV.]

Ait Arsuberes: Magister, iam dixisti non invidens, quod te decet; remuneret tibi Deus.

Ait Pitagoras. Et te, Arsuberem, liberet Deus ab invidia.

Et ille: Sciatis, sapientum Turba, quod sulfura sulfuribus continentur et humiditas simili humiditate.

Respondit Turba: Arsuberes, iam invidi simile quid dixerunt. Significa igitur, quid haec humiditas sit.

Et ille: Cum venenum corpus penetrat, invariabili ipsum colore colorat et nunquam dimittit corpus animam, quae compar sibi est, a se separari. De quo invidi dixerunt: 'persequente fugienti obviante ab eis fuga aufertur et veritas sequitur'. Et quod natura suum cepit comparem, non inimicum, [et] se invicem continuerunt, eo quod ex sulfure sulfuri mixto pretiosissimus fit color, qui non variatur nec ab igne fugit, quando anima in corporis intima infertur ac corpus continet et colorat.

Dicta autem mea reiterabo in tyria coloratione. Accipite animal, quod dicitur *kenkel*, quoniam tota eius aqua tyrius color est, et regite ipsum leni igne, ut consuetum est, donec terra fiat, in qua parum erit coloris. Volentes autem ad tyriam pervenire tincturam, accipite humiditatem, quam eiecit illud, et cum eo paulatim imponite in vase, et in eo ponite illam tincturam, cuius color non vobis placuit. Deinde aqua coquite ipsum marina, donec arescat, deinde illa humore imbuite et paulatim

---

1 sint R: sit BG, factus est M.   3 ipsam: ipsa M.   10 Arsuberes: Acsubefes E, Abfubufes G, Acsubofen M, Acsubesces N.  |  iam: om. M.  |  decet GM: docet. 12 Arsuberem: Acsubesen N, sonst wie 10.   13 Turba M: turbae BE, sapientes turbae G.   14 simili BEGN: om. M.   15 Arsuberes: ac subeste N.   19 fugienti EGMN: fugiente.   20 et veritas M: et reveritas.  |  et quod: eo quod E.   21 non: ut EGM.   24 tyria GM: tiria B, tirea E.  |  accipite: accipe GM.   25 kenkel: kenckel M, remnel G, bcem bcel (für kemkel) E, daraus beel N.   26 terra: altera G.   27 tyriam R: unam B, tiream E, veram GN.

---

e que per destillationem exeunt a terra et a lacte.   f illa gumma totaliter.   g lacte virginis et terra simul mixta et dissolutis in fimo.

desiccate; et non desistatis imbuere ipsum, coquere et desiccare, donec toto suo humore imbuatur. Deinde per dies quosdam in suo vase dimittite, quousque pretiosissimus tyrius color ei desuper exeat. Inspicite, qualiter vobis describam regimen. Conficite ipsum urina puerorum et aqua maris ac aqua munda permanente, antequam tingatur, et leni decoquite igne, donec nigredo pereat et quiescat, et istud de facili confringatur. Decoquite ergo ipsum suo humore, donec vestiat ipsum rubeum colorem. Volentes autem in tyrium colorem ipsum ducere, imbuite ipsum aqua continue et miscete prout scitis ei sufficere apud visum. Miscete etiam ipsum aqua permanente, et ita quod sufficiat, et decoquite, donec rubigo aquam bibat. Deinde aqua maris, quam praeparastis, abluite, quae est aqua calcis desiccatae, et coquite, donec suum bibat humorem, et facite hoc per dies post dies. Dico, quod color inde vobis apparebit, cui nunquam similem Tyri fecerunt. Et si vultis, ut sit altior quam fuerat || et audacior, ponite gummam in aquam permanentem, qua per vices ipsum tingite, deinde in sole desiccate, demum praedictae reddite aquae, et magis tyrius color intenditur. Et scitote, quod vos non tingitis purpureum colorem nisi frigido. Accipite ergo aquam, quae est de frigoris natura, et in ea lunam decoquite, donec tincturae vim capiat ab aqua. Et scitote, quod illam vim, quae ab illa exit aqua, florem philosophi nuncupaverunt. Propositum ergo vestrum fit illa aqua; in ea ponite, quod in vase est, per dies et noctes, donec pretiosissimum tyrium vestiat colorem.

[Sermo XV.]

Inquit Flritis: Scitote, omnes sapientiae investigatores, quod huius artis fundamentum, propter quam multi perierunt, unum quid est, quod est ⟨omnibus⟩ naturis fortius et sublimius apud philosophos, apud insipientes ⟨vero⟩ est omnium rerum vilius, quod nos veneramus. Heu vobis omnibus insipientibus, quam ignari estis huius artis, pro qua moreremini, si scietis! Et iuro vobis, quod si reges eam scirent, nemo vestrum unquam ad eam perveniret. O natura haec, qualiter corpus vertit in spiritum! O quam admirabilis natura, qualiter omnibus imminet ac omnia superat!

Ait Pitagoras: Flritis, nomina eam!

2 humore: proprio add. E.   5 munda: om. GN.   7 rubeum colorem: rubeo colore M, rubeum colore N.   9 continue EGN: continua M, cum nive B.   11 praeparastis: parasti M.   14 Tyri om. G. | ut sit: altis M. | altior M: altius BEG, alterius quod N.   15 audacior M: audacius BEG, habundantius N.   16 et magis: et niger M.   19 lunam: lanam M.   20 quae... exit BM: quam... extrahit E. | florem: aquae florem N.   21 ponite: ponere G.   23 Flritis: Frictes M, Fricis EN, Phitris G.   24 propter quam EM: quod BG.   25 omnibus M: om. BGN.   26 vero EGMN: om. B.   32 Flritis: Frictes M, Phitris G; Scicis, am Rand 'alias Yebus' E, Ieber N.

Et ille: Acetum est acerrimum, quod facit aurum esse merum spiritum, sine quo aceto nec albedo nec nigredo nec rubedo fieri potest. Et scitote, quod cum corpus miscetur et continetur et unum fit cum eo, vertit ipsum in spiritum et spirituali tingit tinctura invariabili, quae deleri non potest. Et scitote, quod si ponatis corpus super ignem absque aceto, comburitur et corrumpitur. Et scitote, quod humor primus est frigidus; cavete igitur ignem, qui inimicus est frigori. Ideo dixerunt sapientes vos suaviter regere, donec sulfur fiat incremabile. Huius autem artis dispositionem rationem habentibus iam sapiens demonstravit, eorum autem, quae dixit, optimum est, quod parva vis huius sulfuris forte corpus comburit. Ideoque ipsum venerantur et describunt in initio pbri eorum, quod filius Adae sic descripsit: quoniam hoc acetum ⟨corfius⟩ comburit et in cinerem vertit, quod et corpus dealbat. Quod si bene coquatis et nigredine privetis, in lapidem vertitur et fiet nummus intensissimae albedinis. Coquite ergo lapidem donec diruatur, demum dissolvite ac maris aqua temperate. Et scitote, quod totius operis initium est dealbatio, cui rubor succedit, demum operis perfectio; post hoc autem nutu Dei per acetum tota fit perfectio. Iam vobis, discipulorum Turbae, huius rei unius dispositionem demonstravi, quae naturis est perfectior, pretiosior et honorabilior. Et iuro vobis per Deum, quod multo tempore in libris investigavi, ut ad unius huius ⟨rei⟩ scientiam pervenirem, ac Deum oravi, ut quid est, me doceret. Exaudita autem oratione mundam aquam mihi demonstravit, quam novi merum esse acetum, et quanto magis libros legebam, tanto magis mihi illuminabatur.

⟨Ait Turba: Bene dixisti, perage sermonem tuum.⟩

[Sermo XVI.]

Inquit Socrates: Scitote manentium Turba, filii doctrinae, quod absque plumbo nulla fit tinctura, eo quod vim habeat. Nonne videtis, qualiter ait Hermes gratia triplex, quod 'cum plumbum [est] in corpore submergitur, in colorem vertitur invariabilem'? Et scitote, quod prima vis est acetum, secunda vero plumbum, de quo sapientes dixerunt, quod

---

1 quod facit M: qua fecit B.   2 nec albedo: om. G. | rubedo E: rubeum B, rubor GM, nec rubigo add. M.   3 corpus: corpori M. | unum M: tutum BE, totum GN.   4 invariabili: mirabili G.   8 vos: om. M. | regere: regite EN. 10 dixit: dixerunt GN. | parva vis: parum vis GN, parvum E, parum M. | sulfuris: vivi add. E.   11 ideoque ... comburit: om. G.   12 descripsit M: scripsit B, filii Adae descripserunt EN. | corpus M: om. BN.   17 post ... perfectio: om. G. 18 discipulorum: discipulis N.   21 rei N: om. BM.   23 quam: qua M. | esse: om. M.   25 Zusatz R.   26 Socrates: Soc'tes G.   27 fit: fit vera G.   28 ait: om. M. | plumbum R: punicum B, primum cum eum G, qui plumbum quod EN. | in corpore: in corde N.   29 submergitur BG: subiungitur M, subiungit N.

7ʳ 'cum plumbum ⟨in⟩ corpore submergitur, fit ex eo || col orinvariabilis'. Accipite ⟨ergo⟩ plumbum, quod fit ex lapide, qui dicitur *kuhul*, et sit optimus, et coquite ipsum, donec niger fiat; demum nitri aqua ipsum terite, donec spissus fiat ut pinguedo. Deinde coquite, donec lapis fiat,
5 intensissimo igne, donec spissitudo corporis diruatur aqua contenta. Accendite ergo super ipsum, donec fiat lapis mundus, nummosus et albus. Terite igitur ipsum rore et sole aqua maris et pluviae viginti diebus, decem diebus salsa, decem vero dulci aqua; et invenietis ipsum nummoso lapidi similem. Coquite igitur ipsum aqua nitri, donec stannum
10 fiat. Coquite etiam, donec humore privetur et siccus fiat. Et scitote, quod cum siccus fit, sui residuum humoris velociter bibit, eo quod est plumbum combustum. Agite igitur ipsum, ne comburatur. Hoc autem 'sulfur quod non comburitur' nuncupamus. Terite igitur ipsum acerrimo aceto et coquite, donec spissetur, et cavete, ne acetum in fumum vertatur
15 et pereat; coquite ipsum centum quinquaginta diebus. Iam igitur albi plumbi dispositionem monstravi; eo autem noto nihil aliud est quam mulierum opus et ludus puerorum.

Et scitote, quod arcanum operis auri fit ex masculo et femina. Masculum autem iam in plumbo vobis ostendi, feminam vero in auripigmento
20 vobis nuncupavi. Auripigmentum igitur plumbo miscete, vi enim masculi recepta gaudet femina, eo quod masculo adiuvatur, masculus vero a femina tingentem accipit spiritum. Ipsos igitur mixtos vitreo imponite vasi, et *ethelie* et aceto terite acerrimo, ac septem coquite diebus; et cavete, ne arcanum fumiget, et per noctes dimittite. Et si vultis ipsum
25 lut⟨e⟩um induere, videntes ipsum iam siccum, aceto imbuite. Iam igitur vobis auripigmenti vim notificavi, quod est femina, qua maximum perficitur arcanum. Nolite ergo ipsam malis ostendere. *Randerit* autem est *ethelie* aceti, quod in confectione imponitur, quo Deus perficit opus, quo et corpora spiritus capiunt et spiritualia fiunt.

[Sermo XVII.]

30 Inquit Cinon: Iam dixistis, philosophorum et discipulorum Turba, in album faciendo; dicendum est igitur in rubeum faciendo. Scitote,

---

1 plumbum EN: punicum B, ponitur et G. | fit: sit G.  2 ergo M: om. BEGN. | kuhul: kuhl G, beebeel E, beembeel N.  4 donec lapis fiat: om. M.  5 contenta BEN: concepta G, contempta M.  6 ergo: ignem add. EN.  7 terite M: tere. | sole M: sale B, solutione G.  8 vero: diebus add. GMN.  9 stannum: album et st. EN.  16 monstravi: demonstravi EGN. | eo: *lapide seu plumbo et eius operatione* add. E.  18 auri: om. G, solis EN.  20 vi: om. G, hic... masculus M.  22 a femina EGMN: feminam. | tingentem: tingente E.  24 fumiget: fumiet E, fugiet N.  25 luteum R: lutum Hss. | induere: induite G, imbuite N.  27 randerit: rauderit M, sandrich E, raderuch G, radix N.  29 quo spiritus: om. G.  30 Cinon: Symon G, Zimon M, Zyman N.

omnes huius artis investigatores, quod nisi dealbetis, non potestis rubeum facere, eo quod duae naturae nihil aliud sunt quam rubeum et album. Dealbate igitur rubeum et album ⟨rubificate⟩! Et scitote, quod annus in quatuor dividitur tempora. Primum autem tempus est frigidae complexionis, quod est hiems; secundum vero est ⟨calidae⟩ complexionis quod est ver; deinde tertium, quod est aestas; deinde quartum, quo fructus maturantur, quod est autumnus. Hoc igitur modo vos oportet naturas regere: hiemis humiditate, deinde veris caliditate et exitu florum aestatisque calore et acie, et qualiter ⟨autumnus⟩ fructus maturat * ⟨et⟩ lenificat, ut ⟨ab⟩ arboribus colligantur. Hoc igitur descripto exemplo tingentes regite naturas; sin autem, neminem nisi vos ipsos reprehendite!

Respondit Turba: Optime tractasti; adde igitur posteris huius sermonis aliquid!

Et ille: Dicam in plumbum rubeum faciendo. Accipite plumbum, quod Magister accipere vos praecepit in principio sui libri, et cum eo ponite ⟨aes⟩ ut plumbum, et coquite, donec spissetur; congelate et desiccate, donec rubeum fiat. Hoc utique est plumbum rubeum, de quo sapientes ‖ dixerunt: 'aes et plumbum lapis fiunt preciosus'. Miscete ea aequaliter et assate cum eis aurum, quod si bene regatis, spiritus fit tingens in spiritibus. Cum enim masculus et femina coniunguntur, fit mulier non fugiens, compositum vero spirituale; ex composito autem in spiritum rubeum verso fit mundi principium. Ecce hoc plumbum, ⟨quod⟩ 'plumbum rubeum' nuncupavimus, nostri est operis, sine quo nihil fit.

[Sermo XVIII.]

Ait Mundus Turbae: Investigatores huius artis, sciendum est, quod philosophi in libris suis 'gummam' multipliciter narraverunt, quae nihil aliud est quam aqua permanens, ex qua preciosissimus lapis generatur. O quam plures sunt gummae huius investigatores, et quam minime eam cognoscunt! Et scitote, quod haec gumma non emendatur nisi solo auro. Quam plures namque sunt, qui has investigant applicationes et

---

* Hier bricht E ab.

3 rubificate EN: om. BGM.    5 calide EN: om. BM. | complexionis quod est ver N: complexio veris B, complexionis veris M, c. sc. tempus veris E.    8 veris M: aeris BEGN. | caliditate: calore GN, calore et aëre E, tempore M. | exitu M: exitum B, exitus G, in exitu N.    9 et acie: et aëre EM, accensione G, om. N. | qualiter: quaelibet E. | autumnus R: om. Hss. | maturat BG: maturantur EM. 10 et, ab GM: om. B. | colligantur GM: coniungantur B.    15 plumbum BM: plumbo G.    16 vos praecepit: iussit M.    17 aes M: om. B.    18 hoc: hic BM, om. N. 19 fiunt: fiant M, fuit G.    23 quod GM: om. B.    25 Mundus: Mandus G.    28 minime BGN: minimi M.    29 eam BM: eas N, om. G. | cognoscunt BM: cognoscitis N. | solo auro: solis flore citrino N.

inveniunt quasdam, non tamen possunt poenas sustinere, eo quod diminuuntur. Quae autem ex gumma fiunt applicationes et ex honorabili lapide, qui tincturam iam continuit, ipsae poenas sustinent ac nunquam diminuuntur. Mea igitur verba intelligite, vobis namque gummae lucifico
5 dispositionem non invidens et arcanum in ea existens. Scitote, quod gumma nostra est auro fortior, et oportet scientes eam tenere auro honorabiliorem; aurum tamen honorificavimus, sine ipso namque gumma non emendatur. Gumma igitur nostra apud philosophos pretiosior et sublimior est margaritis, eo quod ex paulo auro multam gummam
10 emimus. Ideo philosophi scribentes ne pereat caventes, manifestam in libris suis dispositionem non posuerunt, ne quilibet eam agnosceret; quam si insipientes scirent, non vili venderent pretio. Accipite ergo ex gumma alba intensissimi candoris partem unam et ex albi vituli urina partem unam, et ex felle piscis ⟨partem⟩ unam, et ex gummae corpore,
15 sine quo emendari non potest, partem unam. Has miscete portiones et per quadraginta dies coquite. His transactis calore solis congelate, donec desiccetur, deinde coquite ipsum mixtum ⟨cum⟩ lacte fermenti, quousque lac deficiat; deinde ipsum extrahite, et quousque siccum fiat, in calore dimittite. Deinde cum ficus lacte ipsum miscete et coquite, donec
20 humor ille desiccetur in composito; quod postea cum radicis herbae lacte miscete et coquite, donec desiccetur. Deinde ipsum pluviali aqua humectate et assate, donec desiccetur. Deinde aspergite aqua roris et coquite, donec desiccetur. Item aqua imbuite ipsum permanente et desiccate, quousque intensissimae fiat siccitatis. His omnibus praemissis ipsum
25 gummae miscete, quae omnibus paratur coloribus, et coquite fortiter, donec totius aquae vis pereat, eiusque totam desiccate humiditatem, inducentes ipsum coquendo, quousque illius siccitas intendatur. Deinde dimittite per quadraginta dies, ut in illa tantum maneat decoctione, donec spiritus corpus penetret. Hoc enim regimine spiritus incorporatur
30 et corpus in spiritum vertitur. Observate ergo vas, ne compositum fugiat et fumiget. His autem peractis vas aperite, et vestrum propositum invenietis. Hoc utique est gummae arcanum, quod in libris suis philosophi celaverunt.

1 penas: penam GN, labores M.   5 non invidens: invidens M, non videns N.
7 honorificavimus: honoramus GMN.   9 sublimior: spiritualior G.   10 pereat BGN: pereant M.   13 intensissimi: coloris animalis add. N.   14 gummae corpore GM: gumma et corpore.   16 calore solis: calido sole G.   17 cum lacte M: sc. lacte B.   19 in calore: in laborem G, in calorem animalis N. | cum ficus: confice G.   20 humor ille: om. GN. | in composito ... desiccetur: om. G.   21 humectate ... deinde: om. N.   26 eiusque: corpusque GM, et corpus N.   28 tantum maneat: tritione maneat vel GM.   30 spiritum M: spiritus in corpus. | observate BM: conservate G.   31 et fumiget: om. G. | vas aperite: vos operamini G.

[Sermo XIX.]

Inquit Dardaris: Notum est, quod iam aquam magistri permanentem narraverunt. Oportet igitur introductum || in hac arte nil incipere, antequam huius aquae vim sciat permanentis. Non enim oportet se uti commixtione, contritione et toto regimine, nisi illa nota aqua permanente. * Qui igitur aquam nescit permanentem eiusque regimen prout oportet, non ingrediatur in hac arte, eo quod absque aqua permanente nihil fit. Vis eius spiritualis sanguis est, quare philosophi aquam nuncupaverunt eam permanentem; contrita enim cum corpore, quod vobis ante me magistri exposuerunt, nutu Dei corpus illud in spiritum vertit. Sibi enim invicem mixta et in unum redacta se invicem vertunt; corpus scilicet incorporat spiritum, spiritus vero corpus in spiritum tinctum prout sanguis vertit. Et scitote, quod omne, quod spiritum habet, habet etiam et sanguinem; huius igitur mementote arcani!

[Sermo XX.]

Inquit Bellus: Optime dixistis, discipuli!

Respondit Pictagoras: Belle, cur philosophi cum sint, discipulos nuncupasti?

Respondit ille: Ad honorem sui Magistri, ne ipsum eis parem faciam.

Pictagoras autem respondit: Qui vobiscum in hac arte librum composuerunt, qui 'Turba' dicitur, non debent vocari discipuli.

Et ille: Ipsi magistri aquam frequentissime permanentem narraverunt albumque facere et rubeum multis modis descripserunt, nominibus tamen diversis. Occulta autem veritate concordes sunt, quibus modis pondera, compositiones ac regimina coniunxerunt. Ecce dicam in hoc despecto, fama divulgato, quod apud philosophos excelsum est, quod est lapis et non lapis, quod multis nuncupatur nominibus, ne quis ipsum agnoscat insipiens. Quidam enim sapientes a loco, ubi generatur, ei nomen assumpserunt, quidam vero a colore, quorum quidam viridem dixerunt lapidem, quidam lapidem intensissimi spiritus ex aere, corporibus immixtibilem; quidam eius descriptionem alteraverunt, quod apud vendentes lapides, qui dicuntur *sauen*, nummis venundatur; quidam sputum lunae, quidam astris, quidam vero arithmetica ipsum nun-

---

* Hier bricht G ab.

1 Dardaris: Dardanus N.    4 contritione: coctione G.    14 Bellus: Belus M, Belue N passim.    19 vobiscum BN: nobiscum M. | librum: hunc librum MN. 21 magistri N: magister BM.    24 dicam: dicta M.    25 divulgato: divulgata M. 29 aere MN: arte.    30 quod: et N.    31 dicuntur MN: dicitur. | sauen BM: samem N.    32 astris: atrix N, astronomice M. | arithmetica R: arismetrica B, aritmetice M, arismetica N.

cupaverunt. Iam nominum legionibus vocatus est, cuius melius est, quod fit ex metallis. Quidam cor solis, quidam etiam, quod fit ex argento vivo cum lacte volatilium dixerunt esse.

[Sermo XXI.]

Inquit Pandolfus: Belle, tantum de lapide dixisti, quod nemini fratrum tuorum aliquid dimisisti dicendum.

⟨Ait Noficus:⟩ Insuper doceo posteros, hunc lapidem despectum esse aquam permanentem. Et scitote, omnes sapientiae investigatores, quod ʻaqua permanensʼ est aqua munda et ⟨aqua⟩ vitae; quod scilicet philosophi dixerunt: ʻnatura natura laetatur, natura naturam continet, ac natura naturam vincitʼ. Hoc autem breve dictum operis principium rationem habentibus philosophi constituerunt. Et scitote, quod nullum corpus pretiosius est vel purius sole, et quod nullum venenum tingens generatur absque sole et sua umbra. Qui igitur philosophorum venenum absque his facere conatur, iam errans cecidit in id, quo eius tristitia permanet. Qui autem sapientum venenum sole et eius umbra tinxit, ad maximum pervenit arcanum. Et scitote, quod nummus noster, cum rubeus fit, aurum nuncupatur. Qui ergo scit *cambar* philosophorum occultum, iam ei est notum arcanum. [Alia distinctio.]

Respondit Turba: Bene descripsisti hunc lapidem, Nofice; non tamen eius narravisti regimen nec compositionem. Revertere ergo describendo!

Inquit Noficus: Iubeo vos capere occultum et honorabile arcanum, quod est magnesia alba, quae mixta est ⟨et⟩ trita cum vivo. Et cavete || ne hoc capiatis nisi purum et mundum! Demum suo imponite vasi, et orate Deum, ut hunc maximum videre lapidem [et] vobis concedat. Deinde coquite paulatim, extrahentes autem inspicite; si factus sit niger lapis, optime enim rexistis, sin autem, regite ipsum albo, quod est magnum arcanum, donec fiat *kuhul* nigredine coopertum. Quae si fuerit nigredo, scitote, quod non permanet nisi quadraginta diebus. Terite ⟨igitur⟩ ipsum cum suis confectionibus, quae sunt haec: flos aeris ⟨vel?⟩ aurum indicum, quorum radix est, una, et ex unguento una, et ex croco

---

2 cor M: corpus.   3 cum lacte: et lac N. | dixerunt N: dixit BM.   4 Pandolfus: Pandofilus N. | de lapide: despecto add. M.   8 aqua munda et aqua vitae R: aqua mundanae vitae BM, aqua munda et vitae N.   13 sua: aeris N.   15 eius BM: aeris N.   16 quod M: cum. | cum M: om.   17 cambar: corbar N.   18 alia distinctio: om. MN.   19 Nofice: notifice M, Nosite N.   22 inquit: Noficus B am Rand, ait Noseus N, om. M.   23 vivo N: viro B, vero M.   25 videre R: videatis BMN. | concedat: conficere add. N.   27 sin: sic M, si N.   30 igitur M: ergo N, om. B.

una, et ⟨ex⟩ alumine fixo una. Haec * ergo quatuor prudenter coquite quadraginta diebus vel quadraginta duobus. His enim diebus praemissis Deus vobis ostendet huius lapidis principium, qui est lapis *athichos*, quem visum gratia Dei multipliciter relata fortiter coquite et gummae residuo imbuite. Et scitote, quod quotiens cinerem imbuitis, totiens per vices desiccatur et humectatur, donec eius color in id quod quaeritis vertatur. Item clementer inspiciens vobis quod coepi perficiam. Scitote, quod huius lapidis pretiosi operis perfectio est, ipsum regere medicinae residuo, quod duae est tertiae partes eius quod servastis. Quarum duarum tertiarum partium residuarum ad ipsum imbuendum altera imbuite ac in calore ad coquendum ponite, et sit ignis eius priore intensior. Ceratum, cum desiccatur, se invicem continet; coquite igitur ceram, donec bibat collam auri. Quam desiccatam cera etiam imbuite residua septies, donec illae duae finiantur tertiae partes, easque omnes bibat recta terra. Deinde ipsam calido imponite igni, donec terra suum extrahat florem ac satis placeat. Si intelligitis, beati estis; sin autem, vobis operis perfectionem reiterem. Accipite album mundum, quod maximum est arcanum, in quo est veritatis tinctura, eoque arenam imbuite, quae facta est ex lapide septies imbuto, quousque totam bibat aquam, ac vasis os fortiter claudite, ut vobis multoties iussi; quoniam, quod ex eo agitis, Deo annuente vobis apparebit, quod est lapis tyrii coloris. Iam igitur vobis perfeci veritatem; ideo coniuro vos per Deum et vestrum Magistrum, ut hoc maximum non ostendatis arcanum; et cavete malignos!

### [Sermo XXII.]

Inquit Theophilus: Bene dixisti, Nofice, et pulchre, ac ab invidia liber factus es.

---

3 athichos: atitos M, acude N.   7 clementer N: elementum BM.  |  inspiciens BM: incipiens N.   9 quarum: quare M.   10 tertiarum: tuarum N.   11 ceratum: cercatur et M.   12 ceram BM: terram N.   13 cera: terra N.   14 recta terra BM: rectifica terram N.   15 igni: om. N.  |  satis M: suis B, vobis N.   17 reiterem: reiterabo M, declarabo N.  |  mundum: humidum N, om. M.   19 totam aquam BN: totum M.   23 non: om. M.   24 Nofice: notifice M, Nasue N.

---

\* Ich habe das . ן . von B mit 'una' wiedergegeben. Der Kopist oder Herausgeber von M hat es für . f . = scilicet gehalten und dafür 'id est' gesetzt, wovon 'idem' in N der letzte Rest ist. Die Stelle lautet in M: „quae sunt haec: flos aeris, aurum indicum, quorum radix est una, et ex ungento id est et ex croco, id est et exaltato alumine fixo i. e. ♄." Dazu bemerkt der Herausgeber: *) ♄. *Id est Saturno. Videtur legendum: hac erga quatuor. Vel potest etiam sic legi: quae sunt hic flos aeris, aurum Indicum, quorum radix est una, et ex unguento, id est et croco, et exaltato alumine fixo, i. e. Saturno.*" Jedenfalls wäre 'ex altato al'., aus sublimiertem Alaun zu lesen; ♄ ist Abbreviatur für haec. — Auch N ist sinnlos verdorben: ... 'quae sunt haec: flos aeris, aurum iudici, quorum radix est unum et ex ungento idem ex croco et ex alumine fixo. Haec ergo' etc.

Ait Turba: Exponat igitur nobis vestra discretio, quod Noficus posuit; et noli esse invidus.

Et ille: Omnes huius scientiae investigatores, operis nummi et auri arcanum est tenebrosa vestis, et nemo novit, quae philosophi in libris suis narraverunt absque lectionum et tentationum frequentatione ac sapientum inquisitione. Quod enim posuerunt, sublimius et obscurius est, quam quod sciri possit; et quamvis Noficus tractaverit et bene, quidam tamen obscure tractaverunt, quidam alii aliis sunt lucidiores.

Respondit Turba: Verum dixisti.

Et ille: Notifico posteris, quod inter *boritis* et aes propinquitas est, eo quod *boritis* sapientum aes liquefacit et velut aqua fluxibile vertit. Dividite ergo venenum in duo aequalia, quorum altero aes liquefacite, alterum vero ad terendum et imbuendum servate, eo quod oportet vos ⟨aes in⟩ laminas perducere, deinde cum priore veneni parte coquere duo ad septem ⌜in duobus ad septem⌝; in sua coquite aqua quadraginta duobus diebus, deinde aperite vas et || invenietis aes in argentum vivum versum. Abluite ipsum coquendo, quousque sua privetur nigredine et fiat aes umbra carens. Deinde ipsum continue coquite, donec coaguletur; ipso enim coagulato fit maximum arcanum. Hunc igitur lapidem *boritim* philosophi nuncupaverunt. Coquite illum lapidem coagulatum, quousque *mugrae* similis sit marinae. Tunc autem ipsum aqua imbuite permanente, quam vobis iussi [ob]servare, altera scil. portione, ac multipliciter coquite, quousque eius appareant colores. Haec igitur est putrefactio maxima, quae maximum extrahit arcanum.

Inquit Turba: Revertere exponendo, Theophile!

Et ille: Intimandum est, quod si propinquitas est inter magnetem et ferrum, inter aes et aquam permanentem est utique propior propinquitas. Si igitur aes et aquam regatis permanentem, ut vobis iussi, fiet inde maximum arcanum hoc modo: Accipite magnesiam albam et argentum vivum masculo mixtum, ac fortiter terite coquendo, non manibus, quousque tenuis fiat aqua. Dividentes autem aquam hanc in duas partes, altera ipsum aquae parte coquite quadraginta diebus, donec fiat flos candidus ut flos salis in suo splendore et coruscatione. Vasis autem os fortiter claudite et quadraginta duobus diebus coquite, et invenietis ipsam aquam lacte candidiorem. Eius etiam nigredine coquendo private

---

1 Noficus: notificus Pandolfus M, Noseus N.     7 Noficus: notius M, noscetis N. | tractaverit: tractaverunt M, om. N.     8 quidam tamen: quidam toti M, quidem N. | tractaverunt M: tractavit B, om. N.     10 boritis: boritin M, botricus N.     11 boritis: botricus N. | fluxibile N: fluxibilis BM.     12 dividite M: divide.     14 aes in MN: om. B.     18 coaguletur: congeletur M.     19 boritim: bornitem N.     20 coagulatum N: congelatum BM.     21 mugrae: mucrae MN. | marinae B: materia M, maxime N.     22 servare N: observare B, reservare M.     26 quod si: quae — ea M, ut — sic N.     30 non MN: cum B.     32 parte: parce M.

continue coquentes, quousque tota eius natura diruatur et coinquinatio pereat et mundum esse videatis et totum frangatur. Si vero vultis, ut totum vobis arcanum, quod vobis dedi, peragatur, abluite ipsum aqua, quam vos iussi servare, altera videlicet parte, donec crocus fiat, ac in suo dimittite vase, quoniam *iksir* se ipsum conterit; et residua imbuite aqua, donec decoctione et aqua conteratur et fiat similis syrupo granatorum. * Imbuite igitur ipsum et coquite donec ponderis humiditatis residuum quod habetis deficiat, et color, quem philosophi in libris suis explanaverunt, appareat.

[Sermo XXIII.]

Ait Cerus: Intelligite, omnes doctrinae filii, quod Theophilus vobis significavit, inter magnetem et ferrum esse propinquitatem, ac inter philosophorum aes et aquam eorum esse propinquitatem commixtiorem propinquitate inter magnetem et ferrum existente [cum aes convenienter regitur per centum ⟨dies⟩]. Quid autem vobis est utilius significatione, ⟨quod⟩ inter stannum et argentum vivum nulla est propinquitas, nec alteri cum altero [est] natura?

Respondit Turba: Male dixisti et vituperasti; reitera dispositionem!

Et ille: Notum facio, quod non dico nisi veritatem. Quid vobis est invidiae? Timete Deum, omnis Turba, ut Magister vester vobis credat!

Et Turba: Dic, quod vis!

Et ille: Iubeo vos capere argentum vivum, quod est vis masculi, ipsumque coquere cum suo corpore, donec liquidum fiat ut aqua fluxibilis. Coquite masculum simul et vaporem, quousque utrumque coaguletur et fiat lapis. Iam autem diviseratis aquam in duas partes, quarum prima ad corpus liquefaciendum et coquendum, secunda vero ad mundandum combustum et suum socium, quae unum facta sunt. Imbuite ipsum septies mundato, quousque diruatur ac corpus suum mundetur ab omni coinquinatione et fiat terra. Et scitote, quod quadraginta diebus ipsum totum in terram vertetur. Coquendo igitur ipsum liquefacite, donec fiat ut aqua vera [ut argentum vivum]. Demum aqua nitri abluite, donec fiat ut nummus liquefactus. Deinde coquite, donec congeletur et

---

5 iksir R: iecir B, es N.    7 * *Inspicite, quam utile est dicere 'coquite cum suo corpore'; et retinebis in finem tractatus, et meditare quam omne verum est!* Glosse in N.    10 Cerus: Cenus N.    11 ac inter ... propinquitatem: om. M.    14 dies MN: om. B.    15 quod M: om. B, quae N.    17 Turba: om. M. | reitera: rectam MN.    19 est: et N.    20 Deum: Dominum M, om. N. | ut BM: quod N.    23 liquidum: om. M, liquefiat N.    26 mundandum MN: mutandum.    28 septies BM, om. N. | mundato: et mundate M.    31 aqua vera ut: vera et M, verum et ut N. | nitri: verum N.

9ᵛ fiat stanno simile. Tunc maximum est arcanum, scilicet lapis, || qui ex duobus est. Regite ipsum coquendo et terendo, donec crocus fiat excellentissimus. Et scitote, quod aquam cum suo comite desiccatam crocum nuncupavimus. Coquite igitur ipsum et residua imbuite aqua, quam
5 [ob]servastis, donec propositum inveniatis.

[Sermo XXIV.]

Ait Bacostus: Optime dixisti, Belle, dicam igitur vestra sequens vestigia.

Et ille: Ut placet; cave tamen, ne sis invidus, non enim est sapientum invidere.

10 Et Bacostus: Verum dicis. Filiis igitur iubeo doctrinae, accipite plumbum et ut philosophi iusserunt imbuite, deinde liquefacite, deinde congelate, donec lapis fiat; deinde regite ipsum auri colla et granatorum syrupo, donec confringatur. Iam enim in duas partes aquam divisistis, quarum altera plumbum liquefecistis, et factum est ut aqua. Coquite
15 igitur ipsum donec desiccetur et fiat terra. Deinde terite ipsum aqua [ob]servata, donec rubeum induat colorem, ac prout vobis iussi frequentissime regite.

Turba autem ait: Nil egisti, nam ambigua verba contulisti; revertere ergo!

20 Et ille: Argentum vivum volentes coagulare, suo miscete compari, deinde diligenter coquite, donec fiat aqua utrumque permanens, deinde coquite illam aquam, donec coaguletur. Haec autem cum vapore suo compari desiccatur, eo quod invenietis totum argentum vivum iam coagulatum a se ipso. Si intelligatis ac suo vasi quod oportet imponatis, co-
25 quite ipsum, donec coaguletur; deinde terite, donec fiat crocus colori auri similis.

[Sermo XXV.]

Ait Menabdus: Remuneret tibi Deus pro regimine, sicut veridicis, quoniam dicta tua illuminasti.

Et illi aiunt: Ex quo eum laudas pro dictis suis? Noli eo esse
30 inferior!

Et ille: Scio, quod nihil aliud possum dicere, quam quod dixit. Iubeo tamen posteros facere corpora non corpora, incorporea vero corpora. Hoc enim regimine paratur compositum eiusque naturae occultum extrahitur. Hisque corporibus argentum vivum corpori iungitur *magnesie*

---

6 Bacostus: Bacoscus M, Bocustus N. | Belle: Bele MN. 10 Boccostus N.
20 compari BM: corpori N. 25 crocus: totus N. 27 Menabdus: Mentodus N.
| sicut veridicis: sic veridico N. 29 pro dictis: praedictis M. 34 iungitur ... femina: iunge ... feminam M.

ac femina viro, et per *ethelie* natura extrahitur occulta, per quam corpora colorantur. Hoc utique regimine, si intelligatis, corporea fiunt non corpora et incorporea corpora. Si diligenter res igne teratis ac *ethelie* peragatis, fiunt res mundae non fugientes. Et scitote, quod argentum vivum est ignis corpora comburens, mortificans et confringens uno regimine; quanto magis corpus miscetur et teritur, tanto magis diruitur argentumque vivum igneum attenuatur. Cum autem corpus diligenter teritis resque ut oportet percipitis, possidebitis *ethel* naturam et colorem non fugientem ac omni tincturae aptitudinem patientem, ignemque superat, confringit et continet, eo quod aes non colorat, nisi coloretur, eoque colorato colorat. Et scitote, quod corpus non potest tingere se ipsum, nisi spiritus eius extrahatur in ventre eius occultus, et fuerit corpus et anima absque spiritu. Quae est spiritualis natura, ex qua colores apparuerunt, eo quod spissum terreum non tingit, verum tenue naturae, quod in corpore transfigitur et colorat. Cum autem aeris regitis corpus et ex eo tenuissimum extrahitis, tunc vertitur in tincturam qua coloratur. Ideoque dixit sapiens, quod ʽaes non tingit || nisi prius tingatur'. Et scitote, quod hoc aes, quod iussi vobis regere, est ista quatuor corpora, et quod tincturae, quas vobis significavi, sunt condensum et humidum [ac herbae]. Condensum autem est vapor coniunctus, humidum vero est aqua sulfuris, eo quod sulfurea sulfuribus continentur. Et de iure per hoc natura natura gaudet et superat et continet.

[Sermo XXVI.]

Inquit Cinon: Video vos, Turba sapientum, duo corpora coniunxisse, quod minime vobis iussit Magister fieri.

Respondit Turba: Dic ergo secundum opinionem tuam, Cinon, et cave invidiam!

Et ille: Scitote, filii doctrinae, quod oportet vos compositum quadraginta diebus putrefacere, deinde quinquies vase sublimare; deinde igni stercoris iungite et coquite. Et scitote, quod colores, qui vobis ex eo apparent, sunt hi: prima die *mugra* citrina, secunda vero *mugra* rubea, tertia quoque croco sicco similis; demum perfectus color postea vobis apparebit et nummis vulgi imponetur. Tunc est *iksir* compositum ex

---

1 ethelie: ekelye N. | natura N: nostra BM. 3 ethelie: echelya N. 6 corpus: corpori M. | diruitur: corpus diruitur M. 7 igneum: igne N. | attenuatur: om. M. 8 resque R: eisque BMN. | possidebitis M: possidebit BN. 9 patientem R: patienti BM. 15 transfigitur: transigitur M. 18 est: sunt M. 20 ac herbae: om. M. 23 Cinon: Zenon M,ʼ Zimon N. 24 vobis: vos M, om. N. 27 Scitote quod colores qui vobis ex eo apparebunt sunt hi M: Satzversetzung aus Zeile 29. 30 mugra: nigra M. 31 vobis: nobis M. 32 nummis: nummus B, fermentum et n. M. | iksir R: iesir, icxir B, icsir M, yersir, yessir, yesir N.

humido et sicco, et tunc invariabili tingit tinctura. Scitote, quod corpus est, in quo aurum est. *Iksir* autem ponentes cavete, ne festinanter ipsum extrahatis, forte namque moratur. Extrahite igitur ipsum secundum vim *iksir* vestri. Hoc autem venenum est quasi nativitas et vita, eo quod est
5 anima ex multis extracta rebus et nummis imposita. Eius igitur tinctura est vita his, quibus adimit detrimentum, et mors corporibus, ex quibus extrahitur. Ideoque magistri dixerunt, inter ea esse libidinem tanquam maris et feminae. Et si quilibet in hac arte introductus sciret naturas, prolixitatem sustineret coquendi, donec propositum nutu Dei extraheret.

[Sermo XXVII.]

10 Inquit Gregorius: Omnis Turba, notandum est, quod invidi venerabilem lapidem *efludiemus* nuncupaverunt, et ipsum regi iusserunt, donec coruscans fiat ut marmor splendore.

Et illi: Demonstra igitur posteris, quid est!

Et ille: Libenter. Sciendum est, quod aes commiscetur aceto et
15 regitur, donec aqua fiat. Deinde congelatur, et fit lapis coruscans splendorem habens ut marmor. Quem videntes iubeo regere, quousque rubeus fiat, eo quod cum coquitur, donec diruatur et terra fiat [et] in rubeum vertitur colorem. Sic eum videntes iterantes coquite et imbuite, quousque colorem induat praedictum et fiat aurum. Deinde iterate et fiet
20 aurum; deinde iterate ipsum et fiet aurum occultum; deinde iterate et fiet aurum tyrii coloris. Oportet vos igitur, omnes huius artis investigatores, cum videtis hunc lapidem coruscantem incidere ruendo et in terram verti, et habere aliquantulum ruboris, ut aquae residuum capiatis, quam invidi iusserunt vos in duas dividere partes, et ea multotiens im-
25 buatis, quousque occulti in illo corpore colores vobis appareant. Et scitote, quod si nescienter ipsum regatis, istorum colorum nil videbitis. Vidi namque quendam qui hoc coepit opus et veritatis naturas operatus est, rubore autem aliquantulum morante putavit se errasse, et dimisit opus. Inspicite igitur, qualiter faciatis amplexari; punica enim suum
10ᵛ amplexata coniugem velociter in suum corpus || transit, liquefacit, congelat, diruit ac confringit, demum rubor non moratur; et si conficiatis absque pondere, mora eveniet, qua eveniente malum putabitur. Iubeo autem ignem nostrum in liquefaciendo esse lenem. Ipso autem in terram verso, intensiorem facite ignem et imbuite ipsum, quousque extrahat
35 vobis Deus colores et appareant.

3 vim: unum M, mercurium N.   6 adimit M: introit B, intravit N.   7 inter ea MN: eos B.   11 efludiemus: efflucidinus M, effendratinus N.   14 aceto: centies N.   15 fit: stat M, fiet N.   19 induat M: induatur.   33 esse: om. M. 34 facite ... imbuite: facere ... imbuere M. | extrahat M: extrahit BN.

[Sermo XXVIII.]

Ait Costos: Miror, universa Turba, de tanta vi huius aquae; nam cum introivit in hoc corpore, vertit ipsum in terram, deinde in pulverem. Quem si vultis apud perfectionem experiri, manu accipite, et si inpalpabilem ut aquam invenietis, est optimus; sin autem, iterate ipsum coquendo, donec peragatur. Et scitote, quod si aliud quam aes nostrum accipiatis et aqua regatis nostra, nil vobis prodest. Si autem aqua nostra aes nostrum regatis, omnia a nobis praedicta invenietis.

Turba autem respondit: Pater, non parum invidi obscuraverunt, cum dixerunt: 'accipite plumbum et argentum vivum candidum et regite ipsum rore et sole, donec lapis fiat nummosus'!

Et ille: Aes nostrum significaverunt et aquam nostram permanentem, quam ter coquere dixerunt leni igne; quae in illo igne cocta fit lapis nummosus, de quo sapientes dixerunt, quod 'natura natura laetatur' propter propinquitatem, quam sciunt existere inter haec duo corpora, ⟨scilicet aes⟩ et aquam permanentem. Horum igitur duorum una est natura, inter quae est propinquitas [mixta], quae si non esset, non tam velociter commiscerentur et continerentur ad invicem, ut unum forent.

Inquit Turba: Cur dicunt invidi, 'accipite aes, quod nummos fecimus ⟨et⟩ quousque factum est aurum, assavimus'?

[Sermo XXIX.]

Ait Diamedis: Iam dixisti [Mosi] non invidens, quod oportet. Dicam igitur verba tua certificans, elementorum autem pluralitatem praetermittens, quam sapientes auferre voluerunt, cum dispositio haec apud se preciosissima sit. Scitote, omnes huius doctrinae investigatores, quod non exit ex homine nisi homo, nec ex brutis animalibus nisi similia sibi, nec ex volatilibus nisi sibi similia. Compendioso ⟨igitur⟩ huic tractatui meo intendite, quo[niam] prolixitatem praetermittens in verum vos erexi; quoniam natura natura non emendatur nisi sua natura, quemadmodum et tu non emendaris nisi tuo filio, homo scilicet nisi homine. Cavete igitur ⟨ne praetermittatis⟩ mea praecepta, et venerabili utimini natura; ex ea namque fit ars, non ex alia. Et scitote, quod nisi eam regatis et capiatis, nil habebitis. Coniungite igitur masculum, servi rubei filium, suae odoriferae uxori, quo peracto communiter artem gignunt.

---

1 Costos: Custos M, Bocustus N. | aquae: ac natura add. M.   12 ter coquere: tibi coquite M.   15 scilicet aes M: om. B.   19 assavimus: assuescitis N.   20 Diamedis: Diamedes M, Diomedis N. | dixisti M: dixi B, dixisti dixi N. | Mosi: Moysi M, om. N. | oportet: om. N.   21 pluralitatem: duritatem M.   22 voluerunt: noluerunt N.   25 compendioso M: -sa B, -se N. | igitur huic tractatui meo N: huic tractavi m̄ ea B, hâec tractavi modo M.   26 praetermittens N: praetermittentes BM.   29 ne praetermittatis M: om. B.

Quibus nolite introducere alienum, nec pulverem, nec ullam ⟨aliam⟩ rem. Sufficiat igitur vobis, conceptio namque prope est, filius vero ea propior. O quam pretiosissima est rubei servi illius natura, sine quo regimen constare non potest!

Inquit Bacsem: Hanc dispositionem, Diamedis, palam aperuisti!

Respondit: Etiam magis illuminabo. Heu vobis, non timetis Deum, ne artem hanc a vobis auferat, cum fratribus vestris invidi estis?

Responderunt: Non fugimus nisi ab insipientibus. Dic ergo, quid vis!

Et ille: Introducite citrinum cum sua uxore post coniugium in balneum, et non accendatis plurimum, ne sensu et motu priventur. Subire facite balneum, quousque et corpus et color eorum unum quid fiant. Reddite eis sudorem suum et iterum neci date; requiemque eis constituite et cavete ne fugetis eos comburendo nimio igne. Veneramini regem et suam uxorem et nolite eos comburere, quoniam nescitis, quando indigetis his, quae regem et suam uxorem emendant. Coquite igitur eos donec nigri fiant, deinde albi, deinde rubei, deinde tingens fiat venenum. Si intelligitis, huius scientiae investigatores, beati estis; sin autem, quod debeo, iam persolvi, et breviter; et si ignorantes estis, Deus celavit a vobis veritatem. Nolite ergo sapientes reprehendere, sed vosmet ipsos; si enim Deus in vobis mentem sciret fidelem, veritatem vobis intimaret. Ecce vos in viam erexi ⟨rectam⟩ ac a falso extraxi!

[Sermo XXX.]

Ait Bacsem: Bene dixisti, Diamedis, sed (non video te demonstrasse posteris *corsufle* dispositionem. Invidi namque de *corsufle* multipliciter dixerunt, et quolibet nomine obscuraverunt.

Et ille: Dic ergo, Bacsem, secundum opinionem tuam in his. Et iuro per tuum patrem, quod illud est caput operis huius, non initium, verum post completionem.)

Ait Bacsem: Notifico igitur posteris huius artis investigatoribus, quod *corsufle* est composita, et quod oportet septies assari, et quod in perfectionem perveniens omne corpus tingit.

Turba autem respondit: Verum dixisti, Bacsem.

---

1 aliam N: om. BM.   5 Bacsem: Bacsen M, Baden (aus Bacfen) N.   7 cum: cur M.   13 eis: ei BM | requiemque eis M: requiem ei B, requiem quam si N. 14 nimio: in uno M.   22 viam: illa M. | rectam N: om. BM.   23 Diamedis: Bachimedis B, Dyamidis N. | sed R: et BM. Die hierauf folgenden, zwischen ( ) gesetzten Sätze sind in N vor 'Sermo XXXI eingefügt.   24 corsufle: carusfle N passim.   27 patrem: praeceptorem N.   32 verum: bene dixisti et verum N.

[Sermo XXXI.]

Inquit Pitagoras: Qualiter videtur vobis tractasse Bacsem, qui praetermisit eam suis fictis nominibus nuncupare?

Et illi: Nomina eam, Pitagora!

Et ille: Cum sit *corsufle* sua compositio, omnium corporum nominibus invidi eam nuncupaverunt: nummi vel aeris vel auri vel ferri vel plumbi vel stanni nomine, quousque ab illo moveatur colore et fiat *iksir*.

Respondit Turba: Bene dixisti, Pitagora.

Et ille: Si bene dixi, dicant quidam ex vobis de residuis!

[Sermo XXXII.]

Ait Bonellus: Omnia a te, Pitagora, moriuntur et vivunt nutu Dei, quae sunt illa natura, cui humiditas adimitur; accipit, qua illa res per noctes dimittitur, ⟨et⟩ mortuo similis tunc videtur. Tunc autem, doctrinae filii, illa res igne indiget, quousque illius corporis spiritus vertatur et per noctes dimittatur, ut homo in suo tumulo, et pulvis fiat. His peractis reddet ei Deus et animam suam et spiritum, ac infirmitate ablata confortatur illa res et post corruptionem emendatur, quemadmodum homo post resurrectionem fortior fit et iunior quam fuerat in hoc mundo. Ideo oportet vos, doctrinae filios, illam rem absque timore comburere, quousque cinis fiat. Et scitote, quod optime miscuistis, eo quod cinis ille recipit spiritum et illo imbuitur humore, donec vertatur in pulchriorem colorem quam prius fuerat. Inspicite etiam, doctrinae filii, qualiter pictores suis nequeunt pingere tincturis, quousque in pulverem eas vertant. Similiter et physici suis aegrotis || medicinas componere nequeunt, quousque in pulverem eas vertant; quarum quaedam coquuntur, quousque cinis fiant, quaedam vero teruntur manibus. Similiter et illi, qui marmoris imagines componunt. Vos autem, si praedicta intelligatis, scietis me utique verum dixisse. Ideo iussi vos comburere corpus et in cinerem vertere. Nam si subtiliter ipsum regatis, multa ab eo procedunt, quemadmodum ab unius cuiusque rei minimo procedunt multa, eo quod aes ut homo et corpus habet et spiritum. Hominis enim inspiratio ex aëre est, qui sibi post Deum vita est. Similiter aes humorem inspirat, quo vim suscipiens multiplicatur illud aes et augmentatur, ut

---

5 invidi: mundi M.   9 omnia: iam omnia M.   10 quae sunt: quae est N, propterea M. | accipit qua illa res: om. M, acciditque illa res N.   11 autem … spiritus: om. M.   20 etiam: ergo M.   22 physici suis: philosophi servis M. 23 quousque: nisi prius N. | pulverem M: cinerem BN.   25 marmoris: marmoreas N, maiorum M.   26 scietis M: sciretis B.   28 rei: om. MN.   29 hominis R: hominum BM, homini N.   30 sibi: ipsis M. | humorem inspirat: humore inspiratur M.

ceterae res. Ideoque philosophi aiunt, quod ⟨aes⟩, cum comburitur et iteratur multotiens, fit melius quam fuerat.

Respondit Turba: Demonstra igitur, Bonelle, posteris, qualiter fit melius quam fuerat!

Et ille: Libenter. Eo quod augmentatur et multiplicatur, et extrahit Deus ex uno plura, qui nihil creavit carens regimine et ingenio, quibus medendum est. Similiter aes nostrum, cum prius coquitur, aqua fit, demum quanto magis coquitur, tanto magis inspissatur, quousque lapis fiat, quem tunc invidi nuncupant lapidem omni metallo imminentem. Postea frangitur, imbuitur ac igne intensiore priore assatur, quousque coloretur, et combusto fiat sanguini similis; tunc nummis imponitur et tingit eos in aurum Deo annuente. Nonne videtis, quod ex sanguine sperma non fit, nisi coquatur diligenter in hepate, quousque intensum habeat ruborem; et si ⟨non⟩ fiat, nil fit novum in illo spermate. Similiter opus nostrum nisi coquatur diligenter, quousque pulvis fiat ac putrefactione sperma fiat spirituale, non exiet ex eo color, quem investigatis. Si vero ad hunc regiminis terminum perveniatis, proposito habito contemporaneorum vestrorum principes eritis.

### [Sermo XXXIII.]

Inquit Vitarus: Iam hoc arcanum publicum esse fecistis.

Respondit Turba: Ita iussit Magister.

Et ille: Non totum tamen.

Et illi: Iussit nos ipsum sua privare caligine; dic ergo et tu!

Et ille: Iubeo posteros aurum accipere, quod volunt multiplicare et renovare, deinde in duas partes aquam dividere.

Et illi: Distingue igitur, cur dividunt aquam!

Et ille: Oportet illos altera parte aes nostrum comburere. Illud enim aes incidens in illam aquam fermentum dicitur auri, si bene regatis. Ipsa namque simul coquuntur et liquefiunt ut aqua, demum in coquendo congelantur ⟨et⟩ ruunt et rubor apparet. Tunc autem oportet vos residua aqua septies imbuere, quousque bibat totam aquam ac toto humore desiccato in terram vertitur aridam. Deinde accenso ponatur in igne quadraginta diebus, quousque putrefiat eiusque colores appareant.

### [Sermo XXXIV.]

Ait Bacsem: Propter dicta tua, Vitare, philosophi dixerunt: Accipite regalem *corsufle*, quae aeris rubigini similis est, et vituli urina

3 Bonelle: Bele M.  6 ingenio BN: ingeniis M.  11 combusto: combustio M.
14 si non fiat R: si fiat BM.  19 Vitarus: Vicarus N, Nicarus M.  21 totum tamen: tota tantum M.  22 nos ipsum sua M: vos sua B.  25 cur: cum M.
30 bibat BN: bibant M.  31 vertitur: vertuntur MN. | ponatur: ponuntur M.
| putrefiat: putrefiant N.  33 Vitare R: vitare BM, iterare N.  34 quae... in ventre corsufle: Auslassung von B am unteren Rand nachgetragen.

terite, quousque *corsufle* natura vertatur; natura namque in ventre *corsufle* occulta est.

Turba ait: Demonstra posteris, qualis natura sit!

Et ille: Spiritus tingens, quem habuit ab aqua permanente, nummosa ac coruscante.

Et illi: Demonstra igitur, qualiter extrahitur!

Et ille: Teritur et aqua septies imponitur, || donec totum bibat humorem et recipiat vim imminentem igni apud pugnam ignis, et tunc rubigo nuncupatur ac diligenter putrefit, quousque pulvis fiat spiritualis habens colorem ut combusti sanguinis, quem ignis superans in naturae ventrem nolentem introduxit ac invariabili colore coloravit. Hunc igitur reges quaerentes non invenerunt exceptis quibus Deus annuit.

Turba autem ait: Perfice tua dicta, Bacsem!

⟨Et ille:⟩ Praecipio illis aes aqua dealbare candida, qua et rubeum faciunt. Et cavete, ne quid ei alienum introducatis!

Et Turba: Bene dixisti, Bacsem, et bene dixit Vitemerus.

Et ille: Si bene dixi, dicat quilibet vestrum!

[Sermo XXXV.]

Cinon autem ait: Numquid cuiquam dimisistis aliquid dicendum?

Et Turba: Quoniam parum prosunt dicta Vitimeri et Bacsem huius artis investigatoribus, dic ergo, quid scis, prout diximus!

Et ille: Verum dicitis, omnes huius artis investigatores; nihil aliud in errorem vos introduxit, quam invidorum dicta, quia quod quaeritis palam minimo venditur pretio; quodsi ⟨eius⟩ pretium novissent venditores et quantum manibus tenent, nullo modo venderent. Ideoque illud venenum philosophi honoraverunt et varie ac multipliciter de illo tractaverunt, omnibusque sumptis nuncupaverunt nominibus. Quare quidam invidi dixerunt, 'est lapis et non lapis, verum gumma *ascine*', ideoque huius veneni vim philosophi celaverunt. Hic enim spiritus, quem quaeritis, ut eo quodlibet tingatis, in corpore occultus est et absconditus, invisibilis quemadmodum anima in humano corpore. Vos autem, omnes huius artis investigatores, nisi hoc corpus diruatis et imbuatis, teratis ac parce et diligenter regatis, quousque a sua spissitudine extrahatis et in tenuem spiritum et inpalpabilem vertatis, in vanum laboratis. Quare philosophi dixerunt: 'nisi corpora vertatis in non corpora, et incorporea in corporea, nondum operandi regulam invenistis'.

7 septies: ei add. M.   10 in naturae M: in eo B.   14 et ille M: om. B. | illis M: illos B. | qua et BM: aes N.   16 Vitemerus: Nictimerus M, Nicanorus N. 18 Cinon: Zimon M, Zymon N.   19 Vitimeri: Nicari M, Nicanori N.   21 verum BM: non verum N.   23 eius pretium N: eius om. B, ei ipsum M.   27 verum gumma: om. N. | ascine: ascotiae M, ab sthocie N.   30 anima: cor N.   31 hoc corpus MN: hoc om. B.

Turba autem ait: Demonstra igitur posteris, quomodo corpora in non corpora vertantur!

Et ille: Igne et *ethelie* terantur, quousque pulvis fiat. Et scitote, quod non fit nisi fortissima decoctione et contritione continua, igne, non manibus, cum imbutione, putrefactione, soli expositione et *ethelie*. In hac autem arte vulgus errare fecerunt, cum dixerunt, quod natura vilis est, quae parva re venundatur. Amplius dixerunt, naturam omnibus naturis esse pretiosiorem, quare in libris suis inspicientes fefellerunt; verum tamen dixerunt, nolite ergo dubitare in his!

Turba vero respondit: Ex quo invidorum dictis credis? Demonstra igitur duarum dispositionem naturarum!

Et ille: Significo vobis, quod ars duabus eget naturis; non enim fit pretiosum absque vili nec vile absque pretioso. Oportet vos igitur, huius artis investigatores, Vitimeri dicta sequi, cum dixit suis discipulis: 'nihil aliud expedit vobis, quam aquam et vaporem sublimare'.

Et Turba: Totum opus in vaporis est et aquae sublimatione. Demonstra igitur illis vaporis dispositionem!

Et ille: Cum videtis naturas aquam fieri ab ignis calore et purificatas totumque magnesiae corpus ut aquam liquefactum, tunc omnia vapor facta sunt. De iure autem tunc vapor suum continet par, quare invidi || utrumque vaporem nominaverunt, eo quod similiter utrumque in decoctione iunctum est et unum alterum continuit. Tunc vero natura ad fugiendum iter non invenit, quamquam est ei fuga essentialis; continuit tamen eam, quod fugere non dimisit, et locum fugiendi non invenit, et permanentia facta sunt. Cum enim incidit occulta in corpore, congelatur cum eo, et color eius variatur, suamque naturam extrahit ingeniis, quae Deus suis electis insinuavit, et mancipat ipsam ne fugiat. Nigredo vero et rubor apparet ac in aegritudinem incidit et in rubigine ac putrefactione moritur; de iure autem ⟨non⟩ habet tunc fugam, eo quod dimisit fugere servitutem. Tunc tamen libera fit, suum consequens coniugem, et sinceras offert orationes, ut eius color sibi suoque coniugi eveniat et decor inde, quemadmodum fuerat; verum cum nummis imponitur, aurum eos facit. Hoc autem et spiritum et animam philosophi vaporem appellaverunt et nominaverunt; dixerunt ipsum spiritum humidum nigrum coinquinatoine carentem. Et quemadmodum in homine

---

3 terantur M: teratur BN.   4 continua, igne: continuo igne M. | non manibus: om. N.   5 imbutione: imbibitione MN.   8 inspicientes: insipientes N.   10 credis: non creditis N.   12 eget: indiget N.   13 huius: omnes huius MN.   14 Vitimeri: Victimeri M, Nicanori N.   16 vaporis: vapore M.   17 illis: illius N.   18 purificatas BM: putrificatas N.   22 vero natura: cerva nostra M, vera natura N.   24 quod BM: et N.   27 electis BM: clementis N.   29 non MN: om. B.   30 tamen libera fit: cum libera sit M.   32 decor: cor N. | inde: non M.   34 spiritum: ipsum M.

est humiditas et siccitas, sic opus nostrum, quod invidi celaverunt, nihil aliud est quam vapor et aqua.

Respondit Turba: Demonstra vaporem et aquam!

Et ille: Dico opus ex duobus esse. Invidi tamen haec duo composita nuncupaverunt, eo quod ista duo quatuor fiunt, in quibus siccitas est et humiditas, spiritus et vapor.

Respondit Turba: Optime dixisti, ab invidia denudatus; [demum] sequimini igitur Cinonem!

[Sermo XXXVI.]

Ait Flontos Philosophus: Notifico vobis huius artis omnibus investigatoribus, quod nisi sublimetis res in initio coquendi absque manuum contritione, donec omnia aqua fiant, nondum opus invenistis. Et scitote, quod vocant res quandoque arenam, quandoque vero lapidem, quae tota in regimine invenerunt. Sciatis tamen, quod natura et humiditas fiet aqua, deinde lapis, si bene complexari faciatis et naturas cognoscatis; eo quod ⟨id, quod⟩ est leve et spirituale, sursum sublimatur, quod vero ponderosum et spissum, deorsum in vase remanet. Haec autem est contritio philosophorum, eo quod ⟨id, quod⟩ non sublimatur, deorsum incidit, quod vero pulvis fit spiritualis, in vase sursum ascendit. Haec autem est contritio decoctio⟨nis⟩, non manuum. Et scitote, quod nisi omnia in pulverem vertatis, nondum ea contrivistis. Coquite igitur deinceps, quousque conterantur et pulvis fiant. Quare Agadimon ait: 'coquite aes, donec lene corpus fiat et impalpabile, ac suo vasi imponite, deinde sexies vel septies sublimate, donec aqua descendat.' Et sciatis, quod cum aqua fit, diligenter contritum est. Si autem dicatis, qualiter aqua pulvis fit, notandum est, quod intentio philosophi corpus est, quod non erat aqua, antequam in aquam cecidit et aquae alteri mixta est ac una simul factae sunt aqua. Intimandum est igitur, quod nisi quodlibet in aquam vertatis, ad opus non pervenietis. Oportet enim corpus flamma ignis occupatum, ut diruatur et debile fiat cum aqua, in qua illud est, donec fiat totum aqua. Insipientes autem, aquam audientes, putant eam nubis aquam esse. Si autem libros legissent, scirent utique aquam esse permanentem, quae tamen absque suo corpore, cum quo dissolutum est

---

3 respondit ... aquam: om. N.    5 nuncupaverunt BN: nominaverunt M.
7 optime dixisti: om. N. | denudatus: om. M, denudatus es N. | demum: deinde MN.    8 Cinonem: Zimonem M, Simonem N.    9 Flontos: Afflontus M, Flosotes N.    10 sublimetis M: simuletis BN. | coquendi: coquendo M.    13 tota: omnia N.    14 fiet: fient MN.    16 Haec ... ascendit: in B am unteren Rand nachgetragen.    18 incidit: cadit M.    21 conterantur: convertantur M.    25 fit: fiat M. | corpus: ut corpus M.    26 cecidit BN: incidit, fiat aqua et ... M.    27 simul factae: similiter M.    30 insipientes M: inspicientes B.    32 cum quo dissolutum est BN: quod cum aqua dissolvunt M.

**13r** et facta sunt unum, permanens esse || non potest. Hoc autem est, quod
Philosophi 'aquam auri' nuncupaverunt et 'igneum venenum' et 'bonum
multorum nominum'; quam arenam Hermes ablui iussit et multotiens,
ut solis nigredo deleatur, quam in [ea] suo corpore introducit Et scitote,
5 omnes huius artis investigatores, quod nisi hoc corpus merum capiatis
carens spiritu, quod vultis minime vide⟨bi⟩tis; eo quod alienum quid
ibi non ingreditur nisi sincerum. Tenebrosorum igitur nominum, omnes
huius artis investigatores, pluralitatem dimittite, natura enim una est,
a qua si quis errat, peritum tendet ac vitam amittet. Hanc igitur unam
10 habeatis naturam, aliena vero dimittite!

[Sermo XXXVII.]

Inquit Bonellus: Dicam aliquantulum posteris in *magnesie*.
Respondit Turba: ⟨Dic!⟩
Et ille: Omnes doctrinae Filii, *magnesie* commiscentes suo imponite
vasi, cuius os diligenter claudite, ac leni coquite igne, quousque liquefiat
15 et omnia in suo vase aqua fiant. Aquae namque calore ei eveniente,
nutu Dei aqua fit. Videntes autem nigredinem illi aquae imminere,
scitote corpus iam liquefactum esse. Item suo vasi imponentes, quadraginta coquite diebus, quousque et aceti et mellis bibat humorem. Quidam
autem detegunt ipsum in quibuslibet septem transactis noctibus semel
20 vel decem noctibus, in quibus mera videtur aqua, usque in quadraginta
dierum perfectionem; tunc enim bibet humorem decoctionis. Igitur ab-
lutione ipsum private nigredine, quousque ablata nigredine lapis fiat
tactu siccus. Dixerunt invidi: 'Abluite *magnesie* aqua dulci, et diligenter
coquite, quousque terra fiat et humor pereat. Tunc aes ipsum nuncupate,
25 eique acerrimum acetum imponite ipsoque imbui dimittite.' Hoc autem
est nostrum aes, quod aqua ablui permanente * philosophi iusserunt,
quare dixerunt: 'dividatur venenum in duas partes, quarum altera corpus
comburite, altera vero putrefacite.' Et scitote, omnes huius scientiae
investigatores, quod totum opus et regimen non fit nisi aqua, cum dicunt
30 rem, quam quaeritis, unam esse; et nisi sit in illa re, quod ipsam emendat,
quod quaeritis non fiet. Oportet igitur vos ei imponere necessaria, ut ex
ea attingatis propositum.

Respondit Turba: Optime dixisti, Bonelle; si placet igitur, tua
dicta perfice, sin autem, deinceps reitera!

---

1 potest M: possunt. | est quod: est aqua, quam M.   5 merum: id est
aes nostrum add. M.   6 videbitis M: videtis B, invenietis N.   9 peritum tendet:
perditum tendit M, ad perdendum se reddit N. | amittet: amittit MN.   10 aliena:
alienam M.   11 posteris: om. M.   12 dic M: om. B.   22 ablata M: albata.
| fiat M: fiet.   21 * N add: *de ablutione cum aqua dulci et imbibitione aceto et
aqua permanente* — in den Text geratene Überschrift.   30 rem ... unam esse M:
res ... unum est B.

Et ille: Et ista reiterabo et similia. Omnes huius artis investigatores, accipite aes nostrum, et cum prima parte ⟨aquae⟩ suo imponite vasi, et coquite quadraginta diebus, ac ab omni immunditia mundate; et coquite, donec peragantur dies eius et lapis fiat humore carens; demum coquite, quousque non restet nisi faex. Hoc peracto, munda septies abluite aqua, finita vero aqua dimittite ipsum putrefieri in suo vase, quousque desiderabile vobis appareat propositum. Vocaverunt autem invidi hanc compositionem, cum in nigredinem versa est, *sacis* nigrum et dixerunt: 'Regite ipsam aceto et nitro.' Quod vero remansit, cum dealbatum est, *sacis* album dixerunt, et iusserunt, ut aqua regatur permanente. Vocaverunt vero ipsum *sacis* rubeum ⟨et⟩ iusserunt, ut *calens* et *sehireh* regatur, donec rubeum fiat.

Et Turba: Demonstra posteris, quid his significaverunt! ||  **13ᵛ**

Et ille: Vocaverunt *iksir sac[t]is* propter suorum colorum variationem; in opere autem non multa introibunt. Illud vero est, quod significavi, nigrum facere album et rubeum. Veridici autem philosophi nullam aliam intentionem habuerunt nisi *iksir* liquefacere, conterere et coquere, quousque lapis fiat marmori similis suo splendore. Ideo iterum invidi dixerunt, coquite ipsum vapore, donec lapis fiat coruscans, splendorem habens. Vobis autem hoc modo ipsum videntibus, maximum fiet arcanum. Oportet tamen vos ipsum conterere, deinde et aqua abluere septies permanente, demum terere et in sua ⟨aqua⟩ congelare, quousque suam extrahatis naturam in eo occultam. Quare inquit Maria: 'sulfura sulfuribus continentur, humor vero simili humore, eo quod ex sulfure sulfuri mixto nummorum fit opus.' Iubeo autem vos ipsum rore et sole regere, quousque vobis propositum appareat. Significo etiam vobis, quod dealbare duplex est et rubeum facere, quorum alterum in rubigine, alterum vero in contritione et decoctione; manuum autem contritione non indigetis. Cavete tamen, ne ab aquis separari faciatis, ne ad vos venena perveniant ac corpus et alia, quae in vase sunt, pereant.

## [Sermo XXXVIII.]

Ait Efistus: Optime dixisti, Bonelle; dicam tamen dicta tua certificans.

Ait Turba: Dic, si est subsidium dictis Bonelli, et ut introducti in hac dispositione sint audaciores et certiores!

---

2 aquae: add. N.  8 sacis: satis M, sacris N.  10 desgl.  11 calens et sehireh: calec et seitoc N, aqua et igne M.  14 iksir sactis: yesir sacris N, ixir satis M.  20 fiet N: fiat B, fit M.  22 aqua M: om. B.  25 nummorum fit: nimium fert M.  30 et alia BM: ac aqua N.  31 Efistus: Effistus MN. | dicam tamen: dicta tamen N, dico tota M.  33 dictis: om. N.

Qu. Nw. I. Ruska.  10

Inquit Efistus: Inspicite, omnes huius artis investigatores, qualiter dixit Hermes, caput philosophorum, et demonstravit, cum naturas commiscere voluit: 'accipite lapidem auri et humori commiscete, qui est aqua permanens, suoque vasi imponite supra lenem calorem, quous-
5 que liquefiat. Demum dimittite, quousque arescat aqua, et se invicem contineant. Ipso autem aqua imbuto sit ignis intensior, quam prius fuerat, quousque arescat et terra fiat. Hoc autem peracto scitote, hoc esse arcani initium.' Hoc autem multoties facite, quousque pereant aquae partes eiusque colores vobis appareant.
10 Respondit Turba: Optime dixisti, Efiste, breviter tamen; dic ergo ⟨amplius⟩!

Et ille: Significo posteris, quod dealbatio non fit nisi decoctione. Ideoque Adimon de coquendo *ethelie* et terendo et imbuendo frequentissime tractavit. Iubeo tamen vos non simul aquam fundere, ne *iksir*
15 submergatur, verum paulatim infundite, terite et desiccate, et sic multotiens facite, quousque finiatur aqua. Hoc autem invidi dixerunt: 'aqua finita dimittite ipsum et fiet deorsum.' Eorum autem intentio haec est: arescente humore et in pulverem verso in suo vitreo vase quadraginta diebus ipsum dimittite, donec varios transmutet colores, quos philosophi
20 descripserunt. Hoc igitur coquendi modo corpora suos vestiunt spiritus et spiritualia tingentia ac calida fiunt.

Respondit Turba: Illuminasti, Efiste, et optime quid dixisti, et liber factus es ab invidia. Dicat ergo quilibet vestrum, quod sibi placet!

[Sermo XXXIX.]

14r Inquit Bacsem: Omnes huius artis investigatores, non potestis ||
25 ad utilitatem pervenire absque probissimo animo et regimine continuo. Qui ergo libens patientia fruitur in hac dispositione, ingrediatur in eam, qui vero citius cupit percipere in libris nostris non inspiciat, quoniam magnam inferunt iniuriam, antequam a lectoribus intelligantur, semel vel bis vel ter ⟨legendo⟩. Ideoque Magister ait: 'Qui curvat dorsum
30 suum in libris nostris legendis, eisque vacat, et non est vanis implicitus cogitationibus, demum Deum precatur, regno regnabit indeficiente quousque morietur.' Quod enim quaeritis, non est parvi pretii. Heu vobis, vos ⟨qui⟩ quaeritis thesaurum Dei Maximi et remunerationem! Nonne scitis, quod minimo mundi pretio proposito mundani se invicem

---

8 esse M: est.   10 Efiste BM: Ephiste N. | tamen; dic ergo ⟨amplius⟩ R: tamen dic ergo BM.   13 Adimon: Agadimon M, Adymon N.   25 probissimo B, darüber von jüngerer Hand: 'alias prolixo': prolixo M.   28 a lectoribus: altioribus M.   29 legendo R: vgl. S. 147, 10 'lecto semel libro'.   30 vanis M: variis.   31 indeficiente: indeficienter MN.   33 vos qui M: vos B. | Maximi R: maximum BM. | remunerationem: et ut rem. N, remuneratum M.   34 mundani: homines N.

neci dant? Quid ergo agerent pro hac excellentissima oblatione impossibili fere! Regimen enim ⟨eius⟩ maius est, quam quod ratione percipiatur ⟨nisi⟩ divina inspiratione. Vidi enim tempore nostro, qui elementa sciebat, quemadmodum et ego; deinde meditans hanc regiminis dispositionem, ad eius laetitiam non pervenit propter suam tristitiam et inscientiam in regendo ac impatientiam nimiamque cupiditatem et festinationem ad propositum. Heu vobis, doctrinae filiis! Quilibet namque vestrum arbores inserens non sperat fructus habere, nisi post tempus, ac semina seminans non sperat metere nisi post menses? Qualiter ergo vultis hanc habere oblationem lecto semel libro vel primo regimine experto? Philosophi autem iam intimantes dixerunt, quod rectum nisi errore non discernitur; et nil magis dolorem generat cordi, quam error in hac arte, cum qui putat se fere mundum habere, nil in manibus suis invenit. Heu vobis, intelligite dicta Philosophi, et qualiter opus divisit, cum dixit: 'tere, coque, reitera, et ne taedeat te!' In haec autem opus divisit, commiscere scilicet, coquere, simulare, assare, calefacere, dealbare, terere, coquere *ethelie* et rubiginem facere ac tingere. Haec igitur plura nomina sunt, quorum regimen unum est. Et si scirent philosophi, quod una decoctio et contritio sibi sufficeret, non tantum eorum dicta reiterarent. Quod ideo fecerunt, ut teratur compositum et coquatur iugiter; et monuerunt, 'ne vos illius taedeat', cum quibus dictis vobis obscuraverunt; mihi autem sufficeret dicere 'et semel'. Si vero vultis veritatem veneni prout oportet, complexionem aptate, deinde multipliciter coquite, et ne taedeat vos decoctionis! Imbuite et coquite quousque fiat, quod a vobis regi iussit, spiritus impalpabilis, et videatis *iksir* vestitum regni vestimento. Videntibus namque vobis *iksir* in tyrium versum colorem, invenietis, quod philosophi ante vos invenerunt, si verba mea intelligatis; et quamvis sermo meus sit mortuus, inest tamen ei vita intelligentibus se et stantibus apud ambiguitatem eis in eo accidentem. Iterato igitur frequenter legite, legere namque sermo mortuus est, labiis vero proferre sermo vivus est. Ideo iussimus vos frequenter legere, et super his, quae diximus, plurimum meditari.

[Sermo XL.]

Inquit Iargos. Tractatus tui, Bacsem, portionem obscuram disposuisti.

3 nisi M: om. B. | nostro: om. M. | sciebat: sciebant M.   4 meditans R: medens B, incedens M, maerens N. | reḡ = regiminis B: rexit M, exiit N.   5 ad eius R: ad cuius BMN. | inscientiam: iustitiam N.   9 menses: messes M.   13 mundum: totum N.   16 simulare: similare M, silare N.   17 haec R: hic Hss.   18 philosophi: om. M.   22 et semel R: et seml' B, simile M. | vultis: om. M.   25 iussit: iussi MN.   28 et stantibus apud ambiguitatem ... accidentem: et statim aperit de ambiguitate ... accidente M.   30 vero proferre: proferre verum N.   31 diximus: narravimus M.   33 Iargos: Yarcos N.

Et ille: Dic igitur, Iargos, tua benignitate!

Iargos autem ait: Aes, quod dixisti, non est || aes, nec stannum vulgi, verum opus est nostrum, quod oportet corpori *magnesie* misceri, ut coquatur et teratur absque taedio, quousque lapis fiat. Deinde lapis ille in suo vase teratur aqua nitri, deinde in liquefaciendo ponite, donec diruatur. Habere autem vos oportet, huius artis investigatores, aquam, quam quanto magis coquitis, tanto magis spargitis, quousque rubiginem habeat aes illud, quod operis est nostri; coquite igitur ac Aegyptiaco terite aceto!

[Sermo XLI.]

Inquit Cinon: Quicquid dixisti, Iargos, verum est; non video vos tamen, omnem Turbam, 'rotundum' narrasse.

Et ille: Dic igitur de illo, prout opinaris!

Et Zinon: Significo posteris rotundum, quod aes in quatuor vertit, ex una re esse.

Respondit Turba: Ex quo dicis hoc? Pone igitur posteris modum regendi!

Et ille: Libenter. Oportet ex aere nostro partem accipi, ex aqua vero permanente tres partes; demum commisceantur et coquantur, quousque spissentur et unus fiant lapis; de quo invidi dixerunt: 'accipite de sincero corpore partem, de corpore vero *magnesie* tres, deinde commiscete aceto recto masculo terrae mixto, et cooperi⟨te⟩ vas et observa⟨te⟩, quod in eo est, et continue coquite, donec terra fiat.'

[Sermo XLII.]

Ait Astamus: Nimius sermo, omnes doctrinae filii, habentium intellectus errorem augmentat. Cum autem legitis in libris philosophorum, quod natura una tantum est, quae [et] omnia superat, scitote, quod unum et una composita sunt. Nonne videtis, hominis complexionem ex anima et corpore ⟨fieri⟩? Sic oportet vos coniungere, eo quod philosophi, cum res paraverunt ac coniuges et ⟨inter⟩ se coadunantes coniunxerunt, ascendit ex eis aqua aurea.

Respondit Turba: Dum de priore tractabas opere, ecce versus es

---

1 Et ille M: in B hinter Iargos.   2 dixisti: praedixisti MN.   3 verum etc.: sed est verum opus N.   7 quam: qua M. | spargitis: aspergitis N.   10 Cinon: Zimon M, Simon N.   13 rotundum quod etc.: quod rotundum in quatuor elementa vertitur et ex una re est M.   17 accipi: accipere MN.   20 de corpore R: ex aere BM, om. N.   21 terrae M: tere B, tunc N. | mixto: misceto M. | cooperite: cooperi M, corpori N.   23 Astamus: Astanius MN. | intellectus errorem: intellectum hunc in errore M.   27 fieri M: om. BN.   28 et se coadunantes BN: ex se coadamantes M.

in alterum opus. Quam ambiguum constituisti librum tuum, et tua verba tenebrosa!

Et ille: Perficiam alterius ⟨operis⟩ dispositionem.

Et illi: Age!

Et ille: Irritate bellum inter aes et argentum vivum, quoniam peritum tendunt et corrumpuntur prius, eo quod aes argentum concipiens vivum coagulat ipsum, argentum vero vivum concipiens aes congelatur. Inter ea ⟨igitur⟩ pugnam irritate acrisque corpus diruite, donec pulvis fiat. Masculum vero feminae, quae vapore fit, et argento vivo coniungite, quousque masculus et femina fiant *ethel*. Qui enim eos per *ethel* in spiritum vertit, deinde rubeos facit, omne corpus tingit, eo quod cum corpus diligenter coquendo teritis, mundam ex eo animam spiritualem ac sublimem extrahitis, quae omne corpus tingit.

Respondit Turba: Demonstra posteris, quod est illud corpus!

Et ille: Est sulfureum naturale, quod omnibus corporum nuncupatur nominibus.

[Sermo XLIII.]

Ait Dardaris: De regimine frequentissime tractastis et coniunctionem introduxistis. Posteris tamen significo, quod non possunt illam occultam animam extrahere nisi per *ethelie*, qua corpora non corpora fiunt coquendi per continuationem ac *ethelie* sublimationem. Et scitote, quod argentum vivum est igneum omne corpus comburens magis quam ignis, et corpora mortificans, et omne corpus, quod ei miscetur et teritur, neci datur. Corporibus igitur diligenter contritis, et eo prout oportet exaltatis, fit illud *ethel* natura et color non fugiens, et tingit aes, quod Turba dixit non tingere, quousque et tingatur, quod tinctum existens tingit. Et scitote, quod aeris corpus *magnesie* regitur, et quod argentum vivum est quatuor corpora, et quod aes non habet esse nisi humiditate, || 15ʳ eo quod est sulfuris aqua; sulfura namque sulfuribus continentur.

Inquit Turba: Dardaris, demonstra posteris, quid sunt sulfura!

Et ille: Sulfura sunt animae, quae in quatuor fuerant occultae corporibus, quae parce extractae se invicem continuerunt naturaliter et tinxerunt. Si enim occultum in ventre sulfuris aqua regatis et bene mundetis, occultum suae obvians naturae laetatur et aqua similiter cum suo pari. Et scitote, quod quatuor corpora non tinguntur, verum tingunt.

Et Turba: Qualiter non dicis more antiquorum, quod cum tinguntur, tingunt?

---

3 operis MN: om. B.    8 inter ea: igitur add. MN. | irritate: incitate N. 18 illam: iam M.    20 coquendi per...: coquendo continuatione M.    23 et eo: et ex eo M.    27 aes: res BM, über der Zeile 'aliter (a)es' B.    29 Turba MN: Dardius B. | Dardaris MN: om. B.    31 parce BM: per artem N.

Et ille: Dico, quod quatuor vulgi nummi non tinguntur, verum tingunt aes, tincto autem illo aere tingit nummos vulgi.

[Sermo XLIV.]

Inquit Mosius: Hoc unum, quod narrasti, Dard⟨ar⟩is, multis Philosophi nuncupaverunt nominibus, quandoque duobus, quandoque vero [dicunt] tribus.

Respondit Dard⟨ar⟩is: Nomina igitur ipsum Mosy posteris ablata invidia.

Et ille: Unum quid est igneum, duo vero corpus in eo compositum, tria quoque aqua sulfuris, qua et abluitur et regitur, quousque peragatur. Nonne videtis, quod Philosophus ait, quod argentum vivum, quod tingit aurum, est 'argentum vivum *cambar*'?

Respondit Dard⟨ar⟩is: Qualiter dicis hoc, quoniam Philosophus inquit: 'quandoque ex *cambar*, quandoque vero ex auripigmento'?

Et ille: Argentum vivum *cambar* est *magnesie;* argentum vivum vero auripigmenti est sulfur ascendens de composito isto mixto. Oportet vos igitur illud spissum veneno igneo commiscere et putrefacere ac diligenter terere, quousque spiritus fiat in altero spiritu occultus; tunc fit tinctura omnibus, quae vultis.

[Sermo XLV.]

Plato autem inquit: Oportet vos omnes magistri, cum ista dissolvuntur corpora, cavere ne comburantur; ac oportet abluere aqua marina, quousque totum eorum sal in dulcorem vertatur, clarescat et tingat fiatque tinctura aeri ac fugam dimittat, eo quod oportet alterum tingens fieri, alterum vero tingendum. Spiritu namque a corpore separato et in altero spiritu occulto factus est uterque fugiens. Quare sapientes dixerunt, ⟨se⟩ fugae ianuam reserrasse non fugienti, cuius fuga mox extiterat. Convertens namque sulfureum in spiritum sibi similem factus est uterque fugiens, eo quod facti sunt aërei spiritus, in aëra scandere diligentes. Videntes autem philosophi, quod non fugiebat, cum fugientibus fugiens unum factum esse, reiteraverunt ea ad simile corpus non fugientibus et intulerunt spiritum in ipsum, a quo fugere minime corpora potuerunt. Ad corpus enim simile corporibus, a quibus extracta sunt, ipsa reiteraverunt, et peracta sunt. Quod autem Philosophus ait, quod 'tingens et tingendum una tinctura facta sunt', spiritus ille est humidus in altero

---

3 Mosius: Moyses M, Nosius N. | Dardaris MN: Dardis B passim.   14 argentum: auripigmenti add. M.   25 reserrasse N: reserrare B. | mox extiterat BN: mors excitatur M.   28 quod: id quod add. MN.   29 unum: om. M. | esse: est M.   30 spiritum: om. MN. | corpora: om. MN.   31 sunt: om. M.

spiritu occultus. Et scitote, quod humidorum alter est calidus, alter vero frigidus, qui omnia est, qui quamvis sit humidus ⟨et⟩ inconveniens, tamen est calidus atque conveniens. Ideo autem praetulimus incorporea corporibus, quod his corpora regimus; ideoque corpora non fugientia incorporeis non praetulimus, quia fugientibus coniunguntur, quae in nullo corpore possunt fieri his exceptis. Spiritus namque omnimodo corpora fugiunt, fugientia autem similiter incorporeis continentur. Incorporea igitur similiter corpora fugiunt; quae igitur non fugiunt, meliora sunt et pretiosiora omnibus corporibus. His igitur peractis, accipite ea, quae non fugiunt, et coniungite et abluite corpus incorporeo, [et corpus rei corpore carentis] quousque vertatis || ipsum [in] corpus corporibus non fugientibus. Et vertite terram in aquam, aquam in ignem, ignem vero in aëra, et celate ignem in intimis aquae, terram vero in aëris ventre, ac calidum miscete humido, siccum vero frigido. Et scitote, quod natura naturam superat, natura natura gaudet, natura naturam continet.

### [Sermo XLVI.]

Inquit Atamus: Notandum est, omnis Turba philosophorum, quod de rubigine frequentissime tractaverunt. Rubigo autem sumptum nomen est, non verum.

Respondit Turba: Nomina igitur rubiginem vero nomine, non enim in hoc vituperandus es!

Et ille: Rubigo est secundum opus, quod ex auro solo fit.

Respondit Turba: Cur ergo vocaverunt eam philosophi hirudineam?

⟨Respondit ille:⟩ Eo quod aqua in sulfureo auro celatur, quemadmodum hirudo in aqua; rubigo igitur est rubeum facere, rubiginem autem facere est dealbare in priori opere, quo philosophi iusserunt poni et auri florem et aurum aequaliter.

### [Sermo XLVII.]

Ait Mundus: De rubigine, Atame, iam tractasti; dicam igitur de veneno, posteros docens, quod venenum non est corpus, eo quod subtile spiritus tenuem spiritum esse fecerunt; et tinxit corpus ac vertit in venenum, quod scilicet venenum Philosophus asserit omne corpus tingere.

---

5 non praetulimus: non om. MN.   6 corpora ... igitur non fugiunt: om. N.
7 similiter: sl' B, om. M.   8 meliora sunt et: meliora corporibus sunt et fugientia N.   9 corporibus: quia fugientia a corporibus continentur add. N.   10 et corpus rei corpore carentis: et corporeum corpore carenti M, et corpus regite corpore carente N.   16 Atamus: Attamus M, Ascanus N.   18 non verum: verum M.
20 in hoc vituperandus es BN: hoc vituperandum est M.   22 hirudineam: hirundineam M, yrundinam N.   23 Respondit ille M: om. BN.   24 yrudo für hirudo B: hirundo M, yrundo N.   26 aurum: auri M, de auro N.   28 posteros docens: posteris dicens N.   |   subtile: subtiles M.

Prisci autem opinantur philosophi, quod qui aurum in venenum vertit, ipse ad propositum iam pervenit; qui vero hoc non potest, in nihilo se habet. Dico autem vobis, omnibus doctrinae filiis, quod nisi igne res attenuaveritis, quousque illae res ut spiritus ascendant, in nihilo vos habebitis. Hic igitur est spiritus ignem fugiens et fumus ponderosus, quo in corpus ingrediente corpus laetatur. Omnes autem philosophi dixerunt: 'Accipite spiritum nigrum veterem, et eo corpora diruite et cruciate, quousque alterantur.'

[Sermo XLVIII.]

Ait Pictagoras: Intimandum est, omnes huius artis investigatores, quod philosophi de contiguatione multipliciter tractaverunt. Iubeo autem vos, ut argentum vivum corpus *magnesie* contingere faciatis vel corpus *kuhul* vel sputum lunae vel sulfur incombustibile vel calcem assatam vel alumen quod est ex pomis, vel ut scitis. Si autem cuilibet corporum esset regimen singulariter, non diceret Philosophus 'vel ut scitis'. Intelligite igitur, quod et sulfur et calx et alumen quod est ex pomis et *kuhul*, omnia haec nihil aliud sunt, quam aqua sulfuris. Et scitote, quod *magnesie*, cum argento vivo miscetur, et sulfur se invicem secuntur. Non igitur oportet vos illam dimittere *magnesie* absque argento vivo; cum enim componitur, fortissima compositio nominatur, quae est una de decem, quae philosophi regimina constituerunt. Et scitote, quod *magnesie* cum argento vivo dealbatur; oportet vos in ea albam aquam congelare aquamque rubeam. Congelare namque, quod philosophi in suis narraverunt libris, non est unum. Prima igitur congelatio stanni fit et aeris plumbo, secunda vero sulfuris aqua componitur. Nonnulli autem ⟨hunc⟩ librum legentes putant, quod haec compositio emitur. Sciendum est utique, quod nil operis emitur, et quod nil aliud est huius artis scientia, quam vapor et aquae sublimatio, argenti vivi quoque *magnesie* corpori coniunctio. Hoc autem philosophi in libris suis demonstraverunt, quod sulfuris aqua munda ex solo est sulfure, et nullum sulfur fit absque suae calcis, argenti vivi et sulfuris aqua.

[Sermo XLIX.]

16r    Inquit Bellus: De || compositione, omnes philosophi, et contactu non parum tractastis; compositio autem, contactus et congelatio unum

---

7 veterem: et unientem M.    10 contiguatione: contignatione M, continuatione N. Anmerkung des Herausgebers von M: *Videtur legendum de contactu seu coniunctione. Nam sequitur infra mentio de contactu.*    11 contingere: constringere M, continere N.    13 vel ut: velut M.    14 corporum: istorum M. | singulariter: singulare M. | vel ut scitis R: velut M, vel prout scis BN.    25 hunc MN: om. B.    29 munda: immunda M.

quid sunt. Accipite igitur alteram ex altera compositione partem et partem ex auri fermento, eisque mundam aquam sulfuris imponite. Hoc igitur est patens arcanum, quod omne corpus tingit.

Respondit Pitagoras: Cur, Belle, patens arcanum ipsum nuncupasti, nec eius opus demonstrasti?

Et ille: Sic in libris nostris, Magister, invenimus, quos ab antiquis habuisti.

Et Pictagoras: Ideo vos congregavi, ut eorum, quae in illis sunt libris, tenebras auferatis!

Et ille: Libenter, Magister. Notandum est, quod aqua munda, quae ex sulfure est, non est ex solo sulfure, verum ex pluribus composita rebus, quae unum sulfur facta est ex pluribus sulfuribus. Qualiter tamen, Magister, me oportet ⟨ea componere⟩, quousque unum fiant?

Et ille: Misce, Belle, pugnans in igne non pugnanti; iuncta namque in igne eis conveniente praeliantur, eo quod calida medicorum venena leni in igne coquuntur incomburente. Nonne videtis, qualiter aiebant philosophi in decoctione, quod 'parum sulfuris multa comburit fortia'? Humores autem qui dicti sunt humidi, picem et balsamum et gummam et similia, iubeo vos coquere leni igne. Ideo philosophi medicis similes facti sunt; et quis medicorum probo intentior philosopho?

Respondit Turba: Utinam demonstrares, Belle, huius patentis arcani dispositionem!

Et ille: Notifico posteris, quod hoc arcanum ex duabus processit compositionibus, sulfure scilicet et *magnesie;* philosophi autem, postquam mixtum [est] et in unam rem iunctum est, aquam nominaverunt et sputum boletorum ac spissum aurum. Omnibus autem in argentum vivum versis, sulfuris aquam ipsum nominant; sulfur quoque, cum sulfur continet, dicunt igneum esse venenum. Quod est patens arcanum, quod ascendit ab his, quae nostis.

[Sermo L.]

Inquit Pandoflius: Si aquae sulfuris sublimationem, Belle, narrares, posteris optimum quid ageres.

Et Turba: Demonstra igitur haec, Pandolfi!

---

1 alteram: om. MN.    2 eisque: eiusque M.    3 patens ... Belle: om. N.
12 rebus: om. M. | tamen: tum M.    13 ea componere MN: om. B.    14 misce: misit me N.    15 eis convenienti M: ea convenienter.    17 fortia: fortiora N. |
18 qui dicti M: quidam BN. | picem R: pix BM. | gummam R: gumma BM.
19 iubeo vos coquere leni igne BN: om. M.    20 quis: quamvis M. | proba intentior M: probo incendentior B, m̄ deprecor philosophe N.    25 unam rem iunctum: unum reiunctum M.    26 boletorum R: polentorum B, poletorum MN.
30 Pandoflius: Pandofilus N, Pandolfus M.

Et ille: Philosophi iusserunt, ut argentum vivum ex *cambar* accipiatur, et verum dixerunt. In hoc tamen sermone est aliquantulum obliquitatis, cuius tenebras a vobis auferam: quod ⟨si⟩ argentum vivum in tabernaculis sublimetis, ex *cambar* argentum vivum non accipiatis. *Cambar* autem est alterum sulfurum, quae Bellus vobis demonstravit, quoniam a sulfure sulfuri mixto multa opera procedunt. Eo autem a vobis sublimato procedit illud vobis argentum vivum a *cambar*, quod [est] *ethelie*, auripigmentum, *zenderich*, argentum vivum auripigmenti, argentum vivum *cenderich*, argentum vivum *obsemetich*, *magnesie*, *kuhul*, ac omnium a sua natura transformatorum argentum vivum philosophi dixerunt, eo quod natura in suo ventre erat occulta. Recto autem illo, [quod est omnia,] quod omnium decem est perfectio, suo regimine ei conveniente, eius alba apparuit natura et inhibuit, ne umbra in eo appareret. Invidi autem plumbum ex *ebsemich*, *magnesie*, *martec* et aes album ipsum nuncupaverunt. Dealbatum est enim aes et factum est umbra carens, eo quod illud aes sua nigredine privatum est suaque || spissa corpora et ponderosa nullum corpus penetrantia dimisit; et cum eo mundus spiritus humidus, qui spiritus tinctura est. Ideoque sapientes dixerunt aes et animam ⟨et⟩ corpus habere; anima autem eius est spiritus, corpus vero eius spissum. Ideo igitur oportet vos spissum diruere corpus, quousque eius spiritum extrahatis ex eo tingentem; extractum quoque ex eo spiritum leni ⟨igne⟩ sulfuri miscete, unde vobis investigantibus peragitur propositum.

[Sermo LI.]

Ait Horfachol: Nil aliud, Pandofli, narrasti, quam ultimum huius corporis regimen; ambiguam igitur composuisti descriptionem lectoribus. Si autem eius regimen inciperes, eius tenebras destrueres.

Inquit Turba: Dic igitur de hoc posteris, quicquid placet!

Et ille: Oportet ⟨vos⟩ huius artis investigatores, prius leni igne aes comburere, sicut in ovorum nutritione. Oportet enim ipsum comburere ⟨et⟩ humiditate ⟨abluere⟩, ne aeris spiritus comburatur. Et sit vas clausum undique, ut eius calor augeatur aerisque corpus diruatur ac eius spiritus tingens extrahatur, de quo invidi dixerunt: 'Accipite argentum vivum ex aeris flore'. Quod et aeris nostri aquam nuncupaverunt et

---

1 cambar: chambar N.   2 obliquitatis: ambiguitatis M.   5 alterum sulfurum: alter in sulphure M.   8 ff.: in M und N mit starken Varianten.   9 obsemetich: ebsemetich N, absemech M.   11 autem illo: autem dico illo M.   14 aes ebsemich B: ex ebmich M, ex eundus N. | martec: marteck M, marchet N.   16 suaque M: sua quoque.   18 est: om. M.   22 igne: add. R.   24 Horfachol: Horfalcos N, Horfolcos M.   25 corporis: operis N.   28 vos M: om. BN.   29 oportet ... comburere: om. N.   30 et ... abluere N: om. BM.   31 calor: color M, calor et color N.   33 ex aeris flore: et aeris florem et N.

igneum venenum ac ab omnibus extractum, quod et *ethelie* ex pluribus extracta rebus dixerunt. Amplius de quo dixerunt, quod omnia, cum unum quid fiant, corpora incorporea facta sunt, incorporea vero corporea. Et scitote, omnes huius artis investigatores, quod omne corpus dissolvitur cum spiritu, cui mixtum est, cui procul dubio simile fit spirituale; et quod omnis spiritus a corporibus alteratur et coloratur, quo spiritus color tingens ac contra ignem constans fit. Benedictum igitur sit nomen eius, qui sapientibus inspiravit corpus in spiritum vertere vim et colorem inalterabilem habentem et incorruptibilem, et quod prius erat sulfur fugiens, nunc autem factum est sulfur non fugiens nec combustibile. Et scitote, omnes doctrinae filii, quod qui vestrum potest spiritum fugientem rubeum facere corpore ei mixto, deinde ex illo corpore et illo spiritu suam tenuem naturam in suo ventre occultam subtilissimo regimine extrahere, si patiens est in coquendi prolixitate, omne corpus tingit. Quare invidi dixerunt: 'Scitote, quod ex aere, postquam sua humectatur humiditate et sua teritur aqua ac sulfure coquitur, si corpus extrahatis *ethelie* habens, invenietis, quod omni conveniens est tincturae.' Propter quod invidi dixerunt, quod 'rebus igne diligenter contritis et *ethelie* sublimatis fiunt tincturae fixae'. Quidquid autem in libris philosophorum huius⟨cemodi⟩ verborum invenietis, argentum vivum significat, quod sulfuris aquam nuncupavimus; quandoque autem dicunt esse plumbum et aes et nummum copulatum.

### [Sermo LII.]

Ait Iksimidrius: Iam tractavisti, Horfolce, de aeris et spiritus humidi regimine optime; continua, si perficias!

Et ille: Perfice igitur, quod dimisi, Iksimidre!

Et Iksimidrus: Sciendum est, quod *ethelie*, quam praedixisti et notificasti, [quod] invidi nonnullis [eam] nuncupaverunt nominibus, cum dealbatur, albificat et tingit. Tunc vero eam dixerunt philosophi auri florem, eo quod naturale quid est. Nonne vi∥detis, quod philosophi dixerunt, antequam ad hunc terminum pervenitur, quod aes non tingit, cum tamen tingitur, tingit, eo quod argentum vivum, cum suae miscetur tincturae, tingit? Cum vero his decem miscetur rebus, quas philosophi

---

2 de quo: quidam M, quoque N.   6 quo R: cui BM.   7 spiritus: spirituum M.   8 sapientibus M: sapientiam.   9 quod ... factum M: qui ... factus B.   14 coquendi: patiendi M.   17 omni ... tincturae: omnium ... tincturarum M.   20 philosophorum: om. M. | huiuscemodi N: huius BM. | verborum BM: verbis N.   23 Iksimidrius: Ixumdrus M, Ysimideus N. | Horfolce BM: Erfactade N.   24 continua R: continue BN, continuo M. | si BM: sed N.   26 quam: haec quam M; hoc quod N.   27 et notificasti: om. N. | nonnullis eam: nonnulli iam N, multis M.   28 vero eam: om. N.   31 tamen: tantum M.   32 decem BM: quatuor N.

urinas fermentatas [esse] nuncupaverunt, ... Tunc [autem] haec omnia multiplicationem nuncupaverunt, nonnulli autem eorum mixta corpora *chorsufle* [et collam auri] dixerunt. Haec igitur nomina, quae in libris philosophorum inveniuntur, quae superflua et vana esse putantur, vera sunt; ficta tamen sunt, eo quod unum sunt et una opinio et unum iter. Hoc est argentum vivum, quod ex omnibus extractum est, ex quo omnia fiunt, quod est aqua munda, quae aeris umbram delet. Et scitote, quod hoc argentum vivum cum dealbatur, fit sulfur, quod sulfure continetur. Et est venenum, quod marmori splendore simile est; quod invidi *ethelie* vocant, et auripigmentum, et *candarich* tinctura, ex quo mundus spiritus leni igne ascendit, et omnis mundus flos sublimatur, quod totum fit argentum vivum. Hoc igitur est maximum arcanum, quod philosophi narraverunt, quod solum sulfur aes dealbat. Intimandum est autem vobis, huius artis investigatoribus, quod illud sulfur non potuit aes dealbare, quousque in opere priore fuerat dealbatum. Et scitote, quod huius sulfuris mos est fugere; cum igitur sua spissa fugit corpora et ut vapor sublimatur, tunc oportet vos alio argento vivo sui generis ipsum continere, ne fugiat. Quare philosophi dixerunt: ʽsulfura sulfuribus continentur'. Amplius scitote, quod sulfura tingunt, deinde fugiunt procul dubio, nisi argento vivo sui generis iuncta sint. Non putetis igitur, quod tingit, deinde fugit, nummum esse vulgi, verum philosophorum intentio est nummus philosophorum, qui nisi albo vel rubeo misceatur, quod est argentum vivum sui generis, procul dubio fugiet. Iubeo igitur vos argentum vivum argento vivo miscere, quousque una munda aqua fiat ex duobus composita. Hoc igitur est maximum arcanum, cuius confectio est sua gumma et floribus, cum leni coctum est igne et terris et *mugra* rubeum factum est et aceto, sale nitro et *mucal* in rubiginem versum vel quolibet elementorum tingentium in nummo nostro existentium.

[Sermo LIII.]

Inquit Ekximenus: [Quod] invidi hanc artem nominum multiplicatione devastaverunt, totum autem opus nummi artem esse oportet. Philosophi autem iusserunt huius artis doctores aurum et nummos facere, quod omnibus philosophi nuncupaverunt nominibus.

Respondit Turba: Narra igitur posteris, Ekximene, aliquantulum illorum nominum, ut sibi caveant!

1 esse: om. MN.   4 quae... putantur BM: quamvis... putentur N.   9 marmori: marmoris N, marmorum M. | splendore: splendori MN. | ethelie: heccehelie N.
15 priore: primo N, om. M.   16 fugit: figit N.   22 philosophorum M: vulgi.
25 maximum: magnum M, magisterium N.   26 mugra: mucra M, tinctura N.
27 sale nitro et mucal: ... mutal M, sale intus mutatis N.   28 elementorum: electorum M.   29 Ekximenus: Exumenus M, Ebesomenus (be = k) N. | quod: om. M.   31 et nummos R: nummosum BM.   33 Ekximene: Ebesimine N.

Et ille: Nominaverunt ipsum salire, sublimare, abluere, terere *ethelie*, dealbare igne, vaporem cribro coquere, coagulare, in rubiginem vertere, *ethel* conficere, artem aquae sulfuris et copulam. His omnibus nuncupatum est opus, quod aes contrivit et dealbavit. Et scitote, quod argentum vivum apud visum album est, cum autem sulfuris fumo occupatur, rubescit et fit *cambar*. Ideo cum argentum vivum cum suis coquitur confectionibus, in rubeum vertitur, quare Philosophus ait, quod 'plumbi natura velociter convertitur'. Nonne videtis, quod philosophi invidia carentes dixerunt: 'Ideo de contritione et reiteratione || multipliciter tractavimus, ut spiritus in vase existentes extrahatis, quos ignis continue comburere non desistebat.' Aqua vero cum illis posita rebus prohibuit, ne ignis combureret, et ⟨incombustibiles⟩ factae sunt illae res. Quanto magis ignis flamma occupantur, tanto magis in aquae intimis absconduntur, ne ignis calore laederentur; aqua autem in suo ventre eas recipit et ignis flammam ab eis repellit.

[Respondit Turba:] Nisi corpora incorporea faciatis, in nihilo estis. De aquae autem sublimatione non parum philosophi tractaverunt. Et scitote, quod nisi res igne diligenter conteratis, *ethelie* non scandit. Ea enim non scandente in nihilo estis: cum tamen ascendit, propositae, qua tingitis, tincturae instrumentum fit. Pro qua *ethelie* Hermes ait: 'Cribrate res!' Quidam vero alius ait: 'Liquefacite res!' Item Amaçaras ait: 'Nisi res igne diligentius conteratis, *ethelie* non ascendit.' Magister autem verbum protulit, quod ratiocinantibus nunc exponam: 'Scitote, quod plurimus meridiei ventus, cum concitatur, nubes sublimat et maris vapores elevat.'

Respondit Turba: Obscure tractasti!

Et ille: Ego exponam et testam et vas, in quo est sulfur incombustibile. Iubeo autem vos, argentum congelare vivum fusibile ex pluribus rebus, ut duo tria fiant et unum cum tribus quatuor, unum duo et unum.

[Sermo LIV.]

Inquit Anaxagoras: Accipite combustum fugiens corpore carens et ipsum incorpore; demum accipite ponderosum fumum habens, ad [quodlibet] bibendum sitiens.

---

2 igne, vaporem cribro R: igne vapor cribrum B; igneus vapor, cribrare N; igne, vaporem crebro M. | rubiginem BM: rubedinem N. 3 artem R: ars BMN. | copulam R: copula BN, coagula M. 12 incombustibiles R: om. BMN. 18 diligenter BN: diligentius M. 21 Amaçaras: Arras M, Hacras N. 23 nunc M: cibum non B, non N. 27 et testam M: .1. testam B. 28 fusibile: fluxibile M, tinxibile N. 31 Anaxagoras: Ambesagoras (be = k) N. 32 ad quodlibet bibendum BN: adhibendum M, aus ad bibendum.

Respondit Turba: Quae obscuritas est haec, Anaxagora! Expone, quod dicis, et cave, ne sis invidus!

Et ille: Notifico posteris, quod hoc sitiens *ethelie* est, quae pendente sulfure cocta est. Vitreo igitur eam vasi imponite et coquite, quousque *cambar* fiat. Tunc vobis Deus peragit hoc, quod quaeritis, arcanum. Iubeo autem vos continue coquere, et iterare, ne vos taedeat! Et scitote, quod operis huius perfectio est aquae sulfuris cum tabula confectio; deinde coquatur, quousque rubigo fiat. Omnes namque philosophi dixerunt: 'qui potest rubiginem in aurum vertere, venenum propositum iam invenit; qui vero minime, in nihilo se habet.'

[Sermo LV.]

Inquit Pion: [Quod] Pitagoras de aqua iam tractavit, quam invidi omnibus nuncupaverunt nominibus. Demum in fine sui libri de auri fermento tractavit, iubens ut ei quid sulfuris aquae mundae imponatur et aliquantulum suae gummae. Miror, universa Turba, qualiter invidi in hoc tractatu operis perfectionem prius quam initium narraverunt.

Respondit Turba: Cur ergo putrefacere dimisisti?

Et ille: Verum dixistis! Putrefactio non fit absque sicco et humido, vulgus autem humido putrefacit, humidum utique sicco tantum coagulatur, et ex utroque tantum initium est operis, quamvis invidi hoc opus in duo diviserunt partes, asserentes, quod unum citius fugit, alterum vero fixum et immobile.

[Sermo LVI.]

Ait Costans: Quid vobis et invidorum tractatibus? Dico autem, quod necesse est hoc opus quatuor habere.

Respondit Turba: Demonstra igitur, quae sunt ista quatuor!

Et ille: Aqua, terra, ignis et aër. Haec igitur quatuor habeatis elementa, sine quibus nil unquam generatur. Siccum igitur humido miscete, quae sunt terra || et aqua; ac igne et aëre coquite, unde spiritus et anima desiccantur. Et scitote, quod tenue tingens sumit vim ex tenui terrae parte; et tenui ignis et aëris [parte,] et aquae parte spiritus desiccatus est. Infer igitur has partes in ipsum, eo quod operis nostri natura in terram vertitur, cum istarum rerum subtilia sumit; eo quod corpus fit tunc tenue quid aëreum, tunc nummorum corpori impositum tingit.

---

3 posteris: vobis M.   11 Pion: Piam N, Cenon M. | quod: qui N, om. M.
13 ei quid .. aquae mundae R: ei quid .. mundi aqua B, eis quid .. aqua munda M.
19 tamen M: tantum.   21 duo: tres M.   23 Costans: Constans MN. | et
BN: de M.   28 aëre: aqua N.   30 spiritus: tenuis add. M.   31 natura: vi M.
32 sumit: sumat N, fiunt M.   33 corpori BN: corpus M.

Cavete igitur, omnes huius artis investigatores, ne res multiplicetis! Invidi namque et multiplicaverunt et vobis devastaverunt, varia quoque regimina descripserunt, ut fallerent. Humidum etiam omni humido, siccumque omni sicco omnique lapide et metallo, ac felle animalium maris et volatilium coeli ac terrae reptilium nuncupaverunt. Vobis autem tincturam volentibus notandum est, quod corpora corporibus tinguntur. Dico tamen vobis, quod Philosophus breviter dixit et verum quidem, cum dixit in initio libri sui: 'in arte auri est argentum vivum de *cambar* et in nummis est argentum vivum de masculo.' In nihilo autem praeter hoc inspicite, quoniam duo sunt argenta viva, verum est unum!

[Sermo LVII.]

Ait Açardetus: Significo posteris, quod Soli et Lunae propinquam facio philosophiam. Qui igitur vult veritatem pertingere, capiat [oris] solis humorem et lunae sputum.

Respondit Turba: Cur fratribus tuis adversarius factus es?

Et ille: Non dixi nisi verum.

Et illi: Sume, quod Turba sumpsit!

Et ille: Iam volebam; vobis tamen volentibus iubeo posteros de nummis accipere, quos philosophi fecerunt et Hermes ad verum tingendum aptavit partem, et ex aere philosophorum partem, ac nummis miscere — et fit hoc totum quatuor corpora — et vasi imponere, cuius os diligentius claudatur, ne aqua exeat; septemque coquatur diebus, tunc aes cum nummis iam contritum in aquam versum invenitur. Utrumque deinde iterato coquant et non metuant, demum aperiant et invenient nigredinem desuper apparentem. Iterantes ipsum semper coquant, quousque nigredo *kuhul*, quae de nigredine nummorum est, consumatur; ea namque consumpta pretiosa illis albedo apparebit. Demum in locum suum iterantes coquant, quousque desiccetur, et in lapidem vertatur. Item illum lapidem ab aere et nummis genitum, iterantes coquant continue igne priore fortiore, quousque lapis diruatur ac confringatur ac in cinerem vertatur. Quam pretiosus est cinis, huius doctrinae filii, et quam pretiosum est, quod ex eo fit! Miscentes igitur cinerem aquae, iterum coquite, quousque cinis ille liquefiat; deinde coquite et aqua imbuite permanente, quousque compositio dulcis fiat et suavis ac rubea. Imbuite etiam, quousque humida fiat, amplius igne fortiore priore coquite ac

---

10 est: etiam M.    12 Açardetus: Acratus M, Aratus N.    13 oris: floris N, om. M.    18 volebam M: ondebam? B, credebam N.    19 fecerunt: iusserunt M. | tingendum: figendum N.    21 miscere: miscete M.    23 utrumque lente iterato M: utramque deinde tractato B.    25 iterantes: idem add. M, item N. | coquant: coquunt M.    28 coquant: coquuntur M.

vasis os diligentius claudite. Hoc enim regimine corpora fugientia non fugientia fiunt et spiritus in corpora et corpora in spiritus vertuntur et a se invicem nectuntur. Deinde fiunt corpora spiritus et animas habentes tingentes, eo quod invicem germinant.

Respondit Turba: Iam notificasti posteris, quod aeri rubigo accidit, postquam nigredo [et] aqua dealbatur permanente. Demum congelatur et fit corpus *magnesie*, demum coquitur, quousque totum corpus confringatur, demum fugiens in cinerem || vertitur et fit aes umbra carens; immo etiam fit intinctio de opere philosophorum. Quid ergo dimittis posteris, cum vere propriis nominibus res minime nuncupasti?

Et ille: Vestra sequens vestigia quemadmodum et vos tractavi.

Respondit Bonellus: Verum dicis; si enim aliter ageres, dicta tua in libris nostris scribi non iuberemus.

[Sermo LVIII.]

Inquit Balgus: Açratus, universa Turba iam dixit, quod vidistis. Benefactor tamen quandoque fallit, quamvis benefaciendi habeat affectum.

Et illi: Verum dicis; dic ergo secundum tuam sententiam et cave, ne sis invidus!

Et ille: Sciendum est, quod invidi hoc arcanum in membra separaverunt: in physica, astronomica ⟨et⟩ imaginum artes secundum constellationes, arboribus, metallis, vaporibus et reptilibus; et ambigue multiplicaverunt, quanto potuerunt, quod in omni eorum opere firme percipitur. Iubeo tamen huius sapientiae investigatoribus, ut ferrum capiant ac in laminas ducant, deinde veneno misceant et suo vasi imponant, cuius os diligentissime claudant. Et cavete, ne humores multiplicetis, vel siccum ipsum ponatis, sed miscete fortiter ut massam. Et scitote, quod si massae aquam multiplicetis, in camino non continetur. Si enim massam desiccetis, camino non iungitur nec coquitur. Iubeo autem vobis, ut ipsum diligentius conficiatis, demum suo vasi imponatis, cuius os interius et exterius luto claudatis, ac carbonibus super ipsum accensis post dies aperiatis. Tunc invenietis laminas ferreas iam liquefactas, in vasis autem coopertorio ut parvos invenietis nodos; igne igitur accenso acetum sursum ascendit. Eius namque natura spiritualis est, in aëra scandens, quare iubeo vobis, ut parce eam teneatis. Item sciendum

---

3 nectuntur: convertuntur N.   9 intinctio de opere: tritio de op. M, intentio operis N.   13 iuberemus BM: iussissemus N.   14 Açratus: Acratus M, Azaratus N.   19 membra BN: umbra M.   20 physica BM: physicam N. | astronomica M: astronomiam.   21 arboribus BN, arborum M: corporibus? | reptilibus BMN: spiritibus?   27 massae: a massa M.   32 coopertorio M: cohoptorio B, coapertis N. | ut parvos: om. M.   34 parce: partem M, ex parte N.

est, quod decoctionibus ablutionibusque multiplicatis congelatur, et ab igne coloratur eiusque natura convertitur. Hac enim decoctione et liquefactione *cambar* [non] disiungitur. Notifico etiam vobis, quod hac nimia decoctione tertiae partis aquae pondus consumitur, residuum vero fit ventus in spiritu secundi *cambar*. Et scitote, quod nil est preciosius nec excellentius nec tingentius maris arena rubra. Lunae autem sputum coadunatur cum radiorum solis luce [luna perficitur nocte praeventionis], solis namque calore ros congelatur. Tunc illo vulnerato, neci dato [quod] ros iungitur, et quando magis dies transeunt, tanto intensius congelatur; nec comburitur, nam sol excoquit ipsum et congelat ac bello potens terrenum superare ignem facit, ablata infirmitate.

Respondit Bonitis: Nonne scis, Balge, quod lunae sputum non tingit nisi aes nostrum?

Et Balgus: Verum dicis.

Et ille: Cur arborem dimisisti narrare, cuius fructum qui comedit, non esuriet unquam?

Et Balgus: Notificavit mihi quidam, qui scientiam consecutus est, quousque illam inveniens arborem convenienter operatus est ac fructu extracto comedit. Mihi autem quaerenti eam mera descripsit albedine, ratus quod ipsa absque labore invenitur; dispositionis autem eius perfectio ei cibus est. Mihi autem quaerenti, qualiter cibo nutriatur, || quousque fructiferet, ait: 'Accipe illam albam arborem, et aedifica ei domum circumdantem, rotundam, tenebrosam, rore circumdatam, et impone ei hominem magnae aetatis, centum annorum, et claude super eos, et necte fortiter, ne ad eos ventus seu pulvis perveniat; deinde centum et octoginta diebus in sua domo ⟨eos⟩ dimitte. Dico, quod ille senex de fructibus illius arboris comedere non cessat ad numeri perfectionem, quousque senex ille iuvenis fiat.' O quam mirae naturae, quae illius animam senis in iuvenile corpus transformaverunt, ac pater filius factus est! Benedictus sit Deus, creator optimus.

[Sermo LIX.]

Inquit Nofil: Dicturus sum in his, quae Bonitis narravit.

Et Turba: Dic, frater namque tuus pulchre dixit.

1 et ab: absque M.   2 et liquefactione M.: liquefacta B.   3 [non]: om. N.   6 nec tingentius BN: om. M. | maris arena rubra: rubri maris arena N.   9 ros M: res.   10 neci dato quod res: necidatoris ros M, necato N. | sol excoquit: sol est qui coquit N, sole qui cq. M. | congelat: congelatur M.   12 Bonitis: Bonites M, Boniluscis N. | Balge: Balte N passim.   13 tingit M: legit BN.   15 cur: igitur add. MN.   19 mera ... albedine: meram albedinem M.   22 fructiferet: fructicet M, fructificat N.   23 circumdatam: aspersam M.   26 domo: eos add. MN.   28 animam BM: naturam N.   31 Nofil: Theophilus MN. | Bonitis: Bonitatis N passim.   32 pulchre: publice M.

Et ille: Sequens Bonitis vestigia eius dicta perficiam. Sciendum est, quod omnes philosophi, et quamvis hanc celassent dispositionem, in suis tamen tractatibus verum dixerunt, cum aquam 'vitam' nominaverunt; eo quod, quid illi miscetur aquae, moritur, demum vivit et iuvenis fit. Et scitote, omnes discipuli, quod ferrum non fit rubiginosum nisi hac aqua, eo quod laminas tingit; demum imponatur in sole, quousque liquefiat et imbuatur, demum congeletur, hisque diebus fit rubiginosum. Illuminatione autem hac silentium melius est.

Respondit Turba: Theofile, cave ne sis invidus; perfice tractatum tuum!

Et ille: Immo simile quid reiterem.

Et illi: Dic, quod vis!

Et ille: Quidam fructus exeunt prius a perfecta arbore et in aestatis initio florent, et quanto multiplicantur, tanto decorantur, quousque perantur et maturando dulces fiant. Similiter illa mulier suos fugiens generos, quibus parte quamvis irata domestica fit, nec dignatur se superari, nec ut suus coniunx suum habeat decorem, qui furibunde eam diligit et cum ea pugnans vigilat, quousque concubitus cum ea peragat, eius foetus Deus perficiat, filiosque multiplicet prout sibi placet. Eius autem decor igne consumptus est, qui ad suum non tendit coniugem nisi libidinis causa; termino enim finito ad eam vertitur.

Item notifico vobis, quod Draco nunquam moritur. Philosophi tamen mulierem suos coniuges interficientem neci dederunt; illius enim mulieris venter armis plenus est et veneno. Effodiatur igitur sepulchrum illi Draconi, et sepeliatur illa mulier cum eo, qui cum illa fortiter vinctus muliere, quanto magis eam nectit et volvitur circa eam, tanto corpus eius muliebribus armis in mulieris corpore creatis in partes secatur. Videns se autem in mulieris artubus mixtum, certus fit morte, et totus vertitur in sanguinem. Videntes autem philosophi ⟨ipsum⟩ in sanguinem versum, in sole dimittunt per dies, quousque eius lenitudo consumatur et sanguis arescat et venenum inveniunt illud; iam apparens tunc ventus est occultus.

[Sermo LX.]

Inquit Bouilis: Sciendum est, omnes discipuli, quod ex elementis nihil fit utile absque coniunctione et regimine, eo quod sperma ex san-

---

6 demum imponatur: deinde ponitur M.  12 dic: om. M.  13 aestatis M: exitus B, exitu N.  14 quanto ... tanto ...: magis add. N. | multiplicantur M: multipliciter B.  16 generos BN: generatos M. | parce: parte MN. | fit: sit M, sic N.  19 multiplicet N: -cat BM.  20 autem: om. M.  25 vinctus: iunctus M.  26 nectit: necat N. | tanto: magis add. MN.  29 ipsum MN: om. B.  31 ventus: inventus N.  32 occultus M: occl'eo B, hñs add. N.  33 Bouilis: Bonellus MN. | elementis: electis M.

guine generatur et libidine. Viro namque mulieri imminente, uteri humore sperma nutritur et sanguinis humiditate et || caliditate; peractis vero quadraginta diebus et noctibus sperma formatur. Si enim humiditas uteri et calor non esset, sperma non maneret nec foetus perageretur. Deus autem illum sanguinem et calorem ad nutriendum sperma constituit, quousque extrahat ipsum ad libitum. Foetus autem extractus non nisi lacte nutritur [et igne], parce et paulatim, dum parvulus est, et quanto magis esurit, tanto ossibus confortatis in iuventutem ducitur, in quam perveniens sibi sufficit. Sic ergo hoc te oportet in hac arte facere. Et scitote, quod absque calore nihil unquam generatur, et quod balneum intenso calore perire facit, si vero sit frigidum, fugat; si autem temperatum sit, corpori conveniens et suave fit, quare venae lenes fiunt et aluntur et caro augmentatur. Ecce vobis demonstratum est omnibus discipulis; intelligite igitur et in omnibus, quae regere conamini, Deum timete!

[Sermo LXI.]

Ait Mosius: Notandum est, quod invidi plumbum aeris 'formandi instrumenta' nominaverunt, simulando posteros seducentes. Quibus notifico, quod illa eorum 'instrumenta formandi' fiunt ex nostro pulvere albo, stellatico et splendido, et lapide nostro coruscante ac marmor; quorum tamen operi nostro nullus pulvis est aptior et compositioni nostrae coniunctior pulvere *ascocie*, ex quo apta fiunt instrumenta formandi. Amplius philosophi iam dixerunt: 'ponite instrumenta ex ovo'; non tamen narraverunt, quod ovum, nec cuius avis. Et scitote, quod harum regimen rerum est toto opere difficilius, et si quod compositum plus quam oportet regatur, eius lumen a pelago sumptum extinguitur. Quare philosophi iusserunt, ut observetur. Luna igitur perfecta hoc accipite, et arenae imponite, quousque dealbatur. Et scitote, quod arenae ipsum imponentes et reiterantes, nisi patientiam habeatis, erratis in regendo et opus corrumpitis. Coquite igitur ipsum leni igne, quousque dealbatum ipsum videatis, deinde aceto extinguite, et unum ex tribus iam a sociis separatum invenietis. Et scitote, quod primum *iksir* commiscet, secundum comburit, tertium vero liquefacit. Primo igitur novem uncias aceti imponite bis; primo, cum vas calescit, secundo vero, cum iam calefactum sit.

---

2 sanguinis humiditate: sanguine humectante M.   4 uteri et calor: sanguinis et uteri calor M.   8 exurit M: exuruit B, esuriet N.   11 temperatum: tepidum N.   13 aluntur: om. M, alunt N.   16 Mosius BN: Moyses M.   18 fiunt: om. M.   19 coruscante R: concavo BMN.   20 tamen BN: toti M. | nostro M: vestro.   21 nostrae M: vestrae. | ascocie: alocie M, abschocie N.   23 narraverunt M: nominaverunt.   33 calescit: calefit M.

## [Sermo LXII.]

Inquit Mundus: Oportet vos omnes huius artis investigatores scire, quod quicquid philosophi narraverunt et iusserunt, *kenkel* scilicet, herbas *geldum* et *çarmeç*, unum quid sunt. Ne cures igitur rerum pluralitatem; nam una est philosophorum tinctura, cui ad placitum nomina sumpserunt, et ablato proprio nomine ipsam nigrum nuncupaverunt, eo quod nostro extractum est a pelago. Et scitote, quod prisci sacerdotes nihil vestium in aris suis dignati sunt ponere artificialium, quare ad aras suas venerandas et mundificandes, ne sordidum quid introducant et immundum, *kenkel* tyrio colore tinxerunt; tyrius autem color noster, quem in aris et thesauris suis posuerunt, redolentior est et mundior, quam quod a me describi potest; qui a mari nostro rubeo purissimo extractus est, qui suavis est odoris, pulcher et in putrefaciendo non sordidus nec immundus. Et scitote, quod plura ei nomina imposuimus, quae nomina sunt vera. || Cuius exemplum apud intellectum habentes est triticum, quod molitur et tunc alio nomine nuncupatur, ex quo in diversas substantias cribro diviso varia panis genera fiunt, nomina singulariter habentia; quod totum frumentum est uno nomine nuncupatum, a quo plura nomina distincta sunt. Sic tyrium nostrum ⟨colorem⟩ in uno quoque regiminis gradu sui coloris nomine nuncupamus. *

## [Sermo LXIII.]

Ait Philosophus: Notifico posteris, quod natura masculus est et femina; quare invidi eam corpus *magnesie* nuncupaverunt, eo quod in ea est maximum arcanum. Ponite igitur, omnes huius artis investigatores, *magnesie* in suo vase, et diligenter coquite; deinde post dies aperientes in aquam totum invenietis versum. Iterum coquite quo||usque coaguletur, et se ipsum contineat. ⟨In⟩ invidorum autem libris 'pelagus' audientes, scitote, quod humorem significant, 'panno' vero significant vas. Medicinis quoque naturam significant, eo quod germinat et florescit. Invidis autem dicentibus 'ablue, quousque aeris nigredo exeat', quidam hanc nigredinem 'nummos' nominant. Agadimon autem clare demonstravit, cum haec verba non dubie protulit. Notandum est, omnes huius artis investigatores, quod rebus prius mixtis et semel decoctis invenietis nigredinem

---

* Hier folgt in BN der S. 71 erwähnte, nicht zur Turba gehörende Einschub.

2 iusserunt: dixerunt N.  3 herbas geldum: om. N. | Çarmeç: carmen M, cormech N.  4 una: tyria M, tiriaca N.  5 ablato MN: oblato. | ipsam R: ipsum BMN.  7 artificialium MN: artificialiter.  9 kenkel: been beelis N.  24 iterum N: item M, om. B.  25 in ... libris M: in om. BN, libros N. | pelagus audientes: pelagorum intelligentes N.  27 quoque: quoniam M.  29 Agadimon: Agrademon N.

praescriptam, scil. quod omnia nigra fiunt. Hoc igitur 'plumbum sapientum', de quo in libris suis frequentissime tractaverunt, nonnulli quoque dicunt 'nummi nostri nigri'.

[Sermo LXIV.]

Inquit Pitagoras: Quam mira est philosophorum diversitas in his, quae prius posuerunt, et eorum conventus in hac paula re vilissima, qua regitur pretiosum. Et si vulgus, omnes huius artis investigatores, istud paulum et vilissimum scirent, mendacium putarent; cuius vim si scirent, non vilipenderent. Hoc autem a vulgo Deus celavit, ne mundus devastaretur.

[Sermo LXV.]

Ait Orfultus: Sciendum est, omnes sapientiam diligentes, cum Eximedrus in hac arte tractaret et lucidiores vobis syllogismos poneret, quod qui nescit quod dixit, brutum animal est. Ego autem huius pauli regimen vobis exponam, ut in hac arte introductus audacior fiat et certius expendat, et quamvis sit parum, comparet tamen et vile caro et carum vili. Et scitote, quod initio miscendi oportet vos elementa cruda, amoena, sincera et non cocta [vel recta] super lenem ignem commiscere. Et cavete ignis intensionem, quousque elementa coniungantur et se invicem consequantur ac complectantur complexione, qua paulatim comburuntur, quousque in illo leni igne desiccentur. Et scitote, quod unum comburit unum et diruit, et unum confortat unum et docet ipsum contra ignem proeliari. Post primam autem combustionem oportet se ablui, mundificari et igne dealbari, quousque omnes res unus fiant color; cui postea oportet vos totius humoris residuum miscere, et tunc eius rubor exaltabitur. Elementa enim igne diligenter cocta laetantur et in alienas vertuntur naturas, eo quod liquefactum aes, quod est caput, fit non liquefactum, humidum vero siccum, et spissum corpus spiritus, et spiritus fugiens fortis contra ignem pugnans. Quare Philosophus ait: 'converte elementa, et quod quaeris, invenies.' Convertere autem elementa est humidum facere siccum et fugiens fixum. Hac peracta dispositione dimittatur in igne, quousque spissum attenuetur et rarum tingens remaneat. Et scitote, quod elementorum mors et vita ab igne fiunt, et quod compositum germinat se ipsumque gignit id, quod quaeritis Deo favente. Coloribus autem incipientibus, miracula videbitis sapientiae Dei, quous-

---

8 a vulgo R: a populo B, a pelago M.    10 Orfultus: Horfolcus M, Horsoldus N.  |  cum Eximedrus: cum Mundus M, quod Eximidius cum N.    15 initio: in primo M.    19 quod unum: quod spiritus unus M.    20 unum: corpus add. M. | unum: spiritum add. M.    22 omnes ... fiant MN: omnis fiat.    23 rubor BN: color M.    29 dimittatur BN: dimittat M.    30 rarum M: ratum. 33 videbitis M: videbis.

que tyrius color peragatur. O mirabilis natura ceteras naturas tingens! O naturae caelestes, elementa regimine separantes et convertentes! Nihil igitur est pretiosius his naturis in tinctura, quae compositum multiplicat et facit esse punicum et fixum. ||

### [Sermo LXVI.]

Inquit Exiniganus: Iam tractasti, Luca, de argento vivo et nitro, quod est *magnesie*, quod te decet, et iussisti posteros experiri et libros legere, sciens quod philosophi dixerunt: 'Inspicite latentem spretum et nolite ipsum vilipendere, eo quod, cum permanet, magnum arcanum et multa bona operatur.'

### [Sermo LXVII.]

Ait Lucas: Dico posteris, quod lucidius est his, quae narrasti, quod scilicet Philosophus ait: 'combure aes, et combure argentum, et combure aurum!'

Respondit Exiniganus: Ecce tenebrosius praedictis!

Respondit Turba: Illumina igitur, quod tenebrosum est!

Et ille: Hoc, quod dixit 'combure, et combure, et combure', in nominibus tantum est, re autem unum et idem sunt.

Et illi: Heu tibi, quod breviter tractasti; cur livore inficeris?

Et ille: Placet, ut pulchrius dicam?

Et illi: Age!

Et ille: Significo posteris, quod dealbare est comburere, rubeum facere vero est vita; invidi autem nomina multiplicaverunt, ut posteros seducerent. Quibus significo, quod huius artis definitio est corporis liquefactio, et animae a corpore separatio, eo quod aes ut homo et animam habet et corpus. Oportet igitur vos omnes, doctrinae filios, corpus diruere et animam ab eo extrahere. Quare philosophi dixerunt, quod corpus non penetrat corpus, verum subtile naturae, quod est anima, [quae] corpus penetrat et tingit. In natura est igitur corpus et anima.

Respondit Turba: Volens explanare, tenebrosa verba protulisti!

Et ille: Significo vobis, quod invidi narrantes dixerunt, quod Saturni splendor non apparet nisi tenebrosus, quando [in aëra] scandit; et quod Mercurius radiis solis occulitur et quod argentum vivum sua ignea vi vivificat et opus perficit[ur]; Venus autem, cum sit orientalis, Solem praecedit.

---

1 ceteras M: caelestis.   3 tinctura: natura M.   5 Exiniganus: Exemiganus M, Eximganus N.   7 spretum: spiritum MN.   8 magnum: magnum est M, magisterium N.   11 combure: comburite N, comburere M passim.   13 Exiniganus: Hermiganus M, Exmigarus N.   15 combure M: comburere BN.   16 tantum BN: diversitas add. M.   17 quod: quam N, tam M.

[Sermo LXVIII.]

Ait Artanius: Scitote, omnes huius artes investigatores, quod opus nostrum, cuius inquisitionem passi estis, ex maris fit generatione, quo post Deum et in quo opus perficitur. Accipite igitur *alçut* et veteres lapides marinos, et car⟨bo⟩nibus assate, quousque albi fiant. Demum albo aceto extinguite, si assati fuerint et viginti quatuor unciae eorum; calor tertia parte sui ponderis extinguitur, scilicet octo unciis. Et aceto terite albo et coquite in sole et terra nigra per quadraginta duo dies. Secundum autem opus sit a decimo die mensis Septembris ad decimum Librae. Huic autem secundo acetum nolite imponere, et dimittite ipsum coqui, quousque suum desiccetur acetum et terra fixa fiat ut terra aegyptiaca. Et scitote, quod opus aliud citius congelatur, aliud vero tardius. Hoc autem accidit ex coquendi diversitate; si enim locus, ubi coquitur, humidus et roridus fuerit, citius congelatur, si vero siccus, tardius congelatur.

[Sermo LXIX.]

Inquit Fiorus: Tractatum tuum, Munde, reor perficere, non enim peregisti coquendi dispositionem.

Et ille: Age, Philosophe!

Et Phiorus: Doceo doctrinae filios, quod bonitatis primae decoctionis signum est ruboris extractio.

Et ille: Describe, quid est rubor!

Et Fiorius: Cum videritis ipsum totum iam nigrum, scitote, quod albedo tunc in illius ventre nigredinis occulta est; tunc oportet vos illam albedinem extrahere || ab illa nigredine subtilissimo eius, quod scitis [eas] discernere. Secunda autem decoctione ponatur illa albedo in vase cum suis instrumentis et coquatur lene, quousque omnia alba fiant. Videntes autem, omnes huius artis investigatores, illam albedinem apparentem ⟨et⟩ omnibus supereminentem in vase, estote rati, quod rubor in illa albedine occultus est. Tunc autem non oportet ⟨vos⟩ illum extrahere, verum coquere, quousque totum rubeum fiat altissimum et simili carens. Et scitote, quod illa nigredo prior ex natura *martek* fit, et quod rubor ex illa extrahitur nigredine, eo quod illud nigrum emendavit, quod inter fugiens et non fugiens pacem componens ea in unum reduxit.

---

1 Artanius: Attamus M, Archimus N.   2 passi estis BN: habuistis M. | maris MN: mare.   3 alçut: halsut M, akem (aus alcem) N; anschließend die Glosse: '*sunt vermes duas habentes cortices — in herbis generantur . sc. limaces*'.   4 carbonibus M: carnibus.   6 calor: color M. | ponderis R: generis BN, om. M.   11 aliud M: illud.   13 roridus M: roseus BN.   15 Fiorus: Florus M, Phiorus N.   19 est: est sui MN.   22 occulta BN: occultata M.   23 subtilissimo: subtilissime M.   25 lene: leviter N. | omnia alba fiant: omnino alba fiat M.   27 in vase: om. M. | rati: tuti M.   28 vos MN: om. B.   32 reduxit MN: reduxisti.

Respondit Turba: Et cur fuit hoc?

⟨Et ille:⟩ Eo quod cruciata res, cum in corpore submergitur, vertit ipsum in naturam inalterabilem ac indelebilem. Oportet vos igitur hoc sulfur scire, quod corpus denigrat. Et scitote, quod illud sulfur non potest cruciari nec tingi, sed id cruciat et tingit; eo quod sulfur quod denigrat est, quod non fugienti ianuam aperit et in fugiens cum fugientibus vertit. Nonne videtis, quod crucians non cruciat nocumento nec corruptione, verum coadunatione et utilitate? Si enim eius cruciatus esset noxius et inconveniens, non ab illo complerctur, quousque ab eo colores extraherentur inalterabiles ac indelebiles, quod sulfuris aquam vocavimus et ad ruboris tincturam aptavimus, quae de cetero non denigrat. Quod autem denigrat et non fit absque nigredine, clavem operis esse notificavi.

[Sermo LXX.]

Inquit Mundus: Scitote, omnes huius artis investigatores, quod caput est omnia; quod si non habet, omne quod ipsum emendat non prodest quicquam. Ideoque magistri illud, quo perficitur, unum dixerunt. Non enim diversae illam rem emendant naturae, verum una et conveniens, quam vos oportet parce regere; regendi namque ignorantia nonnulli erraverunt. Nolite igitur harum compositionis pluralitatem curare, nec ea, quae ⟨invidi⟩ in suis libris posuerunt. Veritatis namque natura una est, qua naturale mutatur; eo quod illud arcanum naturale in suo ventre occultum [est] non videtur nec sentitur nisi a sapiente. Qui igitur parce regit eiusque scit complexionem, extrahit ex eo naturam omnes naturas superantem. Tunc igitur Magistri verba complebuntur: natura scilicet natura lactatur, natura naturam superat et natura naturam continet. Et tamen non sunt diversae naturae, nec plures, verum una, suas habens vires in se, quibus ceteris rebus imminet. Nonne videtis, quod Magister uno orditus est et uno finivit? Deinde illas unitates aquam sulfuream nuncupavit totam naturam vincentem.

[Sermo LXXI.]

Ait Bratus: Quam pulchre hanc aquam descripsit sulfuream Mundus! Nisi enim spissa corpora natura corpore carente diruantur,

---

2 et ille MN: om. B.    3 inalterabilem MN: alterabilem.    5 cruciari nec tingi: contrectari nec tangi M.    8 verum BN: sed rerum M.    10 quod BN: quam M.
11 ruboris tincturas BN: ruborum tincturam M.    16 quo M: quod BN.  |  unum BN: verum M.    20 invidi R: philosophi M, om. BN.    21 qua ... mutatur: quae ... mutavit M.    22 sentitur: scitur M.    27 vires: res M.  |  imminet R: imminuit BN, eminuit M.    28 finivit BN: finitur M.  |  illas BN: alias M.
29 sulfuream: om. M.  |  nuncupavit BN: nuncupaverunt M.    30 Bratus BN: Bracus M.

quousque fiat corpus incorporeum, spiritus scilicet tenuissimus, non potestis illam animam ⟨tenuissimam ac⟩ tingentem extrahere, quae in naturae ventre occulta est. Et scitote, quod nisi corpus diruatis, quousque moriatur, et ex eo suam extrahatis animam, quae est spiritus tingens, nequaquam eo corpus tingere potestis.*

[Sermo LXXII.]

Inquit Philosophus: Prima compositio, scilicet corpus *magnesie*, ex pluribus fit rebus, quamvis unum quid factae sint, uno dictum nomine, quod priores *albar* aeris nuncupaverunt. Cum autem regitur, decem nominibus nuncupatur sumptis a coloribus, qui in regimine in huius *magnesie* corpore apparent. Oportet igitur, ut plumbum in nigredinem convertatur; tunc decem praedicta in auri fermento apparebunt cum *sericon*, quod est compositio, quod et decem nuncupatur nominibus. Omnibus autem praefatis nil aliud significamus nominibus quam *albar* aeris, eo quod tingit omne corpus, quod in compositionem introivit. Compositio autem duplex est, una || humida, altera vero sicca; cum provide coquuntur, fiunt unum et dicitur bonum plurimorum nominum. Cum vero rubeum fit, auri flos dicitur et auri fermentum, aurum coralli, ac aurum ostri; dicitur etiam redundans, rubeum sulfur et rubeum auripigmentum. Dum autem crudum permanet, plumbum aeris dicitur, virga metalli ac lamina. Ecce eius patefeci nomina tam cruda quam cocta, ea ab invicem distinguens. Esto igitur ratus! Oportet igitur me nunc tibi ignis quantitatem demonstrare eiusque numerum dierum, ac ignis in unoquoque gradu diversitatem intensionis, ut qui hunc librum habuerit sibique proprius fuerit, ab egestate medicina aliter quam hac pretiosissima arte carentes securus permaneat. Vidi igitur ignem multis fieri modis: quidam enim fit stipulis et cinere et carbonibus et flammis, quidam vero absque flamma, mediocri et intensissima flamma. Ordines autem inter has qualitates mediocres experimentum demonstrat.

Plumbum autem, ⟨id⟩ est plumbum aeris, in quo totum est arcanum, in die vel parte diei ⟨perficitur⟩. De diebus aut noctibus, in quibus maximi arcani perfectio erit, in loco proprio in sequentibus tractabo. Et scias firmissime, quod si parum aurum in compositione ponatur, exiet

---

* Hier folgt in BN die *Visio Arislei*.

1 fiat etc.: fiant corpora incorporea M. | scilicet: om. M. 2 tenuissimam ac M: om. B. | extrahere: om. M. 4 eo: ex eo M. 7 dictum M: demum. 10 corpore: corpus M. 20 tam: om. M. 22 quantitatem BN: qualitates M. | numerum: numeri M. 24 medicina aliter: media M, medicinae altera N. | quam hac ... carentes M: ex hac ... carente B, carente om. N. 26 fieri BN: om. M. 27 mediocris ... flamma: om. M. 29 id R: om. BM. 30 aut noctibus: autem noctis M, autem notis N. 32 sciatis M: scias.

tinctura patens candida. Quare et sublime aurum et aurum patens in priorum thesauris philosophorum invenitur. Ideoque disparia sunt ea, quae in suam introducunt compositionem. Quamvis elementa commisceantur et in plumbum aeris convertantur, a suis prioribus exeuntia naturis, in unam naturam vertuntur novam. Tunc igitur una dicitur natura et unum genus. His peractis ponatur in vase vitreo, ut qualiter compositum potat aquam et coloribus alteratur, in unoquoque gradu inspiciatur, cum venerabili coloratur rubore. Hoc igitur ⟨in⟩ *iksir*. Dicentibus autem philosophis 'pone', quamvis multotiens, semel tamen fieri oportet. Adversarii igitur certitudinem scire volentes inspicite, qualiter Dimocras ait, quoniam a deorsum ad sursum coepit dicere, demum reversus coepit a sursum ad deorsum. Dixit enim: 'pone plumbum, ferrum, et *albar* propter aes' [; proinde reversus ait:] 'et aes nostrum propter nummos, ⟨et⟩ plumbum propter aurum, ac aurum propter aurum coralli, corallique aurum propter aurum ostri.' Amplius etiam secundo, cum a sursum ad deorsum coepit, ait: 'pone aurum, nummos, aes, plumbum et ferrum.' Suis igitur patefecit dictis, quod non ponitur nisi semel. Et procul dubio aurum in rubiginem non vertitur absque plumbo et aere, et nisi aceto apud sapientes noto imbuatur, quousque totum in rubiginem vertatur. Haec igitur rubigo est, quam omnes philosophi significaverunt, qui quamvis dicant: 'pone aurum et fit aurum coralli, et pone aurum coralli, et fit aurum purpureum', omnia tamen haec eorundem corporum sunt nomina. Oportet utique, ut in eo acetum ponatur, eo quod ex eo hi colores veniunt. His autem quae philosophi narraverunt ⟨de⟩ nomina habentibus, fortia corpora et ius significaverunt. Ponitur ergo semel, ut rubigo fiat, demum ei acetum imponatur. Praedictis autem coloribus ap || parentibus, oportet, ut unumquodque quadraginta diebus coquatur ac aqua consumpta desiccetur, deinde imbutum vasique ⟨im⟩positum coquatur, quousque eius appareat utilitas, cuius primus gradus fit ut *mugra* citrina, secundus vero ut *mugra* rubea, tertius ut siccus crocus tritus; vulgi igitur nummis imponatur!

Explicit Liber Turbae Philosophorum.

Deo gratias. Amen.

Quorum dicta ins⟨i⟩pientibus sunt oc⟨c⟩ulta.

5 vertuntur: vertantur M. | dicitur: dicuntur MN.   6 ut: nisi M.   9 autem: om. M. | pone: aurum pone M.   11 Dimocras: Democritus M.   15 corallique M: quod B. | ostri BN: croci M.   16 a sursum ad deorsum M: ad sursum deorsum B.   18 semel: semi aurum M, semel aliter N.   20 totum: coctum M. 23 eorundem ... nomina: ex eorundem colorum sunt nominibus M. | utique: itaque M.   25 fortia: fortiora M. | ius R: vis B, vires M.   30 fit M: sit.

DRITTER TEIL.
# ÜBERSETZUNG.

# DIE VERSAMMLUNG DER PHILOSOPHEN.

[Einleitung des Übersetzers.]

Das Buch, in dem Arisleus (Archelaos) die Klügeren seiner Schüler, nämlich (der Schüler) des Philosophen Pythagoras, der der Meister der Kunst genannt wird, und der Weisen Aussprüche zusammengebracht hat, die auf der Dritten Pythagoreischen Synode vereinigt worden sind[1]). Dieses Buch liest kaum ein Verständiger oder einer, der sich vorher in dieser Kunst ein wenig versucht hat, ohne zu seinem edlen Ziele zu gelangen. Der Anfang dieses Werkes aber ist:

[Einführungsworte des Verfassers.]

Arisleus (Archelaos), der Sohn des Pythagoras, einer[2]) von den Schülern des dreifach begnadeten Hermes[3]), die Darlegung der Wissenschaft lehrend, allen Nachfahren[4]) Frieden und Barmherzigkeit.

Ich berichte, daß mein Meister, der Italer Pythagoras, der Meister der Weisen und das Haupt der Seher[5]), ein so großes Geschenk Gottes und der Weisheit[6]) besaß, wie es nach Hermes niemandem gegeben wurde. Daher wollte er dessen Schüler, die schon zahlreich geworden

---

[1]) Selbst diese kürzeste Form der Einleitung birgt eine Menge von Schwierigkeiten. Nicht Arisleus, sondern Pythagoras ruft — wie der eigentliche Eingang zur Turba zeigt — die Schüler zusammen, und zwar die Schüler des Hermes, zu denen er selbst gehört. Ersetzt man 'Pythagoram sc. philosophum' durch den Genitiv, so kann man 'discipulorum suorum prudentiores' zur Not mit Pythagoras verbinden. Auf P. muß aber auch der Zusatz 'qui artifex dicitur' bezogen werden, der wohl ursprünglich Randglosse war und an eine falsche Stelle geraten ist.

[2]) In B wörtlich nach dem Arabischen: 'discipulus ex discipulis'.

[3]) Eine in der arabischen Literatur allgemein übliche Bezeichnung des Hermes Trismegistos; arab. *muṯallaṯ alniʿma*. Häufiger ist der Zusatz *muṯallaṯ alḥikma*, der 'dreimal Weise'.

[4]) Das 'posteris residuis' ist aus arab. لمن بعدهم من الباقين zu erklären.

[5]) Vgl. oben S. 24.

[6]) Man erwartet: 'als Geschenk Gottes so große Weisheit besaß.' Als 'donum Dei' wird das große Werk später allgemein bezeichnet; vgl. A. E. WAITE, *The Secret Tradition in Alchemy*, S. 37, 38, 84, 201, 284.

und durch alle Länder als Schulhäupter[1]) eingesetzt waren, zur Behandlung dieser kostbarsten Kunst versammeln, damit ihre Aussprache eine Grundlage[2]) sei für die nach ihm Kommenden. Er befahl aber, daß Eximedrus (Anaximandros) zuerst spreche, der besten Rates (kundig) war.

### Die Reden der Philosophen.

[1]   Beginnend sagte er: Ich behaupte, daß aller Dinge Anfang eine gewisse Natur ist, und daß diese ewig ist und alle Dinge zur Reife bringt, und daß die Naturen und ihre Hervorbringungen und Vernichtungen (an) Zeiten (gebunden) sind, für die bestimmte Grenzen, an die sie zu gelangen scheinen, aufgezeichnet werden[3]).

Ich lehre euch aber, daß die Sterne feurig sind, und daß die Luft sie in Schranken hält[4]), und daß, wenn die Feuchtigkeit und Dichte der Luft nicht wäre, die die Flamme der Sonne von den Geschöpfen trennte, die Sonne alles Bestehende verbrennen würde. Gott aber hat die Luft als Trennendes gesetzt, damit (die Sonne) nicht verbrenne, was er auf Erden geschaffen hat[5]). Seht ihr nicht, daß die Sonne, am Himmel aufsteigend, durch ihre Wärme die Luft besiegt, nach deren Erwärmung die Wärme zu den unter der Luft befindlichen Dingen gelangt? Und wenn dann durch die Geister, von denen die Geschöpfe erzeugt werden, nicht Luft eingehaucht würde[6]), so würde die Sonne alle unteren Dinge mit ihrer

---

[1]) Jedenfalls geht 'principes' hier nicht, wie am Schluß von Sermo XXXII, auf weltliche Herrschaft.

[2]) Das ungewöhnliche 'radix' weist auf arab. aṣl, Wurzel, Grundlage.

[3]) Auch nach Ausschaltung von 'quae videntur' und 'et' bietet der Satz noch große Schwierigkeiten. Man erwartet mindestens 'naturis ... esse tempora'. Die Rezension B bringt den Gedanken in verständlichere Form: 'Naturam (lies: Naturae) autem corruptionis et generationis tempora esse veluti terminos, quibus ad id, quod universalis Natura fovet ac coquit, pervenitur.' Alles Werden und Vergehen (gr. γένεσις καὶ φθορά, ar. kaun wafasād) ist vom Lauf der Gestirne abhängig, dessen Beobachtung und Deutung Aufgabe der Sternkundigen ist. Vgl. auch Morienus bei Manget. Bibl. Chem., Band I, S. 516: '... creator altissimus magnus suam compleat creaturam, in tempore sc. certo, diebus definitis.' Zu der spezifisch astrologischen Bedeutung von 'termini' (arab. ḥudūd, gr. ὅρια), vgl. O. Loth, Al-Kindī als Astrolog, Morgenl. Forschungen, 1875, S. 290, Anm. 2. — Wenn im arab. Text أوقاتا ... وكانت stand, so hat der Übersetzer auqātan als Prädikat aufgefaßt; richtiger wäre, das Wort als adverbiellen Akkusativ zu wakānat aufzufassen und mit 'esse temporibus' d. h. 'zu gewissen Zeiten stattfinden' wiederzugeben.

[4]) Wird im folgenden erläutert. Das Verbum 'continere' entspricht häufig griechischem κατέχειν oder κρατεῖν.

[5]) Vgl. Zosimos, Coll. 135, 20: τὸν ἀέρα διετάξατο ἵνα διαψυχούμενα διασώζηται τῆς ἐγκαύσεως.

[6]) B hat 'inspissaretur', die andern Hss. bieten 'inspiraret'; ich übersetze 'inspiraretur'.

Wärme verbrennen ...¹) Und darum bezwingt die Luft (die Sonne und das Wasser), weil ihre Wärme mit deren Wärme und ihre Feuchtigkeit mit der Feuchtigkeit des Wassers verbunden wird. Seht ihr nicht, daß ein feines Wasser²) in die Luft aufsteigt, wenn die Wärme der Sonne herauskommt, (so daß) die (Sonne) das Wasser gegen sich selbst unterstützt? Und wenn das Wasser die Luft nicht mit einer feinen Feuchtigkeit ernährte, so würde die Sonne die Luft ganz und gar bezwingen. Das Feuer zieht also aus dem Wasser Feuchtigkeit heraus, durch welche die Luft das Feuer selbst bezwingt. Das Feuer und das Wasser sind daher Feinde, zwischen denen keine Verwandtschaft besteht³), weil das Feuer warm und trocken, das Wasser aber kalt und feucht ist. Die Luft hat aber auch, da sie warm und feucht ist, zwischen beide ihre Übereinstimmung gestellt: mit dem Wasser durch ihre Feuchtigkeit und mit dem Feuer durch ihre Wärme, und so ist die Luft zwischen ihnen Erzeugerin der Übereinstimmung geworden⁴). Und schauet, alle Weisen, wie der Geist aus dem feinen Dampf der Luft entstanden ist, weil durch Wärme, die mit Feuchtigkeit verbunden ist, etwas Feines herauskommen muß, was ein Geist⁵) werden wird. Denn die Wärme der Sonne zieht aus der Luft etwas Feines aus, das sowohl Geist wie Leben wird für alle Geschöpfe. Dies alles aber geschieht nach der Anordnung Gottes. So ist es auch beim Wetterleuchten: wenn die Wärme der Sonne auf eine Wolke trifft und sie zusammendrückt, erscheint das Wetterleuchten⁶).

Sagte die Versammlung: Du hast das Feuer gut beschrieben; fahre daher fort⁷).

Sagte Eximedrus (Anaximandros): Ich preise die Luft und erweise ihr Ehre⁷), weil durch sie das Werk (Gottes) verbessert wird, indem sie sich verdichtet und verdünnt und sich erwärmt und abkühlt. Ihre Verdichtung aber findet statt, wann sie (von der Sonne) getrennt wird, infolge der Entfernung der Sonne⁸); ihre Verdünnung dagegen findet statt, wann bei hochstehender Sonne die Luft sich erwärmt und verdünnt.  [2]

---

¹) Der Zusatz 'cui et aër continetur' ist in dieser Form unverständlich.
²) So BEGM; besser wäre mit N: tenue aquae, 'das Feine des Wassers'.
³) Olymp., Coll. 94, 18: πῶς τὸ ὕδωρ καὶ τὸ πῦρ ἐχθρὰ καὶ ἐναντία ἀλλήλοις πεφυκότα. Vgl. auch HAMMER-JENSEN, Die älteste Alchymie, S. 18ff.
⁴) Coll. 94, 19: εἰς τὸ αὐτὸ συνῆλθον ὁμονοίας καὶ φιλίας χάριν.
⁵) Die Hss. haben alle 'ventus' statt 'spiritus'; offenbar liegt eine Verwechslung von ar. rūḥ 'Geist' mit rīḥ 'Wind' vor.
⁶) Der Satz über das Wetterleuchten scheint eine alte Glosse zu sein.
⁷) Vgl. oben S. 50.
⁸) Der Verf. will wohl sagen, daß die Luft zurückbleibt und sich zusammenzieht, wenn sich die Sonne im Winter 'entfernt', d. h. in ihrer Bahn auf die Südhälfte der Himmelskugel zurückweicht. Der Parallelismus verlangt 'disiungitur et frigescit'.

Ähnlich aber geschieht es im Bereich des Frühlings, einer Jahreszeit[1]), die weder warm noch kalt ist. Denn gemäß der Änderung der Anordnung, die für die Änderung der Jahreszeiten getroffen ist, ändert sich der Winter. Die Luft wird also verdichtet, wenn sich die Sonne von ihr entfernt, und dann gelangt die Kälte zu den Menschen; wenn aber die Luft dünn wird, ist die Sonne nahe, und wenn sie nahe ist und die Luft dünn geworden ist, gelangt die Wärme zu den Menschen.

Spricht die Versammlung: Du hast die Luft bestens beschrieben und hast berichtet, was du über sie weißt.

[3]  Sagte Anaxagoras: Ich behaupte, daß der Anfang aller Dinge, die Gott geschaffen hat, der Glaube ist und die Vernunft[2]), denn der Glaube beherrscht alles, und (auch) in der Vernunft erscheint der Glaube[3]); der Glaube aber wird nur an einem Körper wahrgenommen[4]). Und wisset, gesamte Versammlung, daß die Dichte der vier Elemente auf der Erde ruht, weil das Dichte des Feuers in die Luft fällt, das Dichte der Luft aber, und was sich aus dem Dichten des Feuers anfügt, in das Wasser fällt, und auch das Dichte des Wassers, und was aus dem Dichten des Feuers und der Luft mit hinzukommt, auf der Erde ruht. Seht ihr nicht, daß die Dichte dieser vier Elemente in der Erde vereinigt ist? Sie selbst ist daher dichter als alle andern.

Sprach die Versammlung: Du hast wahr gesprochen; die Erde ist sicherlich dichter als die übrigen. Welches also von diesen vier ist feiner, und welches von den vier verdient am meisten, für fein gehalten zu werden?

Sagte er: Das Feuer ist feiner als diese vier, und in ihm vollendet sich[5]) das Feine dieser vier. Die Luft aber ist weniger fein als das Feuer, denn sie ist warm und feucht, das Feuer aber ist warm und trocken. Das Warme und Trockene nämlich ist feiner als das Warme und Feuchte.

Sagten diese: Was ist von geringerer Feinheit als die Luft?

Sagte er: Das Wasser, weil in ihm Kälte und Feuchtigkeit ist, und alles Kalte und Feuchte von geringerer Feinheit ist als das Warme und Feuchte.

---

[1]) Die 'distinctio' temporis bzw. anni ist aus arab. فصل *faṣl* zu erklären.

[2]) Der arabische Text wird دين *dīn* 'Religion, Glaube' und عقل *ʿaql* 'Vernunft' gehabt haben; der *dīn* ist die Quelle alles religiösen, übernatürlichen, durch Propheten geoffenbarten Wissens, der *ʿaql* die Quelle der natürlichen Erkenntnis.

[3]) Der Zusatz 'et spissum terrae' der Hss. scheint aus den nachfolgenden Erörterungen hierher geraten zu sein. Statt 'apparuit' sollte es 'apparet' heißen.

[4]) Das Bekenntnis des Anaxagoras steht mit den unmittelbar folgenden Ausführungen in keinem sichtbaren Zusammenhang. Für den Schlußsatz weiß ich keine Deutung.

[5]) Der Text 'et ad eum pervenit' geht auf arab. واليه انتهى zurück, das zwar 'und zu ihm gelangt' heißen kann, hier aber wie oben übersetzt werden muß.

Sprachen sie: Du hast wahr gesprochen. Was ist nun aber von geringerer Feinheit als das Wasser?

Sagte er: Die Erde, weil sie kalt und trocken ist, und das Kalte und Trockene von geringerer Feinheit ist als das Kalte und Feuchte. Und wie das Warme und Trockene (das Feuer) feiner ist als das Warme und Feuchte (die Luft), so ist das Kalte und Trockene (die Erde) von geringerer Feinheit als das Kalte und Feuchte (das Wasser).

Sagte Pythagoras: Ihr habt wohl gefügt, ihr Söhne der Lehre, die Beschreibung dieser vier Naturen, aus welchen Gott alles erschaffen hat. Glücklich also, wer eure Rede versteht![1]

Sagten sie: So befiehl doch irgendeinem von uns, die Rede fortzusetzen!

Sprach er: Rede du, Pandolfus (Empedokles)!

Sagte er: Ich zeige den Nachfahren an, daß die Luft das Feine des [4] Wassers ist, und daß sie nicht von ihm zu trennen ist; wenn also die Erde nicht trocken wäre, würde über ihr das Wasser nicht feucht bleiben.

Sagten sie: Du hast gut geredet, vollende also deine Rede!

Sagte er[2]): Die in dem unterirdischen Wasser[3]) verborgene Luft ist es, die die Erde trägt, damit sie nicht in das unter der Erde befindliche Wasser eintaucht, und die verhindert, daß das Wasser die Erde benetzt. Die (unterirdische) Luft ist daher als etwas Umfassendes und zwischen Verschiedenem, nämlich (zwischen) dem (unterirdischen) Wasser und der Erde, als etwas Trennendes gesetzt, zwischen den Feinden aber, nämlich dem Wasser und dem Feuer, ist sie als etwas Versöhnendes und Trennendes gesetzt, damit sie sich nicht gegenseitig zerstören.

Sprach die Versammlung: Wenn du dafür ein verständliches Beispiel gegeben hättest, wäre es für die Nichtverstehenden klarer.

Antwortete er: Gern werde ich das tun. Das Beispiel dafür ist das Ei, in dem vier (Dinge) verbunden sind. Seine äußere Schale ist die Erde, und das Eiweiß ist das Wasser; das sehr feine Häutchen[4]) aber, das der Schale anliegt, ist das Trennende zwischen der Erde und dem Wasser; wie ich euch angezeigt habe, daß die Luft das die Erde vom (unterirdischen) Wasser Trennende ist. Weiter ist das Eigelb das Feuer[5]),

---

[1]) In den Hss. EGN und in M lautet der Satz: 'Glücklich also, wer versteht, was ihr beschrieben habt, da er aus dem Ursprung der Welt (ex mundi capite) etwas Größeres finden wird, als sein Vorhaben. Vollendet also eure Rede.'

[2]) Das im lateinischen Text mehrfach hinter 'dixit' oder 'ait' stehende, von M getilgte 'quod' beruht auf einer Verwechslung von arab. اِنَّ *inna* mit اَنَّ *anna* 'daß'.

[3]) Zum unterirdischen Wasser vgl. H. BERGER, *Geschichte der wissenschaftlichen Erdkunde der Griechen*, S. 285 ff.

[4]) Ich übersetze 'pellicula' nach dem Cod. Cambr.

[5]) Wegen seiner rotgelben Farbe.

und das Häutchen[1]), das das Eigelb zusammenhält, ist die Luft, die das Wasser vom Feuer trennt; und beides ist eines und dasselbe. Die Luft jedoch, die die kalten (Elemente), nämlich die Erde und das Wasser, voneinander trennt, ist dichter als die obere Luft. Die obere Luft aber ist dünner und feiner, denn sie ist dem Feuer näher als die untere Luft. Im Ei sind daher die vier Elemente dargestellt: die Erde, das Wasser, die Luft und das Feuer. Abgesehen von diesen vier aber ist der 'hüpfende Punkt' in der Mitte des Eigelbs, nämlich das Hühnchen[2]). Und darum haben alle Philosophen in dieser vortrefflichsten Kunst das Ei beschrieben und es als Beispiel für ihr Werk gesetzt[3]).

[5]   Sagte Arisleus (Archelaos): Wisset, daß die Erde ein Hügel ist und nicht eben, weshalb die Sonne nicht auf einmal über die Klimata der Erde aufgeht. Denn wenn sie eben wäre, würde die Sonne in einem einzigen Augenblick über die ganze Erde aufgehen[4]).

Sprach Parmenides: Du hast kurz geredet, Arisleus!

Antwortete er: Hat uns denn der Meister etwas zu sagen übriggelassen? Dennoch sage ich: Gott ist Einer, er hat nicht gezeugt und ist nicht gezeugt worden[5]); und aller Dinge Anfang nach ihm ist die Erde und das Feuer, weil das dünne und leichte Feuer alles regiert, die Erde aber, da sie schwer und dicht ist, alles trägt, was das Feuer regiert.

[6]   Sagte Lucas (Leukippos): Ihr redet nur von diesen vier Naturen, und ich sehe, daß ein jeder von euch schon etwas gesagt hat. Ich aber gebe euch bekannt, daß alles, was Gott geschaffen hat, aus diesen vier Naturen besteht, und was aus diesen geschaffen ist, kehrt zu ihnen wieder

---

[1]) Ich übersetze 'pellicula' nach dem Cod. Cambr.

[2]) Vgl. oben S. 51. Die Originalstellen in Aristoteles' *Tiergeschichte*, ed. AUBERT et WIMMER, Bd. II, Buch VI, 3, S. 14 lauten: καὶ ὅσον στιγμὴ αἱματίνη ἐν τῷ λευκῷ ἡ καρδία.... τοῦτο τὸ σημεῖον πηδᾷ καὶ κινεῖται ὥσπερ ἔμψυχον. — Das seltsame 'qui' des Textes erklärt sich aus der arabischen Wendung هو الذى الفرّوج *huwa 'lladī 'lfarrūǧ*.

[3]) Der Vergleich ist in jeder Hinsicht verunglückt. Der Verf. erwähnt mit Einschluß des 'punctus saliens' sechs Teile des Eies; um sie mit den vier Elementen in Einklang zu bringen, muß er das werdende Hühnchen weglassen und die den Dotter und das Eiweiß umhüllenden Häutchen als 'eines und dasselbe' bezeichnen. Aber viel schlimmer ist, daß er die natürliche Anordnung der Elemente, die von der Feuersphäre zur Luftsphäre, Wassersphäre und Erdkugel von oben nach unten geht, außer acht läßt, den Vergleich für rein theoretisch konstruierte Verhältnisse innerhalb der Erde durchführt, und dann wieder von der 'oberen Luft' spricht, das Eigelb also der Stern- und Feuersphäre gleichsetzt.

[4]) Nach Hippolytus, *Philosophumenon* I, 9, 4 (vgl. H. DIELS, *Vorsokratiker* I[4], 1922, S. 411) lehrte Archelaos, daß die Erde die Form einer hohlen Schale habe, und als Beweis dafür gibt er an, ὅτι ὁ ἥλιος οὐχ ἅμα ἀνατέλλει τε καὶ δύεται πᾶσιν, ὅπερ ἔδει συμβαίνειν, εἴπερ ... ἦν ὁμαλή.

[5]) Vgl. oben S. 31, 32.

zurück; in ihnen werden die Geschöpfe erzeugt und sterben sie, und das alles, wie Gott es vorherbestimmt hat¹).

Sprach Demokritos, der des Lucas (Leukippos) Schüler ist²): Du hast wohl gesprochen, Meister, da du von den vier Naturen gehandelt hast.

Sagte Arisleus (Archelaos): Da du, Demokritos, von Lucas (Leukippos) deine Wissenschaft empfangen hast, dürftest du nicht beanspruchen, mit deines Meisters Gleichen zu reden.

Antwortete Lucas (Leukippos): Wenn auch Demokritos die Wissenschaft von den Naturen von mir gehabt hat³), so hat er sie doch (in letzter Linie) von den Philosophen der Inder und von den Babyloniern⁴). Ich glaube übrigens, daß er seine Altersgenossen in dieser Wissenschaft übertrifft.

Antwortete die Versammlung: Wenn dieser in jenes (reifere) Alter kommt, wird er nicht wenig gefallen; jetzt aber, wo er (noch) in jugendlichem Alter steht, soll er nicht sprechen.

Sagte Locustor (?): Alle Schöpfungen, die Lucas (Leukippos) [7] beschrieben hat, sind nur zwei, von denen die andere weder gewußt noch beschrieben werden kann, außer durch den Glauben; denn sie wird weder gesehen, noch wahrgenommen⁵).

---

¹) Vgl. hierzu den Anfang von Sermo XXXII.
²) Vgl. oben S. 24.
³) Statt 'quamvis ... habuisset' müßte es 'habuerit' heißen; offenbar Fehlübersetzung durch Wiedergabe von ولو als Einleitung eines irrealen Bedingungssatzes.
⁴) Daß die indischen Philosophen und die Babylonier als Träger der 'naturarum scientia' angesehen werden, ist eine sehr auffallende Abweichung von der griechischen Tradition, die die Anfänge der Alchemie dem Hermes und Agathodaimon zuschreibt. Wenn man unter den 'Babyloniern' die alten Perser versteht, kann in der Stelle eine Anspielung auf Ostanes enthalten sein. Diese Annahme findet eine gewisse Stütze in dem Brief des Demokritos an Leukippos, Coll. 53 ff., wo ebenfalls von den Büchern der persischen Propheten die Rede ist. Im Ta'wīd des Ǧaʿfar alṢādiq (J. Ruska, Arab. Alchem. II, 82, 102) werden die Methoden der Inder erwähnt, doch weiß man über die Herkunft derartiger Angaben noch zu wenig, um sie für die Turba verwerten zu können.
⁵) Leukippos hat oben nur von der sichtbaren, aus den vier Elementen gebildeten Schöpfung gesprochen. Man müßte also erwarten, daß Locustor sagt: „außer dieser von Leukippos und andern Rednern erwähnten Schöpfung gibt es noch eine zweite, die nur durch den Glauben — auf Grund göttlicher Offenbarung — oder durch die Vernunft erkannt werden kann." Dann erst ist die Frage des Pythagoras logisch einwandfrei. Die Antwort 'quod nescitur, est coeli' ist absichtlich ungenügend, da Locustor erst noch seine Betrachtungen über die Vernunft und ihre Diener anbringen und die Versammlung in Spannung versetzen will. Die Versammlung wird auch wirklich ungeduldig und tadelt ihn; Locustor pariert den Tadel durch seine Frage, ob man es denn so eilig habe.

Sprach Pythagoras: Du hast eine Sache angefangen, die du sorgfältig beschrieben hast; wenn du vollenden möchtest, so gib bekannt, was das ist, was weder wahrgenommen noch gesehen und gewußt wird.

Antwortete er: Was nicht gewußt wird, gehört zum Himmel; was aber[1]) wahrgenommen und gesehen werden kann, ist das, was unter dem Himmel bis zur Erde reicht. Und was in dieser Welt ist, kann durch die Vernunft nicht gewußt werden ohne ihre fünf Diener, nämlich das Gesicht, das Gehör, den Geschmack, den Geruch und das Gefühl. Seht ihr nicht, Versammlung der Philosophen, daß die Vernunft nur durch das Gesicht das Weiße vom Schwarzen unterscheiden kann, und daß die Vernunft nur durch das Gehör ein gutes Wort von einem bösen unterscheiden kann? Ähnlich kann die Vernunft einen guten Geruch von einem stinkenden nur durch das Riechen, das Süße vom Bittern nur durch das Schmecken und das Glatte vom Rauhen nur durch das Berühren unterscheiden.

Antworteten sie[2]): Davon handelnd hast du gut geredet, du hast jedoch unterlassen, von dem zu handeln, was nicht gewußt und nicht beschrieben werden kann außer durch die Vernunft und den Glauben.

Sprach er: Habt ihr etwa Eile[3])? Wisset, daß die Schöpfung, die durch keinen dieser fünf (Sinne) erkannt werden kann, die obere Schöpfung ist, die weder gesehen, noch wahrgenommen, sondern nur durch die Vernunft aufgefaßt wird; durch diese Vernunft auffassend bekennt die Natur[4]), daß es einen Gott gibt.

Antworteten sie: Du hast wahr und aufs beste geredet!

Und jener: Ich werde euch noch mehr auseinandersetzen. Wisset, daß diese Schöpfung, nämlich die Welt, ein Licht besitzt, das die Sonne ist; die feiner ist als alle Schöpfung, die Gott als das Licht gesetzt hat, durch das die Geschöpfe in dieser Welt zum Sehen[5]) gelangen. Ohne dieses feine Licht aber werden sie finster, indem sie außer durch das Licht des Mondes oder der Sterne oder des Feuers nichts sehen, die alle vom Licht der Sonne abgeleitet sind und den Geschöpfen Licht gegeben haben[6]). Für diese Welt hat Gott also die Sonne als Licht gesetzt wegen

---

[1]) Das 'non' von B muß getilgt werden; G hat 'vero', EN 'autem'.

[2]) Der Text von B 'respondet non' ist nicht zu halten.

[3]) Nach muslimischer Anschauung ist die Eile vom Teufel.

[4]) Das unverständliche 'nota' von BEN ist wie 'nostra' G aus einer gekürzten Schreibung von 'natura' zu erklären.

[5]) Die Hss. gehen stark auseinander; 'ad visum' M ist die allein mögliche Lesart, 'ad vitam in mundum perveniunt' N das letzte Glied der Mißverständnisse.

[6]) Ich folge hier der Lesart von E. Faßt man 'tenebrosae fiunt' so auf, daß die Geschöpfe selbst dunkel werden, so gilt der Text von BGM: 'creaturas lucere fecerunt.' Die natürlichere Auffassung ist, daß die Geschöpfe sich im Dunkel befinden und der Mond oder die Sterne oder das Feuer ihnen Licht bringen. Dies ist in E durch 'creaturis lucem fecerunt' ausgedrückt, in N durch 'lucem praestantes'.

der feinen Natur der Sonne. Und wisset, daß die obere Schöpfung dieses Sonnenlichts nicht bedarf, weil die Sonne unterhalb jener Schöpfung steht, die feiner und leuchtender ist als sie. Jenes Licht aber, das feiner ist als das Licht der Sonne, haben sie vom Lichte Gottes empfangen, das feiner ist als ihr Licht. Und wisset, daß die (niedere) Schöpfung, nämlich die Welt, aus zwei dichten und zwei feinen Elementen¹) geschaffen ist, und daß von den dichten nichts in der oberen Schöpfung enthalten ist. Darum ist sie auch feiner als die Sonne und alle unteren Geschöpfe.

Antwortete die Versammlung: Du hast bestens beschrieben, was du erzählt hast. Und wenn du (nun), guter Meister, etwas sagen möchtest, wodurch du unsere Herzen, die der Unverstand getötet hat, lebendig machst, so schenkst du uns eine große Wohltat.

Sprach Pythagoras: Ich sage, daß Gott vor allem gewesen ist, [8] und daß nichts mit ihm war, als er (schon) war. Wisset, all ihr Philosophen, daß ich dies darum sage, um eure Ansicht über diese vier Elemente und die Geheimnisse und Wissenschaften, die darin (verborgen) sind, zu stärken, zu denen ohne Gottes Willen die Vernunft nicht gelangen kann. Und verstehet, daß Gott, nachdem er (erst) allein gewesen war, vier Dinge geschaffen hat: das Feuer, die Luft, das Wasser und die Erde²). Nachdem diese aber geschaffen waren, hat er aus ihnen alles geschaffen, sowohl von den oberen als auch von den unteren Dingen; weil er vorausbestimmte, daß die Geschöpfe aus einer Wurzel entspringen sollten, durch die sie sich vervielfältigen und vermehren, um in der Welt zu wohnen und seinen Willen zu erfüllen³). Darum hat er vor allem die vier Elemente geschaffen, aus denen er nachher, was er wollte, geschaffen hat: die verschiedenen Geschöpfe nämlich, von denen er einige aus einem einzigen (Element) geschaffen hat.

Sagte die Versammlung: Welches sind jene, o Meister?

Und jener: Es sind die Engel, die er aus dem Feuer geschaffen hat.

Und die Versammlung: Welche sind dann aus zweien geschaffen?

Und jener: Geschaffen sind aus zweien, nämlich aus Feuer und Luft, die Sonne und der Mond und die Sterne. Darum sind die Engel leuchtender als die Sonne und der Mond und die Sterne, weil sie aus einem einzigen (Element), das von den vieren das feinste ist, geschaffen

---

¹) Vgl. Olymp., *Coll.* 85, 17: δύο ἀνωφερῇ, καὶ δύο κατωφερῇ· καὶ τὰ μὲν ἀνωφερῇ δύο, πῦρ καὶ ἀήρ, τὰ δὲ κατωφερῇ δύο, γῆ καὶ ὕδωρ ...

²) Vgl. den Eid des Pappos, *Coll.* 27, 19ff.: θεόν φημι τὸν ἕνα τὸν εἴδει καὶ οὐ τῷ ἀριθμῷ, τὸν ποιήσαντα τὸν οὐρανὸν καὶ τὴν γῆν τῶν τε στοιχείων τὴν τετρακτὺν καὶ τὰ ἐξ αὐτῶν, ἔτι δὲ καὶ τὰς ἡμετέρας ψυχὰς ...

³) Wörtlich: 'seine Entscheidungen über sie.' Vgl. oben S. 33.

sind. Die Sonne aber und die Sterne sind aus der Zusammensetzung von Feuer und Luft geschaffen.

Sprach die Versammlung: Meister, und des Himmels Erschaffung?

Und jener: Es hat Gott den Himmel aus Wasser und Luft geschaffen. Daher ist auch der Himmel aus zweien zusammengesetzt, aus einem von den Feinen, nämlich der Luft, und einem von den Dichten, nämlich dem Wasser.

Und jene: Meister, führe deine Aussprüche weiter in bezug auf drei, und erfreue unsere Herzen durch deine Aussprüche, die Leben sind für die Toten.

Und jener: Ich gebe euch bekannt, daß Gott Geschöpfe aus drei Elementen geschaffen hat und auch aus vier. Aus drei nämlich sind geschaffen die Flugtiere und die Landtiere und die Gewächse ... [1]).

Die Versammlung aber sagte: Unterscheide diese Verschiedenen voneinander!

Und jener: Die Landtiere (sind) aus Feuer, Luft und Erde (geschaffen), die Flugtiere dagegen aus Feuer, Luft und Wasser ... [2]). Die Gewächse aber enthalten nichts von Feuer, denn sie sind aus Erde, Wasser und Luft geschaffen.

Die Versammlung aber sagte: Unbeschadet der Ehrfurcht vor euch würden wir sagen, daß die Gewächse Feuer enthalten.

Und jener: Ihr habt wahr gesprochen, (auch) ich sage durchaus, daß sie Feuer enthalten.

Und jene: Woher ist jenes Feuer?

Antwortete er: Aus der Wärme der Luft, die in ihr verborgen ist, wie ich ja angegeben habe, daß der Luft ein feines Feuer innewohnt. Das Feuer aber, über das ihr gezweifelt habt, entsteht nur in Geschöpfen, die Geist und Seele haben. Aus vier Elementen aber sind unser Vater Adam und seine Söhne geschaffen, nämlich aus Feuer, Luft, Wasser

---

[1]) Man vermißt die Wassertiere. Das im Text noch folgende, hier nicht übersetzte Stück ist ein konfuser Zusatz, der den Aufbau des Dialogs zerstört.

[2]) An der durch ... angedeuteten Stelle ist ein Stück des lat. Textes unterdrückt, da es den Aufbau stört und ein fremdes Moment in die Theorie bringt: „Weil die Flugtiere und alle Geist enthaltenden unter den Gewächsen aus Wasser (erg.: Luft und Feuer) geschaffen sind, alle Landtiere aber aus Erde, Luft und Feuer." Die Theorie verlangt, daß die lebenden Wesen, abgesehen vom Menschen, aus drei Stoffen gebildet sind. Allen gemeinsam ist die Luft: dazu kommen bei den Flugtieren Feuer und Wasser als die leichtesten Elemente, bei den Landtieren Feuer und Erde; die nicht erwähnten Wassertiere müßten aus Feuer, Wasser und Erde zusammengesetzt sein, da sie nicht in der Luft leben, also auch ihrer nicht bedürfen. Die Behauptung, daß es Pflanzen gibt, die Geist bzw. Feuer enthalten, nimmt den Inhalt des folgenden Redeabschnitts vorweg.

und Erde[1]). Verstehet, all ihr Weisen, daß alles, was Gott aus einer Substanz geschaffen hat, nicht stirbt bis zum Tag des Gerichts[2]). Denn die Definition des Todes ist 'Auflösung des Zusammengesetzten'; für Unzusammengesetztes aber gibt es keine Auflösung, denn es ist Eines. Der Tod ist nämlich die Trennung der Seele vom Körper; ein jedes aus zwei, drei oder vier Zusammengesetzte muß aber notwendig getrennt werden, worin eben der Tod besteht. Und wisset, daß kein Zusammengesetztes, das des Feuers entbehrt, (Nahrung) verzehrt oder trinkt oder schläft, weil in allen (Geschöpfen), die einen Geist besitzen, das Feuer es ist[3]), welches verzehrt.

Und die Versammlung: Wie geschieht es denn, Meister, wenn die Engel aus Feuer geschaffen sind, warum verzehren sie nichts, da du doch versicherst, daß das Feuer es ist, welches verzehrt?

Und jener: Ihr habt gezweifelt, all ihr Besitzer von Meinungen[4]), und seid Gegner geworden! Aber wenn ihr die Elemente wahrheitsgemäß wüßtet, würdet ihr dies nicht leugnen. Ich sage, all ihr Besitzer von Meinungen, daß nicht das Feuer schlechthin verzehrt, sondern das Dichte des Feuers. Nun sind aber die Engel nicht aus dem Dichten des Feuers, sondern aus dem Feinsten vom Feinsten des Feuers; aus dem einfachen und feinsten Feuer also geschaffen, verzehren sie nichts, noch trinken, noch schlafen sie.

Und die Versammlung sprach: Meister, kann unser Verstand so Großes fassen? Mit Gottes Hilfe haben wir deine Worte wohl aufgefaßt; unser Verstand aber, unser Gehör und Gesicht können so Großes nicht tragen. Möge dir Gott lohnen um deiner Schüler willen, da du uns zur Belehrung der Künftigen aus unsern Ländern zusammengerufen hast, wofür du den Lohn bei dem künftigen Richter nicht verlieren wirst.

Sprach Arisleus (Archelaos): Nachdem du uns zum Nutzen der Künftigen vereinigt hast, Meister, kann nichts für die Künftigen Nützlicheres zu uns gelangen, als die Begriffsbestimmungen der Elemente, die du uns gelehrt hast.

Und jener: Ich sehe wirklich, all ihr Weisen, daß keiner von euch Erklärungen gegeben hat.

Und die Versammlung: Wenn deine[5]) Schüler etwas außer acht

---

[1]) Daß Adam aus allen vier Elementen zusammengesetzt wurde, lehren auch Olymp., *Coll.* 89, 3: οὗτος γὰρ πάντων ἀνθρώπων πρῶτος ἐγένετο ἐκ τῶν τεσσάρων στοιχείων, und Zosimos, *Coll.* 231, 3: διὰ τεσσάρων στοιχείων ἐκ πάσης τῆς σφαίρας αὐτὸν εἰπόντες κατὰ τὸ σῶμα.

[2]) Vgl. S. 33.

[3]) Oder: 'ein Feuer ist.'

[4]) 'Opiniones habentes' ist Übersetzung von arab. *asḥāb alra'j*.

[5]) "Das 'vestri' von BGM neben 'oportet te' erklärt sich aus dem Arabischen, das diesen Wechsel zuläßt.

gelassen haben, so ziemt es dir nicht, Meister, für die Kommenden etwas (uns) Unbekanntes außer acht zu lassen.

Und jener: Wenn ihr wollt, will ich von hier beginnen, da es ja die Neider[1]) durch ihre Bücher auseinandergerissen haben; wenn aber nicht, so werde ich zur Beendigung dieses Buches einsetzen.

Und die Versammlung: Wo dir der Anfang für die Nachfahren durchsichtiger zu sein scheint, da setze ein!

Und jener: Wo es von den Unverständigen nicht erkannt, von den Söhnen der Lehre aber verstanden wird[2]), da werde ich einsetzen, weil dies der Schlüssel, die Vollendung und das Ende ist.

[9]    Sagte Eximenus (Anaximenes): Gott[3]) hat durch sein Wort alle Dinge geschaffen, indem er sprach: 'Seid!'[4]) Und es sind geschaffen worden mit anderem die vier Elemente, die Erde, das Wasser, die Luft und das Feuer, die er gegenseitig gepaart hat[5]), so daß die Feindlichen vermischt wurden. Denn wir sehen, daß das Feuer dem Wasser feindlich ist und umgekehrt, und jedes von beiden der Erde und der Luft[6]). Gott indessen hat sie friedlich gepaart, damit sie sich gegenseitig liebten[7]). Aus diesen vier Elementen also ist alles erschaffen: der Himmel, der Thron[8]), die Engel, die Sonne, der Mond, die Sterne, die Erde und das Meer und alle Dinge, die im Meere sind; die mannigfaltig sind und unähnlich, deren Naturen Gott verschieden gemacht hat[9]), wie auch die Schöpfungen auf der Erde. Und diese Verschiedenheit besteht nicht allein in dem, was ich euch (schon) angezeigt habe, sondern jedes von

---

[1]) Zu den 'Neidern' vgl. die Ausführungen in Teil IV.
[2]) Vgl. eine ähnliche Wendung in der *Summa Perf. Magisterii*, MANGET, *Bibl. Chem.* I, S. 524, Kap. IX unten: tradetur igitur ipsum sermone tali, quem latere prudentes non accidet, hic autem mediocribus profundissimus erit, fatuis autem utrosque terminos miserabiliter concludet in hac ... traditione.
[3]) Über das vorangehende 'quod' vgl. oben S. 177, Anm. 2.
[4]) Vgl. oben S. 32. Man erwartet noch den Zusatz 'und sie waren'.
[5]) Die Hss. haben 'coagulavit'; es muß natürlich 'copulavit' heißen, wie an der nachher folgenden Stelle. Das folgende 'et' entspricht wohl arabischem ف, ich habe daher 'so daß' übersetzt.
[6]) Vgl. die von HAMMER-JENSEN, *Die älteste Alchymie*, S. 18 aus der Schöpfungsgeschichte des Lactantius beigebrachten Stellen, insbes. 'ignis quidem permisceri cum aqua non potest, quia sunt utraque inimica'.
[7]) Die Varianten zu 'quousque ... dilecta sunt' B verraten die Schwierigkeit der Stelle. Mit 'bis sie gegenseitig geliebt worden sind' ist kein Sinn zu verbinden; offenbar ist arab. حتى ḥattā falsch übersetzt, das nicht nur 'bis', sondern auch 'damit' bedeutet.
[8]) Zu 'Thron' vgl. oben S. 32.
[9]) Hier wird endlich auf die große Mannigfaltigkeit der Meertiere hingewiesen, die oben (vgl. S. 182, Anm. 2) vergessen sind. Der Schluß des Satzes verlangt zu 'sicut et creationes' die Ergänzung 'in terra'.

jenen Geschöpfen[1]) ist von verschiedener Natur, und seine Natur ist (nur) nach den verschiedenen Gegenden[2]) verschieden. Diese Verschiedenheit aber ist in allen Schöpfungen, weil sie aus verschiedenen Elementen geschaffen sind. Denn wenn sie aus einem einzigen Element geschaffen wären, hätten sie übereinkommende Naturen. Aber indem diese verschiedenen Elemente vermischt werden, büßen sie ihre (Sonder-) Naturen ein, wie ja das Warme mit dem Kalten gemischt weder warm noch kalt wird, das Feuchte aber mit dem Trockenen gemischt weder feucht noch trocken wird. Wenn aber die vier Elemente vermischt werden, kommen sie überein, und es gehen Schöpfungen daraus hervor, die niemals zur Vollendung kommen, wenn sie nicht über Nacht stehen gelassen werden und faulen und für den Augenschein zerstört werden[3]). Darauf führt Gott seine Schöpfungen weiter fort durch Wachstum, Speise, Leben und Lenkung.

Ihr Söhne der Lehre, nicht ohne Grund habe ich euch das Verhalten dieser vier Elemente dargelegt: In ihnen ist nämlich ein Geheimnis verborgen, indem zwei von ihnen tastbar sind und beim Schauen einen Anblick gewähren[4]), von denen Wirkung und Kraft[5]) bekannt sind, nämlich Erde und Wasser, während die beiden andern Elemente weder gesehen noch getastet werden, noch irgend etwas gewähren, und deren Ort, Wirkung und Kraft nicht wahrgenommen wird, außer in den vorhergenannten Elementen, nämlich der Erde und dem Wasser. **Wenn also die vier Elemente nicht verbunden werden, kommt den Menschen nichts von dem kunstvollen Werk, das sie (auszuführen) wünschen, zur Vollendung[6]). Gemischt aber und aus ihren Naturen heraustretend, werden sie zu etwas anderem. Über dieses nun denket aufs beste nach!**

Und die Versammlung: Meister, wenn du sprichst[7]), werden wir deinen Worten folgen!

---

[1]) Die Hss. haben 'naturarum'.

[2]) In den Hss. zahlreiche schlechte Lesarten. Das 'tantum' entspricht arabischem انما *innamā*, das zwar 'nur' bedeutet, aber häufig auch nicht übersetzbar ist.

[3]) Der Schluß des Satzes wird von G als Entlehnung aus Morienus betrachtet und daher gestrichen. Vgl. Manget, *Bibl. Chem.* I, S. 516: ... 'quod nunquam fuit animatum aliquid, aut nativitate creatum, neque crescens, nisi post putredinem et eius mutationem'.

[4]) Text 'aspectum apud visum largientia'; besser 'largiuntur', wie nachher 'nec quicquam largiuntur'. Die Wahl des Verbums weist auf arab. عرض *'araḍa* hin.

[5]) Es muß hier wie nachher 'opus et vis' gelesen werden, entsprechend arab. فعل وقوة *fi'l waquwwa*, Aktus und Potenz, nach griech. ἐνέργεια und δύναμις.

[6]) Zu 'artificium' vgl. die Bezeichnung des Pythagoras als 'artifex'. Im arabischen Text stand hier *ṣinā'a* oder *ṣan'a*; der 'artifex' ist *alṣāni'*. Dem 'quod cupiunt' entsprach wohl arab. ما يريدون *mā jurīdūna*.

[7]) Dem Text 'diceres' entspräche arab. لو قلت *lau qulta*; es hieß aber sicher ان قلت *in qulta*, 'wenn du sprechen wirst' oder 'sprichst'.

Und jener: Ich habe schon gesprochen, und zwar gut; ich werde jedoch zusammenfassende Worte[1]) sprechen, denen ihr, indem ich sie spreche, folgen könnt. Wisset, all ihr Übrigen, daß keine Färbung echt wird, wenn sie nicht durch ʽunser Kupfer'[2]) geschieht. Wollet daher nicht zugleich eure Seelen und euer Geld vernichten, noch Traurigkeit in eure Herzen tragen! Ich füge auch als Sicherung für euch hinzu, daß ihr nichts erreicht, wenn ihr das vorgenannte Kupfer nicht in ʽWeißes'[3]) verwandelt und für den Augenschein zu Silber[4]) und dies dann zu ʽRotem'[3]) macht, bis die Färbung zustande kommt. Verbrennet also jenes Kupfer, zerreibet es und beraubet es der Schwärze durch Kochen, Tränken und Waschen, bis es zu Weißem wird; darauf behandelt es (weiter).

[10] Sagte Arisleus (Archelaos):[5]) Der Schlüssel dieses Werkes ist die ʽKunst des Silbers'[6]). Nehmet also den ʽKörper'[7]), den ich euch angedeutet habe, und bringet ihn in die Form dünner Tafeln[8]). Darauf leget (sie) auf das ʽWasser unseres Meeres'[9]), das ist das ʽimmerwährende Wasser'[10]), nachdem es behandelt worden ist. Dann setzet es auf ein leichtes Feuer, bis die Tafeln zerbrechen[11]) und zu ʽWasser', d. h. ʽEthelia'[12]) werden. Mischet und kochet und verwandelt[13]) in leichtem Feuer,

---

[1]) Die Stelle ist in allen Hss. schlecht überliefert; es muß jedenfalls ʽconsummantia verba' heißen.

[2]) ʽEx nostro aere': ὁ χαλκὸς ὁ ἡμέτερος oder ὁ χαλκὸς ὁ ἡμῶν kommt in den griechischen Quellen nur selten vor, z. B. bei Zosimos, Coll. 152, 3 als Name für αἰθάλαι (s. u.). Nach Maria bezeichnet der Ausdruck ʽihr Kupfer', ὁ χαλκὸς αὐτῶν, die Gruppe der vier Metalle Kupfer, Blei, Eisen und Zinn. Gewöhnlich wird das den alchemistischen Operationen unterworfene Metall als ὁ μόλυβδος ὁ ἡμέτερος oder ὁ μόλυβδος ὁ ἡμῶν ʽunser Blei' bezeichet.

[3]) In der griechischen Alchemie sind λεύκωσις ʽWeißung' und ξάνθωσις ʽGilbung' die Bezeichnungen für die Herstellung von Silber und Gold; bei den arabischen Autoren tritt taḥmīr ʽRotfärbung' an die Stelle von ξάνθωσις.

[4]) In der Turba wird für ʽSilber' durchweg das Wort ʽnummus' oder ʽnummi' gesetzt; vgl. oben S. 36.

[5]) Der arabische Text dieser Rede ist in Teil IV, Abschnitt IV des zweiten Kapitels mitgeteilt.

[6]) Zu ʽhuius operis clavis' vgl. Olymp., Coll. 91, 20: κλεῖς λόγου τῆς ἐγκυκλίου τέχνης; ʽnummorum ars' ist griech. ἀργύρου ποίησις oder ἀργυροποιία.

[7]) Nach dem griechischen σώματα werden die Metalle bei den Arabern als aǧsād, bei den Lateinern als ʽcorpora' bezeichnet.

[8]) Vgl. Coll. 54, 12: ποίησον πέταλα. 52, 10: πέταλα χαλκοῦ, μολύβδου, σιδήρου.

[9]) Vgl. Coll. 52, 17: ὁ γὰρ κιλίκιος κρόκος θαλάσσῃ μὲν λευκαίνει, οἴνῳ δὲ ξανθοῖ; 50, 18: ἐν ὕδατι θαλασσίῳ; 419, 11: τοῖς ὠκεανείοις πλυνόμενος ὕδασι; 184, 6: καλεῖται ὕδωρ θεῖον δι' ἄλμης, δι' ὕδατος θαλασσίου κτλ.

[10]) In der Turba der häufigste Deckname für das Quecksilber, vgl. S. 42.

[11]) Besser vielleicht ʽzerbröckeln', durch Amalgambildung.

[12]) Ethel, ethelie, ethelia ist die Umschrift von arabischem aṯāl und aṯālī, das wieder vom griechischen αἰθάλη, αἰθάλαι kommt und in der Alchemie den Rauch

bis eine fettähnliche Brühe[1]) entsteht, und wendet es in seiner 'Ethelia' um[2]), bis es sich verfestigt und umgewandeltes[3]) Silber entsteht, das wir 'Goldblüte'[4]) nennen. Kochet also, bis es von der Schwärze befreit wird, und die Weiße erscheint. Behandelt es also und vermischet es mit 'Goldlot'[5]) und kochet, bis es 'rote Ethelia'[6]) wird; und pulvert mit Geduld, daß es euch nicht verdrieße, und tränket es mit seiner 'Ethelia' oder seinem 'Wasser', das aus ihm hervorgegangen ist, das ist das 'immerwährende Wasser', bis es rot wird. Dies also ist das 'verbrannte Kupfer'[7]), das die 'Goldhefe'[8]) und die 'Goldblüte' ist; diese behandelt mit dem 'immerwährenden Wasser' und behandelt immer wieder, bis sie trocken

---

oder Dampf von Quecksilber, Schwefel und Arsensulfiden bezeichnet. Vgl. *Coll.* 138, 16: αἰθάλη τοῦ θείου ὕδατος; 150, 9: αἰθάλη λευκή, ἡ τῆς κινναβάρεως νεφέλη; vom Schwefel *Coll.* 50, 18: θεῖον αἰθάλη usw.

[13]) B 'et simulate' entspricht arab. ومَوّهوها *wa-mawwihūhā*, das 'verfälschen, vortäuschen' bedeutet, aber auch 'vergolden' oder 'versilbern' heißen kann; man wird hier am besten 'verwandelt' oder 'veredelt' übersetzen.

[1]) 'Brodium' bedeutet nach Ducange 'ius carnium', also Fleischbrühe; der Übersetzung liegt das arab. مرق *maraq* zugrunde.

[2]) Der arabische Text hat ورّدوه ڤ قامينه واتاليته 'und bringet es in seinen Ofen und seine Ethelia zurück'; offenbar ist *waraddūhu* mit 'vertite' wiedergegeben. Der lateinische Text ist unverständlich.

[3]) Im arabischen Text steht ورقا متغيرا *warqan mutaġajjaran*, d. h. umgewandeltes Silber; 'nummi variati' ist unklar übersetzt, es handelt sich nicht um 'veränderte Silbermünzen'.

[4]) Zu 'Goldblüte' usw. vgl. Zosimos, *Coll.* 235, 15: ὅλα τὰ εἴδη τὰ ἐξ αἰθαλῶν ... οἷον χρυσόκολλαν καὶ ἐτήσιον καὶ χρυσάνθιον καὶ ἁπλῶς πάντα εἰς τὴν καταβαφὴν τοῦ ἀργύρου κέκραται. Bei Krates, S. ١٢, Z. 8 v. u. زهر ذهب; *zahr ḏahab*; im arabischen Text der Rede, der in Teil IV, S. 304 mitgeteilt ist, زهر الملح; *zahr almilḥ* 'Blüte des Salzes'.

[5]) Mit 'auri colla' ist hier arab. غرى الذهب *ġirā 'ldahab*, griech. χρυσόκολλα übersetzt, das sonst nach dem Arabischen in der transkribierten Form خرسقلا *ḥarsuqlā* oder خرسفلا *ḥarsuflā, corsufle* erscheint. Damit erledigt sich auch das unsinnige عزى 'Uzzā des Goldwassers bei Krates (vgl. *Arab. Alchem.* I, S. 20).

[6]) Rote 'Ethelia' wird nur an dieser Stelle erwähnt. Der Ausdruck ist nicht wörtlich zu verstehen, sondern bedeutet offenbar eine Ethelia, die die Rotfärbung des Silbers bewirkt.

[7]) 'Verbranntes Kupfer', griech. χαλκὸς κεκαυμένος, ist sonst der Name für Kupferhammerschlag, hier aber (wie die weiteren Namen) eine Bezeichnung für das Ergebnis der beschriebenen Operationen. Nach *Coll.* 153, 15 χαλκὸν κ. ποιοῦσιν πολλοὶ διὰ θείου kann es auch Schwefelkupfer bedeuten. Der arabische Text hat nur *nuḥās* 'Kupfer'.

[8]) Die 'Goldhefe', arab. *ḥamīr aldahab*, ist griech. χρυσοζύμιον und χρυσοζώμιον; vgl. *Coll.* 160, 20: ζύμας καὶ προζύμια καὶ ὀξυζύμια καὶ χρυσοζύμια; 161, 2: τὸ σύνθεμα τοῦ χρυσοζυμίου; 214, 4: χρυσοζώμιον καὶ ἀργυροζώμιον; 282, 12: λάβε ... καὶ χρυσοζωμίου ὅ ἐστιν χρυσάνθιον καὶ χρυσοκογχύλιον. Weiter *Coll.* 248: ὡς γὰρ ἡ ζύμη τοῦ ἄρτου, ὀλίγη οὖσα, τοσοῦτον φύραμα ζυμοῖ, οὕτω καὶ τὸ μικρὸν ἢ ἀργύρου ἢ χρυσοῦ ⟨διὰ⟩ τοῦ ὄξους ἐστίν.

wird. Dies also tuet andauernd, bis es ganz vom 'Wasser' befreit und Staub wird.

[11] Sprach Parmenides: Wisset, daß die Neider auf vielerlei Art von mehreren Wassern und Brühen, Körpern, Steinen und Metallen gehandelt haben, um euch alle, die Wissenschaft Suchenden, zu betrügen. Lasset also dies unbeachtet, und lasset das Gold Silber und das Silber Gold werden an Stelle dieses unseres Kupfers, und Kupfer an Stelle der Schwärze, und Blei und Zinn an Stelle der Verflüssigung[1]). Und wisset, daß wenn ihr nicht die 'Naturen der Wahrheit'[2]) behandelt und ihre Verbindungen und Zusammensetzungen gut zusammenfügt, die Verwandten mit den Verwandten und das Erste mit dem Ersten, so arbeitet ihr unangemessen und richtet nichts aus; weil die Naturen, wenn sie ihren (verwandten) Naturen begegnen werden, ihnen folgen und sich freuen werden[3]). Denn in ihnen faulen sie und werden sie erzeugt, weil die Natur von der Natur beherrscht wird, die sie zerstört, in Pulver verwandelt und ins Nichts zurückführt, endlich aber sie erneuert, wiederherstellt und erzeugt[4]). Darum forschet immer wieder in den Büchern, damit ihr die 'Naturen der Wahrheit' wisset, und was sie zur Faulung bringt und was sie erneuert, welchen Geschmack sie haben[5]) und welche Verwandten sie von Natur besitzen, und wie sie sich gegenseitig lieben, und wie ihnen nach der Liebe Feindschaft und Verderben zustößt, und wie jene Naturen sich gegenseitig umfassen und einträchtig werden, bis sie im Feuer zugleich fein werden.

Nachdem dies also bekannt ist, leget in dieser Kunst Hand an. Wenn ihr aber die 'Naturen der Wahrheit' nicht kennet, wollet euch diesem Werke nicht nahen, da (sonst) alles nur Schaden ist, Unheil und Traurig-

---

[1]) Vgl. oben S. 40; Überlieferung unsicher.

[2]) Mit GM ist 'veritatis naturas' zu lesen; gemeint sind die φύσεις des Pseudo-Demokritos.

[3]) Erste Anspielung auf die bekannten Sätze des Demokritos, Coll. 43, 20: ἡ φύσις τῇ φύσει τέρπεται καὶ ἡ φύσις τὴν φύσιν νικᾷ καὶ ἡ φύσις τὴν φύσιν κρατεῖ.

[4]) Das Wort σῆψις deckt jede Art von Veränderung, die mit auffallender Zerstörung der Substanz, mit Verfärbung, Erweichung, Auflösung, Zersetzung u. dgl. verbunden ist. Es gibt daher nicht nur eine Faulung durch die Feuchtigkeit und Wärme der Luft (Coll. 115, 3: διὰ τῆς τοῦ ἀέρος ὑγρότητος καὶ θερμότητος), sondern auch eine Faulung im Feuer usw. Eine mit dem Satz ziemlich nahe übereinstimmende Stelle findet sich in den 'Traités techniques', Coll. 338, 16, nach einer langen Aufzählung von Decknamen für das Quecksilber: τοῦτο λευκαίνει τὸ σῶμα τῆς μαγνησίας, ἤγουν τὸν κεκαυμένον χαλκόν, τοῦτο φέρει ἔξω τὴν φύσιν τὴν ἔνδον κεκρυμμένην· αὕτη ἐστὶν ἡ φύσις ἡ νικῶσα τὴν φύσιν, ἡ μεταλλάττουσα τὰς φύσεις, καὶ λειοῦσα καὶ δεσμεύουσα, ἡ ἐγκυοῦσα καὶ τίκτουσα.

[5]) Der Geschmack wird bei Krates, S. V, Z. 5 v. u., als Unterscheidungsmerkmal genannt: „sie benennen sie nach ihrem Geschmack und ihren Naturen und ihrem Nutzen."

keit. Betrachtet also die Worte der Weisen, wie sie mit diesen Worten das ganze Werk vollendet haben, indem sie sagten, daß die Natur sich über die Natur freut und die Natur die Natur festhält. In diesen Worten also ist euch das Werk vollendet.

Darum lasset das Vielfältige als überflüssig[1]) und nehmet das Quecksilber[2]) und verfestiget es im 'Körper der Magnesia'[3]), oder im 'Kuhul'[4]), oder im 'unverbrennlichen Schwefel[5]'); und machet es zu einer 'weißen Natur' und werft es auf 'unser Kupfer', so wird es weiß, und wenn ihr es rot macht, so wird es rot, und wenn ihr es darauf noch kocht, so wird es Gold. Ich sage, daß es selbst das Meer zu rotem Gold umwandelt[6]) und zu 'Goldlot'. Und wisset, daß das Gold nicht in Röte verwandelt wird, außer durch das 'immerwährende Wasser', weil die Natur sich der Natur freut. Behandelt es also durch Kochen mit der 'Flüssigkeit', bis die verborgene Natur[7]) erscheint. Wenn diese daher außen er-

---

[1]) Vgl. oben S. 46.

[2]) Demokritos, Coll. 43, 25: λαβὼν ὑδράργυρον, πῆξον τῷ τῆς μαγνησίας σώματι ἢ τῷ τοῦ ἰταλικοῦ στίμμεως σώματι ἢ θείῳ ἀπύρῳ ἢ ἀφροσελήνῳ ... ἢ ὡς ἐπινοεῖς. Ähnlich Isis, Coll. 31, 1.

[3]) Es ist unmöglich, sich unter 'corpus magnesiae' eine einheitliche, nach modernen Begriffen definierte Substanz vorzustellen. Das σῶμα τῆς μαγνησίας wird bei den griechischen Alchemisten als 'unser Blei' oder 'schwarzes Blei' oder 'Kupferblei', ja selbst als ὑδράργυρος ἡ ἀπὸ κινναβάρεως (Coll. 64, 19), also direkt als 'Quecksilber' definiert. In den jüngsten, schon arabisch beeinflußten Texten, wie Coll. 347, 14 und 38, 10 bedeutet ἡ μαγνησία ἡ ὑελουργική zweifellos den Braunstein.

[4]) Kuhul entspricht dem 'italischen Stimmi' der Parallelstelle; es ist ein uraltes babylonisches Wort (guḫlu) und bezeichnet den gepulvert als Augenschminke benützten Spießglanz. Aus dem griech. στίμι ist arab. iṯmid entstanden, das den Bleiglanz bezeichnet.

[5]) Griech. θεῖον ἄκαυστον und ἄπυρον.

[6]) Der Satz wird im Consilium Conjugii, Th. Chem. V, 442 und 491 erwähnt. Auch Lullus scheint auf ihn anzuspielen, wenn er ausruft 'mare tingerem, si Mercurius esset'. (G. Bugge, Das Buch der großen Chemiker, Bd. I, S. 57.) Berthelot übersetzt Chim. Moy. I, 263: „je dis qu'il rougit aussi le mâle lui même et la chrysocolle d'or", liest also 'marem' statt 'mare'; — vielleicht mit Recht, da die Stelle auf eine sehr freie Bearbeitung des Demokritos, Coll. 43, 25ff. zurückzugehen scheint, wie die folgende Gegenüberstellung zeigt:

| | |
|---|---|
| Et facite ipsum naturam albam, ac aeri nostro imponite, et album fit, et si rubeum faciatis, rubeum fit, et si deinceps coquatis, aurum fit. | καὶ ἐπίβαλλε λευκὴν γαίαν χαλκῷ καὶ ἕξεις χαλκὸν ἀσκίαστον, ξανθὴν δὲ ἐπίβαλλε σελήνη, καὶ ἕξεις χρυσόν, χρυσῷ, καὶ ἔσται χρυσοκόραλλος σωματωθεῖσα. |
| Dico quoniam ipsum mare in rubeum vertit et auricollam. | τὸ δ' αὐτὸ ποιεῖ καὶ ἀρσενικὸν ξανθὸν καὶ σανδαράχη οἰκονομηθεῖσα κτλ. |
| Et scitote quod non vertitur aurum in rubiginem nisi per aquam permanentem, eo quod n. n. laetatur. | τὸν δὲ χαλκὸν ἀσκίαστον μόνη ἡ ὑδράργυρος ποιεῖ. ἡ γὰρ φ. τὴν φ. νικᾷ. |

[7]) Coll. 129, 12: ἡ γὰρ φύσις ἔνδον κέκρυπται; 338, 17: τοῦτο φέρει ἔξω τὴν φύσιν τὴν ἔνδον κεκρυμμένην.

scheint¹), tränket es siebenmal im 'Wasser' mit Kochen, Tränken und Rösten, bis es rot wird.

O ihr himmlischen Naturen, die ihr auf den Wink Gottes die 'Naturen der Wahrheit' vermehrt! O du starke Natur, die die Naturen besiegt und ihre Naturen sich freuen und fröhlich sein läßt²)! Diese ist es nämlich insbesondere³), der Gott eine Kraft zugeteilt hat, die das Feuer nicht besitzt⁴). Und deshalb haben wir sie gepriesen und ihr Ehre erwiesen, da es in der 'wahren Färbung' nichts Kostbareres gibt als sie, und nichts ihr Ähnliches oder Gleiches gefunden werden kann. Sie ist selbst die Wahrheit, alle Erforscher der Weisheit, denn mit ihren 'Körpern' verflüssigt bewirkt sie das höchste der Werke. Würdet ihr etwa, wenn ihr die Wahrheit wüßtet, mir nicht vielfachen Dank sagen? Wisset also, daß das Färbende die Körper, welche (damit) gemischt sind, zerstören muß⁵). Denn es überwältigt das, was ihm zugemischt wird, und wandelt es in seine Farbe um. Und in der gleichen Weise, wie es für den Augenschein die Oberfläche besiegt, so wird es das Innere überwältigen. Und wenn das eine flüchtig ist, das andere aber das Feuer aushält, so hält das eine mit dem andern verbunden das Feuer aus. Und wisset, daß wenn die Oberfläche geweißt wird, (auch) sein Inneres geweißt werden wird⁶). Und wenn die 'Wolken'⁷) die Oberfläche des Kupfers geweißt haben, so wird ohne Zweifel (auch) das Innere geweißt werden. Und wisset, alle Erforscher der Philosophie, daß

---

¹) *Coll.* 129, 13: ἐκστρεφομένης τοίνυν τῆς φύσεως κτλ.

²) Gemeint sind die 'Geister', also Quecksilber, Schwefel, Arsensulfide usw., die auf die 'Körper', d. h. die unedlen Metalle einwirken und sie in Silber oder Gold verwandeln; vgl. hierzu die Aufzählung bei Zosimos, *Coll.* 196, 16ff. Der Ausdruck 'naturae coelestes' stammt nach *Coll.* 277, 5 aus Demokritos: ὦ φύσεις οὐρανίων φύσων δημιουργοί; aber in der Originalstelle *Coll.* 46, 22 fehlt das entscheidende Wort οὐράνιος. Daß Demokritos die vielgestaltigen Apparate, in denen man die Faulung und Sublimation der 'Wässer' ausführte, als φύσεις οὐράνιαι bezeichnet habe, wie *Coll.* 277, 6ff. behauptet wird, ist natürlich falsch, doch scheint darauf ein in der Turba auftretender Deckname 'instrumenta formandi' zurückzugehen (Sermo LXI).

³) Die Überlieferung der Stelle ist unsicher.

⁴) *Coll.* 114, 7: τὸ φάρμακον τὸ τὴν δύναμιν ἔχον.

⁵) Die Stelle ist in allen Hss. verdorben und von mir nach dem folgenden Satz zurechtgerückt.

⁶) Zu den vorhergehenden Sätzen vgl. Demokritos, *Coll.* 47, 18ff.: καὶ εἰ κατὰ τὴν ἐπιφάνειαν ἔσται φευκτόν, καὶ ἐκ τοῦ βάθους φεύξεται, καὶ εἰ τόδε μέν ἐστι πυρίμαχον, τόδε προσπλακὲν πυρίμαχον ποιεῖ ... καὶ εἰ τὰ ἔξω τοῦ χρυσοχάλκου λευκαίνει καὶ σμήχει ἡ ὑδάργυρος, καὶ τὰ ἐντὸς λευκαίνει. Die Futura 'superabit'... 'dealbabuntur' erklären sich aus dem Durchgang durch das Arabische.

⁷) 'Wolke' kann Deckname für jedes Pneuma sein. Vgl. *Coll.* 73, 15: ἡ ὑδάργυρος, ἥτις ἐστὶ νεφέλη; *Lex.* 11, 15: νεφέλη ἐστὶν αἰθάλη θείου; 154, 3: νεφέλην τὴν ἀπὸ ἀρσενικοῦ; 260, 22: νεφέλη τοῦ ὕδατος bedeutet ebenfalls das Quecksilber.

ein einziges Ding zehn überwältigt[1]), und daß 'unser Schwefel' alle 'Körper' verbrennt.

Antwortete die Versammlung: Du hast trefflich gesprochen, Parmenides, indessen hast du den Nachfahren nicht das Verhalten des 'Rauches'[2]) gezeigt, noch wie durch ihn geweißt wird.

Sprach Lucas (Leukippos): Ich werde sprechen, indem ich darin [12] den Spuren[3]) der Alten folge. Und wisset, alle Erforscher der Weisheit, daß der Traktat hier nicht der Anfang[4]) des Verfahrens ist. Nehmet das Quecksilber, das vom 'Männlichen' ist, und verfestiget es gemäß der Gewohnheit[5]). Seht ihr nicht, daß ich euch sage 'gemäß der Gewohnheit', weil es vorher schon verfestigt worden ist? Dies ist daher nicht der Anfang des Verfahrens. Ich heiße euch jedoch, das Quecksilber zu nehmen, das vom 'Männlichen' ist, und es auf vorbehandeltes Kupfer oder Eisen zu tun, so wird es geweißt werden[6]). Ähnlich entsteht 'weiße Magnesia' und wird das 'Männliche' umgewandelt[7]); da ja eine gewisse Verwandtschaft des Magneten mit dem Eisen besteht, so freut sich die Natur über die Natur[8]). Nehmet also die 'Wolke', welche die Alten euch zu nehmen geheißen haben, und kochet sie mit ihrem 'Körper', bis Zinn entsteht. Und gemäß der Gewohnheit reiniget es von seiner Schwärze, waschet und röstet in gleichmäßigem Feuer, bis es weiß wird. Mit (vor-)behandeltem Quecksilber wird jeder 'Körper' geweißt, denn die Natur wandelt die Natur[9]). Nehmet daher die 'Magnesia' und weißet mit dem Rauch von 'Wasser des Alauns' und 'Wasser des Nitrons' und 'Wasser des Meeres' und 'Wasser des Eisens', weil jener 'Rauch' weiß ist, und

---

[1]) Erste Erwähnung von 'zehn' Dingen. Vgl. Demokritos, *Coll.* 47, 25: ὡς ἓν εἶδος δέκα ἀνατρέπει.

[2]) Auch 'Rauch' ist nur ein anderer Name für die Geister. Vgl. *Coll.* 51, 1 und 189, 10: ὁ γὰρ καπνὸς τοῦ θείου λευκὸς ὢν πάντα λευκαίνει. Bei Zosimos bedeutet καπνὸς τῶν κοβαθίων den Dampf der Arsensulfide.

[3]) Arab. آثار القدماء *āṯār alqudamā'*, die 'Überlieferungen' der Alten.

[4]) Das lat. 'non est *ab* initio' erklärt sich aus ليس من *laisa min*.

[5]) Demokritos, *Coll.* 49, 23: ὑδράργυρον τὴν ἀπὸ τοῦ ἀρσενίκου ἢ σανδαράχης ἢ ὡς ἐπινοεῖς πῆξον ὡς ἔθος.

[6]) Demokritos, *Coll.* 50, 1 anschließend: καὶ ἐπίβαλλε χαλκῷ ἢ σιδήρῳ θειωθέντι, καὶ λευκανθήσεται.

[7]) *Coll.* 50, 2: τὸ δ' αὐτὸ ποιεῖ καὶ μαγνησία λευκανθεῖσα καὶ ἀρσενικὸν ἐκστραφὲν καὶ καδμία ὀπτὴ κτλ. Die weitere Aufzählung ist im Turbatext unterdrückt.

[8]) *Coll.* 50, 6: ὁ γὰρ μάγνης ἔχει συγγένειαν πρὸς τὸν σίδηρον· ἡ ⟨γὰρ⟩ φύσις τῇ φύσει τέρπεται.

[9]) Die vorangehenden Sätze sind zum Teil mißverstandene Bruchstücke aus Demokritos, *Coll.* 50, 8ff.: λαβὼν τὴν προγεγραμμένην νεφέλην, ἕψει ἐλαίῳ κικίνῳ ... εἶτα λαβὼν κασσίτερον, κάθαιρε τῷ θείῳ ὡς ἔθος ... δὸς ὀπτᾶσθαι φωσὶν εἱλικτοῖς ... τῇ ὑδραργύρῳ μιγὲν πᾶν σῶμα λευκαίνει. ἡ ⟨γὰρ⟩ φύσις τὴν φύσιν νικᾷ.

alles weißt¹); was immer ihr durch den ʿRauchʾ geweißt haben wollt, das wird geweißt. Mischet daher jenen ʿRauchʾ mit seinem Rückstand, bis er sich verfestigt und ʿweißes Silberʾ wird. Röstet aber dieses ʿweiße Kupferʾ, bis es sich selbst zum Keimen bringt, da die ʿMagnesiaʾ, wenn sie geweißt wird, die ʿGeisterʾ nicht entweichen und den ʿSchatten des Kupfersʾ nicht erscheinen läßt, weil die Natur die Natur festhält²). Nehmet also, all ihr Söhne der Lehre, das ʿschweflige Weißʾ und weißet es mit ʿSonne und Tauʾ, oder mit der ʿBlüte des weißen Salzesʾ, bis es ein weißes Silber wird³). Und wisset, daß die ʿBlüte des weißen Salzesʾ das ʿEthel der Ethelʾ ist⁴). Röstet es daher sieben Tage hindurch, bis es glänzend wie Marmor wird, weil es, wenn es so wird, ein größtes Geheimnis ist, da der Schwefel mit dem Schwefel gemischt worden ist; und das größte Werk ist von daher bewirkt worden, wegen der gegenseitigen Verwandtschaft, weil Naturen, die ihrer Natur begegnen, sich freuen⁵). Nehmet also ʿMartakʾ (Bleiglätte)⁶) und weißet ihn mit ʿKadmiaʾ und ʿEssigʾ und ʿimmerwährendem Wasserʾ, und röstet und verfestiget, bis es nicht mehr flüssig wird, in einem Feuer, das stärker ist als sein früheres Feuer, und verschließet die Mündung des Gefäßes fest⁷), damit die ʿBlüteʾ nicht entflieht, sondern ihren Verwandten (bei sich) festhält und seine Weiße sich verstärken läßt. Und hütet euch vor der Verstärkung des Feuers, weil (das Wasser), wenn ihr das Feuer verstärkt, vorzeitig rot wird, was euch nichts nützt, weil ihr ja beim Anfang des Verfahrens

---

¹) *Coll.* 50, 17: Μαγνησίαν λευκήν· λευκάνης δὲ αὐτὴν ἄλμῃ καὶ στυπτηρίᾳ σχιστῇ ἐν (lies καὶ) ὕδατι θαλασσίῳ ἢ χυλῷ, κίτρῳ (lies νίτρῳ) λέγω ἢ θείου αἰθάλῃ. ὁ γὰρ καπνὸς τοῦ θείου λευκὸς ὤν, πάντα λευκαίνει. Dazu vgl. man Hermes, *Coll.* 189, 4: ὀφείλομεν εἰδέναι ὅτι τὸ νίτρον καὶ ὁ στύραξ καὶ ἡ στυπτηρία σχιστὴ καὶ ἡ σποδὸς τῶν θαλλῶν τῶν φοινίκων τὸ λευκὸν θείόν ἐστιν ὁ λευκαίνει πάντα.

²) *Coll.* 51, 2: πρόσμιξον αὐτῷ μετὰ τὴν λεύκωσιν καὶ σφέκλης τὸ ἴσον, ἵνα λίαν γένηται λευκή· καὶ δεξάμενος χαλκοῦ ὑπολεύκου, ὀρειχάλκου λέγω, χώνευε ... ἕως συγγαμήσωσιν αἱ οὐσίαι ... ἡ γὰρ μαγνησία λευκανθεῖσα οὐκ ἐᾷ ῥήγνυσθαι τὰ σώματα, οὐδὲ τὴν σκιὰν τοῦ χαλκοῦ ἐπιφέρεσθαι. ἡ γὰρ φύσις τὴν φύσιν κρατεῖ.

³) *Coll.* 51, 11: λαβὼν θεῖον τὸ λευκόν, λευκάνης δὲ οὔρῳ λείων ἐν ἡλίῳ ἢ στυπτηρίᾳ καὶ ἄλμῃ τῇ τοῦ ἁλὸς ... Der Turbatext weicht hier stark ab, doch sind in beiden Texten die angeführten Namen Decknamen für das Quecksilber. Zu ʿsole et roreʾ vgl. *Coll.* 155, 6 ἐν ἡλίῳ καὶ δρόσῳ λειοῦνται und weitere Belege S. 199, Anm. 4.

⁴) *Coll.* 280, 10: αἰθάλαι αἰθαλῶν.

⁵) *Coll.* 51, 13: λείου αὐτὸ ... ἡμέρας ἕξ, ἕως γένηται τὸ φάρμακον μαρμάρῳ παρεμφερές· καὶ ἐὰν γένηται, μέγα ἐστὶ μυστήριον ... τὸ γὰρ θεῖον θείῳ μιγὲν θείας ποιεῖ τὰς οὐσίας, πολλὴν ἔχοντα (?) τὴν πρὸς ἄλληλα συγγένειαν. τέρπονται γὰρ αἱ φύσεις ταῖς φύσεσιν.

⁶) Vgl. oben S. 29, Nr. 20.

⁷) *Coll.* 51, 20: τὴν δὲ λευκανθεῖσαν λιθάργυρον λείου σὺν θείῳ ἢ καδμίᾳ ἢ ἀρσενικῷ ... ἵνα μηκέτι ῥεύσῃ. ὄπτησον οὖν αὐτὸ λαμπροτέροις φωσίν, ἀσφαλισάμενος τὸ σκεῦος. Vgl. auch S. 28, Nr. 13.

das Weiße haben wollt[1]). Darauf möget ihr es verfestigen, dann rotmachen; und es sei euer Feuer gelinde wie beim Weißfärben, bis es sich verfestigt. Und wisset, daß wir es, wenn es sich verfestigt, 'Seele' nennen[2]) und daß es dann schneller von einer Natur in die andere verwandelt wird[3]). Dies also ist für die Verständigen genug über die 'Kunst des Silbers', weil (schon) ein einziges Ding tut, was auch mehrere bewirken; mehrere Dinge aber braucht ihr nicht, sondern nur das eine Ding, und jenes eine Ding wird bei jeder Stufe unsrer Arbeiten in eine andere Natur verwandelt.

Sprach die Versammlung: Meister, wenn du reden würdest, wie die Weisen geredet haben, so würden auch binnen kurzem jene, von denen wir sehen, daß sie sich von der Unterwerfung[4]) unter die Finsternis nicht trennen wollen, uns folgen.

Sagte Pythagoras: Lasset uns eine andere Behandlung setzen, [13] die eine andere ist nicht der Wurzel, sondern (nur) dem Namen nach. Und wisset, all ihr Erforscher dieser Wissenschaft und Weisheit, daß, was immer die Neider in ihren Büchern über die Zusammensetzung der sich gegenseitig entsprechenden Naturen der 'Elemente' vorgeschrieben haben, dem Wesen nach[5]) nur eines ist, wie verschieden es auch nach dem Augenschein sein mag. Und wisset, daß das Ding, welches sie auf vielfache Weise erörtert haben, seinem 'Genossen ohne Feuer'[6]) folgt, wie der Stein Magnetis dem Eisen folgt, worauf jenes (Ding) nicht ohne Grund bezogen wird, oder auch auf Samen oder Mutterschoß, denen jenes Ding ähnlich ist[7]). Und (wisset, daß) jenes Ding, das seinem 'Genossen ohne Feuer' folgt, in jener Zusammensetzung allenthalben Farben erscheinen läßt, weil jenes eine Ding in jede Art von Verfahren eingeht und überall gefunden wird: das (zugleich) ein Stein ist und kein Stein, verachtet und wertvoll, verdunkelt, verheimlicht und (doch wieder) jedem bekannt, eines Namens und vieler Namen, das der 'Spei-

---

[1]) *Coll.* 52, 2: γίνεται δὲ πολλάκις καὶ ξανθή, ἐὰν πλεονάσῃ τὰ φῶτα. ἀλλ᾽ ἐὰν γένηται ξανθόν, οὐ χρησιμεύσει σοὶ νῦν· λευκᾶναι γὰρ βούλει τὰ σώματα.

[2]) Dieser Satz fehlt im Paralleltext.

[3]) *Coll.* 52, 6: ταχὺ γὰρ εἰς πολλὰ μετατρέπεται ἡ τοῦ μολύβδου φύσις.

[4]) Die Überlieferung der Hss. ist unhaltbar, die Korrektur 'a ditione tenebrarum' trifft wohl den ursprünglichen Wortlaut.

[5]) Text 'in sapore'; der seltsame Ausdruck beruht wohl auf einer Verwechslung von ذاتا *dātan* 'dem Wesen nach' mit ذوقا *dauqan* oder ذواقا *dawāqan* 'dem Geschmack nach'.

[6]) Text 'suum absque igne socium', nach dem arab. *ṣāḥibahu bilā nār*; gemeint ist das θεῖον ἄπυρον.

[7]) Der Vergleich wird Sermo XXXII und LX näher ausgeführt.

chel des Mondes'¹) ist. Dieser Stein ist daher kein Stein, und obwohl er kostbar ist, (wird er um nichts verkauft) — der Stein, ohne den die Natur niemals etwas bewirkt, dessen Name einer ist, den wir aber mit vielen Namen bezeichnet haben wegen der Vortrefflichkeit seiner Natur²).

Antwortet die Versammlung: Wenn du ihn, Meister, mit einigen seiner Namen benennen möchtest, würdest du ihn den Forschenden klar machen.

Und jener: Er wird 'weiße Ethelia' genannt und 'weißes Kupfer', und 'vor dem Feuer fliehend', 'der allein das Kupfer weißt'³). Zerreibet also den 'weißen Stein', hernach verfestiget ihn mit der 'Milch'⁴). Darauf zerreibet 'Kalk' und 'Marmor'⁵) und sehet euch vor, daß die Feuchtigkeit nicht aus dem Gefäß herausgeht; verfestiget sie vielmehr im Gefäß, bis sie zu Asche⁶) wird, und kochet und behandelt sie mit 'Speichel des Mondes', so werdet ihr den Stein zerbrochen und schon von seinem Wasser getränkt finden. Dies also ist der Stein, den wir mit allen Namen benannt haben, der das 'Werk' aufnimmt und aufsaugt, und aus dem jegliche Farbe erscheint. Nehmet also das 'Gummi, das von der Akazie ist'⁷), und mischet es mit der Asche des Kalkes⁸), die ihr behandelt habt,

---

¹) Das arab. *buzāq alqamar* 'Speichel des Mondes' ist die Übersetzung von ἀφροσέληνον 'Mondschaum'.

²) Der ganze Schluß ist nach Zosimos, *Coll.* 122, 4 ein Zitat aus Demokritos: δέξαι λίθον τὸν οὐ λίθον, τὸν ἄτιμον καὶ πολύτιμον, τὸν πολύμορφον καὶ ἄμορφον, τὸν ἄγνωστον καὶ πᾶσι γνωστόν, τὸν πολυώνυμον καὶ ἀνώνυμον, τὸν ἀφροσέληνον λέγω. οὗτος γὰρ ὁ λίθος οὐκ ἔστι λίθος. καὶ πολύτιμος ὢν οὐδενὸς πιπράσκεται. μίαν ἔχει φύσιν καὶ ἓν ὄνομα, καὶ [ἓν] πολλοῖς ὀνόμασι κέκληται, οὐχ ἁπλῶς λέγω, ἀλλ' ὡς ἔχει φύσεως. Schon im arabischen Turbatext muß das οὐδενὸς πιπράσκεται gefehlt haben, da alle Hss. 'eo quod pretiosus est' lesen.

³) *Coll.* 122, 10: ὥστε ἐάν τις εἴποι πυρίφευκτον καὶ αἰθάλην λευκὴν ⟨ἢ⟩ λευκὸν χαλκόν, οὐ ψεύδεται.

⁴) 'Milch' jeder Art ist wieder Deckname für das Quecksilber; vgl. *Coll.* 184, 8: γάλακτος γυναικὸς ἀρρενοτόκου, γ. βοὸς μελαίνης; *Coll.* 184, 12: γάλακτος ὀνείου καὶ αἰγείου καὶ κυνίνου. Nikephoros kennt *Coll.* 453, 18 γάλα παρθένιον.

⁵) Daß mit 'calcem et marmor' nicht wirklicher Kalk und Marmor gemeint ist, sondern einer der beim 'Werk' besonders häufig angewandten Stoffe, ergibt sich aus zahlreichen Stellen der griechischen Alchemisten. Dort ist ἄσβεστος, 'ungelöschter' Kalk, als Deckname im Gebrauch, und er scheint in der überwiegenden Zahl der Fälle den Schwefel, manchmal aber auch das Quecksilber zu bedeuten. Vgl. inbes. *Coll.* 399, 16ff. über θεῖον ὕδωρ.

⁶) Allgemeiner Ausdruck für pulverige Produkte chemischer Operationen; griech. τέφρα und σποδός.

⁷) Vgl. oben S. 28 und S. 36. Das arab. *ṣamy aššauka* ist wörtliche Übersetzung von κόμμι ἀκάνθης, *Coll.* 67, 3 bzw. κ. ἀκάνθης αἰγυπτίας, *Coll.* 306, 26. Als Deckname für das Quecksilber in allgemeiner Anwendung; vgl. J. Ruska und E. Wiedemann, *Alchemistische Decknamen*, S. B. d. phys.-med. Soz. Erlangen, Bd. 56, 1924, S. 31: „Es heißt auch ... Gummi aller Bäume."

⁸) B hat gegen die andern Hss. 'calido cinere'.

und mit dem Rückstand[1]), den ihr kennt, und mit reinem[2]) 'immerwährendem Wasser'. Dann schauet nach, ob sie zu Staub geworden sind; wenn aber nicht, so röstet in einem Feuer, das stärker ist, als das frühere, bis sie (zu Staub) zerrieben werden; darauf tränket mit dem 'immerwährenden Wasser', und je mehr die Farben wechseln, desto mehr lasset es warm werden. Und wisset, wenn ihr 'weißes Quecksilber' nehmt, oder 'Speichel des Mondes', und (wenn ihr) tut, wie ich geheißen habe, und mit leichtem Feuer zerreibt, so verfestigt es sich und wird ein Stein. Aus diesem Stein also werden euch, wenn er zerrieben wird, mancherlei Farben[3]) erscheinen. Wenn euch aber in dieser Rede etwas von Unklarheit vorkommt, so tuet, wie ich euch geheißen habe, bis der Stein weiß wird und glänzend, und ihr werdet eure Absicht erreichen.

Sagte Arsuberes (Xenophanes): Meister, du hast soeben ohne [14] Neid gesprochen, wie es dir geziemt; möge es dir Gott vergelten!

Sagte Pythagoras: Und dich, Arsuberes (Xenophanes), möge Gott vom Neid befreien!

Und jener: Wisset, Versammlung der Weisen, daß die Schwefel von den Schwefeln festgehalten werden, und die Feuchtigkeit von ähnlicher Feuchtigkeit[4]).

Antwortete die Versammlung: Arsuberes (Xenophanes), die Neider haben schon etwas Ähnliches gesagt; gib also an, was diese Feuchtigkeit ist.

Und jener: Wenn das 'Gift'[5]) den Körper durchdringt, färbt es ihn mit unveränderlicher Farbe[6]), und niemals läßt der 'Körper' zu, daß die 'Seele', die seine Gefährtin ist, sich von ihm trennt. Darüber haben die Neider gesagt: „Wenn das 'Verfolgende' sich dem 'Flüchtigen' in den Weg stellt, wird von ihnen die Flucht beseitigt und es erreicht die (Natur der) Wahrheit[7])." Und weil die Natur ihn als ihren Gefährten genommen hat,

---

[1]) Dem lat. 'faex' entspricht arab. *tufl*, griech. σκωρία; Coll. 142, 1: σκωρίαι νεκραί.

[2]) Das 'humectante' von B muß eine alte Verschreibung für 'munda' sein; vgl. Text S. 124, Z. 5: aqua munda permanente.

[3]) Coll. 293, 11: ποικίλα χρώματα.

[4]) Als Ausspruch des Demokritos ἐν τῇ τετάρτῃ πραγματείᾳ zitiert vom Christianos, Coll. 395, 3: τὰ θειώδη ὑπὸ τῶν θειωδῶν κρατοῦνται καὶ τὰ ὑγρὰ ὑπὸ τῶν καταλλήλων ὑγρῶν; das gleiche Zitat bei Zosimos, Coll. 142, 21 und in der Zusammenstellung Coll. 20, 8. In Sermo XXXVI wird der Ausspruch der Maria zugeschrieben.

[5]) Das griech. φάρμακον kann Heilmittel und Gift bedeuten; offenbar hatte der Übersetzer das arab. *samm* vor sich.

[6]) Vgl. Olymp., Coll. 77, 17: ἀνεξάλειπτον ἕξει τὴν φύσιν τῆς βαφῆς ἐν τοῖς σώμασιν.

[7]) Coll. 77, 19: ἐὰν τὸ φεῦγον τοῦ διώκοντος τύχοι, ἀνεξάλειπτον ἕξει τὴν φύσιν. Der Turbatext ist am Ende gestört; nach dem Griechischen müßte es 'et naturam

nicht als einen Feind, haben sie sich gegenseitig festgehalten, weil aus dem mit 'Schwefel' gemischten Schwefligen eine höchst kostbare Farbe entsteht, die sich nicht verändert, noch vor dem Feuer flieht, wenn die 'Seele' in das Innerste des 'Körpers' eingeführt wird und den 'Körper' festhält und färbt.

Meine Worte aber werde ich wiederholen in bezug auf die 'tyrische Färbung'[1]). Nehmt das Tier, welches 'Konchylion' heißt[2]), da sein ganzes 'Wasser' tyrische Farbe ist, und behandelt es mit gelindem Feuer, wie es üblich ist, bis es 'Erde' wird, in der (nur) wenig Farbe sein wird. Wollt ihr aber zur 'tyrischen Färbung' gelangen, so nehmet die Feuchtigkeit, die jenes (Tier) ausgeworfen hat, und bringet sie mit ihm nach und nach in das Gefäß, und bringet es in jene Tinktur hinein, deren Farbe euch nicht gefallen hat. Dann kochet es mit Meerwasser, bis es trocken wird, dann tränket es mit jener Feuchtigkeit und trocknet nach und nach aus, und höret nicht auf, es zu tränken, zu kochen und auszutrocknen, bis es mit seiner ganzen Feuchtigkeit getränkt ist. Darauf lasset es einige Tage in seinem Gefäß, bis ihm die kostbarste tyrische Farbe darüber herauskommt[3]).

Schauet, wie ich euch das Verfahren beschreiben werde. Versetzet den 'Körper'[4]) mit dem 'Harn von Knaben'[5]) und mit 'Meerwasser'[6]) und reinem 'immerwährenden Wasser', bevor es gefärbt wird, und kochet ihn mit gelindem Feuer, bis die Schwärze vergeht und ruht, und dies leicht zerrieben werden kann. Kochet ihn also mit seiner 'Flüssigkeit', bis er sich mit roter Farbe bekleidet. Wollt ihr ihn aber in 'tyrische Farbe' (über)führen, so tränket ihn fortgesetzt mit dem 'Wasser' und

---

invariabilem consequitur' heißen. Man kommt vom Arabischen aus zum Text von B, wenn man annimmt, daß in بطبيعة الحق 'ولحق 'und es erreicht die Natur der Wahrheit' طبيعة ausgefallen ist. Man sieht übrigens aus dieser Stelle, daß die 'naturae veritatis' dem griech. ἀνεξάλειπτος φύσις 'unerschöpfliche Natur' entsprechen.

[1]) Bei den griechischen Alchemisten kommt die Bezeichnung 'tyrische' Färbung nicht vor, auch die Tyrier werden nicht genannt; der gebräuchliche Ausdruck ist πορφύρον βαφή. Im *Papyrus Holmiensis* findet sich einige Male πορφύρα τυρία.

[2]) Vgl. S. 29, Nr. 17 und *Coll.* 42, 16: καὶ τὸ κογχύλιον καὶ τὸ κοχλιοκογχύλιον τὸ λιβυκόν. Bei Ostanes, Coll. 262, 3 ist von αἷμα κογχύλης die Rede.

[3]) Bis hierher macht die Beschreibung den Eindruck, als handle es sich wirklich um eine Vorschrift für die Herstellung von echtem Purpur aus dem Saft der Purpurschnecke. Der folgende Abschnitt zeigt aber ganz klar, daß die Umwandlung eines unedlen Metalls in Gold mit Hilfe des durch Decknamen bezeichneten Quecksilbers gemeint ist.

[4]) Zu 'ipsum' und 'istud' ist 'corpus' zu ergänzen.

[5]) Die Verwendung von Harn in der Purpurfärberei ist bekannt; vgl. O. LAGERCRANTZ, *Pap. Holm.*, S. 210. In der Alchemie ist aber 'urina puerorum', griech. οὖρος (παιδῶν) ἀφθόρων oder ἀφθόρον, Harn von unverdorbenen Knaben, fast stets Deckname für Quecksilber.

[6]) Vgl. S. 192, Anm. 1.

mischet, wie ihr wißt, daß es ihm nach dem Augenschein genügt. Mischet ihn auch mit 'immerwährendem Wasser', und zwar so, daß es genügt, und kochet, bis die Röte das Wasser aufsaugt. Darauf waschet mit dem 'Meerwasser', das ihr zubereitet habt, das ist das 'Wasser des getrockneten Kalkes', und kochet, bis er seine Flüssigkeit aufsaugt, und tuet das mehrere Tage hintereinander. Ich sage, daß euch davon eine Farbe erscheinen wird, wie die Tyrier niemals eine ähnliche hergestellt haben. Und wenn ihr wollt, daß sie noch höher[1]) wird, als sie gewesen war, und leuchtender[2]), so tuet das 'Gummi' in das 'immerwährende Wasser', durch das ihr sie mehrfach färbt, dann trocknet in der Sonne, endlich bringet sie in das vorgenannte 'Wasser' zurück, so wird die tyrische Farbe noch mehr gesteigert. Und wisset, daß ihr mit Purpurfarbe nur im Kalten färben könnt. Nehmet also das Wasser, das die Natur der Kälte besitzt, und kochet mit ihm den 'Mond'[3]), bis er die Kraft der Färbung vom 'Wasser' annimmt. Und wisset, daß die Philosophen jene Kraft, die von jenem Wasser ausgeht, 'Blüte' genannt haben. Euer Vorhaben wird also vollendet durch jenes 'Wasser'; setzet in dies, was im Gefäß ist, Tage und Nächte hindurch, bis es sich mit kostbarster tyrischer Farbe bekleidet.

Sprach Flritis (Sokrates)[4]): Wisset, alle Erforscher der Weisheit, [15] daß das Fundament dieser Kunst, um derenwillen viele zugrunde gegangen sind, etwas Einziges ist, das stärker und erhabener ist als alle Naturen bei den Philosophen; bei den Unverständigen aber ist es aller Dinge Niedrigstes, was wir verehren. Wehe euch, allen Unverständigen, wie unkundig seid ihr dieser Kunst, für die ihr sterben würdet, wenn ihr sie kenntet! Und ich schwöre euch, daß wenn die Könige sie kennten, niemand von euch jemals zu ihr gelangen würde[5]). O diese Natur, wie wandelt sie den 'Körper' in 'Geist'! Was für eine wunderbare Natur, wie überragt sie alles und besiegt sie alles!

Sagte Pythagoras: Nenne sie, Flritis (Sokrates)!

Und jener: Sie ist der schärfste 'Essig'[6]), der bewirkt, daß das Gold zu lauterem 'Geist' wird, ohne welchen 'Essig' weder die Weiße noch die Schwärze, noch die Röte entstehen kann. Und wisset, daß

---

[1]) Auch wir sprechen von 'hochrot', aber nicht von 'hochgrün' u. dergl.

[2]) Freie Übersetzung von 'audacior'. Im *Pap. Holm.* findet sich S. 32 πορφύρα ὀξεῖα und ὀξυτέρα.

[3]) Deckname für das Silber. Die Lesart 'lanam' in M ist sicher falsch.

[4]) Vgl. oben S. 25.

[5]) Die Könige würden ihr Wissen streng geheim halten. Wäre die 'Kunst' allgemein bekannt, so würde die Welt zugrunde gehen. Vgl. Ǧābir, *Kitāb almalik*, bei BERTHELOT, *Chim. Moy.*, Band III, Trad., p. 121.

[6]) Entspricht griech. ὄξος δριμύτατος und ist Deckname für das Quecksilber.

wenn der 'Körper' (mit ihm) gemischt und festgehalten und vereinigt wird, er ihn in 'Geist' verwandelt und mit unveränderlicher geistiger Farbe färbt, die nicht zerstört werden kann. Und wisset, daß wenn ihr den 'Körper' ohne 'Essig' über Feuer setzt, er verbrannt und zerstört wird. Und wisset, daß die 'erste Feuchtigkeit' kalt ist; seid daher vorsichtig mit dem Feuer, das der Kälte feindlich ist. Darum haben die Weisen gesagt, ihr sollet vorsichtig zu Werk gehen, bis der 'Schwefel' unverbrennlich wird. Das Verfahren dieser Kunst aber hat der Weise den Vernünftigen bereits gezeigt; von dem aber, was er gesagt hat, ist das beste, „daß die geringe Kraft dieses 'Schwefels' einen starken 'Körper' verbrennt". Darum verehren sie ihn und beschreiben ihn am Anfang ihres Buches, was jemand[1]) wie folgt beschrieben hat: „Da dieser 'Essig' den Körper verbrennt und in 'Asche' verwandelt, was auch den Körper weißt." Wenn ihr ihn also gut kocht und der Schwärze beraubt, wird er in Stein verwandelt, und zu Silber von stärkster Weiße werden. Kochet daher den Stein, bis er zerstört wird; dann löset und versetzet mit 'Meerwasser'. Und wisset, daß der Anfang des ganzen Werkes die Weißung ist, der die Röte folgt, endlich die Vollendung des Werkes; danach aber geschieht auf den Wink Gottes durch den 'Essig' die ganze Vollendung.

Ich habe euch nun, Versammlung der Schüler, die Darstellung dieses einzigen Dinges gezeigt, das vollkommener ist, kostbarer und verehrungswürdiger als die (gesamten übrigen) 'Naturen'. Und ich schwöre euch bei Gott, daß ich lange Zeit in den Büchern geforscht habe, um zu der Wissenschaft dieses einzigen Dinges zu gelangen, und daß ich Gott gebeten habe, mich zu lehren, was es ist[2]). Nachdem er aber meine Bitte erhört hatte, zeigte er mir das 'reine Wasser', was ich als den 'lauteren Essig'[3]) erkannte, und je mehr ich die Bücher las, desto mehr wurde mir Erleuchtung zuteil.

(Sagte die Versammlung: Du hast gut gesprochen, Sokrates, fahre in deiner Rede fort!)[4])

[16] Sprach Sokrates: Wisset, Versammlung der Bleibenden[5]), Söhne der Lehre, daß ohne das 'Blei' keine Färbung[6]) entsteht, weil es die

---

[1]) Wörtlich: 'ein Sohn Adams.' Ich kann die Stelle nicht nachweisen.
[2]) *Coll.* 85, 23: εὔξασθε παρὰ Θεοῦ μαθεῖν.
[3]) 'Munda aqua' und 'merum acetum' sind Decknamen für das Quecksilber oder das mit Hilfe des Quecksilbers gewonnene Elixir.
[4]) Wenn man den Namen Flritis und seine Varianten als Entstellungen von Sokrates betrachtet, so muß hier eine Zwischenrede der Versammlung ausgefallen sein, die ich sinngemäß ergänzt habe.
[5]) Vgl. oben S. 173, Anm. 4.
[6]) Nach G: 'keine wahre Färbung'.

Kraft besitzt. Seht ihr nicht, wie der dreifach begnadete Hermes sagt: daß „wenn das 'Blei' in dem 'Körper' versenkt wird, dieser in unveränderliche Farbe verwandelt wird[1])?" Und wisset, daß die erste Kraft der 'Essig' ist, die zweite aber das 'Blei', von dem die Weisen gesagt haben, daß „wenn das 'Blei' in dem 'Körper' versenkt wird, aus ihm eine unveränderliche Farbe entsteht". Nehmet also das 'Blei', das aus dem Stein entsteht, der 'Kuhul' genannt wird[2]), und es sei der beste, und kochet ihn, bis er schwarz wird; dann zerreibet ihn mit 'Wasser des Nitrons', bis er dicht wird wie Fett. Darauf kochet, bis er zu Stein wird, in stärkstem Feuer, bis die Dichtigkeit des Körpers durch das darin enthaltene Wasser zerstört wird. Entzündet also über ihm ein Feuer, bis er ein reiner, silberartiger und weißer Stein wird. Zerreibet ihn also in Tau und Sonne[3]), mit Meer- und Regenwasser[4]) 20 Tage, 10 Tage mit salzigem, 10 Tage aber mit süßem Wasser, und ihr werdet ihn einem silberartigen Stein ähnlich finden. Kochet ihn daher mit 'Wasser des Nitrons', bis er zu Zinn wird. Kochet auch, bis er der Feuchtigkeit beraubt und trocken wird. Und wisset, daß er, wenn er trocken wird, den Rest seiner Feuchtigkeit schnell aufsaugt, weil er 'verbranntes Blei'[5]) ist. Rühret ihn daher um, damit er nicht verbrennt. Dies aber nennen wir 'unverbrennlichen Schwefel'. Zerreibet ihn also mit schärfstem 'Essig' und kochet, bis er dicht wird, und habet acht, daß der 'Essig' sich nicht in 'Rauch' verwandelt und zugrunde geht; kochet ihn 150 Tage lang. — Ich habe nun die Darstellung des 'weißen Bleis'[6]) gezeigt; wenn man das aber weiß, ist das weitere nur noch Frauenwerk und Kinderspiel[7]).

Und wisset, daß das Geheimnis der 'Darstellung des Goldes' aus dem

---

[1]) Ich kann den Ausspruch nicht nachweisen. Die Lesart 'punicum' von B ist sicher falsch.

[2]) Wörtlich verstanden, wäre dieses 'Blei' metallisches Antimon.

[3]) Die Varianten der Hss. zeigen die Schwierigkeit der Stelle. Der Ausdruck ist bei den griech. Alchemisten nicht selten, vgl. Demokritos, Coll. 45, 22: ἐν δρόσῳ καὶ ἡλίῳ; Zosimos, Coll. 155, 9: συλλειοῖς ἐν δρόσῳ καὶ ἡλίῳ; 113, 18: ἔασον ἐν ἡλίῳ καὶ δρόσῳ. Im Pap. Holm. a. a. O., S. 177 wird verlangt, daß ein Kristall 3 Tage in 'Tau und Sonne' gelegt wird. Die nächstliegende Erklärung ist, daß man den Stein der Feuchtigkeit und Kühle der Nacht und der Trockenheit und Hitze des Tages aussetzen soll. Dem arab. Ausdruck bilnada walšams (E. J. Holmyard, Kitāb al-'ilm al-muktasab etc., S. ۴٧) scheint bilnār walbuḫār 'mit dem Feuer und dem Dampf' zu entsprechen, man wird also ein den Alchemisten geläufiges Verfahren anzunehmen haben.

[4]) 'Meerwasser' und 'Regenwasser' sind Decknamen; dies wird Sermo XXXVI ausdrücklich hervorgehoben.

[5]) Der Ausdruck scheint bei den griechischen Alchemisten nicht vorzukommen.

[6]) 'Weißes Blei', arab. raṣāṣ abjaḍ, ist ein Name für das Zinn.

[7]) Zosimos, Coll. 251, 17: παιδίον παίγνιον καὶ γυναικὸς ἔργον ἔφασαν οἱ παλαιοὶ τὸ ζητούμενον τοῖς νοήμοσιν.

'Männlichen' und dem 'Weiblichen' kommt[1]). Das 'Männliche' (aber) habe ich euch schon beim 'Blei' gezeigt, das 'Weib(liche)' dagegen habe ich euch im 'Auripigment'[2]) genannt. Mischet daher das 'Auripigment' mit dem 'Blei', denn wenn es die Kraft des Mannes empfangen hat, freut sich das Weib, weil es vom Männlichen unterstützt wird, das Männliche aber nimmt von der Frau den färbenden Geist an[3]). Bringet diese daher gemischt in ein gläsernes Gefäß, und zerreibet sie mit 'Ethelia' und 'schärfstem Essig', und kochet sie sieben Tage; und hütet euch, daß das 'Geheimnis' zu rauchen beginnt, und lasset es mehrere Nächte stehen. Und wenn ihr wollt, daß es sich mit 'Gelb'[4]) bekleidet, falls ihr es schon trocken seht, dann tränket es mit 'Essig'. Also habe ich auch schon die Kraft des 'Auripigments' bekannt gegeben, das das 'Weib' ist[5]), durch welches das größte Geheimnis bewirkt wird. Wollet also dies (Weib) nicht den Bösen zeigen. Der Sandarach aber ist die Ethelia des 'Essigs', der bei der Darstellung zugesetzt wird, durch den Gott das Werk vollendet, wodurch auch die Körper 'Geister' aufnehmen und geistig werden.

[17]   Sprach Cinon (Zenon): Ihr habt schon, Versammlung der Philosophen und Schüler, über das 'Weißmachen' gesprochen; es muß daher (jetzt) über das 'Rotmachen' gesprochen werden. Wisset, all ihr Erforscher dieser Kunst, daß wenn ihr nicht weißt, ihr auch nicht rotmachen könnt, weil die zwei 'Naturen' nichts anderes sind, als das 'Rote' und das 'Weiße'. Weißet also das Rote und rötet das Weiße[6])! Und wisset, daß das Jahr in vier Zeiten geteilt wird. Die erste Zeit aber ist von kalter Beschaffenheit, das ist der Winter; die zweite jedoch ist von warmer Beschaffenheit, das ist der Frühling, dann die dritte, das ist der Sommer, dann die vierte, in der die Früchte reifen, das ist der Herbst[7]). Auf diese Weise nun müßt ihr die Naturen behandeln: (zuerst) durch die Feuchtigkeit des

---

[1]) Vgl. die isolierte Stelle *Coll.* 145, 15: Ἄνω τὰ οὐράνια καὶ κάτω τὰ ἐπίγεια· δι' ἄρρενος καὶ θήλεως συμπληρούμενον τὸ ἔργον.

[2]) 'Auri pigmentum' ist das Äquivalent des griech.-arab. σανδαράχη, sandarīḫ, das nachher als 'Sandarach' erscheint.

[3]) Auch in späteren Reden wird die chemische Verbindung zweier Körper und insbesondere die Darstellung des Goldes als Zeugung bezeichnet.

[4]) Die Hss. haben alle 'lutum induere'; ich vermute Verschreibung für 'luteum', was der ξάνθωσις entspräche; doch vgl. *Coll.* 71, 1: γίνεται δὲ ἡ ταριχεία περὶ τῆς πηλώδους γῆς; *Coll.* 71, 3: μέχρις ἂν τὸ πηλῶδες ἐξέλθῃ.

[5]) *Coll.* 103, 1: ἰδοὺ καὶ θηλυκὸν ὄνομα σανδαράχη.

[6]) Gleichbedeutend mit den Worten des Parmenides (Sermo XI) 'et aurum nummos nummosque aurum fieri facite'.

[7]) Der Text der Hss. ist hier und weiterhin stark gestört. Eine dem Turbatext nahestehende Schilderung der Jahreszeiten findet sich im Buch des Krates (BERTHELOT, *Chimie au Moyen Âge*, Bd. III, Trad. p. 72); der blühende und früchtetragende Baum wird bei Pelagios, *Coll.* 261, 4ff. erwähnt.

Winters, dann durch die Wärme des Frühlings und das Erscheinen der Blüten, dann durch die Wärme und die Schärfe des Sommers, und (endlich) wie der Herbst die Früchte reift und weich macht, so daß sie von den Bäumen gesammelt werden. Gemäß diesem beschriebenen Beispiel färbend behandelt die 'Naturen'; wenn (ihr) aber nicht (zustande kommt), dann tadelt niemand als euch selbst[1])!

Antwortete die Versammlung: Du hast sehr gut gesprochen; füge daher für die Nachfahren noch etwas anderes von dieser Rede hinzu!

Und jener: Ich will über das 'Rotmachen' des Bleis sprechen. Nehmet das Blei, das der Meister euch am Anfang seines Buches zu nehmen vorgeschrieben hat, und setzet dazu Kupfer (soviel) wie Blei und kochet, bis es sich verdichtet; verfestiget und trocknet, bis es rot wird. Dies also ist das 'rote Blei', von dem die Weisen gesagt haben: 'Kupfer und Blei werden ein kostbarer Stein.' Mischet sie gleichmäßig und röstet mit ihnen das Gold; wenn ihr das gut ausführt, so wird es ein Geist, färbend unter Geistern. Denn wenn das 'Männliche' und das 'Weib' verbunden werden[2]), so wird das Weib nichtflüchtig, das 'Zusammengesetzte' jedoch geistig. Aus dem in 'roten Geist' verwandelten Zusammengesetzten aber entsteht der Ursprung des Wissens[3]). Siehe, dieses 'Blei', das wir das 'rote Blei' genannt haben, gehört zu unserem Werk, ohne das nichts geschieht!

Sagte Mundus (Parmenides) zur Versammlung: Ihr Er- [18] forscher dieser Kunst, man muß wissen, daß die Philosophen in ihren Büchern das 'Gummi'[4]) auf vielerlei Weise bezeichnet haben, das nichts anderes ist, als das 'immerwährende Wasser', aus dem der kostbarste Stein erzeugt wird. O wie zahlreich sind die Erforscher dieses 'Gummi', und wie wenig kennen sie es! Und wisset, daß dieses 'Gummi' nur durch das Gold allein verbessert werden kann. Wie viele sind es doch, die diese Anwendungen erforschen und (auch) einige finden, aber die 'Qualen'[5]) nicht aushalten können, weil (die Stoffe) vermindert werden. Die Anwendungen aber, die von dem 'Gummi' gemacht werden und von dem verehrungswürdigen Stein, der die Färbung schon in sich enthielt, halten selbst die Qualen aus und werden niemals vermindert. Verstehet also

---

[1]) Demokritos, *Coll.* 46, 2: καὶ ἐὰν μὴ γέγονε, τὸν χαλκὸν μὴ μέμψῃ, μᾶλλον δὲ σεαυτόν, ἐπεὶ μὴ καλῶς ᾠκονόμησας.

[2]) *Coll.* 201, 7: ζεύξατε ἄρρενα καὶ θήλειαν.

[3]) Die Hss. haben alle 'mundi principium'; es liegt aber offenbar arab. مبدأ العلم *mabda' al'ilm* 'Anfang des Wissens' zugrunde, das in der Vorlage des Übersetzers in العالم *al'ālam* 'der Welt' verschrieben war.

[4]) Vgl. oben S. 36.

[5]) Im Griech. κολάσεις; die Qualen und der 'Ort der Qualen' spielen besonders bei Zosimos, *Coll.* 115ff. eine Rolle.

meine Worte, denn ich beleuchte euch ohne Neid das Verfahren des
'Gummis' und das in ihm vorhandene Geheimnis. Wisset, daß unser
'Gummi' stärker ist als das Gold, und die es kennen, müssen es für verehrungswürdiger halten als das Gold. Dennoch haben wir (auch) das
Gold verehrt, denn ohne dieses kann das 'Gummi' nicht verbessert werden.
Unser 'Gummi' ist daher bei den Philosophen kostbarer und erhabener
als Perlen, weil wir um wenig Gold viel 'Gummi' kaufen. Darum haben die
Philosophen, wenn sie schrieben, und verhüten wollten, daß es zugrunde
gehe, in ihren Büchern das Verfahren nicht klar angegeben, damit nicht
jeder Beliebige es kennenlerne; denn wenn es die Unverständigen kennten, würden sie es um nicht geringen Preis verkaufen. Nehmet also vom
'weißen Gummi' von stärkstem Weiß einen Teil, und von dem 'Harn
eines weißen Kalbes'[1]) einen Teil und von der 'Galle eines Fisches'[2])
einen Teil, und von dem 'Körper des Gummi', ohne den es nicht verbessert werden kann, einen Teil. Diese Anteile mischet und kochet
vierzig Tage lang. Nachdem dies geschehen ist, verfestiget in der Sonnenwärme, bis es getrocknet ist. Darauf kochet es gemischt mit 'Milch der
Hefe', bis die 'Milch' verschwindet, dann ziehet es aus, und bis es
trocken wird, lasset es in der Wärme. Dann mischet es mit 'Milch der
Feige' und kochet, bis jene Flüssigkeit in dem Zusammengesetzten
ausgetrocknet ist; dies mischet hernach mit 'Milch der Wurzel des
Krautes'[3]) und kochet, bis es austrocknet. Darauf befeuchtet es mit
'Regenwasser' und röstet, bis es austrocknet. Darauf besprengt es mit
'Wasser des Taues' und kochet, bis es ausgetrocknet wird. Ferner
tränket es mit 'immerwährendem Wasser' und trocknet, bis es von
äußerster Trockenheit wird. Nachdem dies alles vorangegangen ist,
mischet es mit dem 'Gummi', das für alle Farben zubereitet wird, und
kochet tüchtig, bis die Kraft des gesamten 'Wassers' vergeht, und trocknet seine gesamte Feuchtigkeit aus, indem ihr es durch Kochen einführt (?), bis seine Trockenheit verstärkt wird. Dann lasset es vierzig
Tage stehen, daß es in jener Kochung verbleibt, bis der 'Geist' in den
'Körper' eindringt. Denn durch dieses Verfahren wird der Geist verkörperlicht und der Körper in einen Geist gewandelt. Beobachtet also
das Gefäß, damit die Zusammensetzung nicht entweicht und in 'Rauch'
aufgeht! Nachdem dies aber geschehen ist, öffnet das Gefäß, und ihr
werdet euer Vorhaben (vollendet) finden. Dies also ist das Geheimnis des
'Gummi', das die Philosophen in ihren Büchern verborgen haben.

---

[1]) Deckname für Quecksilber; in griechischen Texten nicht nachweisbar.
[2]) Nach der arabischen Decknamenliste (S. 194, Anm. 7) kann das Quecksilber
als 'Galle' aller Tiere bezeichnet werden.
[3]) Man erwartet noch einen Pflanzennamen.

Sprach Dardaris[1]): Es ist bekannt, daß schon die Meister vom [19] 'immerwährenden Wasser' berichtet haben. Der in diese Kunst Eingeführte soll daher nichts anfangen, bevor er nicht die Kraft dieses 'immerwährenden Wassers' kennt. Man soll aber bei der Mischung, der Zerreibung und dem ganzen Verfahren nichts als jenes bekannte 'immerwährende Wasser' gebrauchen. Wer also das 'immerwährende Wasser' nicht kennt und sein Verfahren, wie es sein soll, der trete nicht ein in diese Kunst, weil ohne das 'immerwährende Wasser' nichts geschieht. Seine Kraft ist ein 'geistiges Blut'[2]), weshalb es die Philosophen 'immerwährendes Wasser' genannt haben; denn mit dem Körper zerrieben, den die Meister euch vor mir auseinandergesetzt haben, verwandelt es mit Gottes Willen jenen Körper in Geist. Denn miteinander gemischt und vereinigt, verwandeln sie sich gegenseitig; der Körper nämlich nimmt den Geist auf, der Geist aber wandelt den Körper in einen wie Blut gefärbten Geist um. Und wisset, daß alles, was Geist besitzt, auch Blut besitzt; seid darum eingedenk dieses Geheimnisses!

Sprach Bellus (Apollonios): Ihr habt sehr gut geredet, ihr [20] Schüler!

Antwortete Pythagoras: Bellus (Apollonios), warum hast du sie Schüler genannt, da sie doch Philosophen sind?

Antwortete jener: Zu Ehren ihres Meisters, um ihn selbst nicht ihnen gleichzustellen.

Pythagoras aber antwortete: Die mit euch das Buch über diese Kunst verfaßt haben, das Turba genannt wird, dürfen nicht Schüler genannt werden[3]).

Und jener: Jene Meister haben selbst sehr häufig das 'immerwährende Wasser' erwähnt, und haben das Weißmachen und Rotmachen auf viele Weisen beschrieben, nur mit verschiedenen Worten. Nachdem aber die Wahrheit verborgen war, sind sie einig, auf welche Weisen sie die Gewichte, die Zusammensetzungen und die Verfahren verbunden haben[4]). Siehe, ich werde über dieses Verachtete, ruhmvoll Bekannte

---

[1]) Vgl. die Ausführungen zum arab. Paralleltext, S. 42 ff.

[2]) In den griechischen Quellen wird Blut von allerhand Tieren als Deckname gebraucht, auch wird das Gold einmal τὸ πυρρὸν αἷμα genannt, aber für αἷμα πνευματικόν finde ich keine Belege.

[3]) Den Ausdruck 'Schüler' gebraucht schon Cinon in Sermo XVII.

[4]) Die Bedeutung der Gewichtsmengen bei den alchemistischen Operationen wird auch in den griechischen Quellen nicht ignoriert — vgl. z. B. das Kapitel περὶ σταθμοῦ ξανθώσεως, Coll. 181 — aber zur Grundlage der Alchemie sind die Gewichtsverhältnisse doch erst von Gābir gemacht worden. Vgl. die Ausführungen von P. Kraus, Dritter Jahresbericht d. Forschungsinstituts f. Geschichte d. Naturw., Berlin 1930, S. 25 ff.

sprechen, das bei den Philosophen erhaben ist, das ein Stein ist und doch kein Stein, (und) das mit vielen Namen genannt wird, damit kein Unverständiger ihn erkenne[1]). Denn einige Weise haben ihm nach dem Ort, wo er erzeugt wird, einen Namen verliehen[2]), einige aber nach der Farbe, von denen einige ihn den 'grünen Stein'[3]) genannt haben, manche aber den 'Stein des stärksten Geistes aus dem Kupfer, mit Körpern unmischbar'. Manche haben seine Beschreibung (wiederum) verändert, was bei denen, die die Steine verkaufen, welche 'Gifte' genannt werden[4]), um Geld gekauft werden kann. Manche haben ihn 'Speichel des Mondes', manche nach den Sternen[5]), manche auch nach den Zahlen[6]) benannt. So ist er mit Legionen von Namen benannt worden, von denen der beste ist, daß er 'aus Metallen entsteht'; manche haben auch gesagt, er sei die 'Chrysokolla'[7]), manche auch, er entstehe aus Quecksilber mit 'Milch der Fliegenden'[8]).

[21] Sprach Pandolfus (Empedokles): Bellus (Apollonios), du hast so viel von dem Stein gesprochen, daß du keinem deiner Brüder etwas zu sagen übriggelassen hast[9]).

---

[1]) Vgl. oben S. 194, Anm. 2.

[2]) Hierher gehören zahlreiche griechische Decknamen, mit denen die Araber nichts anzufangen wußten, wie ὤχρα ἀττική, γῆ σαμία, κώμαρις σκυϑική, κρόκος κιλίκιος, μάρμαρον ϑηβαικὸν usw. Sie fehlen auch in der Turba.

[3]) Nach *Coll.* 307, 11 wird die Chrysokolla unter den grünen Steinen gefunden; diese Angabe hat aber nichts mit dem Decknamen 'lapis viridis' zu tun.

[4]) Vgl. oben S. 29, Nr. 26.

[5]) Zu den Decknamen des Quecksilbers gehört nach der arabischen Liste 'Wasser des Mondes' und 'Wasser des Saturn'.

[6]) Vielleicht ist hier an Zahlenmystik nach Art der Neupythagoreer gedacht. Vgl. *Coll.* 407 ff. Die Zahlenwerte der Stoffnamen spielen in der Wissenschaftslehre der Ǧābir eine besondere Rolle.

[7]) Die Lesung 'corpus solis' in B ist sicher aus 'cor solis', d. h. 'corsufle', also χρυσόκολλα verdorben.

[8]) Bei den Griechen nicht nachweisbar. Vgl. auch S. 202.

[9]) Mit diesem Satz steht im Widerspruch, daß Pandolfus, der doch auch zu den 'Brüdern' des Bellus gehört, nach dem überlieferten Text sofort eine lange Rede hält. Es ist weiter auffallend, daß der Sprecher von der Versammlung als Noficus angeredet wird, woraus M 'notifice' und N 'Nosite' bzw. 'Noseus' gemacht hat, und daß ihn auch Theophilus in Sermo XXII Noficus nennt. Die Lesart 'notificus Pandolfus' von M in Sermo XXII ist sicherlich sekundär; es fragt sich also, ob Noficus aus Pandolfus entstanden ist oder einen anderen Redner bezeichnet. Ich füge hinzu, daß die Fassungen BC wieder einen andern Namen, Ardarius, an Stelle von Noficus haben, und daß sie in Sermo XXXI, wo die Fassung A Pythagoras bietet, Nephitus lesen. Daß Nephitus mit Noficus identisch ist, unterliegt keinem Zweifel: so ist nur zu entscheiden, ob der Name Noficus aus Pandolfus oder aus Pythagoras entstanden ist. Wir wissen bereits, daß bei den Arabern eine mit N beginnende Entstellung des Namens Py-

(Sprach Pythagoras:) Ich lehre außerdem die Nachfahren, daß dieser verachtete Stein das 'immerwährende Wasser' ist. Und wisset, all ihr Erforscher der Weisheit, daß das 'immerwährende Wasser' das 'reine Wasser' und das 'Wasser des Lebens' ist[1]), von dem nämlich die Philosophen gesagt haben: „Die Natur freut sich der Natur, die Natur hält die Natur fest, und die Natur besiegt die Natur[2])." Dieses kurze Wort aber haben die Philosophen als Grundlage des Werks für die Verständigen gesetzt. Und wisset, daß kein 'Körper' kostbarer ist oder reiner als die 'Sonne' (das Gold), und daß kein färbendes 'Gift' erzeugt wird ohne die 'Sonne' und ihren 'Schatten'. Wer also von den Philosophen das 'Gift' ohne diese (Stoffe) zu machen unternimmt, ist bereits irrend in das gefallen, wodurch seine Traurigkeit fortbesteht. Wer aber von den Weisen das 'Gift' mit der 'Sonne' und ihrem 'Schatten' gefärbt hat, gelangt zum höchsten Geheimnis. Und wisset, daß 'unser Silber', wenn es rot wird, 'Gold' genannt wird. Wer also den 'verborgenen Zinnober'[3]) der Philosophen kennt, dem ist das Geheimnis schon bekannt.

Antwortete die Versammlung: Du hast diesen Stein gut beschrieben, Noficus (Pythagoras); indessen hast du sein Verfahren nicht angegeben, noch seine Zusammensetzung; komme also in der Beschreibung darauf zurück!

Sprach Noficus (Pythagoras): Ich heiße euch das verborgene und verehrungswürdige Geheimnis nehmen, nämlich die 'weiße Magnesia'[4]), die gemischt und zerrieben ist mit dem 'Lebendigen'[5]). Und hütet euch, dies anders als fein und rein zu nehmen. Dann bringt es in sein Gefäß und bittet Gott, er möge euch diesen 'größten Stein' sehen lassen[6]). Dann kochet allmählich, wenn ihr ihn aber herauszieht, schauet

---

thagoras vorkommt (S. 24). Aus نيغرس *Nītajras* und ähnlichen Verunstaltungen erklären sich die Namen Nephitus, Noficus, Nicarus usw. (vgl. S. 26) ohne Schwierigkeit, während die Entstehung von Noficus aus Pandolfus sehr unwahrscheinlich ist. Damit kommen wir aber zu dem Ergebnis, daß Pythagoras als Redner vorauszusetzen ist. Fügt man nach dem Satz des Pandolfus die Worte 'Sprach Pythagoras' ein, so ist der eingangs erwähnte Widerspruch beseitigt und Sermo XXI dem richtigen Redner zurückgegeben.

[1]) Die Lesung 'aqua mundanae vitae' BM ist nicht zu halten.

[2]) Die bekannte Stelle aus Demokritos, *Coll.* 93, 20: ἡ φύσις τῇ φύσει τέρπεται καὶ ἡ φύσις τὴν φύσιν νικᾷ καὶ ἡ φύσις τὴν φύσιν κρατεῖ. Ich führe die durch die ganze Turba sich wiederholenden und variierten Sätze später nicht mehr an.

[3]) Im lateinischen Text 'cambar'. Der κιννάβαρις τῶν φιλοσόφων wird bei Zosimos, *Coll.* 204, 4 als der Stoff genannt, der das Gold rot wie Blut färbt. Pelagios zitiert die Stelle *Coll.* 257, 10.

[4]) Vgl. *Coll.* 50, 17: μαγνησία λευκή und 50, 3: λευκανθεῖσα.

[5]) Die Lesarten 'viro' B und 'vero' M sind nicht wahrscheinlich; offenbar hat N mit 'vivo', d. h. 'argento vivo' das Richtige bewahrt.

[6]) Dieser Satz erinnert an eine Stelle im *Kitāb almalik* des Ǧābir. Vgl. *Arab. Alch.* II, S. 51 und P. Kraus, *III. Jahresbericht*, S. 36.

nach; wenn der Stein schwarz geworden ist, so habt ihr sehr gut gearbeitet, wenn aber nicht, so behandelt ihn mit dem 'Weißen', das das große Geheimnis ist, bis er zu mit Schwärze bedecktem 'Kuhul' wird. Wenn diese Schwärze entstanden ist, so wisset, daß sie nicht länger als 40 Tage anhält. Zerreibet (ihn) also mit seinen Zubereitungen[1]), die die folgenden sind: 'Kupferblüte'[2]) (oder) 'indisches Gold'[3]), deren Wurzel dieselbe ist, (eine,) und von 'Salbe'[4]) eine, und von 'Krokus'[5]) eine, und von 'verfestigtem Alaun'[6]) eine. Diese vier also kochet vorsichtig 40 Tage oder 42 Tage. Denn wenn diese Tage vorausgegangen sind, wird Gott euch den Anfang dieses Steines zeigen, welcher der Stein 'Athichos'[7]) ist. Wenn ihr diesen durch Gottes vielfältig erwiesene Gnade zu Gesicht bekommen habt, kochet tüchtig und tränket ihn mit dem Rückstand des 'Gummi'. Und wisset, daß so oft ihr diese 'Asche' tränkt, er ebenso viele Male getrocknet und wieder feucht gemacht wird, bis seine Farbe in das, was ihr sucht, umgewandelt wird. Ebenso werde ich gütig beginnend[8]) für euch vollenden, was ich begonnen habe. Wisset, daß die Vollendung des Werkes dieses kostbaren Steins darin besteht, ihn mit dem Rest seiner 'Medizin', das sind zwei Drittel dessen, was ihr zurückbehalten habt, zu behandeln. Von diesen zwei übrigen Dritteln tränket ihn mit dem einen, um ihn zu tränken, und setzet ihn zum Kochen in die Wärme, und es sei das Feuer für ihn stärker als das frühere. Wenn das in 'Wachs'[9])

---

[1]) 'Confectiones', wörtlich 'Zubereitungen', ist ein Synonym für 'medicinae'. Der weitere Text ist nur in B einigermaßen verständlich überliefert; man kommt aber auch hier nur dann zu den vier Zubereitungen, wenn man zwischen 'flos aeris' und 'aurum indicum' ein 'vel' einschiebt.

[2]) Kupferblüte ist griech. χάλκανθος, arab. qalqand, und bedeutet Kupfervitriol. Hier scheint ein Deckname vorzuliegen, auch stand in der arabischen Vorlage wohl die Übersetzung *zahr alnuḥās* 'Blüte des Kupfers' und nicht die Umschrift *qalqand*.

[3]) Bedeutung unbekannt.

[4]) Bei von Lippmann, *Alchemie*, S. 500, wird eine 'Salbe der Philosophen' erwähnt, die angeblich in Indien hergestellt wird. Was hier gemeint ist, kann ich nicht feststellen.

[5]) In der griechischen Alchemie ist κρόκος sowohl Farbbezeichnung wie Deckname. Vgl. *Coll.* 339, 11: καὶ ὁ μὲν κρόκος αὐτοῦ λέγεται λέκυθος (Eigelb) καὶ χρυσοῦ σφαῖρα, κιννάβαρις καὶ κιλίκιος κρόκος καὶ ὤχρα ἀττικὴ κτλ.

[6]) M hat 'exaltato alumine fixo', was der Herausgeber in 'ex altato' zu ändern vorschlägt. Man könnte an *muṣa"ad* 'sublimiert' denken, aber Alaun läßt sich nicht sublimieren.

[7]) Zu *athichos* vgl. S. 28, No. 5 und *Coll.* 104, 5: ἐτήσιος ὁ λίθος ... χρυσόπτα πάντα ποιεῖ. 257, 4: ὁ ἐτήσιος λίθος, ὃς καλεῖται χρυσόλιθος. Eine eingehende Beschreibung des *ḥaǧar aṭasijūs* enthält das *Buch des Krates*, Text S. ٢٠, trad. p. 68 'la pierre othsious'; vgl. J. Ruska, *Arab. Alch.* I, S. 18.

[8]) Der Lesung von BM 'elementum inspiciens' steht N mit 'clementer incipiens' gegenüber. Der Text ist auch weiterhin unsicher.

[9]) 'Cera' ist hier der Name für eine Durchgangsstufe zum Elixir, die ich nicht näher bestimmen kann; die 'Ceration' oder 'Cerifikation', d. h. Umwandlung in

Verwandelte getrocknet wird, hält es sich gegenseitig fest. Kochet daher das 'Wachs', bis es das 'Goldlot' aufsaugt, und wenn dies getrocknet ist, so tränket auch mit dem übrigen 'Wachs' siebenmal, bis jene zwei Drittel zu Ende sind und die richtige 'Erde' sie alle einsaugt. Endlich setzet es auf heißes Feuer, bis die 'Erde' seine 'Blüte' auszieht, und es hinreichend gefällt. Wenn ihr das versteht, so seid ihr glücklich; wenn aber nicht, so will ich euch die Vollendung des Werkes wiederholen: Nehmet das 'reine Weiß', das das größte Geheimnis ist, in dem die wahre Färbung enthalten ist, und tränket damit den 'Sand'[1]), der hergestellt ist aus dem siebenmal getränkten Stein, bis er das ganze Wasser eingesaugt hat, und verschließet die Mündung des Gefäßes fest, wie ich euch oft geheißen habe, weil das, was ihr aus ihm herstellt, euch erscheinen wird, so Gott will, nämlich der 'Stein von tyrischer Farbe'. Nun habe ich euch also die Wahrheit vollendet; darum beschwöre ich euch bei Gott und eurem Meister[2]), daß ihr dieses größte Geheimnis nicht preisgebt; und hütet euch vor den Übeltätern!

Sprach Theophilus: Du hast gut geredet, Noficus (Pytha- [22] goras), und schön, und hast dich von Neid frei gehalten!

Sprach die Versammlung: Möge uns also Eure Diskretion[3]) auseinandersetzen, was Noficus (Pythagoras) vorgebracht hat, und wolle nicht neidisch sein!

Und jener: Alle Erforscher dieser Wissenschaft, das Geheimnis der Darstellung des Silbers und Goldes ist ein dunkles Gewand[4]) und niemand lernt verstehen, was die Philosophen in ihren Büchern erzählt haben, ohne häufiges Lesen und Anstellen von Versuchen und Befragung der Weisen. Denn was sie festgesetzt[5]) haben, ist erhabener und dunkler, als daß es gewußt werden könnte, und obgleich es Noficus

einen wachsähnlichen Zustand, kenne ich nur aus arabischen Autoren und den von ihnen abhängigen Lateinern. Bei Synesios wird das Quecksilber mit dem Wachs verglichen, *Coll.* 62, 9: ὥσπερ γὰρ ὁ κηρὸς, οἷον δ' ἂν προσλαμβάνῃ χρῶμα δέχεται, οὕτω καὶ ἡ ὑδράργυρος κτλ.

[1]) Der Sinn des Decknamens 'Sand' ist nicht festzustellen. In den griechischen Quellen wird ψάμμος besonders für die Erze oder die Grundsubstanzen gebraucht, so von Olympiodor, *Coll.* 73, 1: τὴν οὐσίαν ψάμμον ἐκάλεσαν; 88, 24: οὐχὶ τὴν ψάμμον αἰνίττονται, ἀλλὰ τὰς οὐσίας; vgl. auch Zos., *Coll.* 243, 15: τὰς γέας μυστικῶς ψάμμους ἐκάλεσαν. *Coll.* 71, 6 wird ψάμμος als τὰ πέταλα τοῦ χρυσοῦ definiert.

[2]) Wenn man Pythagoras als Redner annimmt, so muß der 'Meister' hier Hermes sein. Vgl. auch Sermo XXXIII.

[3]) 'Vestra discretio': dies ist nach Ducange ein bei geistlichen Würdenträgern und hohen weltlichen Personen gebrauchter Ehrentitel, hier also offenbar Ersatz für einen analogen arabischen Ausdruck, etwa حضرتكم *ḥadratukum*.

[4]) Vgl. *Coll.* 417, 18: τὸ ... σκοτεινὸν τῶν εἰρημένων. Die Bezeichnung 'tenebrosa vestis' ist bei den Griechen unbekannt.

[5]) Zu 'posuerunt' vgl. den Schluß von Sermo VIII.

(Pythagoras) behandelt, und zwar gut (behandelt) hat, so haben es doch manche dunkel behandelt, manche (aber) sind lichtvoller als andere.

Antwortete die Versammlung: Du hast wahr gesprochen.

Und jener: Ich gebe den Nachfahren bekannt, daß zwischen dem 'Boritis'[1]) und dem Kupfer eine Verwandtschaft besteht, weil der 'Boritis' das 'Kupfer der Weisen' verflüssigt und wie Wasser fließend macht[2]). Teilet also das 'Gift' in zwei gleiche (Teile)[3]), mit deren einem ihr das Kupfer verflüssigt, deren andern ihr aber zum Zerreiben und Tränken bewahrt, weil ihr das Kupfer in Tafeln ausziehen und dann mit dem ersten Teil des 'Giftes' kochen müßt, zwei zu sieben in zwei zu sieben (Tagen?); kochet in seinem Wasser 42 Tage, dann öffnet das Gefäß, und ihr werdet das Kupfer in Quecksilber[4]) verwandelt finden. Waschet es durch Kochen, bis es von seiner Schwärze befreit ist und zu 'schattenlosem Kupfer'[5]) wird. Dann kochet es anhaltend, bis es sich verfestigt, denn wenn es verfestigt ist, kommt das höchste Geheimnis zustande. Diesen Stein also haben die Philosophen 'Boritis' genannt. Kochet jenen verfestigten Stein, bis er der 'Mugra' des Meeres[6]) ähnlich ist. Dann aber tränket ihn mit dem 'immerwährenden Wasser', das ich euch zu bewahren geheißen habe, nämlich mit dem zweiten Teil, und kochet vielfach, bis seine Farben erscheinen. Dies nämlich ist die größte 'Faulung', die das größte Geheimnis hervortreten läßt.

Sprach die Versammlung: Wiederhole die Auseinandersetzung, Theophilus!

Und jener: Es ist zu beachten, daß wenn eine Verwandtschaft zwischen dem Magneten und dem Eisen besteht, (dann) zwischen dem Kupfer und dem 'immerwährenden Wasser' sicher eine noch nähere Verwandtschaft besteht[7]). Wenn ihr also das Kupfer und das 'immer-

---

[1]) Zu Boritis vgl. S. 28, Nr. 6. Wenn der Stein das Kupfer verflüssigt, kann hier natürlich nicht unser 'Pyrit' gemeint sein. Das Wort $\pi\nu\varrho\iota\tau\eta\varsigma$ hat in der griechischen Alchemie die verschiedensten Bedeutungen; vor allem ist es Deckname für das Kupfer selbst, Coll. 120, 3: ὁ γὰρ πυρίτης ... τὸν χαλκὸν ὑπαινίττεται; 256, 1: τὸν χαλκὸν πυρίτην καλῶν τὴν μόλυβδον τοῦ θείου ἀπύρου.

[2]) Ostanes bei Zos., Coll. 197, 6: πάλιν συγγένειαν ἔχει ὁ πυρίτης λίθος πρὸς τὸν χαλκὸν ... ἵνα γένηται ὡς ὕδωρ.

[3]) Coll. 201, 19: διαμερίσατε εἰς δύο μοίρας τὸ φάρμακον.

[4]) Es muß wohl 'Silber' heißen.

[5]) 'Schattenloses Kupfer' ist helles, dem Silber oder Gold sich bereits annäherndes Kupfer; daher λευκαίνειν καὶ ἄσκιον ποιεῖν. Vgl. inbes. Coll. 182 ff. und Maria II, 277, 19: χαλκὸς δὲ ἄσκιος γίνεται καλυπτομένης αὐτοῦ τῆς σκιᾶς, τουτέστιν τῆς φυγῆς διὰ τῆς οἰκονομίας.

[6]) Die Lesart 'marinae' B wird durch den S. 311 mitgeteilten arab. Text bestätigt. Das Wort mujra bedeutet einen roten Lehm.

[7]) Ostanes, Coll. 197, 12: συγγένειαν ἔχει [ἡ μαγνησία καὶ] ὁ μαγνήτης πρὸς τὸν σίδηρον ... πάλιν συγγένειαν ἔχει ἡ ὑδράργυρος πρὸς τὸν κασσίτερον.

währende Wasser' behandelt, wie ich euch geheißen habe, so wird daraus das größte Geheimnis auf folgende Weise entstehen:

Nehmet 'weiße Magnesia' und Quecksilber, das mit dem 'Männlichen'[1]) gemischt ist, und zerreibet stark, und zwar durch Kochen, nicht mit den Händen[2]), bis es ein feines Wasser wird. Nachdem ihr aber dieses Wasser in zwei Teile geteilt habt, kochet es mit dem einen Teil des Wassers 40 Tage, bis es zu weißer 'Blüte' wird, wie die 'Blüte des Salzes' in ihrem Glanz und Schimmer. Die Mündung des Gefäßes aber verschließet fest und kochet 42 Tage, dann werdet ihr ein 'Wasser' finden, weißer als Milch. Befreiet es auch von seiner Schwärze[3]) durch Kochen, indem ihr anhaltend kocht, bis seine ganze Natur zerstört ist und seine Beschmutzung verschwindet und ihr seht, daß es rein ist und vollständig gebrochen wird. Wenn ihr aber wollt, daß das ganze Geheimnis, das ich euch gegeben habe, ausgeführt wird, so waschet es mit dem 'Wasser', das ich euch zu bewahren befohlen habe, nämlich mit dem anderen Teil, bis es zu Krokus[4]) wird; und lasset es in seinem Gefäß, da das Elixir[5]) sich selbst zerreibt, und tränket es mit dem übrigen 'Wasser', bis es durch die Abkochung und das 'Wasser' zerrieben wird und dem Sirup von Granaten[6]) ähnlich wird. Tränket es also und kochet, bis der Rest vom Gewicht der Feuchtigkeit, den ihr habt, verschwindet, und die Farbe erscheint, die die Philosophen in ihren Büchern erklärt haben.

Sagte Cerus (Apollonios): Verstehet, alle Söhne der Lehre, daß [23] Theophilus euch angezeigt hat, zwischen dem Magneten und dem Eisen bestehe eine Verwandtschaft und zwischen dem 'Kupfer' der Philosophen und ihrem 'Wasser' bestehe eine noch engere Verwandtschaft als jene, die zwischen dem Magneten und dem Eisen vorhanden ist [da das Kupfer passenderweise hundert (Tage) lang behandelt wird[7])]. Was ist euch aber nützlicher, als die Angabe, daß zwischen dem Zinn und dem Quecksilber keine Verwandtschaft besteht, noch zwischen dem Einen und dem Anderen eine (Ähnlichkeit der) Natur?

---

[1]) Das 'Männliche' ($\mathring{\alpha}\varrho\varepsilon\nu\iota\varkappa\grave{o}\nu$ oder $\mathring{\alpha}\varrho\sigma\varepsilon\nu\iota\varkappa\acute{o}\nu$) sind die beiden Arsensulfide, Realgar und Auripigment. Vor allem wird das rote Realgar als männlich betrachtet, während das gelbe Auripigment, die $\sigma\alpha\nu\delta\alpha\varrho\acute{\alpha}\chi\eta$, als $\vartheta\eta\lambda\upsilon\varkappa\grave{o}\nu$ $\mathring{o}\nu o\mu\alpha$ gilt.

[2]) *Coll.* 72, 19: $o\mathring{\upsilon}$ $\delta\iota\grave{\alpha}$ $\chi\varepsilon\iota\varrho\tilde{\omega}\nu$; 103, 5: $\mu\mathring{\eta}$ $\vartheta\acute{\varepsilon}\lambda\varepsilon$ $\psi\alpha\acute{\upsilon}\varepsilon\iota\nu$ $\chi\varepsilon\iota\varrho o\tilde{\iota}\nu$; 201, 9: $\mu\mathring{\eta}$ $\vartheta\acute{\varepsilon}\lambda\varepsilon\tau\varepsilon$ $\psi\eta\lambda\alpha\varphi\varepsilon\tilde{\iota}\nu$ $\chi\varepsilon\varrho\sigma\acute{\iota}\nu$.

[3]) Die Schwärze muß man sich im Innern des Wassers, das weißer als Milch ist, verborgen denken.

[4]) Vgl. S. 206, Anm. 5.

[5]) Erste Erwähnung des 'Elixirs'; in der Turba wird das Wort stets ohne den Artikel (*al-iksīr* = $\tau\grave{o}$ $\xi\eta\varrho\acute{\iota}o\nu$) angewandt. Weitere Stellen in Sermo XXVI.

[6]) Wird Sermo XXIV als Deckname gebraucht.

[7]) Dieser Satz unterbricht vollständig den Zusammenhang.

Antwortete er: Du hast übel geredet und getadelt; wiederhole die Auseinandersetzung!

Und jener: Ich mache bekannt, daß ich nichts sage als die Wahrheit. Warum empfindet ihr Neid? Fürchtet Gott, gesamte Versammlung, damit euer Meister euch Vertrauen schenke.

Und die Versammlung: Sage, was du willst!

Und jener: Ich heiße euch das 'Quecksilber' nehmen, welches die Kraft des 'Männlichen' ist, und es mit seinem 'Körper' kochen, bis es flüssig wird wie fließendes Wasser. Kochet das 'Männliche' zugleich und den 'Dampf'[1]), bis beides sich verfestigt und zu Stein wird. Ihr hattet das Wasser aber schon in zwei Teile geteilt, deren erster zur Verflüssigung des 'Körpers' und zum Kochen (dient), der zweite aber zur Reinigung des schon Verbrannten und seines Genossen, die eins geworden sind. Tränket ihn siebenmal mit dem Gereinigten, bis er zerstört wird, und bis sein 'Körper' von jeder Beschmutzung gereinigt und zu 'Erde' wird. Und wisset, daß es in 40 Tagen ganz in 'Erde' verwandelt wird. Verflüssiget es daher durch Kochen, bis es wie 'wahres Wasser'[2]) [wie 'Quecksilber'] wird. Dann waschet es mit 'Wasser des Nitrons'[3]), bis es wie verflüssigtes Silber wird. Endlich kochet, bis es verfestigt und dem Zinn ähnlich wird. Dies ist dann das größte Geheimnis, nämlich der 'Stein, der aus Zweien besteht'. Behandelt es mit Kochen und Zerreiben, bis es vorzüglichster Krokus wird. Und wisset, daß wir das mit seinem Begleiter getrocknete Wasser 'Krokus' genannt haben. Kochet es daher und tränket es mit dem übrigen 'Wasser', das ihr aufbewahrt habt, bis ihr das Gewollte findet.

[24]   Sagte Bacostus (Paxamos?): Du hast bestens geredet, Belus (Apollonios), ich werde daher reden, indem ich euren Spuren folge.

Und jener: Wie es gefällt! Hüte dich aber, neidisch zu sein, denn es ist nicht Sache der Weisen, Neid zu empfinden.

Und Bacostus: Du redest wahr. Ich heiße daher die Söhne der Lehre: nehmet 'Blei' und tränket es, wie die Philosophen geheißen haben; dann verflüssiget, dann verfestiget, bis es ein Stein wird; dann behandelt den Stein selbst mit 'Goldlot' und 'Granatensirup', bis er zerrieben wird. Denn ihr habt bereits das Wasser in zwei Teile geteilt, mit derem Einen ihr das 'Blei' verflüssigt habt, wodurch es wie Wasser geworden ist. Kochet es also, bis es getrocknet ist und 'Erde' wird, dann zerreibet es

---

[1]) Synonym zu 'Rauch' und 'Wolke', also Deckname für Quecksilber; vgl. Sermo XXXV.

[2]) Vielleicht ist 'ut aqua viva [vel ut argentum vivum]' zu lesen; die Klammer ist offensichtliche Glosse.

[3]) Auch 'aqua nitri' ist Deckname für das Quecksilber.

mit dem aufbewahrten 'Wasser', bis es rote Farbe annimmt, und zwar behandelt es, wie ich euch geheißen habe, so oft als möglich.

Die Versammlung aber sagte: Du hast nichts geleistet, denn du hast doppelsinnige Worte vorgebracht; wiederhole also!

Und jener: Wenn ihr das 'Quecksilber' verfestigen wollt, so mischet es mit seinem Gefährten, darauf kochet fleißig, bis beides 'immerwährendes Wasser' wird; dann kochet jenes Wasser, bis es sich verfestigt. Dieses aber wird mit dem Dampf, seinem Gefährten, getrocknet, weil ihr das ganze Quecksilber schon von selbst verfestigt finden werdet. Wenn ihr versteht, und in sein Gefäß bringt, was nötig ist, so kochet es, bis es verfestigt ist, dann zerreibt, bis es zu Krokus wird, der Farbe des Goldes ähnlich.

Sagte Menabdus (Parmenides): Vergelte dir Gott für das (uns [25] enthüllte) Verfahren, so wie du wahr redest[1]), da du deine Worte erläutert hast.

Und jene sagten: Aus welchem Grunde lobst du ihn für seine Aussprüche? *Wolle ihm selbst nicht nachstehen!*

Und jener: Ich weiß, daß ich nichts anderes sagen kann, als was er gesagt hat. Ich heiße also die Nachfahren, die Körper zu Nichtkörpern zu machen, die Nichtkörper aber zu Körpern[2]). Denn durch dieses Verfahren wird die Zusammensetzung hergestellt, und das Verborgene seiner Natur ausgezogen. Durch diese 'Körper' also wird das Quecksilber mit dem 'Körper der Magnesia' und das Weib(liche) mit dem Männlichen verbunden, und durch diese 'Ethelia' wird die verborgene Natur ausgezogen, durch welche die Körper gefärbt werden. Durch dieses Verfahren also, wenn ihr verstehet, werden die Körper zu Nichtkörpern und die Nichtkörper zu Körpern. Wenn ihr die Dinge fleißig durch das 'Feuer' zermürbt und mit 'Ethelia' behandelt, entstehen reine, nicht flüchtige Dinge[3]). Und wisset, daß das Quecksilber ein 'Feuer'[4]) ist, das die Körper verbrennt, tötet und zerstört in einem einzigen Verfahren. Je mehr der Körper gemischt und zerrieben wird, desto mehr wird er zerstört und das feurige Quecksilber verfeinert. Wenn ihr aber den Körper fleißig zerreibt und die Dinge[5]) wie erforderlich behandelt, so werdet ihr ein

---

[1]) Der Text ist unsicher.

[2]) Maria bei Olympiodor, *Coll.* 93, 14: ἐὰν μὴ τὰ σώματα ἀσωματώσῃς καὶ τὰ ἀσώματα σωματώσῃς καὶ ποιήσῃς τὰ δύο ἕν, οὐδὲν τῶν προσδοκωμένων ἔσται. (*Coll.* 20, 9 ebenso.) In der Turba mehrfach angeführt.

[3]) Maria, *Coll.* 93, 16: ἐὰν μὴ τὰ πάντα τῷ πυρὶ ἐκλεπτυνθῇ καὶ ἡ αἰθάλη ... βασταχθῇ, οὐδὲν εἰς πέρας ἀχθήσεται.

[4]) Vgl. griech. φάρμακον πύρινον. Das Wort 'Feuer' als Deckname für Quecksilber ist sonst nicht belegt.

[5]) Text unsicher; 'resque' oder 'aesque'? BMN 'eisque'.

'Ethel' besitzen, das die Natur und die Farbe nicht flieht und jede geeignete Färbung erträgt; und es überwindet das 'Feuer', zerstört es und hält es fest, weil das Kupfer nicht färbt, wenn es nicht gefärbt wird, wenn es aber gefärbt ist, färbt[1]). Und wisset, daß der 'Körper' sich nicht selbst färben kann, wenn nicht sein 'Geist', der in seinem Leib verborgen ist, ausgezogen wird, und er ein Körper und eine Seele ohne Geist gewesen ist. Dies ist die 'geistige Natur', aus der die Farben hervorgegangen sind, weil nicht das Dichte, Erdige färbt, sondern das Feine der Natur, was in dem Körper umgebildet wird und färbt. Wenn ihr aber den 'Körper' des Kupfers behandelt und aus ihm das Feinste ausziehet, dann wird es in eine Tinktur verwandelt, mit welcher gefärbt wird. Und darum hat ein Weiser gesagt, daß das Kupfer nicht färbt, wenn es nicht zuvor gefärbt wird. Und wisset, daß dieses Kupfer, das ich euch zu behandeln geheißen habe, jene 'vier Körper'[2]) sind, und daß die Tinkturen, die ich euch bezeichnet habe, das 'Feste' und das 'Feuchte' und die 'Kräuter' sind. Das 'Feste' aber ist der 'verbundene Dampf', das 'Feuchte' aber ist das 'Wasser des Schwefels'[3]), weil die Schwefel von den Schwefeln festgehalten werden[4]); und mit Recht freut sich durch dies die Natur der Natur und überwindet und hält fest.

[26] Sprach Cinon (Zenon): Ich sehe, Versammlung der Weisen, daß ihr zwei Körper verbunden habt, was doch nach dem Befehl des Meisters keineswegs geschehen sollte!

Antwortete die Versammlung: Rede also nach deiner Meinung, Zenon, und hüte dich vor dem Neid!

Und jener: Wisset, ihr Söhne der Lehre, daß ihr das Zusammengesetzte 40 Tage lang faulen lassen und dann fünfmal im Gefäß hochtreiben müßt. Darauf bringet es mit einem Feuer aus Mist[5]) zusammen und kochet. Und wisset, daß die Farben, die euch daraus erscheinen, folgende sind: am ersten Tage zitronengelbe 'Mugra', am zweiten aber

---

[1]) *Coll.* 171, 12: ὁ χαλκὸς οὐ βάπτει, ἀλλὰ βάπτεται, καὶ ὅταν βαφῇ, τότε βάπτει.

[2]) *Coll.* 167, 20: οὐσίας ἐκάλεσεν ὁ Δημόκριτος τὰ τέσσαρα σώματα· χαλκὸν ἔλεγε καὶ σίδηρον καὶ κασσίτερον καὶ μόλυβδον. Dies sind die vier als τετρασωμία bezeichneten unedlen Metalle.

[3]) Zosimos, *Coll.* 170, 5: τὸν χαλκὸν ἡ Μαρία φάσκει βάπτεσθαι πρῶτον, καὶ οὕτω βάπτειν· ὁ χαλκὸς αὐτῶν τὰ δ' σώματα. Αἱ οὖν βαφαὶ αὖται· εἴδη δὲ τοῦ καταλόγου στερεὰ καὶ ὑγρά, βοτάναι. στερεὰ μὲν ἀπὸ νεφέλης ἕως χρυσοκόλλης, ὑγρὰ δὲ πάντα τοῦ καταλόγου· τὸ δὲ ἀληθὲς ὕδωρ θεῖον. Der Turbatext entstammt zweifellos dieser Stelle, ist aber bis zur Unverständlichkeit entstellt. Zosimos bezieht sich auf einen Katalog, in welchem feste Körper und Flüssigkeiten mit Pflanzennamen bezeichnet wurden.

[4]) *Coll.* 171, 4: τὰ θειώδη ὑπὸ τῶν θειωδῶν κατέχεται.

[5]) Im Griechischen gewöhnlich ἱππείῳ κόπρῳ.

rote 'Mugra', am dritten endlich die dem trocknen Krokus ähnliche[1]). Schließlich wird euch die vollkommene Farbe erscheinen und dem Silber der Menge aufgelegt werden. Dann ist es ein Elixir, zusammengesetzt aus dem 'Feuchten' und dem 'Trocknen', und dann färbt es mit unveränderlicher Farbe. Wisset, daß es ein 'Körper' ist, in dem Gold enthalten ist. Wenn ihr das Elixir aber auflegt, so hütet euch, es zu eilig herauszunehmen, denn es verzögert sich vielleicht. Nehmet es also heraus, gemäß der Kraft eures Elixirs. Dieses 'Gift' aber ist gewissermaßen Geburt und Leben, weil es eine Seele ist, aus vielen Dingen ausgezogen und dem Silber aufgelegt. Seine Farbe ist daher Leben für diejenigen (Körper), denen es einen Schaden wegnimmt, und Tod für die Körper, aus denen es ausgezogen wird. Und darum haben die Meister gesagt, zwischen ihnen sei eine Lust wie zwischen Mann und Frau. Und wenn irgend ein in diese Kunst Eingeweihter ihre Naturen kennte, so würde er Verschwendung im Kochen üben, bis er das Vorgesetzte mit Gottes Hilfe herauszöge.

Sprach Gregorios[2]): Ganze Versammlung, man muß beachten, [27] daß die Neider den verehrungswürdigen Stein 'Klaudianos'[3]) genannt haben, und daß sie ihn zu behandeln geheißen haben, bis er schimmernd wird, wie Marmor an Glanz.

Und jene: Zeige also den Nachfahren, was er ist.

Und jener: Gern! Man muß wissen, daß das Kupfer mit 'Essig' vermischt und behandelt wird, bis es ein 'Wasser' wird; dann werde es verfestigt, so wird es ein schimmernder Stein, Glanz besitzend wie Marmor. Wenn ihr ihn (so) seht, heiße ich ihn behandeln, bis er rot wird; weil er, wenn er gekocht wird, bis er zergeht und zu Erde wird, in eine rote Farbe verwandelt wird. Wenn ihr ihn so sehet, so kochet aufs neue und tränket, bis er die vorgenannte Farbe annimmt und zu Gold wird. Dann wiederholet (das Verfahren), und er wird zu Gold werden; dann wiederholet es und er wird zu verborgenem Gold werden; dann wiederholet, und er wird zu Gold von tyrischer Farbe werden. Ihr müßt daher, al ihr Erforscher dieser Kunst, wenn ihr sehet, daß dieser schimmernde Stein zerstört und in Erde verwandelt wird, und daß er etwas Röte besitzt, den Rest des Wassers nehmen, den euch die Neider in zwei Teile zu teilen geheißen haben, und mit ihm viele Male tränken, bis euch an jenem Körper die verborgenen Farben erscheinen. Und wisset, daß wenn ihr ihn in Unkenntnis behandelt, ihr nichts von diesen Farben sehen

---

[1]) S. oben S. 41.
[2]) Zu dieser Rede vgl. S. 43ff. den arabischen Paralleltext.
[3]) Zum κλαυδιανός vgl. oben S. 28, Nr. 11 und S. 35. Bei Demokritos, Coll. 44, 21 nicht erklärt.

werdet. Ich habe nämlich einen gesehen, der dieses Werk begann, und die Naturen der Wahrheit ins Werk setzte. Als aber die Rotfärbung sich ein wenig verzögerte, glaubte er, er habe sich geirrt, und ließ vom Werk ab. Schauet also, wie ihr die Umarmung bewirkt, denn die ʿPurpurneʾ, die sich mit ihrem ʿGattenʾ verbunden hat, geht schnell in seinen Körper über, verflüssigt, verfestigt, zerstört und zerreibt; dann verzögert sich die Rotfärbung nicht. Und wenn ihr ohne (Beachtung der) Gewichte arbeitet, so wird Verzögerung eintreten, deren Eintritt für ein Übel gelten wird. Ich fordere aber, daß unser Feuer bei der Verflüssigung ein gelindes sei; wenn (das Metall) aber auf die Erde gegossen ist, so verstärkt das Feuer und tränket das (Metall), bis Gott euch die Farben auszieht und sie euch erscheinen!

[28] Sagte Costos (?): Ich wundere mich, allumfassende Versammlung, über eine so große Kraft dieses ʿWassersʾ; denn wenn es in diesen Körper eingetreten ist, verwandelt es ihn in ʿErdeʾ und dann in ʿStaubʾ. Wenn ihr diesen bei der Vollendung (des Werks) erproben wollt, so nehmt ihn in die Hand, und wenn ihr ihn unfühlbar[1]) wie Wasser findet, so ist er sehr gut; wenn aber nicht, so behandelt ihn nochmals durch Kochen, bis er vollkommen ist. Und wisset, daß wenn ihr etwas anderes nehmt, als ʿunser Kupferʾ, und es mit ʿunserem Wasserʾ behandelt, so nützt es euch nichts. Wenn ihr aber mit unserem Wasser unser Kupfer behandelt, dann werdet ihr alles von uns Vorhergesagte finden.

Die Versammlung aber antwortete: Vater[2]), nicht wenig haben die Neider verdunkelt, indem sie sagten: nehmet ʿBleiʾ und ʿweißes Quecksilberʾ, und behandelt es mit ʿTau und Sonneʾ, bis es ein ʿsilberartiger Steinʾ wird!

Und jener: Sie haben (damit) ʿunser Kupferʾ und ʿunser immerwährendes Wasserʾ bezeichnet, von dem sie gesagt haben: Koche es dreimal mit gelindem Feuer. In jenem Feuer gekocht wird es ein ʿsilberartiger Steinʾ, von dem die Weisen gesagt haben, daß die Natur sich der Natur erfreut, wegen der Verwandtschaft, von der sie wissen, daß sie zwischen diesen beiden Körpern besteht, (nämlich dem Kupfer) und dem ʿimmerwährenden Wasser.ʾ Denn dieser beiden Natur ist eine einzige, zwischen ihnen ist, wenn sie gemischt werden, eine Verwandtschaft, ohne die sie sich nicht so schnell mischen und einander festhalten würden, um Eins zu werden.

Sprach die Versammlung: Warum sagen die Neider: Nehmet

---

[1]) Das ʿunfühlbareʾ oder ʿuntastbareʾ Pulver spielt auch in der späteren Alchemie eine Rolle.
[2]) Warum gerade nur Costos als ʿVaterʾ angeredet wird, ist aus dem Text nicht ersichtlich. Zum Namen vgl. S. 26, Nr. 18.

das Kupfer, das wir zu Silber gemacht und geröstet haben, bis es zu Gold geworden ist?

Sagte Diamedis: Du hast schon neidlos gesagt, was geschehen [29] muß[1]. Ich werde daher sprechen, deine Worte bestätigend, aber von der Vielnamigkeit der Elemente[2] absehend, welche die Weisen beseitigen wollten, da dieses 'Verfahren' (Verhalten) bei ihnen höchst wertvoll ist. Wisset, alle Erforscher dieser Lehre, daß nichts aus dem Menschen kommt außer ein Mensch, noch aus den Vierfüßlern außer etwas ihnen Ähnliches, noch aus den Vögeln außer etwas ihnen Ähnliches[3]. Achtet daher auf diesen meinen kurzgefaßten Traktat, da ich euch fern von Weitschweifigkeit zur Wahrheit geführt habe. Denn die Natur wird durch die Natur nicht verbessert außer durch die eigene Natur, wie auch du nicht verbessert wirst außer durch deinen Sohn, der Mensch nämlich durch den Menschen. Hütet euch also, meine Vorschriften zu vernachlässigen und bedient euch der verehrungswürdigen Natur; denn aus ihr kommt die Kunst, nicht aus etwas anderem. Und wisset, wenn ihr sie nicht nehmt und behandelt, so werdet ihr nichts haben. Vermählet also das Männliche, den Sohn des roten Sklaven[4], mit seiner geruchtragenden Gattin[5], worauf sie gemeinsam (das Werk der) Kunst erzeugen, und setzet ihnen nicht Fremdes zu, weder ein Pulver, noch irgendeine (andere) Sache. Das genüge euch also, denn die Empfängnis ist nahe, der Sohn aber ist näher als sie. Wie höchst kostbar ist die Natur jenes roten Sklaven, ohne den das Verfahren nicht bestehen kann!

Sprach Bacsem (Paxamos): Dieses Verfahren, Diomedes, hast du rückhaltlos offen gelegt.

Antwortete er: Ich will (es) noch mehr beleuchten! Wehe euch, fürchtet ihr nicht, daß euch Gott diese Kunst wegnimmt, wenn ihr neidisch auf eure Brüder seid?

---

[1]) Der Satz ist unsicher überliefert. Moses war bisher nicht genannt; M und N lesen 'dixisti', B weniger wahrscheinlich 'dixi'. Vielleicht ist 'dixi mosi' aus 'dixisti' verschrieben.

[2]) Vgl. Coll. 78, 21: οἱ ἀρχαῖοι ... τὴν τέχνην ἐκάλυψαν τῇ πολυπληθείᾳ τῶν ὀνομάτων; ähnlich Coll. 87, 3 und 200, 13.

[3]) Vgl. Isis, Coll. 30, 15: καὶ γνῶθι ὅτι ἄνθρωπος ἄνθρωπον οἶδεν σπείρειν καὶ ὁ λέων λέοντα καὶ ὁ κύων κύνα, und Coll. 30, 25: ... οὕτως καὶ ὁ χρυσὸς χρυσὸν θερίζει, τὸ ὅμοιον τὸ ὅμοιον.

[4]) Dieser Ausdruck ist der griechischen Alchemie fremd und sein Ursprung vorläufig nicht nachweisbar. Man kann das Quecksilber als den 'Sohn' des roten Sklaven, d. h. des Zinnobers bezeichnen, aber es ist auch möglich, daß der Deckname sich hier auf den Schwefel oder die Arsensulfide bezieht.

[5]) Wenn der 'Sohn des roten Sklaven' das Quecksilber ist, so muß man bei der 'geruchtragenden Gattin' an den Schwefel denken, obgleich in andern Allegorien der Schwefel als das männliche, das Quecksilber als das weibliche Element auftritt.

Antworteten sie: Wir weichen nur den Unverständigen aus. Sage also, was du willst!

Und jener: Führet den 'Zitronengelben'[1]) mit seiner 'Gattin' nach der Vermählung in das 'Bad'[2]), erhitzt aber nicht aufs äußerste, damit sie nicht der Sinne und der Bewegung beraubt werden. Lasset sie das Bad nehmen, bis ihr Körper und ihre Farbe etwas Einziges werden. Gebt ihnen ihren Schweiß[3]) zurück und liefert sie nochmals dem Tod aus, verschaffet ihnen Ruhe und hütet euch, sie in die Flucht zu schlagen, indem ihr sie in zu heißem Feuer verbrennt. Verehrt den 'König'[4]) und seine 'Gattin', und wollet sie nicht verbrennen, da ihr nicht wißt, wann ihr jene (Dinge) braucht, die den 'König' und seine 'Gattin' veredeln. Kochet sie daher, bis sie (erst) schwarz, dann weiß, dann rot werden, und dann das 'färbende Gift' entsteht. Wenn ihr versteht, Erforscher dieser Wissenschaft, so seid ihr glücklich, wenn aber nicht, so habe ich schon getan, was ich tun soll, und zwar kurz, und wenn ihr unwissend seid, so hat Gott die Wahrheit vor euch verborgen. Wollet also nicht die Weisen tadeln, sondern euch selbst[5]); denn wenn Gott bei euch einen gläubigen Sinn wüßte, dann würde er euch die Wahrheit mitteilen. Siehe, ich habe euch auf den (rechten) Weg geführt und vom falschen abgezogen!

[30] Sagte Bacsem (Paxamos): Du hast wohl geredet, Diamedes, aber ich sehe nicht, daß du den Nachfahren das Verhalten der 'Chrysokolla'[6]) dargelegt hast. Die Neider nämlich haben über die 'Chrysokolla' vielfältig geredet und sie mit jeder Art Namen verdunkelt.

Und jener: Sprich also, Bacsem, nach deiner Meinung in diesem. Und ich schwöre bei deinem Vater[7]), daß jenes die Hauptsache dieses Werkes ist, nicht sein Anfang, sondern nach der Vollendung.

Sagte Bacsem: Ich gebe also den späteren Erforschern dieser Kunst bekannt, daß die 'Chrysokolla' zusammengesetzt ist, und daß sie siebenmal geröstet werden muß, und daß sie, zur Vollendung gelangt, jeden Körper färbt.

---

[1]) Der 'Zitronengelbe' ist der Schwefel, die 'Gattin' das Quecksilber. Vgl. die *Visio Arislei* in Teil IV, S. 326 ff.

[2]) Mit 'balneum' ist der Destillationsapparat gemeint.

[3]) Man kann dies so verstehen, daß ein Destillationsprodukt wieder in den Kolben zurückgebracht werden soll. Aber man muß sich davor hüten, alle diese Bilder in moderne Begriffe umsetzen zu wollen.

[4]) In der arabischen Decknamenliste wird *almalik*, der König, als erster Name des Schwefels genannt. Bei den Griechen unbekannt.

[5]) Vgl. S. 201, Anm. 1.

[6]) Zu 'corsufle' vgl. oben S. 28, Nr. 9 und S. 187, Anm. 5.

[7]) Die Hs. N liest 'praeceptorem'.

Die Versammlung aber antwortete: Du hast wahr gesprochen, Bacsem (Paxamos)!

Sprach Pythagoras: Wie scheint euch Bacsem (Paxamos) vor- [31] getragen zu haben, da er versäumt hat, sie mit ihren fingierten Namen zu nennen?
Und jene: Nenne du sie, Pythagoras!
Und jener: Da die ʿChrysokollaʾ ihre Zusammensetzung ist, haben die Neider sie mit den Namen aller ʿKörperʾ bezeichnet, mit denen des Silbers, des Kupfers, des Zinns, des Goldes, des Eisens oder des Bleis, bis sie von jener Farbe sich entfernt[1]) und zum Elixir wird.

Antwortete die Versammlung: Du hast gut geredet, Pythagoras!

Und jener: Wenn ich gut geredet habe, mögen irgendwelche von euch über das Weitere sprechen.

Sagte Bonellus (Apollonios): Alle Dinge sterben und leben [32] gemäß deiner Lehre, Pythagoras, auf den Wink Gottes; diese sind jene Natur, der die ʿFeuchtigkeitʾ genommen wird; sie empfängt etwas, wodurch jenes Ding die Nächte hindurch stehengelassen wird, (und) erscheint dann einem Toten ähnlich. Dann aber, ihr Söhne der Lehre, bedarf jenes ʿDingʾ des Feuers, bis der ʿGeistʾ jenes ʿKörpersʾ umgewandelt und die Nächte hindurch stehengelassen wird, wie der Mensch in seinem Grab, und zu Staub wird. Nachdem dies geschehen ist, wird ihm Gott seine Seele und seinen Geist wiedergeben, und nach Beseitigung der Schwäche wird jenes Ding verstärkt und nach der Zerstörung verbessert, so wie der Mensch nach der Auferstehung stärker und jünger wird, als er in dieser Welt gewesen war[2]). Darum ziemt es euch, Söhne der Lehre, jenes Ding ohne Furcht zu verbrennen, bis es zu ʿAscheʾ wird[3]). Und wisset, daß ihr aufs beste gemischt habt, weil jene ʿAscheʾ den ʿGeistʾ empfängt und mit jener ʿFlüssigkeitʾ getränkt wird, bis sie in eine schönere Farbe verwandelt wird, als sie zuvor gewesen war. Beachtet auch, Söhne der Lehre, wie die Maler mit ihren Farben nicht malen können, bis sie diese in Staub verwandelt haben! Ähnlich können auch die Ärzte für ihre Kranken die Arzneien nicht bereiten, bis sie diese in Staub verwandelt haben[4]), wobei die einen gekocht werden, bis sie zu Asche werden, andere aber mit den Händen zerrieben

---

[1]) Das lat. ʿmoveaturʾ ist wohl Fehlübersetzung für يخرج عن *jaḫruǵa ʿan* ʿegrediaturʾ, d. h. die Farbe ändert.
[2]) Zu diesen Ausführungen vgl. *Coll.* 262, 12: τοῦτο τὸ ὕδωρ τὰ νεκρὰ ἀνιστᾷ καὶ τὰ ζῶντα νεκροῖ κτλ.
[3]) Von der νέκρωσις τοῦ πυρὸς spricht der Christianos, *Coll.* 419, 15.
[4]) Vgl. oben S. 34.

werden. Ähnlich (verfahren) auch jene, die Bildwerke aus Marmor ausführen. Ihr aber, wenn ihr das eben Gesagte versteht, werdet wissen, daß ich durchaus die Wahrheit gesagt habe. Darum habe ich euch geheißen, den Körper zu verbrennen und in 'Asche' zu verwandeln. Denn wenn ihr ihn sorgfältig behandelt, so geht vieles aus ihm hervor, wie vom Geringsten jedes Dinges vieles hervorgeht, weil das Kupfer wie der Mensch sowohl Körper wie Geist besitzt[1]). Denn die Einatmung des Menschen besteht aus der Luft, die für ihn, abgesehen von Gott, das Leben ist. Ähnlich atmet das Kupfer eine Feuchtigkeit ein, von der jenes Kupfer Kraft empfangend vervielfacht und vermehrt wird wie die übrigen Dinge. Und darum behaupten die Philosophen, daß das Kupfer, wenn es verbrannt wird und (dies) vielfach wiederholt wird, besser wird, als es gewesen war.

Antwortete die Versammlung: Zeige also, Bonellus (Apollonios), den Nachfahren, wie es besser wird, als es gewesen war!

Und jener: Sehr gern! Weil es vermehrt und vervielfacht wird, und Gott aus Einem Vieles herauszieht, der nichts erschaffen hat, das der Behandlung und der Anlage entbehrt, durch die es vervollkommnet werden kann[2]). Ähnlich wird 'unser Kupfer', wenn es zuvor gekocht wird, zu 'Wasser', darauf wird es, je mehr es gekocht wird, um so mehr verdichtet, bis es ein 'Stein' wird, den dann die Neider den Stein nennen, 'der jedes Metall bedrängt'. Nachher wird es gebrochen, getränkt und mit einem stärkeren Feuer als das frühere geröstet, bis es sich färbt und 'verbranntem Blut'[3]) ähnlich wird; dann wird es dem 'Silber' aufgelegt und färbt dies zu Gold, so Gott will. Seht ihr nicht, daß aus dem Blut kein Samen entsteht, wenn es nicht fleißig in der Leber gekocht wird, bis es eine starke Röte besitzt? Und wenn es (nicht) geschieht[4]), so geschieht nichts Neues in jenem Samen. Ähnlich unser Werk; wenn es nicht fleißig gekocht wird, bis es zu Staub, und durch Faulung zu einem geistigen Samen wird, wird aus ihm nicht die Farbe hervorgehen, der ihr nachforscht. Wenn ihr aber zur Grenze dieses Verfahrens gelangt, so werdet ihr nach Erreichung des Gewollten die Fürsten eurer Zeitgenossen sein[5]).

---

[1]) Vgl. oben S. 36 und Sermo L.
[2]) Text: 'carens regimine et ingenio, quibus medendum est'; wörtlich also 'geheilt werden kann'. Der allgemeinere Ausdruck 'vervollkommnet werden kann' scheint mir an dieser Stelle zutreffender zu sein.
[3]) Der Ausdruck kehrt auch Sermo XXXIV wieder. Die Lesart 'combustio' M sucht die Schwierigkeit zu beseitigen.
[4]) Die Einschaltung von 'non' ist wegen des folgenden Satzes notwendig.
[5]) Dies ist in der Turba die einzige Anspielung auf die Macht, die den Philosophen durch die Ausübung der Metallverwandlung zuteil wird.

Sprach Vitarus (Pythagoras)[1]): Nun habt ihr ja dieses Geheim- [33]
nis öffentlich bekanntgegeben!
Antwortete die Versammlung: So hat der Meister geheißen.[2])
Und jener: Doch nicht das Ganze!
Und jene: Er hat uns geheißen, es von seiner Dunkelheit zu befreien. Sprich also auch du!
Und jener: Ich heiße die Nachfahren das 'Gold' nehmen, das sie vermehren und erneuern wollen, und dann das 'Wasser' in zwei Teile teilen.
Und jene: Unterscheide also, warum sie das 'Wasser' teilen (sollen)!
Und jener: Es ist erforderlich, daß jene mit dem anderen Teil unser 'Kupfer' verbrennen. Denn wenn jenes 'Kupfer' in jenes 'Wasser' fällt, wird es 'Hefe des Goldes' genannt, wenn ihr es richtig behandelt. Denn sie selbst werden zugleich gekocht und verflüssigen sich wie 'Wasser', darauf werden sie durch Kochen verfestigt und laufen, und es erscheint die Röte. Dann aber müßt ihr mit dem übrigen 'Wasser' siebenmal tränken, bis es das ganze 'Wasser' eingesogen hat, und wenn die ganze 'Flüssigkeit' getrocknet ist, wird es in 'trockene Erde'[3]) verwandelt. Dann werde es 40 Tage lang in ein angezündetes Feuer gelegt, bis es fault und seine Farben erscheinen.

Sagte Bacsem (Paxamos): Wegen deiner Aussprüche, Vitarus[4]) [34]
(Pythagoras), haben die Philosophen gesagt: „Nehmet die königliche Chrysokolla, die dem Rost des Kupfers ähnlich ist, und zerreibet sie mit dem 'Harn eines Kalbes'[5]), bis die 'Natur' der Chrysokolla verwandelt wird, denn die 'Natur' ist im Innern der Chrysokolla verborgen."
Sagte die Versammlung: Zeige den Nachfahren, welcher Art die 'Natur' ist.
Und jener: (Sie ist) ein färbender Geist[6]), den (das Kupfer) von dem 'immerwährenden Wasser', dem silberartigen und schimmernden, empfangen hat.
Und jene: Zeige also, wie es ausgezogen wird!
Und jener: Es wird zerrieben, und das 'Wasser' siebenmal aufgegossen, bis es die ganze 'Flüssigkeit' einsaugt und die dem Feuer bei

---

[1]) Zum Namen vgl. oben S. 26, Nr. 21.
[2]) Unter dem Meister ist Hermes zu verstehen.
[3]) Synonym für 'Staub'; nach arab. تراب turāb.
[4]) Die Hss. haben den Vokativ des Eigennamens für ein Verbum gehalten.
[5]) Deckname für Quecksilber. Vgl. Iamblichos, *Coll.* 287, 23: καὶ λαβὼν χρυσοκόλλαν, οἰκονόμει οὔρῳ δαμάλεως ἐπὶ ἡμέρας ζ΄ κτλ. Der οὖρος δαμάλεως wird auch in dem großen Decknamenkatalog für das 'göttliche Wasser' neben οὖρος προβάτου θηλείας und οὖρος ὄνειον angeführt (*Coll.* 184, 9).
[6]) Griech. πνεῦμα βαφικόν.

der Schlacht des Feuers[1]) drohende Kraft empfängt; dann wird es Edelrost genannt und fault heftig, bis es ein geistiges Pulver wird, eine Farbe besitzend wie von 'verbranntem Blut', die das Feuer siegreich in das widerwillige Innere der 'Natur' eingeführt und mit unveränderlicher Farbe gefärbt hat. Diese (Farbe) haben daher die Könige bei ihrem Nachforschen nicht gefunden, jene ausgenommen, denen Gott gnädig war.

Die Versammlung aber sprach: Vollende deine Aussprüche, Bacsem (Paxamos)!

Und jener: Ich schreibe jenen vor, das Kupfer mit dem 'weißen Wasser' zu weißen, mit dem sie es auch rot machen. Und hütet euch, ihm irgend etwas Fremdes einzuführen!

Und die Versammlung: Du hast gut gesprochen, und gut hat auch Vitarus (Pythagoras) gesprochen[2]).

Und jener: Wenn ich gut gesprochen habe, spreche irgendeiner von euch (weiter darüber).

[35] Zimon (Zenon) aber sprach: Habt ihr einem noch irgend etwas zu sagen übriggelassen?

Und die Versammlung: Da die Aussprüche des Vitimerus (Pythagoras) und Bacsem (Paxamos) den Erforschern dieser Kunst zu wenig nützen, so sage, was du weißt, wie wir gesagt haben.

Und jener: Ihr redet die Wahrheit, alle Erforscher dieser Kunst; nichts anderes hat euch in Irrtum geführt, als die Aussprüche der Neider, weil das, was ihr suchet, offenkundig um billigsten Preis verkauft wird; hätten die Verkäufer seinen Wert gekannt, und wie viel sie in Händen halten, so würden sie (es) in keiner Weise verkaufen. Darum haben die Philosophen jenes 'Gift' geehrt und auf verschiedene und vielfache Weise von ihm gehandelt und es mit allen möglichen Namen benannt; weshalb gewisse Neider gesagt haben: „Es ist ein Stein und ist kein Stein, sondern das 'Gummi' der Akazie"[3]). Und darum haben die Philosophen die Kraft dieses 'Giftes' verheimlicht. Denn dieser 'Geist', den ihr suchet, um damit irgend etwas zu färben, ist im 'Körper' verborgen und unsichtbar versteckt, wie die Seele im menschlichen Körper. Ihr aber, alle Erforscher dieser Kunst, wenn ihr nicht diesen 'Körper' zerstört, tränkt, zerreibt und sorgsam und fleißig behandelt, bis ihr ihn von seiner Dichte befreit und in einen feinen, unfühlbaren Geist verwandelt habt, so arbeitet ihr umsonst! Darum haben die Philosophen gesagt: „Wenn ihr nicht die 'Körper' in 'Nichtkörper' verwandelt und die

---

[1]) Vgl. Sermo XLII.
[2]) Dieses Lob wird nachher von der Versammlung stark eingeschränkt.
[3]) Vgl. S. 28, Nr. 4 und S. 37.

'Nichtkörper' in 'Körper', so habt ihr die Regel des Verfahrens noch nicht gefunden"[1]).

Die Versammlung aber sagte: Zeige also den Nachfahren, wie die 'Körper' in 'Nichtkörper' verwandelt werden!

Und jener: Mit 'Feuer' und 'Ethelia' mögen sie zerrieben werden, bis ein Staub entsteht. Und wisset, daß er nicht entsteht außer durch starke Kochung und durch anhaltende Zerreibung, mittels des Feuers, nicht mit den Händen, (sondern) durch Tränkung und Faulung, und indem man ihn der 'Sonne' aussetzt und der 'Ethelia'[2]). In dieser Kunst haben sie die Menge in die Irre geführt, indem sie sagten, daß seine Natur gemein ist und um billigen Preis verkauft wird[3]). Weiter haben sie gesagt, er sei eine Natur, kostbarer als alle Naturen, weshalb sie die in ihre Bücher Schauenden getäuscht haben. Dennoch aber haben sie die Wahrheit gesagt, wollet also daran nicht zweifeln!

Die Versammlung aber antwortete: Aus welchem (Grunde) glaubst du den Aussprüchen der Neider? Zeige also das Verhalten der beiden Naturen!

Und jener: Ich zeige euch an, daß die Kunst zweier Naturen bedarf, denn das Kostbare entsteht nicht ohne das Gemeine, noch das Gemeine ohne das Kostbare. Ihr müßt also, Erforscher dieser Kunst, den Aussprüchen des Vitimerus (Pythagoras) folgen, wenn er zu seinen Schülern[4]) gesagt hat: „Nichts anderes nützt euch, als das 'Wasser' und den 'Dampf' aufsteigen zu lassen[5])."

Und die Versammlung: Das ganze Werk besteht in der Aufsteigung des 'Dampfes' und des 'Wassers'. Zeige also jenen die Behandlung des 'Dampfes'!

Und jener: Wenn ihr die Naturen von der Wärme des Feuers zu 'Wasser' werden und gereinigt seht, und den ganzen 'Körper der Magnesia' wie Wasser verflüssigt, dann ist alles zu 'Dampf' geworden. In Wahrheit aber hält dann der 'Dampf' sein Gleiches fest, weshalb die Neider beides 'Dampf' genannt haben, da beides bei der Kochung ähnlich verbunden ist und eines das andere festgehalten hat. Dann aber hat die Natur den Weg zur Flucht nicht gefunden, obwohl ihr die Flucht wesentlich ist; er hat sie dennoch festgehalten, weil er sie nicht fliehen

---

[1]) Vgl. S. 211, Anm. 2.

[2]) Vgl. Agathodaimon bei Zosimos, Coll. 251, 10: ἕψησις δὲ αὕτη τυγχάνει ἢ καὶ ὄπτησις, ἥτις λείωσις ὀνομάζεται. δηλονότι διὰ σήψεως καὶ ἀνασπάσεως καὶ ἰώσεως καὶ παροπτήσεως λέγοντες οἱ ἀρχαῖοι τὸ πᾶν ἀπαρτίζεσθαι.

[3]) Vgl. S. 194, Anm. 2.

[4]) Die Erwähnung der 'Schüler' ist ein innerer Beweisgrund für die Richtigkeit der Gleichung Vitimerus = Pythagoras.

[5]) Ich setze für 'sublimare' den deutschen Ausdruck 'aufsteigen lassen' oder 'hochtreiben', entsprechend arab. تصعيد taṣʿīd.

ließ und (sie) keinen Raum zum Fliehen fand, und (so) sind sie nichtflüchtig[1]) gemacht worden. Wenn sie daher heimlich in den Körper eindringt, verfestigt sie sich mit ihm, und seine Farbe wird verändert, und sie zieht seine Natur aus durch die Anlagen, welche Gott seinen Auserwählten[2]) geschenkt hat, und macht sie zur Sklavin, damit sie nicht fliehen kann. Es erscheint aber Schwärze und Röte, und sie verfällt in Krankheit und stirbt in Rost und Faulung. In Wahrheit hat sie aber dann keine Flucht, weil sie es unterließ, die Knechtschaft zu fliehen. Dann wird sie dennoch frei, ihrem 'Gatten' folgend, und bringt wahre Gebete dar, damit ihre Farbe ihr und ihrem Gatten zukomme und daraus die Zierde[3]), wie sie gewesen war; wenn sie aber dem Silber aufgelegt wird, verwandelt sie es in Gold. Diesen 'Geist' aber und diese 'Seele' haben die Philosophen als 'Dampf' bezeichnet; sie haben ihn den feuchten, schwarzen Geist genannt, der ohne Schmutz ist. Und wie im Menschen Feuchtigkeit und Trockenheit ist, so ist unser Werk, das die Neider verheimlicht haben, nichts anderes als 'Dampf' und 'Wasser'.

Antwortete die Versammlung: Erläutere den 'Dampf' und das 'Wasser'!

Und jener: Ich sage, daß das Werk aus Zweien besteht. Die Neider aber haben dies 'die beiden Zusammengesetzten' genannt, weil diese zwei vier werden, in welchen 'Trockenheit' und 'Feuchtigkeit' ist, 'Geist' und 'Dampf'.

Antwortete die Versammlung: Du hast trefflich gesprochen, ledig des Neides; lasset uns also dem Cinon (Zenon) folgen!

[36] Sagte der Philosoph Flontos (Platon): Ich gebe euch bekannt, allen Erforschern dieser Kunst, daß wenn ihr die 'Dinge' nicht beim Anfang des Kochens aufsteigen laßt, ohne Zerreibung mit den Händen, bis alles zu 'Wasser' wird, so habt ihr das Werk noch nicht gefunden. Und wisset, daß sie die 'Dinge' bisweilen 'Sand'[4]), bisweilen aber 'Stein' nennen, was sie alles bei dem Verfahren gefunden haben. Wisset jedoch, daß die Natur und die Feuchtigkeit (erst) 'Wasser', dann 'Stein' werden wird, wenn ihr sie sich gut verbinden lasset und ihr die Naturen erkennt, weil das, was leicht und geistig ist, nach oben getrieben wird, was aber schwer und dicht ist, unten im Gefäß zurückbleibt. Dies aber ist die Zerreibung (nach Vorschrift) der Philosophen, weil das, was nicht nach oben getrieben wird, nach unten fällt, was aber ein geistiges Pulver

---

[1]) Wörtlich: 'bleibend' oder 'immerwährend'.
[2]) Die Übersetzung ist unsicher; N hat 'elementis'. Auch die Übersetzung von 'ingeniis' ist zweifelhaft.
[3]) Unverständlich; geht wohl auf arab. *zain* zurück.
[4]) Vgl. S. 207, Anm. 1.

wird, im Gefäß nach oben steigt. Dies aber ist die Zerreibung durch Kochung, nicht die der Hände. Und wisset, daß wenn ihr nicht alles in 'Staub' verwandelt, ihr es noch nicht zerrieben habt. Kochet daher weiterhin, bis sie zerrieben und zu Staub werden. Darum sagt Agathodaimon: „Kochet das Kupfer, bis es ein feiner unfühlbarer Körper wird, und leget es in sein Gefäß; dann lasset es sechs- oder siebenmal aufsteigen, bis das 'Wasser' (wieder) herabsteigt[1].‟ Und wisset, daß es fleißig zerrieben ist, wenn es 'Wasser' wird. Wenn ihr aber fragt, wie das 'Wasser' zu 'Staub' wird, so ist zu merken, daß der Philosoph auf einen Körper hinweist, der nicht 'Wasser' war, bevor er in das Wasser gefallen und mit einem anderen 'Wasser' gemischt worden ist, so daß sie ein einziges Wasser geworden sind. Es ist daher zu beachten, daß wenn ihr nicht jedes Beliebige in 'Wasser' verwandelt, ihr nicht zum Werk gelangen werdet. Denn es ist notwendig, daß der von der Flamme des Feuers umspülte Körper mit dem 'Wasser', in dem er ist, zerstört und geschwächt wird, bis das Ganze zu Wasser wird. Die Unverständigen aber glauben, wenn sie das Wort 'Wasser' hören, es sei das Wasser der Wolke. Wenn sie aber die Bücher gelesen hätten, dann wüßten sie, daß es das 'immerwährende Wasser' ist, das ohne seinen 'Körper', mit dem gelöst worden ist, so daß sie eins geworden sind, nicht 'immerwährend' sein kann. Dies aber ist, was die Philosophen 'Wasser des Goldes' und 'feuriges Gift' und 'das Gute mit den vielen Namen'[2]) genannt haben, welchen 'Sand' Hermes auch viele Male abzuwaschen geheißen hat[3]), damit die Schwärze der 'Sonne' zerstört wird, die er in diesen seinen 'Körper' einführt. Und wisset, alle Erforscher dieser Kunst, daß wenn ihr nicht diesen reinen 'Körper' nehmet, frei vom 'Geist', so werdet ihr niemals sehen, was ihr wollt, weil etwas Fremdes dort nicht hineingelangt, außer das Wahre. Lasset also die Vielheit der dunklen Namen, alle Erforscher dieser Kunst, denn die 'Natur' ist eine einzige; wer von ihr abirrt, wird der Vernichtung entgegengehen und das Leben verlieren. Diese eine 'Natur' also möget ihr benützen, fremdes aber lasset beiseite!

Sprach Bonellus (Apollonios): Ich werde für die Nachfahren [37] ein wenig von der 'Magnesia'[4]) reden.
Antwortete die Versammlung: Rede!
Und jener: Alle Söhne der Lehre, wenn ihr die 'Magnesia' ge-

---

[1]) Die Stelle ist unter den griechisch erhaltenen Agathodaimon-Zitaten nicht nachzuweisen.
[2]) Vgl. oben S. 36 und S. 38.
[3]) Olymp., Coll. 72, 20: Ὁ γὰρ Ἑρμῆς φησιν· ὅταν λάβῃ μετὰ τὴν μεγάλην θεραπείαν, τουτέστιν τὴν πλύσιν τῆς ψάμμου.
[4]) Vgl. S. 189, Anm. 3.

mischt habt, so leget sie in ihr Gefäß, dessen Mündung ihr fleißig verschließet, und kochet mit gelindem Feuer, bis sie sich verflüssigt und alles in seinem Gefäß zu ʿWasserʾ wird. Denn wenn die Wärme des Feuers[1]) dazu kommt, so wird es durch Gottes Willen zu ʿWasserʾ. Wenn ihr aber seht, daß jenem ʿWasserʾ Schwärze droht, so wisset, daß der ʿKörperʾ (der Magnesia) schon verflüssigt ist. Indem ihr ihn ebenfalls in sein Gefäß bringt, kochet 40 Tage lang, bis er die Feuchtigkeit sowohl des ʿEssigsʾ wie des ʿHonigsʾ[2]) einsaugt. Manche aber decken ihn nach Verlauf von beliebigen sieben Nächten einmal auf, oder nach 10 Nächten, in denen das ʿWasserʾ rein zu sein scheint, bis zur Vollendung von 40 Tagen; denn dann wird es die Feuchtigkeit der Abkochung einsaugen. Darum befreit es durch Waschung von der ʿSchwärzeʾ, bis es nach Entfernung der Schwärze ein ʿSteinʾ wird, der sich trocken anfühlt. Die Neider haben gesagt: ,,Waschet die ʿMagnesiaʾ mit ʿsüßem Wasserʾ und kochet fleißig, bis sie zu Erde wird und die Feuchtigkeit vergeht. Dann nennet es ʿKupferʾ und setzet ihm schärfsten ʿEssigʾ zu und lasset es ihn einsaugen!"[3]) Dies aber ist ʿunser Kupferʾ, das die Philosophen mit ʿimmerwährendem Wasserʾ zu waschen befahlen, weshalb sie sagten: ,,Es werde das ʿGiftʾ in zwei Teile geteilt; mit dem einen davon verbrennet den Körper, mit dem anderen aber bringet ihn zum Faulen!"[2]) Und wisset, alle Erforscher dieser Wissenschaft, daß das ganze Werk und Verfahren nur durch das ʿWasserʾ bewirkt wird, indem sie sagen, daß das Ding, was ihr sucht, Eins sei. Und wenn nicht in jenem Ding etwas ist, was es selbst verbessert, wird nicht geschehen, was ihr erstrebt. Ihr müßt ihm also das Notwendige zufügen, um aus ihm das Gewünschte zu erhalten.

Antwortete die Versammlung: Du hast vortrefflich gesprochen, Bonellus (Apollonios); wenn es (dir) also gefällt, so führe deine Aussprüche zu Ende, wo nicht, so wiederhole nochmals!

Und jener: Sowohl dies wie Ähnliches werde ich wiederholen. All ihr Erforscher dieser Kunst, nehmet ʿunser Kupferʾ, setzet es mit dem ersten Teile des Wassers in sein Gefäß und kochet 40 Tage, und reiniget von jeder Unreinigkeit. Kochet, bis seine Tage vollendet sind, und es ein ʿSteinʾ wird, der der Feuchtigkeit ermangelt; dann kochet, bis nichts übrigbleibt als der ʿBodensatzʾ. Wenn dies geschehen ist, waschet siebenmal mit dem ʿreinen Wasserʾ; wenn aber das ʿWasserʾ zu Ende ist, lasset es in seinem Gefäß faulen, bis euch das begehrenswerte Vorhaben erscheint. Es haben aber die Neider die Zusammensetzung, wenn sie in

---

[1]) Die Hss. haben ʿaquae namque caloreʾ, was offenbare Verschreibung ist.
[2]) ʿHonigʾ neben ʿEssigʾ als Deckname bei Demokritos, Coll. 45, 1: τὴν κιννάβαριν λευκὴν ποίει δι' ἐλαίου ἢ ὄξους ἢ μέλιτος ἢ ἅλμης κτλ. Ähnlich Coll. 52, 21.
[3]) Ich kann die Stellen nicht nachweisen.

Schwärze verwandelt worden ist, 'schwarzen Vitriol'[1]) genannt, und haben gesagt: „Behandelt ihn mit 'Essig' und mit 'Nitron'!" Was aber zurückblieb, wenn es geweißt worden ist, haben sie 'weißen Vitriol' genannt und haben befohlen, daß er mit 'immerwährendem Wasser' behandelt wird. Sie haben es aber (endlich auch) 'roten Vitriol' genannt, und haben befohlen, daß es mit Kalkand (Kupfervitriol) und Schahira (Eisenvitriol) behandelt werde, bis es rot wird[2]).

Antwortete die Versammlung: Zeige den Nachfahren, was sie mit diesen (Namen) angedeutet haben!

Und jener: Sie haben das Elixir wegen der Mannigfaltigkeit seiner Farben Vitriol genannt; in das Werk wird aber nicht Vieles eingehen. Jenes (Werk) aber besteht in dem, was ich angedeutet habe: das Schwarze weiß und rot zu machen. Die aufrichtigen Philosophen aber haben keine andere Absicht gehabt, als das 'Elixir' zu verflüssigen, zu zerreiben und zu kochen, bis ein 'Stein' entsteht, dem Marmor ähnlich in seinem Glanz. Darum haben die Neider weiter gesagt: „Kochet es mit 'Dampf', bis es ein schimmernder Stein wird, der Glanz besitzt." Euch aber, die ihr ihn so sehet, wird ein großes Geheimnis zuteil werden. Ihr müßt ihn aber zerreiben und dann siebenmal mit 'immerwährendem Wasser' waschen, endlich (nochmals) zerreiben und in seinem 'Wasser' verfestigen, bis ihr seine in ihm verborgene Natur ausziehst. Darum sagt Maria: „Die Schwefel werden von den Schwefeln festgehalten, die Feuchtigkeit aber von ähnlicher Feuchtigkeit, weil aus dem mit Schwefel vermischten Schwefel das Werk des Silbers entsteht[3])." Ich heiße euch aber, ihn mit 'Tau und Sonne' zu behandeln, bis euch das Vorhaben erscheint. Ich zeige euch auch an, daß 'Weißmachen' und 'Rotmachen' ein Doppeltes ist, von denen das eine im Rost, das andere aber in der Zerreibung und Kochung besteht. Der Zerreibung mit den Händen bedürft ihr aber nicht. Hütet euch jedoch davor, es von den 'Wässern' zu trennen, damit nicht die 'Gifte' zu euch gelangen und der 'Körper' und anderes, was in dem Gefäß ist, zugrunde geht.

Sagte Efistus(?): Du hast trefflich gesprochen, Bonellus (Apol- [38] lonios): ich werde indessen (auch noch) reden, deine Aussprüche bestätigend.

Sagte die Versammlung: Rede, wenn es eine Unterstützung für die Aussprüche des Bonellus (Apollonios) ist, und damit die in diese Darstellung Eingeführten kühner und sicherer werden!

Sprach Efistus: Schauet, alle Erforscher dieser Kunst, wie Her-

---

[1]) Vgl. die Erläuterungen zu 'Satis' usw., S. 29, Nr. 24.
[2]) Vgl. die Erläuterungen S. 29, Nr. 24.
[3]) Vgl. S. 195, Anm. 4.

mes, das Haupt der Philosophen redet, und wie er es dargelegt hat, als er die 'Naturen' mischen wollte: „Nehmet den 'Stein des Goldes' und mischet ihn mit der Flüssigkeit, die das 'immerwährende Wasser' ist und bringet ihn in sein Gefäß über gelinde Wärme, bis er flüssig wird. Dann lasset (ihn) stehen, bis das 'Wasser' trocken wird und sie sich gegenseitig festhalten. Wenn aber das 'Wasser' eingesaugt ist, sei das Feuer stärker, als es vorher gewesen war, bis es trocknet und zu 'Erde' wird. Wenn das aber geschehen ist, so wisset, daß dies der Anfang des Geheimnisses ist[1].‟ Dies aber tuet viele Male, bis die Teile des 'Wassers' verschwinden und seine Farben euch erscheinen.

Antwortete die Versammlung: Du hast trefflich geredet, Efistus, wenn auch kurz; rede also (ausführlicher)[2]!

Und jener: Ich zeige den Nachfahren an, daß die 'Weißung' nur zustande kommt durch Kochung. Darum hat Agathodaimon vom Kochen der 'Ethelia', vom Zerreiben und vom Tränken sehr häufig gehandelt. Ich heiße euch also, das 'Wasser' nicht auf einmal einzugießen, damit das 'Elixir' nicht untergetaucht wird; sondern gießet es nach und nach ein, zerreibet und trocknet, und so tuet viele Male, bis das 'Wasser' zu Ende geht. Dies aber haben die Neider gesagt: „Wenn das 'Wasser' zu Ende ist, so lasset es, und es wird nach unten gehen.‟ Ihre Absicht aber ist diese: wenn die Flüssigkeit getrocknet und in 'Staub' verwandelt ist, lasset sie in ihrem gläsernen Gefäß 40 Tage lang stehen, bis sie die verschiedenen Farben annimmt, die die Philosophen beschrieben haben. Durch diese Weise des Kochens aber bekleiden sich die 'Körper' mit ihren 'Geistern' und werden geistig, färbend und warm.

Antwortete die Versammlung: Du hast lichtvoll und trefflich geredet, Efistus, und bist vom Neid frei geworden. So spreche also irgendeiner von euch, was ihm beliebt!

[39]   Sprach Bacsem (Paxamos): Alle Erforscher dieser Kunst, ihr könnt nicht zum Nutzen gelangen ohne rechtschaffensten Geist und anhaltende Arbeit. Wer also freiwillig Geduld aufwendet bei dieser Behandlung, der trete in sie ein, wer aber schneller zu verstehen wünscht, der schaue nicht in unsere Bücher, weil sie großen Schaden zufügen, bevor sie von den Lesern verstanden werden (durch) ein- oder zwei- oder dreimaliges (Lesen)[3]. Darum sagt der Meister: „Wer seinen Rücken über unsere Bücher krümmt, um sie zu lesen, und bei ihnen verweilt und nicht in eitle Gedanken verwickelt ist, und endlich zu Gott betet,

---

[1]) Es ist nicht klar, wo das Zitat aufhört. Ich glaubte, dem Redner wenigstens noch den Schlußsatz zubilligen zu müssen.

[2]) Das 'dic ergo' gibt ohne 'amplius' keinen Sinn.

[3]) Man vermißt im Text 'legendo'. Vgl. weiter unten 'lecto semel libro'. Dreimaliges Lesen schreibt auch G̓ābir vor.

der wird ein nie versagendes Reich beherrschen, bis er stirbt." Denn was ihr suchet, ist von nicht geringem Wert. Wehe euch, (die) ihr den Schatz und den Lohn Gottes des Erhabenen¹) suchet, wißt ihr nicht, daß sich die Weltlichen um den kleinsten weltlichen Wert, den sie begehren, gegenseitig hinmorden? Was trieben sie also erst, um dieser höchst ausgezeichneten, fast unmöglichen Gabe willen? Denn sein Verfahren ist wunderbarer, als daß es durch Vernunft erfaßt werden könnte, es sei denn durch göttliche Offenbarung. Denn ich habe in unseren Tagen (einen) gesehen, der die Elemente wußte wie auch ich, dann aber über dieses Verfahren nachsinnend²) nicht zu seiner Freude gelangte wegen seiner Traurigkeit und Unwissenheit beim Vorgehen, und seiner Ungeduld und allzu großen Begierde und Eile gegenüber dem Vorhaben. Wehe euch, ihr Söhne der Lehre! Wer von euch, der Bäume pflanzt, hofft nicht Früchte zu bekommen außer nach (einiger) Zeit, und wer Saat aussäet, hofft nicht zu ernten, außer nach Monaten? Wie also wollt ihr diese Gabe empfangen, wenn ihr das Buch nur einmal gelesen, oder das Verfahren zum erstenmal erprobt habt? Die Philosophen haben aber schon nachdrücklich gesagt, daß die Wahrheit nur durch Irrtum erkannt wird, und nichts mehr dem Herzen Schmerz bereitet, als der Irrtum in dieser Kunst, wenn der, welcher glaubt, er besitze beinahe die ganze Welt, nichts in seinen Händen findet. Wehe euch, verstehet die Worte des Philosophen, und wie er das Werk (in Teile) geteilt hat, wenn er sagte: „Zerreibe, koche, wiederhole, und laß es dich nicht verdrießen!" In dies aber teilte er das Werk: nämlich in das Mischen, Kochen, Ähnlichmachen³), Rösten, Erhitzen, Weißen, Zerreiben, Kochen (mit) der Ethelia, Rost bereiten und Färben. Dies also sind viele Namen, deren Verfahren ein einziges ist. Und wenn die Philosophen wüßten, daß eine einzige Kochung und Zerreibung dafür genügte, so würden sie nicht so sehr ihre Aussprüche wiederholen. Das haben sie darum getan, damit das Zusammengesetzte zerrieben und zugleich gekocht werde; und sie haben gemahnt, „daß euch jenes (wiederholte Verfahren) nicht verdrieße", mit welchen Worten sie euch (die Sache) verdunkelt haben; mir aber würde es genügen, ʿund einmalʾ⁴) zu sagen. Wenn ihr aber die Wahrheit des ʿGiftesʾ wollt, wie es sein muß, so machet die Verbindung passend, dann kochet mehrfach; daß euch die Kochung nicht verdrießen möge! Tränket und kochet, bis das entsteht,

---

¹) Die Hss. haben ʿthesaurum Dei maximumʾ; es ist aber klar, daß ʿmaximumʾ aus تعالى taʿālā entstanden ist, das zu Dei gehört.

²) Hier ist ʿmeditansʾ statt ʿmedensʾ B zu lesen; die Lesarten ʿincedensʾ M und ʿmaerensʾ N, die aus ʿmedensʾ hervorgegangen sind, kommen nicht in Frage.

³) Vgl. oben S. 187, Anm. 13.

⁴) Vielleicht ist ʿsemelʾ zu lesen, doch widerspricht das schon dem nächsten Satz; M hat ʿsimileʾ.

was er euch zu behandeln geheißen hat, ein unfühlbarer Geist, und ihr das ʽElixir' mit dem königlichen Gewand[1]) bekleidet seht. Denn wenn ihr seht, daß das Elixir in ʽPurpurfarbe' verwandelt ist, so werdet ihr finden, was die Philosophen vor euch gefunden haben, wenn ihr meine Worte versteht; und wenn auch meine Rede tot ist, so wohnt ihr doch Leben inne für diejenigen, die sie verstehen, und gegenüber der Zweideutigkeit standhalten, die ihnen dabei zustößt[2]). Leset also immer wieder häufig, denn das Lesen ist tote Rede, der Vortrag mit den Lippen aber ist lebendige Rede. Darum haben wir euch geheißen, häufig zu lesen und über das, was wir gesagt haben, möglichst viel nachzudenken.

[40]   Sprach Iargos (Sergios): Von deinem Vortrag[3]), Bacsem (Paxamos), hast du einen dunklen Teil auseinandergesetzt.

Und jener: Rede also, Iargos, gemäß deiner Güte!

Iargos aber sagte: Das ʽKupfer', von dem du vorher gesprochen hast, ist nicht das Kupfer, noch das Zinn der Menge, sondern es ist ʽunser Werk', das mit dem ʽKörper der Magnesia' vermischt werden muß, damit es ohne Überdruß gekocht und zerrieben wird, bis es zu ʽStein' wird. Dann werde jener ʽStein' in seinem Gefäß mit ʽWasser des Nitrons' zerrieben, darauf bringet ihn zur Verflüssigung, bis er zerrieben ist. Ihr müßt aber, Erforscher dieser Kunst, das ʽWasser' haben, das ihr, je mehr ihr kocht, desto mehr aufgießt, bis jenes ʽKupfer', das zu unserem Werk gehört, ʽRost' besitzt; kochet also und zerreibet mit ʽägyptischem Essig'[4]).

[41]   Sprach Cinon (Zenon): Was immer du gesagt hast, Iargos (Sergios), ist wahr; indessen sehe ich nicht, daß ihr, ganze Versammlung, das ʽRunde'[5]) erwähnt habt.

Und jener: Sprich also von jenem, wie du meinst.

Und Zenon: Ich gebe den Nachfahren kund, daß das ʽRunde', das das ʽKupfer' in vier verwandelt, aus einem einzigen Ding besteht.

Antwortete die Versammlung: Woher sagst du das? Lege also den Nachfahren die Art des Verfahrens dar!

Und jener: Sehr gern! Man muß von ʽunserem Kupfer' einen Teil nehmen, vom ʽimmerwährenden Wasser' aber drei Teile; dann mögen

---

[1]) Text ʽregni vestimento'; gemeint ist der königliche Purpur.
[2]) Text und Übersetzung unsicher.
[3]) Text ʽtractatus', also eigentlich ʽAbhandlung'.
[4]) Sicherlich ist auch ʽägyptischer' Essig nichts anderes als ein Deckname für das Quecksilber.
[5]) Ein στρόγγυλον schlechtweg kennen die griechischen Quellen nicht. *Coll.* 171 ff. ist ein ganzer Abschnitt bei Zosimos mit περὶ τοῦ χρηστέον στυπτηρίᾳ στρογγύλῃ ἀντίλογος überschrieben, doch ist ihm nur zu entnehmen, daß man den ʽrunden Alaun' an Stelle der ʽWolke' verwenden soll.

sie gemischt und gekocht werden, bis sie sich verdichten und ein einziger 'Stein' werden, von dem die Neider gesagt haben: „Nehmet vom 'wahren Körper' einen Teil, vom 'Körper der Magnesia' aber drei, dann mischet mit gutem Essig, der mit dem Männlichen der Erde gemischt ist[1]), und bedecket das Gefäß und beobachtet, was in ihm ist (vorgeht?), und kochet anhaltend, bis es zu Erde wird."

Sprach Astamus (Ostanes): Zu viel Reden, all ihr Söhne der [42] Lehre, mehrt den Irrtum der Verstand Besitzenden. Wenn ihr aber in den Büchern der Philosophen lest, daß die Natur nur Eine ist, die alles besiegt, so wisset, daß das Eine und die Eine zusammengesetzt sind. Seht ihr nicht, daß die Beschaffenheit des Menschen aus Seele und Körper besteht? So müßt ihr (die Stoffe) verbinden, weil, wenn die Philosophen die Dinge bereitet und die Gatten und die sich Vereinigenden[2]) vermählt haben, aus ihnen das 'goldene Wasser' emporsteigt.

Antwortete die Versammlung: Siehe, während du von dem früheren Werk handeltest, hast du dich dem zweiten Werk zugewandt. Wie zweideutig hast du dein Buch gemacht und deine dunklen Worte!

Und jener: Ich will die Darstellung des zweiten Werkes vollenden.

Und jene: Wohlan!

Und jener: Erreget einen Krieg zwischen dem 'Kupfer' und dem 'Quecksilber', da sie zur Vernichtung hinstreben und vorher zerstört werden[3]), weil das 'Kupfer', indem es das Quecksilber empfängt, dieses verfestigt, das Quecksilber aber, indem es das 'Kupfer' empfängt, verfestigt wird. Zwischen ihnen (also) erreget eine Schlacht und zerstöret den Körper des Kupfers, bis es zu Staub wird. Den 'Mann' aber vermählet mit dem 'Weibe', das aus dem 'Dampf' entsteht, und verbindet (sie) mit dem Quecksilber, bis der Mann und das Weib zu 'Ethel' werden. Denn wer sie durch das 'Ethel' in Geist verwandelt (und) dann rot macht, färbt jeden 'Körper', weil ihr, wenn ihr den Körper durch Kochen fleißig zerreibt, aus ihm eine reine geistige und erhabene 'Seele' auszieht, die jeden Körper färbt.

Antwortete die Versammlung: Zeige den Nachfahren, was jener 'Körper' ist!

---

[1]) Es ist ohne das Griechische unmöglich, festzustellen, wie die vier Ablative 'aceto recto masculo terrae mixto' zusammengehören.

[2]) Vielleicht ist das 'et' nach 'coniuges' zu streichen.

[3]) Vgl. Zosimos, Coll. 124, 18: περιμάχου χαλκόν, μάχου ὑδράργυρον, καὶ ἀσωμάτωσον τελείως εἰς φθορὰν τὴν τέχνην. Der Satz wird von Stephanos (IDELER, Physici et medici Graeci minores, Vol. II, S. 217) weitläufig erörtert, es bestehen jedoch keine Beziehungen zwischen Stephanos und dem Text der Turba.

Und jener: Es ist das natürliche 'Scheflige', das mit allen Namen der 'Körper' benannt wird.

[43] Sagte Dardaris: Von dem Verfahren habt ihr sehr häufig gehandelt, und ihr habt die 'Vermählung'[1]) eingeführt. Den Nachfahren jedoch zeige ich an, daß sie jene verborgene 'Seele' nicht ausziehen können, außer mittels der 'Ethelia', durch die die 'Körper' zu 'Nichtkörpern' werden durch Fortdauer des Kochens und die Hochtreibung der 'Ethelia'. Und wisset, daß das Quecksilber etwas Feuriges, jeden 'Körper' mehr als Feuer Verbrennendes, und die 'Körper' Tötendes ist[2]), und daß jeder 'Körper', der mit ihm gemischt und zerrieben wird, dem Tod ausgeliefert ist. Wenn also die 'Körper' fleißig zerrieben und mit ihm, wie es sein muß, hochgetrieben worden sind, so wird jenes 'Ethel' zu einer 'Natur' und einer nichtflüchtigen Farbe und färbt das 'Kupfer', von dem die Versammlung gesagt hat, daß es nicht färbt, bis auch gefärbt wird, was das Vorhandene Gefärbte färbt[3]). Und wisset, daß der Körper des Kupfers durch 'Magnesia' behandelt wird, und daß das Quecksilber die 'vier Körper' sind[4]), und daß das 'Kupfer' nur Dasein besitzt durch die 'Feuchtigkeit', weil es das 'Wasser des Schwefels' ist; denn die 'Schwefel' sind in den 'Schwefeln' enthalten.

Sprach die Versammlung: Dardaris, erläutere den Nachfahren, was die 'Schwefel' sind.

Und jener: Die 'Schwefel' sind die 'Seelen', die in den vier 'Körpern' verborgen gewesen waren, die vorsichtig[5]) ausgezogen, sich gegenseitig naturgemäß festgehalten und gefärbt haben. Denn wenn ihr das im Innern des 'Schwefels' Verborgene mit 'Wasser' behandelt und gut reinigt, so erfreut sich das Verborgene bei der Begegnung mit seiner Natur, und das 'Wasser' ähnlich (bei der Begegnung) mit seinem Gleichen. Und wisset, daß die vier 'Körper' nicht gefärbt werden, sondern färben.

Und die Versammlung: Wieso sagst du nicht nach der Art der Alten, daß sie färben, wenn sie gefärbt werden?

---

[1]) Vgl. Sermo XLII und LX, dazu Komarios, Coll. 294, 18: ἰδοὺ γὰρ τὸ πλήρωμα τῆς τέχνης τῶν συζευχθέντων νυμφίου τε καὶ νύμφης καὶ γενομένων ἕν.

[2]) Vgl. Coll. 201, 13: θανατήφορος γάρ ἐστιν ὅτε ὑδράργυρος καὶ ὁ ἐν αὐτῷ χρυσὸς σαπῇ, ὅτι πάντων τῶν μετάλλων δηλητηριωδέστερός ἐστι.

[3]) S. oben Sermo XXV und S. 212, Anm. 1.

[4]) Dieser Satz setzt das Quecksilber den vier gemeinen Metallen gleich. In der Chemie des Moses, Coll. 307, 8 werden nach der Herkunft fünf Arten von Quecksilber unterschieden: ἔστι δὲ ὑδράργυρος ἡ ἀπὸ ἀρσενικοῦ ἢ σανδαράχης ἢ ψιμμυθέως ἢ μαγνησίας ἢ στίμμεως ἰταλικοῦ. Man erkennt aus der Aufzählung, daß die aus den Sulfiden leicht reduzierbaren leichtflüssigen Metalle Arsen und Antimon ebenfalls als Formen des Quecksilbers galten, vermißt aber gerade das eigentliche Quecksilber aus Zinnober.

[5]) Andre Lesart 'per artem'.

Und jener: Ich sage, daß die vier 'Silber'[1]) der Menge nicht gefärbt werden, sondern das 'Kupfer' färben, wenn aber jenes 'Kupfer' gefärbt ist, färbt es die 'Silber' der Menge.

Sprach Moses: Das Eine, von dem du berichtet hast, Dardaris, [44] haben die Philosophen mit vielen Namen bezeichnet, bisweilen mit zweien, bisweilen aber mit dreien.

Antwortete Dardaris: Nenne es also, Moses, den Nachfahren ohne Neid!

Und jener: Das eine ist feurig, die zwei aber (sind) der in ihm zusammengesetzte 'Körper', die drei auch das 'Wasser des Schwefels', mit dem es gewaschen und behandelt wird, bis es vollendet ist. Seht ihr nicht, wie der Philosoph sagt, daß das Quecksilber, das das Gold färbt, das 'Quecksilber des Zinnobers'[2]) ist?

Antwortete Dardaris: Inwiefern sagst du das, da doch der Philosoph sagt: ,,Manchmal aus Zinnober, manchmal aber aus Auripigment?"

Und jener: Das 'Quecksilber des Zinnobers' ist die 'Magnesia', das 'Quecksilber des Auripigments' aber ist der aus diesem gemischten Zusammengesetzten aufsteigende 'Schwefel'. Ihr müßt daher jenes 'Dichte' mit dem 'feurigen Gift' mischen und faulen lassen und fleißig zerreiben, bis es ein in dem andern Geist verborgener Geist wird; dann wird es zu einer Farbe für alles, was ihr wollt.

Platon aber sagte: Ihr Meister alle müßt, wenn die 'Körper' auf- [45] gelöst werden, euch hüten, daß sie nicht verbrannt werden, und müßt sie mit Wasser des Meeres waschen, bis ihr ganzes 'Salz' in Süßigkeit umgewandelt ist, klar wird und färbt und zur Farbe für das Kupfer wird und die Flucht unterläßt, weil das eine färbend werden, das andere aber gefärbt werden muß. Denn durch den vom 'Körper' getrennten und in einem anderen Geist verborgenen Geist ist jeder von beiden flüchtig gemacht worden. Darum haben die Weisen gesagt: sie hätten dem Nichtfliehenden die Tür zur Flucht aufgeschlossen, dessen Flucht bald stattgefunden hatte. Denn indem er das 'Schweflige' in einen ihm ähnlichen 'Geist' verwandelte, sind beide flüchtig gemacht worden, weil sie zu luftartigen Geistern gemacht worden sind, die in die Luft zu steigen lieben. Da die Philosophen aber sahen, daß, was nicht floh, mit den Flüchtigen zusammen ein Flüchtiges wurde, so wiederholten sie diese (Verfahren) zu einem ähnlichen 'Körper' für die Nichtflüchtigen, und brachten einen

---

[1]) Hier müssen vier Arten des Quecksilbers gemeint sein. Diese und die folgenden Reden gehören zu den unverständlichsten und verwirrtesten Ausführungen im Bereich der Turba.

[2]) Text: 'argentum vivum *cambar*'. Zu *cambar* vgl. oben S. 28, Nr. 7.

Geist in es hinein, von dem die 'Körper' nicht fliehen konnten. Denn zu einem 'Körper', den 'Körpern' ähnlich, aus denen sie ausgezogen worden sind, haben sie sie wiederholt und wurden sie vollendet. Wenn aber der Philosoph sagt, daß das Färbende und das zu Färbende eine einzige Farbe geworden sind, so ist es jener feuchte, im anderen Geist verborgene 'Geist'. Und wisset, daß von den feuchten (Geistern) der eine kalt, der andere aber warm ist, der alles ist und, obwohl er feucht und nichtpassend ist, dennoch warm und passend ist. Darum aber haben wir die 'Nichtkörper' den 'Körpern' vorgezogen, weil wir durch sie die 'Körper' behandeln; und darum haben wir die nichtflüchtigen Körper den 'Nichtkörpern' nicht vorgezogen, weil sie mit den Flüchtigen verbunden werden, die in keinem 'Körper' entstehen können, außer in diesen. Denn die 'Geister' fliehen auf alle Weise die 'Körper', die Flüchtigen aber werden in ähnlicher Weise von den 'Nichtkörpern' festgehalten. Die 'Nichtkörper' fliehen daher in ähnlicher Weise die 'Körper'; die daher nicht fliehen, sind besser und kostbarer als alle (anderen) Körper. Nachdem dies also geschehen ist, nehmet diejenigen, die nicht fliehen, und verbindet und waschet den 'Körper' mit einem 'Nichtkörper' [und das Körperliche mit etwas des Körpers Entbehrendem], bis ihr den Körper selbst durch die nichtflüchtigen Körper verwandelt habt. Und verwandelt die 'Erde' in 'Wasser', das 'Wasser' in 'Feuer', das 'Feuer' aber in 'Luft', und verstärket das 'Feuer' im Innersten des 'Wassers', die 'Erde' aber im Innern der 'Luft', und mischet das Warme mit dem Feuchten, das Trockene aber mit dem Kalten. Und wisset, daß die Natur die Natur überwindet, die Natur sich der Natur freut, die Natur die Natur festhält!

[46]   Sprach Atamus (Ostanes): Es ist zu beachten, ganze Versammlung der Philosophen, daß sie sehr häufig vom 'Rost' gehandelt haben. 'Rost' aber ist ein angenommener Name, kein wahrer.

Antwortete die Versammlung: Nenne also den 'Rost' mit dem wahren Namen, denn darin bist du nicht zu tadeln.

Und jener: Der 'Rost' ist das zweite Werk, das aus dem Gold allein entsteht.

Antwortete die Versammlung: Warum haben ihn nun aber die Philosophen einen dem Blutegel Ähnlichen[1]) genannt?

Antwortete jener: Weil das 'Wasser' im 'schwefligen Gold' verborgen ist, wie der Blutegel im Wasser. 'Rost' ist also das Rotmachen, Rotmachen aber ist Weißmachen beim ersten Werk, womit die Philosophen die 'Blüte des Goldes' und das 'Gold' in gleicher Weise zu setzen geheißen haben.

---

[1]) Dieser seltsame Vergleich ist sonst unbekannt.

Sagte Mundus (Parmenides): Vom Rost, Atamus (Ostanes), [47] hast du schon gehandelt; ich werde daher vom 'Gift' reden, die Nachfahren belehrend, daß das 'Gift' kein 'Körper' ist, weil sie das Feine des Geistes in einen zarten Geist verwandelt haben; es hat den Körper gefärbt und in 'Gift' verwandelt, von dem der Philosoph versichert, daß es jeden Körper färbt. Die alten Philosophen aber glauben, daß, wer Gold in 'Gift' verwandelt hat, schon zum Gewollten gelangt ist; wer das aber nicht kann, hält sich (nur) im Nichts auf. Ich sage euch aber, allen Söhnen der Lehre, wenn ihr die Dinge nicht durch 'Feuer' verfeinert habt, bis jene Dinge wie 'Geister' aufsteigen, werdet ihr euch im Nichts aufhalten. Dies also ist ein Geist, das Feuer fliehend, und ein schwerer Rauch, durch dessen Eindringen in den Körper der Körper erfreut wird. Alle Philosophen aber haben gesagt: „Nehmet den schwarzen, alten Geist[1]) und zerstöret und quälet[2]) durch ihn die 'Körper', bis sie verändert werden.

Sagte Pythagoras: Es ist zu beachten, alle Erforscher dieser [48] Kunst, daß die Philosophen von der 'Berührung' vielfach gehandelt haben. Ich heiße euch aber, das Quecksilber den 'Körper der Magnesia' berühren zu lassen oder den 'Körper des Kuhul' oder den 'Speichel des Mondes' oder den 'unverbrennlichen Schwefel' oder den 'gebrannten Kalk' oder den 'Alaun aus Melos'[3]) oder wie ihr wißt. Wenn aber für jeden dieser Körper eine besondere Behandlung nötig wäre, so würde der Philosoph nicht sagen: „oder wie ihr wißt." Verstehet also, daß der 'Schwefel' und der 'Kalk' und der 'Alaun aus Melos' und der 'Kuhul', (daß) alle diese nichts anderes sind als das 'Wasser des Schwefels'. Und wisset, daß die 'Magnesia', wenn sie mit dem 'Quecksilber' gemischt wird, und der 'Schwefel' sich gegenseitig folgen. Es ist daher nicht nötig, daß ihr jene 'Magnesia' ohne das 'Quecksilber' laßt, denn wenn es zusammengesetzt wird, wird es 'die stärkste Zusammensetzung' genannt, die eines von den zehn Verfahren ist, die die Philosophen festgesetzt haben. Und wisset, daß wenn die 'Magnesia' mit dem 'Quecksilber' geweißt wird, ihr in ihr das 'weiße Wasser' und das 'rote Wasser' ver-

---

[1]) M liest 'et unientem' statt 'veterem'. Beide Lesungen sind zweifelhaft.
[2]) Zum Begriff der 'Quälung' vgl. Sermo XVIII, S. 201, Anm. 5, den Schluß von Sermo LXIX und *Arab. Alch.* II, S. 78.
[3]) Demokritos, *Coll.* 43, 25: λαβὼν ὑδράργυρον, πῆξον τῷ τῆς μαγνησίας σώματι ἢ τῷ τοῦ ἰταλικοῦ στίμμεως σώματι ἢ θείῳ ἀπύρῳ ἢ ἀφροσελήνῳ ἢ τιτάνῳ ὀπτῷ ἢ στυπτηρίᾳ τῇ ἀπὸ Μήλου ἢ ἀρσενίκῳ ἢ ὡς ἐπινοεῖς. Der Araber, der den griechischen Text vor sich hatte, erkannte Μήλου nicht als Namen der Insel und übersetzte ἀπὸ μήλου 'vom Apfel', was sich in 'de pomis' widerspiegelt. Wie viele Hunderte von derartigen Mißverständnissen mögen sich noch unerkannt in arabischen und lateinischen Übersetzungen finden!

festigen müßt. Denn das 'Verfestigen', wovon die Philosophen in Büchern berichtet haben, ist nicht Eines. Die erste Verfestigung also geschieht durch das 'Blei' des Zinns und des Kupfers, die zweite aber wird durch das 'Wasser des Schwefels' zusammengesetzt. Manche aber, die dieses Buch lesen, glauben, daß diese Zusammensetzung gekauft werden kann. Man muß jedoch durchaus wissen, daß nichts vom 'Werk' gekauft werden kann, und daß die Wissenschaft von dieser Kunst nichts anderes ist, als der 'Dampf' und die Aufsteigung des 'Wassers', und auch die Verbindung des 'Quecksilbers' mit dem 'Körper der Magnesia'. Dies aber haben die Philosophen in ihren Büchern gezeigt, daß das 'reine Wasser des Schwefels' aus dem 'Schwefel' allein ist, und (daß) kein 'Schwefel' entsteht ohne das Wasser seines Kalkes, Quecksilbers und Schwefels.

[49]     Sprach Bellus (Apollonios): Von der 'Zusammensetzung', all ihr Philosophen, und der 'Berührung' habt ihr nicht wenig gehandelt, die 'Zusammensetzung' aber, die 'Berührung' und die 'Verfestigung' sind ein und dasselbe. Nehmet also von der einen 'Zusammensetzung' einen Teil, und von der 'Hefe des Goldes' einen Teil, und setzet ihnen das 'reine Wasser des Schwefels' zu. Das also ist das offene Geheimnis, das jeden 'Körper' färbt.

Antwortete Pythagoras: Warum, Bellus, hast du dies ein offenes Geheimnis genannt, seine Ausführung aber nicht gezeigt?

Und jener: So, Meister, haben wir es in unseren Büchern gefunden, die du von den Alten empfangen hast.

Und Pythagoras: Darum habe ich euch versammelt, damit ihr die Dunkelheiten, die in jenen Büchern sind[1]), wegschafft.

Und jener: Sehr gern, Meister! Man muß beachten, daß das 'reine Wasser', das aus dem 'Schwefel' ist, nicht aus dem 'Schwefel' allein, sondern aus mehreren Dingen zusammengesetzt ist, so daß es also ein 'Schwefel' aus mehreren 'Schwefeln' geworden ist. Wie, Meister, muß ich sie also zusammensetzen, damit sie eins werden?

Und jener: Mische, Bellus (Apollonios), das Kämpfende im Feuer mit dem Nichtkämpfenden! Verbunden nämlich in einem für sie passenden Feuer[2]) fechten sie, wie ja auch[3]) die warmen Gifte der Ärzte mit einem gelinden, nicht verbrennenden Feuer gekocht werden. Seht ihr nicht, wie die Philosophen bei der Kochung sagten, daß sehr wenig 'Schwefel' viele starke Dinge verbrennt? Die 'Flüssigkeiten' aber, die feucht genannt worden sind, das 'Pech', den 'Balsam', das 'Gummi'

---

[1]) *Coll.* 417, 18: τὸ σκοτεινὸν τῶν εἰρημένων.
[2]) Die Lesung von M, der ich folge, scheint mir einen besseren Sinn zu geben.
[3]) Vermutlich Verwechslung von ܟܐ *ka'anna* 'wie' mit ܠܐ *li'anna* 'weil'; das 'eo quod' der Hss. gibt keinen Sinn.

und ähnliches, heiße ich euch in gelindem Feuer kochen¹). Darum sind die Philosophen den Ärzten verglichen worden; und wer von den Ärzten strengt sich mehr an²) als ein rechtschaffener Philosoph?

Antwortete die Versammlung: Möchtest du, Bellus (Apollonios), doch die Behandlung dieses offenen Geheimnisses darlegen!

Und jener: Ich gebe den Nachfahren bekannt, daß dieses Geheimnis aus zwei Zusammensetzungen hervorgegangen ist, nämlich aus 'Schwefel' und 'Magnesia'. Die Philosophen aber haben es, nachdem es gemischt und zu einem einzigen Ding verbunden war, 'Wasser' und 'Speichel des Mondes'³) und 'dichtes Gold' genannt. Nachdem aber alles in 'Quecksilber' verwandelt worden ist, nennen sie es 'Wasser des Schwefels'; den Schwefel, wenn er den Schwefel festhält, nennen sie auch ein 'feuriges Gift'. Dies ist ein offenes Geheimnis, daß er von den Dingen aufsteigt, die ihr kennt.

Sprach Pandoflius (Empedokles): Wenn du, Bellus (Apollo- [50] nios), die Verdampfung des 'Wassers des Schwefels' erzähltest, würdest du für die Nachfahren etwas Treffliches tun!

Und die Versammlung: So lege dies also dar, Pandoflius!

Und jener: Die Philosophen haben vorgeschrieben, daß das 'Quecksilber aus Zinnober' genommen werde, und sie haben das Wahre gesagt. In dieser Rede ist aber etwas Unbestimmtheit, deren Dunkelheit ich von euch wegnehmen will: nämlich, daß wenn ihr das Quecksilber in den 'Hütten'⁴) aufsteigen lasset, ihr nicht 'Quecksilber aus Zinnober' nehmen sollt. Der Zinnober aber ist der zweite von den 'Schwefeln', die Bellus (Apollonios) euch gezeigt hat, da aus dem mit 'Schwefel' gemischten 'Schwefel' viele Werke hervorgehen. Nachdem ihr ihn aber hochgetrieben habt, kommt euch jenes 'Quecksilber aus Zinnober' hervor, das die Philosophen Ethelia, Auripigment, Senderich, Quecksilber des Auripigments, Quecksilber des Senderich, Quecksilber des Obsemetich⁵), der Magnesia, des Kuhul und Quecksilber aller von ihrer Natur umgebildeten (Dinge) genannt haben, weil die Natur in ihrem Leib verborgen war⁶). Nachdem aber jenes, das aller zehn Vollendung ist⁷), durch sein ihm

---

¹) Der Text ist in der überlieferten Form nicht zu übersetzen. Ich hoffe, den Sinn annähernd wiederhergestellt zu haben.

²) Der Satz ist schlecht überliefert, die Übersetzung unsicher.

³) Die Hss. haben 'poletorum' u. ä., also 'Speichel der Pilze'. Rückübersetzung ins Arabische ergibt بزاق الفطر *buzāq alfuṭr*; die Ähnlichkeit des Wortbilds mit بزاق القمر *buzāq alqamar*, d. i. 'Speichel des Mondes', löst das Rätsel.

⁴) Text: 'in tabernaculis'; Deckname für die Sublimationsvorrichtung.

⁵) 'Obsemetich' und 'ebsemich' sind Entstellungen des arab. *aliṯmid*; vgl. S. 27, Nr. 1 nebst Fußnote.

⁶) Coll. 46, 17: ἡ γὰρ φύσις ἔσω κρύπτεται.

⁷) Coll. 47, 15: ἓν εἶδος δέκα ἀνατρέπει.

zukommendes Verfahren behandelt worden war, ist seine 'weiße' Natur erschienen und hat verhindert, daß in ihm der 'Schatten' erscheint. Die Neider aber haben es 'Blei aus Ebsemich'¹), 'Magnesia', 'Martak' und 'weißes Kupfer' genannt. Denn das Kupfer ist geweißt und schattenlos gemacht worden, weil jenes Kupfer seiner Schwärze beraubt worden ist²), und seine dichten und schweren 'Körper', die keinen 'Körper' durchdringen, abgegeben hat; und mit ihm (ist) ein reiner, feuchter 'Geist', der die Färbung des Geistes ist. Mit Recht haben daher die Weisen gesagt, daß das 'Kupfer' sowohl Seele wie Körper besitze; seine Seele aber ist der 'Geist', sein Körper aber das Dichte³). Darum müßt ihr den dichten Körper zerstören, bis ihr aus ihm seinen 'färbenden Geist' ausgezogen habt; mischet auch den aus ihm ausgezogenen 'Geist' in gelindem (Feuer mit)⁴) dem 'Schwefel', wodurch euch Forschern das Vorhaben zur Vollendung kommt.

[51] Sagte Horfachol (Herakleios): Nichts anderes, Pandoflius (Empedokles), hast du erzählt, als das letzte Verfahren dieses 'Körpers'. Du hast daher für die Leser eine zweideutige Beschreibung verfaßt. Wenn du aber sein Verfahren (darzulegen) beginnen würdest, würdest du seine Dunkelheit zerstören.

Sprach die Versammlung: Rede also darüber für die Nachfahren, was immer dir beliebt!

Und jener: Man muß, ihr Erforscher dieser Kunst, das 'Kupfer' zuerst mit einem leichten Feuer verbrennen, wie beim Ausbrüten der Eier⁵). Denn man muß es verbrennen und mit der 'Feuchtigkeit' waschen, damit der 'Geist' des Kupfers nicht verbrannt wird. Und das Gefäß sei von allen Seiten geschlossen, damit seine Wärme vermehrt und der 'Körper' des Kupfers zerstört wird und sein 'färbender Geist' ausgezogen wird, von dem die Neider gesagt haben: „Nehmet Quecksilber aus der Blüte des Kupfers", was sie auch das 'Wasser unseres Kupfers' genannt haben und das 'feurige Gift' und das 'von allem Ausgezogene', was sie auch 'die aus mehreren Dingen ausgezogene Ethelia' genannt haben. Weiter aber haben einige gesagt, daß wenn Alles Eins geworden ist, die Körper zu Nichtkörpern gemacht worden sind, die Nichtkörper aber zu Körpern. Und wisset, alle Erforscher dieser Kunst, daß jeder 'Körper'

---

¹) Vgl. die Anmerkung zu Obsemetich, S. 235.
²) *Coll.* 277, 19: χαλκὸς δὲ ἄσκιος γίνεται καλυπτομένης αὐτοῦ τῆς σκιᾶς.
³) Vgl. *Coll.* 152, 3: ὁ χαλκὸς ὁ ἡμῶν παρ' αὐτοῖς αἰθάλη, αἰθάλη δὲ πνεῦμα, πνεῦμα δ' ἐστὶ τὸ τοῦ σώματος.
⁴) Ich habe 'igne' zu 'leni' ergänzt, da der Ausdruck 'leni sulfuri' keinen Sinn gibt.
⁵) Der Text 'in ovorum nutritione' ist ungeschickte Übersetzung des arab. الييض ḥiḍānat albaiḍ, Ausbrüten der Eier. Damit kann ebenso die natürliche Brutwärme gemeint sein, wie die Wärme der Brutöfen.

mit dem 'Geist' aufgelöst wird, mit dem er gemischt ist, dem ohne Zweifel das 'Geistige' ähnlich wird; und daß jeder 'Geist' von den 'Körpern' verändert und gefärbt wird; wodurch[1]) der Geist eine färbende und feuerbeständige Farbe wird. Gepriesen sei daher der Name dessen, der den Weisen geoffenbart hat, den 'Körper' in 'Geist' zu wandeln, der eine unveränderliche und unzerstörbare Kraft und Farbe besitzt, so daß, was vorher flüchtiger Schwefel gewesen war, jetzt nichtflüchtiger Schwefel und 'unverbrennlicher Schwefel' geworden ist. Und wisset, alle Söhne der Lehre, daß jeder von euch, der den 'flüchtigen Geist' durch den beigemischten 'Körper' rotmachen und dann aus jenem 'Körper' und jenem 'Geist' die zarte, in seinem Innern verborgene Natur durch ein feinstes Verfahren ausziehen kann, wenn er bei dem endlosen Kochen geduldig ist, jeden 'Körper' färben kann. Darum haben die Neider gesagt: ,,Wisset, daß wenn ihr aus dem 'Kupfer', nachdem es mit seiner 'Feuchtigkeit' feucht gemacht und mit seinem 'Wasser' zerrieben und mit 'Schwefel' gekocht worden ist, den 'Körper' auszieht, der die Ethelia enthält, ihr finden werdet, was die für alles passende Farbe ist." Darum haben die Neider (auch) gesagt, daß wenn die Dinge im Feuer fleißig zerrieben und mit 'Ethelia' sublimiert worden sind, feste Farben entstehen. Was immer aber ihr in den Büchern der Philosophen von solchen Aussprüchen finden werdet, bezeichnet das 'Quecksilber', das wir 'Wasser des Schwefels' genannt haben[2]). Bisweilen aber sagen sie, es sei das 'Blei' und das 'Kupfer' und das 'verbundene Silber'.

Sagte Iximidrus (Anaximandros): Du hast nun, Horfolcos [52] (Herakleios), trefflich über die Behandlung des 'Kupfers' und des 'feuchten Geistes' gesprochen; fahre fort, um zu vollenden[3])!

Und jener: Vollende du doch, Iximidrus (Anaximandros), was ich beiseite gelassen habe!

Und Iximidrus: Man muß wissen, daß die Neider die 'Ethelia', die du vorhin genannt und bekannt gemacht hast, mit vielen Namen bezeichnet haben, da sie geweißt wird, weißmacht und färbt. Dann aber haben sie die Philosophen 'Blüte des Goldes' genannt, weil sie etwas Natürliches ist. Seht ihr nicht, daß die Philosophen, bevor man an diese Grenze kommt, gesagt haben, daß das 'Kupfer' nicht färbt, wenn es aber gefärbt wird, färbt[4]), weil das 'Quecksilber' färbt, wenn es mit seiner Farbe gemischt wird? Wenn es aber mit diesen zehn[5]) Dingen

---

[1]) Ich übersetze 'quo'; die Texte haben 'cui'.
[2]) Dieser Satz ist für die Deutung der Decknamen grundlegend.
[3]) Text 'si perficias'; vielleicht Verwechslung von اِنْ *in* 'wenn' mit اَنْ *an* 'daß'.
[4]) Vgl. S. 231, Anm. 1.
[5]) Die häufig vorkommende Vertauschung von 10 (BM) mit 4 (N) beruht auf der Ähnlichkeit der handschriftlichen Ziffer 4 mit X.

gemischt wird, die die Philosophen die verschiedenen Hefen[1]) genannt haben ...[2]) Dann aber haben sie dies alles 'Vervielfältigung' genannt. Einige von ihnen aber haben die gemischten Körper 'Chrysokolla' [und 'Goldlot']³) genannt. Diese Namen also, die in den Büchern der Philosophen gefunden werden, die für überflüssig und eitel gehalten werden, sind wahr; und doch sind sie (zugleich) falsch[4]), da sie (nur) ein Ding sind und eine Meinung und ein Weg[5]). Dies ist das 'Quecksilber', das aus Allem ausgezogen worden ist, aus dem Alles entsteht, das das 'Reine Wasser' ist, das den 'Schatten des Kupfers' zerstört. Und wisset, daß dieses 'Quecksilber', wenn es geweißt wird, zu 'Schwefel' wird, der vom 'Schwefel' festgehalten wird. Und es ist ein 'Gift', das an Glanz dem Marmor ähnlich ist, das die Neider 'Ethelia' nennen und 'Auripigment' und 'Farbe des Sanderich', aus dem der 'reine Geist' durch gelindes Feuer aufsteigt und jede 'reine Blüte' hochgetrieben wird, was ganz und gar 'Quecksilber' wird. Dies also ist das größte Geheimnis, das die Philosophen berichtet haben, daß der 'Schwefel' allein das 'Kupfer' weißt[6]). Ihr müßt aber beachten, Erforscher dieser Kunst, daß jener 'Schwefel' das 'Kupfer' nicht hat weißen können, bevor er bei dem vorhergehenden Werk geweißt worden war. Und wisset, daß dieses 'Schwefels' Art ist, zu fliehen; wenn er daher seinen dichten 'Körpern' entflieht und wie 'Dampf' hochgetrieben wird, dann müßt ihr ihn mit einem andern 'Quecksilber' seiner Art festhalten, damit er nicht flieht. Darum haben die Philosophen gesagt: „die Schwefel werden durch die Schwefel festgehalten." Weiter wisset, daß die 'Schwefel' färben und dann ohne Zweifel fliehen, wenn sie nicht mit 'Quecksilber' ihrer Art verbunden worden sind. Glaubet daher nicht, daß das, was färbt und dann flieht, das 'Silber der Menge' sei, sondern die Absicht der Philosophen geht auf das 'Silber der Philosophen', das, wenn es nicht mit dem Weißen oder Roten gemischt wird, das ein Quecksilber seiner Art ist, ohne Zweifel flüchtig würde. Ich heiße euch aber das 'Quecksilber' mit 'Quecksilber'

---

[1]) Der Ausdruck 'urinae fermentatae' des Textes ist weder bei den griechischen noch bei den arabischen Alchemisten nachzuweisen und sicher ein Mißverständnis. Ich habe nach Cod. 65 der Rylands Library übersetzt; vgl. S. 92.

[2]) Hier scheint der Schluß des Satzes zu fehlen; eine Verbindung 'Cum vero ... nuncupaverunt, tunc autem ... nuncupaverunt' ist nicht wahrscheinlich.

[3]) Glosse zu *chorsufle*.

[4]) Vgl. Krates, Text p. ٦, Z. 1 v. u.: 'O diese Namen, die den wahren Namen gleichen, wieviel Falsches und Wertloses ist dabei!'

[5]) *Coll.* 36, 10: $μία \; κάμινός \; ἐστιν \; καὶ \; μία \; ὁδὸς \; καὶ \; ἓν \; ἔργον$. Ebenso Krates, Text p. ٧, Z. 7: 'das Ding und der Weg und die Sache sind eins.'

[6]) Wirklicher Schwefel schwärzt das Kupfer. Hier ist kein Zweifel möglich, daß 'Schwefel' Deckname für das Quecksilber ist. Das gilt aber auch für zahllose andere Fälle, insbesondere für das 'Wasser des Schwefels'.

mischen, bis sie (beide) ein reines, aus Zweien zusammengesetztes 'Wasser' werden. Dies ist also das größte Geheimnis, dessen Bereitung durch sein 'Gummi' geschieht und durch die 'Blüten', wenn es in leichtem Feuer gekocht und mit den 'Erden' und der 'Mugra'[1]) rot geworden und mit 'Essig', 'Natronsalz' und 'Mucal'[2]) in 'Rost' verwandelt worden ist oder mit irgendeinem der in 'unserem Silber' vorhandenen färbenden Elemente[3]).

Sprach Ekximenus (Anaximenes): Die Neider haben diese Kunst [53] durch die Menge der Namen verwüstet; das ganze Werk aber muß die 'Kunst des Silbers' sein. Die Philosophen aber haben die Lehrer dieser Kunst geheißen, Gold und Silber[4]) zu machen, was die Philosophen mit allen Namen bezeichnet haben.

Antwortete die Versammlung: Erzähle also den Nachfahren, Ekximenus, ein wenig von jenen Namen, damit sie sich vorsehen!

Und jener: Sie haben es wie folgt genannt: einsalzen, hochtreiben, waschen, mit 'Ethelia' zerreiben, mit Feuer weißen, den Dampf mit dem Sieb kochen, verfestigen, in Rost wandeln, Ethel herstellen, die Kunst des Wassers, des Schwefels und das Band[5]). Mit all diesen Namen ist das Werk benannt worden, das das 'Kupfer' zerrieben und geweißt hat. Und wisset, daß das 'Quecksilber' für den Augenschein weiß ist, wenn es aber vom 'Rauch des Schwefels' getroffen wird, so färbt es sich rot und wird zu Zinnober. Wenn daher das Quecksilber mit seinen Zusätzen[6]) gekocht wird, wird es in Rot umgewandelt, weshalb der Philosoph sagt, daß die Natur des 'Bleis' schnell verwandelt wird. Seht ihr nicht, daß die Philosophen frei von Neid gesprochen haben? Darum haben wir vielfältig von der Zerreibung und der Wiederholung gehandelt,

---

[1]) Vgl. S. 29, Nr. 22 und S. 41, Anm. 5.

[2]) Ein nur hier auftretender Deckname; vgl. oben S. 29, Nr. 21. Nach dem syrischen Demokritos (vgl. RUSKA-WIEDEMANN, Alch. Decknamen, S. 31) wird das Quecksilber als 'Gummi aller Bäume' bezeichnet, es kann also jeder Name eines Gummiharzes als Deckname benützt werden.

[3]) M hat hier und an ähnlichen Stellen 'electorum'.

[4]) Die Lesart 'aurum nummosum' der Hss. kann nicht richtig sein; man muß offenbar 'aurum et nummos' lesen.

[5]) Einzelne Bezeichnungen sind, wie die Varianten im lateinischen Text zeigen, in Unordnung geraten. Die Übersetzung schließt diejenigen Varianten aus, die Substantiva an Stelle von Ausdrücken für Operationen setzen, also 'igneus vapor' in N und 'vapor, cribum' in B. Man findet eine ähnliche Aufzählung bei Zosimos, Coll. 247, 14: Ἄνευ οὖν τοῦ θείου ὕδατος οὐδέν ἐστιν. τὸ γὰρ ὅλον σύνθεμα δι' αὐτοῦ ἀναλαμβάνεται, καὶ δι' αὐτοῦ ὀπτᾶται, καὶ δι' αὐτοῦ καίεται, καὶ δι' αὐτοῦ πήγνυται, καὶ δι' αὐτοῦ ξανθοῦται, καὶ δι' αὐτοῦ σήπεται, καὶ δι' αὐτοῦ βάπτεται, καὶ δι' αὐτοῦ ἰοῦται καὶ ἐξιοῦται καὶ ἕψεται (im Druck ἑψεῖται).

[6]) Vgl. S. 206, Anm. 1.

damit ihr die in dem Gefäß vorhandenen 'Geister' auszieht, die das Feuer anhaltend zu verbrennen nicht aufhörte. Das jenen zugesetzte 'Wasser' aber hat verhindert, daß das Feuer (sie) verbrannte, und es sind jene Dinge (unverbrennlich)[1]) geworden. Je mehr sie von der Flamme des Feuers getroffen werden, desto mehr werden sie im Innersten des 'Wassers' verborgen, damit sie nicht von der Wärme des 'Feuers' verletzt werden; das Wasser aber nimmt sie in seinem Leibe auf und treibt die Flamme des Feuers von ihnen weg[2]).

Wenn ihr nicht die Körper zu Nichtkörpern machet, so steht ihr im Nichts. Von der Hochtreibung des 'Wassers' aber haben die Philosophen nicht wenig gehandelt. Und wisset, daß die 'Ethelia' nicht aufsteigt, wenn ihr die Dinge nicht mit Feuer fleißig zerreibt. Wenn sie also nicht aufsteigt, so steht ihr im Nichts, wenn sie aber aufsteigt, so wird sie das Werkzeug[3]) für die beabsichtigte Farbe, mit der ihr färben wollt. Über diese 'Ethelia' sagt Hermes: „Siebet die Dinge"[4]); ein anderer aber sagt: „Verflüssiget die Dinge." Ferner sagt Amaçaras (Anaxagoras?): „Wenn ihr die Dinge nicht mit 'Feuer' fleißig zerreibt, steigt die 'Ethelia' nicht auf[5])." Der Meister aber hat ein Wort ausgesprochen, das ich den Nachdenkenden jetzt auseinandersetzen will: „Wisset, daß der meiste Wind von Mittag, wenn er aufgeregt wird, die Wolken hochtreibt, und die Dämpfe des Meeres emporhebt[6])."

Antwortete die Versammlung: Du hast dunkel darüber gehandelt!

Und jener: Ich werde den 'Scherben'[7]) auseinandersetzen und das 'Gefäß', in dem der 'unverbrennliche Schwefel' ist. Ich heiße euch aber

---

[1]) Fehlt im lateinischen Text, ist aber jedenfalls zu ergänzen.

[2]) Das hierauf folgende 'Respondit Turba' der Hss. ist zu tilgen. Wenn man nicht annehmen will, daß der Name eines Redners ausgefallen ist, so gehört der Absatz noch zur Rede des Anaximenes.

[3]) Der Ausdruck 'instrumentum' wird in Sermo LXI als Deckname für das 'Kupferblei' eingeführt.

[4]) Vgl. Coll. 156, 17: αὐτὸς ὁ Ἑρμῆς ἐν τοῖς κοσκίνοις ἰσχυρῶς διέλαβεν κτλ. und ein Hermeszitat im Buch des al-Ḥabīb, Tab. Smar., S. 56: ان لم تنخلوا الطبائع فقد اخطاتم „wenn ihr die Naturen nicht siebt, so geht ihr fehl".

[5]) Bei Olymp., Coll. 100, 12 ist von der λείωσις ἐν δώματι ἱερατικῷ die Rede; einen Beleg für den Ausspruch des Amaçaras kann ich nicht beibringen.

[6]) So fast wörtlich im Kitāb al-'ilm almuktasab usw., ed. HOLMYARD, Text S. 37, Transl. S. 43 als Ausspruch des Hermes: فقال هرمس ان ريح الجنوب الكبيرة اذا ثارت اصعدت الغمام ورفعت غمام البحر. In der arabischen Turba stand الكثيرة alkaṯīra 'plurimus' statt الكبيرة alkabīra 'magnus' und بخار البحر buḫār albaḥr, 'maris vaporem' statt 'maris nubem'.

[7]) Es ist nicht sicher auszumachen, welche arabische Bezeichnung dem lat. 'testa' entspricht.

flüssiges 'Quecksilber' verfestigen aus mehreren Dingen, damit Zwei zu Drei werden, und Eins mit Drei zu Vier, Eins in Zwei zu Eins[1]).

Sprach Anaxagoras: Nehmet das 'verbrannte Fliehende', das des [54] 'Körpers' entbehrt, und bringet es in einen 'Körper', dann nehmet das einen 'schweren Rauch' Besitzende, das irgend etwas zu trinken Dürstende[2]).

Antwortete die Versammlung: Welche Dunkelheit ist das, Anaxagoras! Setze klarer auseinander, was du sagst, und sieh dich vor, neidisch zu sein!

Und jener: Ich gebe den Nachfahren bekannt, daß dieses 'Dürstende' die 'Ethelia' ist, die mit 'hängendem Schwefel'[3]) gekocht wurde. Bringet sie daher in ein gläsernes Gefäß und kochet, bis sie zu 'Cambar' (Zinnober) wird. Dann vollendet Gott euch dieses Geheimnis, das ihr suchet. Ich heiße euch aber anhaltend kochen und wiederholen; daß es euch nicht verdrieße! Und wisset, daß die Vollendung dieses Werks die Verbindung des Wassers des Schwefels mit der 'Tafel'[4]) ist. Dann werde gekocht, bis 'Rost' entsteht, denn alle Philosophen haben gesagt: „Wer das Gold in 'Rost' verwandeln kann, der hat das gewollte 'Gift' schon gefunden, wer aber nicht, der steht im Nichts."

Sprach Pion (Zenon): Pythagoras hat schon von dem 'Wasser' [55] gehandelt, das die Neider mit allen Namen bezeichnet haben; dann hat er am Ende seines Buches von der 'Hefe des Goldes' gehandelt, indem er vorschrieb, daß ihr etwas vom 'reinen Wasser des Schwefels' und ein wenig von seinem 'Gummi' zugesetzt werde[5]). Ich wundere mich, gesamte Versammlung, wie die Neider in dieser Abhandlung über die Vollendung des Werkes früher als über seinen Anfang berichtet haben.

---

[1]) Beim Christianos erscheint das 'Hexeneinmaleins' in folgender Form *Coll.* 404, 17: τὸ ἓν γίνεται δύο καὶ τὰ δύο γ΄· καὶ τοῦ γ$^{του}$ τὸ ἓν τέταρτον· ἓν δύο ἕν. In der Turba fehlt der Anfang, beim Christianos scheint der Rest entstellt zu sein; das 'unum duo et unum' weist auf ἓν δύο ἕν. Einen Kommentar gibt Zosimos nach Maria, *Coll.* 196, 23: Ἐὰν μὴ τὰ δύο γίνεται ἕν, τουτέστιν, ἐὰν μὴ τὰ φεύγοντα συγκραθῶσι τοῖς μὴ φεύγουσιν, οὐδὲν ἔσται τὸ προσδοκώμενον· ἐὰν μὴ λευκανθῇ καὶ γένηται τὰ δύο τρία μετὰ τοῦ λευκοῦ θείου τοῦ λευκαίνοντος αὐτό. Ἐπειδὰν δὲ ξανθωθῇ, γέγονε τὰ τρία τέσσαρα. διὰ γὰρ ξανθοῦ θείου ξανθοῦται. Ἐπειδὰν δὲ ἰωθῇ, γέγονε τὰ ὅλα ἕν.

[2]) 'Sitiens' ist mir als Deckname weiter nicht bekannt. Im *Ta'wīḏ* (*Arab. Alch.* II., S. 77) sehnt sich der Körper 'dürstend' nach dem Geist, wie das Tote nach dem Leben.

[3]) Bei 'sulfur pendens' wird man an die in den oberen Teilen des Sublimationsgefäßes in Tropfen sich kondensierenden Schwefeldämpfe denken können. Aber technisch hat das Beiwort nichts zu bedeuten.

[4]) Mit den Tafeln des Bleis, Kupfers usw.

[5]) Zosimos nach Maria, *Coll.* 146, 11: βάλλων ὕδωρ θεῖον καὶ κόμμι ὀλίγον; vorher wird das χρυσοζώμιον genannt.

Antwortete die Versammlung: Warum hast du denn das 'Faulen' beiseite gelassen?

Und jener: Ihr habt wahr geredet! Die 'Faulung' geschieht nicht ohne das 'Trockene' und das 'Feuchte', die (unwissende) Menge aber läßt mit dem Feuchten (allein) faulen; das 'Feuchte' aber wird jedenfalls nur durch das 'Trockene' verfestigt, und aus beiden nur besteht der Anfang des Werkes, wenn auch die Neider dieses Werk in zwei Teile geteilt haben, indem sie versichern, daß das eine schneller flieht, das andere aber fest und unbeweglich ist[1]).

[56] Sagte Constans (?): Was kümmern euch die Abhandlungen der Neider? Ich sage aber, daß dieses Werk vier (Bestandteile) haben muß.

Sie antworteten: Zeige also, welches diese vier sind!

Und jener: Die Erde, das Wasser, die Luft und das Feuer. An diese vier Elemente also haltet euch, ohne die niemals etwas erzeugt wird. Das 'Trockene' mischet also mit dem 'Feuchten', das ist die 'Erde' und das 'Wasser', und kochet mit 'Feuer' und 'Luft', woraus der 'Geist' und die 'Seele' ausgetrocknet werden. Und wisset, daß das feine Färbende seine Kraft aus dem feinen Teil der Erde nimmt, und durch den feinen Teil des Feuers und der Luft und des Wassers ist der 'Geist' ausgetrocknet worden. Bringe daher diese Teile in ihn, weil er durch die Natur unseres Werkes in 'Erde' verwandelt wird, wenn er die Feinheiten dieser Dinge aufnimmt; weil der 'Körper' dann etwas feines Kupferartiges wird und dann das dem 'Körper des Silbers' Aufgelegte färbt. Hütet euch also, alle Erforscher dieser Kunst, die Dinge zu vervielfältigen! Denn die Neider haben (die Namen) vervielfältigt und euch (das Werk) verwüstet, auch haben sie verschiedene Verfahren beschrieben, um zu täuschen. Sie haben auch das 'Feuchte' mit (den Namen von) jedem Feuchten und das 'Trockene' mit (den Namen von) jedem Trockenen und jedem Stein und 'Metall', und mit der 'Galle' der Tiere des Meeres und der Vögel des Himmels und der Kriechtiere der Erde bezeichnet. Ihr aber, die ihr die Färbung wünscht, müßt beachten, daß die 'Körper' durch die 'Körper' gefärbt werden. Ich sage euch also, daß der Philosoph kurz und wahr gesagt hat, wenn er am Anfang seines Buches gesagt hat: „In der Kunst des Goldes ist das 'Quecksilber vom Zinnober', und beim Silber[2]) ist das 'Quecksilber vom Männlichen'." Auf nichts aber außer diesem wendet euren Blick, da es zwei Quecksilber sind, was aber nur eines ist.

---

[1]) Vgl. Olymp., *Coll.* 75, 1: γνώτω τοίνυν ἡ σὴ πάνσοφος χρησιότης, ὅτι τρεῖς πίνους ποιοῦσιν οἱ ἀρχαῖοι, ἕνα τὸν ταχέως φεύγοντα ὡς τὰ θεῖα, ἕνα βραδέως, ὡς τὰ θειώδη, ἕνα μηδὲ ὅλως, ὡς τὰ σώματα τὰ χυτὰ καὶ τοὺς λίθους.

[2]) Man erwartet: 'in der Kunst des Silbers'.

Sagte Açardetus (Acratus, Krates?): Ich gebe den Nachfahren [57] bekannt, daß ich die Philosophie der 'Sonne' und dem 'Mond' nahe bringe[1]). Wer also die Wahrheit erfassen will, der nehme die 'Feuchtigkeit' der 'Sonne' und den 'Speichel' des 'Mondes'!

Antwortete die Versammlung: Warum bist du deinen Brüdern ein Feind geworden?

Und jener: Ich habe nur die Wahrheit gesagt.

Und jene: Nimm das an, was die Versammlung angenommen hat!

Und jener: Ich wollte schon; doch wenn ihr wollt, so heiße ich die Nachfahren, von dem Silber, das die Philosophen vorgeschrieben haben, und das Hermes zur wahren Färbung vorbereitet hat, einen Teil zu nehmen und vom 'Kupfer der Philosophen' einen Teil, und ihn mit dem Silber zu mischen; — das macht im ganzen vier 'Körper' — und es in das Gefäß zu bringen, das fleißig verschlossen werde, damit das Wasser nicht herausgeht; und es werde sieben Tage gekocht, dann wird das 'Kupfer' mit dem 'Silber' zerrieben und in 'Wasser' verwandelt gefunden. Beides mögen sie dann wiederholt kochen und keine Furcht haben, dann mögen sie öffnen, und sie werden eine 'Schwärze' finden, die darüber erscheint. Mögen sie es immer wieder kochen, bis die Schwärze des 'Kuhul', die zur Schwärze des Silbers gehört, verzehrt wird; denn wenn sie verzehrt ist, wird jenen eine kostbare Weiße erscheinen. Endlich mögen sie es wieder an seinen Ort bringen und kochen, bis es getrocknet und in Stein verwandelt wird. So mögen sie jenen aus dem 'Kupfer' und 'Silber' erzeugten Stein immer wieder anhaltend kochen, mit einem Feuer stärker als das frühere, bis der Stein zerstört und zerrieben und in Asche verwandelt wird. Wie kostbar ist doch die 'Asche', ihr Söhne dieser Lehre, und wie kostbar ist, was aus ihr entsteht! Denn die 'Asche' mit 'Wasser' mischend, kochet wieder, bis jene 'Asche' sich verflüssigt; dann kochet und tränket mit 'immerwährendem Wasser', bis die Zusammensetzung süß, angenehm und rot wird. Tränket auch, bis sie feucht wird, kochet weiterhin mit einem Feuer, stärker als das frühere, und schließet die Mündung des Gefäßes fleißig. Denn durch dieses Verfahren werden die flüchtigen Körper zu nichtflüchtigen, und die 'Geister' werden in 'Körper' und die 'Körper' in 'Geister' verwandelt und durch sich gegenseitig gebunden. Darauf entstehen 'Körper', die färbende 'Geister' und 'Seelen' besitzen, weil sie sich gegenseitig befruchten.

Antwortete die Versammlung: Du hast den Nachfahren (schon) bekanntgegeben, daß das Kupfer ein 'Rost' befällt, nachdem seine 'Schwärze' durch das 'immerwährende Wasser' geweißt (worden) ist. Dann wird es verfestigt und es entsteht der 'Körper der Magnesia', dann

---

[1]) Olymp., Coll. 99, 4: ἀναφέρουσιν τὴν τέχνην εἰς ἥλιον καὶ σελήνην.

wird es gekocht, bis der ganze ʿKörperʾ zerrieben ist, dann wird das ʿFlüchtigeʾ in ʿAscheʾ verwandelt, und es entsteht das ʿschattenlose Kupferʾ; es entsteht aber auch eine Färbung von dem Werk der Philosophen. Was also hinterlässest du den Nachfahren, da du mit den (ihnen) wirklich zukommenden Namen die Dinge ganz und gar nicht benannt hast[1])?

Und jener: Euren Spuren folgend, habe ich gehandelt, wie auch ihr.

Antwortete Bonellus (Apollonios): Du sprichst wahr; denn wenn du anders handeltest, ließen wir deine Aussprüche nicht in unseren Büchern aufzeichnen.

[58] Sprach Balgus (Pelagios?): Açratus (Krates), die gesamte Versammlung hat schon gesagt, was ihr gesehen habt[2]). Dennoch täuscht der Wohltäter bisweilen, obgleich er die Empfindung des Wohltuens haben mag.

Und jene: Du sagst wahr; sprich gemäß deiner Ansicht und hüte dich, neidisch zu sein!

Und jener: Man muß wissen, daß die Neider dieses Geheimnis in Stücke zerlegt haben, in die Naturlehre, die Astronomie (und) die Kunst der Bilder gemäß den Konstellationen[3]), für die Bäume, die Metalle, die Dämpfe und die kriechenden Tiere[4]), und sie haben in irreführender Weise vervielfacht, soviel sie konnten, was in jedem ihrer Werke deutlich wahrgenommen wird. — Ich heiße aber die Erforscher dieser Weisheit, das ʿEisenʾ zu nehmen und in Tafeln auszustrecken, dann mit dem ʿGiftʾ zu mischen und in sein Gefäß zu legen, dessen Mündung sie auf fleißigste verschließen mögen. Und hütet euch, die Flüssigkeiten zu vermehren oder es trocken hinzustellen, sondern mischet gründlich wie einen ʿTeigʾ[5]).

---

[1]) Dies ist die einzige Stelle in der Turba, wo die Versammlung den Inhalt einer Rede rekapituliert.

[2]) Man erwartet ʿquod dixistiʾ; das ʿvidistisʾ der Hss. ist unverständlich.

[3]) Es ist nicht ganz sicher, ob der Verfasser hier zwei oder drei ʿmembraʾ unterscheidet. Wenn man unter ʿimaginum artes secundum constellationesʾ die Kunst versteht, talismanische Bilder herzustellen, so wird man die ʿastronomicaʾ im Sinne von Astrologie (ʿilm alnuǧūm) und die ʿphysicaʾ im Sinne einer Lehre von den ʿNaturenʾ oder den ʿspezifischen Eigenschaftenʾ (ṭabāʾiʿ, ḫawāṣṣ) zu deuten haben.

[4]) Ich kann ʿarboribusʾ und ʿreptilibusʾ in keiner Weise mit dem übrigen Text in Beziehung bringen und vermute alte Verschreibungen für ʿcorporibusʾ bzw. ʿspiritibusʾ. Vielleicht haben die ʿreptilia terraeʾ in Sermo LVI auf die Verschreibung Einfluß gehabt.

[5]) Das Wort ʿmassaʾ kommt nur in diesem Redestück vor; es entspricht griech. μάζη und gibt das arab. kīmījā wieder, wo dieses Wort als Bezeichnung des Elixirs dient, so u. a. in dem bekannten Traktat *Consilium conjugii, seu de massa Solis et Lunae* (Theatr. Chem. V, 429ff.). Man vgl. die Ausführungen zu dieser Schrift in Teil IV, Viertes Kapitel, S. 342 ff.

Und wisset[1]), daß wenn ihr das 'Wasser' des 'Teigs' vermehrt, es im Ofen nicht zurückgehalten wird. Denn wenn ihr den 'Teig' trocknet, so wird er durch den Ofen weder gebunden noch gekocht. Ich heiße euch aber, ihn recht fleißig herzustellen, dann in sein Gefäß zu bringen, dessen innere und äußere Mündung[2]) ihr mit Lehm verschließt; und nachdem ihr Kohlen darüber angezündet habt, möget ihr nach (einigen) Tagen öffnen. Dann werdet ihr finden, daß die eisernen Tafeln schon verflüssigt sind; an dem Deckel des Gefäßes aber werdet ihr (etwas) wie kleine Knoten[3]) finden, wenn das Feuer also angezündet ist, steigt der 'Essig' nach oben. Seine Natur nämlich ist geistig, in die Luft steigend, weshalb ich euch heiße, jenen (Teig) vorsichtig zu behandeln. Weiter muß man wissen, daß er durch die vielfachen Kochungen und Waschungen verfestigt und vom Feuer gefärbt und daß seine Natur verwandelt wird. Denn durch diese Kochung und Verflüssigung wird der Zinnober nicht zerlegt. Ich gebe euch auch bekannt, daß durch diese allzu starke Kochung das Gewicht des dritten Teils des 'Wassers' verzehrt wird, der Rückstand aber wird ein 'Wind' im Geist des zweiten Zinnobers. Und wisset, daß nichts kostbarer noch trefflicher noch färbender ist, als der 'rote Sand des Meeres'. Der 'Speichel des Mondes' aber wird vereinigt mit dem 'Licht der Sonnenstrahlen' ...[4]), denn durch die Sonnenwärme wird der 'Tau' verfestigt. Dann wird der 'Tau' mit dem Verwundeten, dem Tode Ausgelieferten verbunden, und je mehr Tage vorübergehen, desto stärker verfestigt er sich, ohne zu verbrennen. Denn die Sonne kocht ihn und das 'Feuer' verfestigt ihn, und im Kriege mächtig, läßt sie das 'Feuer' das 'Erdartige' besiegen nach Beseitigung der Schwäche.

Antwortete Bonitis (Apollonios?): Weißt du nicht, Balgus, daß der 'Speichel des Mondes' nur 'unser Kupfer' färbt?

Und Balgus (Pelagios): Du redest die Wahrheit!

Und jener: Warum hast du unterlassen, von dem 'Baum' zu erzählen, (der die Eigenschaft hat, daß) wer seine Frucht verzehrt, niemals hungern wird?

Und Balgus: Es hat (ihn) mir Jemand bekannt gegeben, der die Wissenschaft verfolgt hat, bis er, jenen 'Baum' findend, in geeigneter Weise verfuhr und von der gewonnenen Frucht aß. Als ich aber fragte, beschrieb er ihn durch die reine Weiße, indem er annahm, daß sie

---

[1]) Das Folgende ist die einzige Stelle der Turba, in der etwas ausführlicher von technischen Dingen gehandelt wird. Leider lassen die Ausführungen an Klarheit alles zu wünschen übrig.

[2]) Vielleicht soll die Mündung 'innen und außen' mit Lehm verschlossen werden.

[3]) Arab. عقود *'uqūd*; kleine Quecksilbertropfen.

[4]) Der hier folgende Satz 'luna perficitur nocte praeventionis' unterbricht den Zusammenhang und ist zu tilgen. Die 'Nacht der Praevention' ist die ليلة القدر *lailat alqadr* der Koransure 97; die Glosse stand in der arabischen Vorlage.

ohne Arbeit gefunden wird; die Vollendung seines Verfahrens ist aber seine 'Speise'. Als ich nun aber fragte, wie er durch die 'Speise' ernährt werde, bis er die Frucht trage, sagte er: „Nimm jenen 'weißen Baum'[1]) und baue ihm ein umgebendes, rundes, dunkles, von 'Tau' umringtes Haus[2]), und setze einen 'hochbetagten Menschen' hinein, von hundert Jahren, und verschließe über beiden und binde fest zu, daß kein Wind oder Staub zu ihnen gelangen kann[3]); dann laß sie 180 Tage in ihrem Hause. Ich sage, daß jener 'Greis' von den Früchten jenes 'Baumes' nicht aufhört zu essen bis zur Vollendung der Zahl (der Tage), bis jener Greis ein Jüngling wird. O welch wunderbare Naturen, die die 'Seele' jenes Greises in einen jugendlichen 'Körper' umgebildet haben, so daß der Vater zum Sohn geworden ist! Gepriesen sei Gott, der beste Schöpfer!

[59] Sprach Nofil (Theophilus): Ich werde über das (weiter) reden, was Bonitis (Apollonios) erzählt hat.

Und die Versammlung: Rede, denn dein Bruder hat schön geredet!

Und jener: Den Spuren des Bonitis folgend, werde ich seine Worte vollenden[4]). Man muß wissen, daß alle Philosophen, auch wenn sie dieses Verfahren verheimlicht hatten, in ihren Abhandlungen die Wahrheit sagten, wenn sie das Wasser 'Leben' nannten; weil nämlich das, was mit jenem 'Wasser' gemischt wird, (erst) stirbt, dann (wieder) lebt und ein Jüngling wird. Und wisset, alle Schüler, daß das Eisen nicht 'rostig' wird, außer durch dieses 'Wasser', weil es die 'Tafeln' färbt; dann werde es in die 'Sonne' gelegt, bis es sich verflüssigt und getränkt wird und dann sich verdichtet, und in diesen Tagen wird es rostig. Aber Schweigen ist besser als diese Erläuterung[5])!

Antwortete die Versammlung: Theophilus, hüte dich, neidisch zu sein; vollende deine Abhandlung!

Und jener: Ja, ich möchte etwas Ähnliches wiederholen.

Und jene: Sage, was du willst.

Und jener: Gewisse 'Früchte' kommen früher hervor von dem vollkommenen 'Baum' und blühen am Anfang des Sommers, und je mehr sie vervielfacht werden, um so schöner werden sie, bis sie vollendet und

---

[1]) Der weiße Baum ist wieder das Quecksilber, der mit ihm zusammengebrachte 'hochbetagte Mensch' der Schwefel. Die *Visio Arislei* knüpft an diese Allegorie an.

[2]) Ein δῶμα τοῦ ἱεροῦ οἴκου erwähnt Olympiodor *Coll.* 100, 13 nach Demokritos. Vgl. auch S. 240, Anm. 5.

[3]) *Coll.* 100, 14: ἵνα μὴ ὁ ζέφυρος πνέων καὶ κόνιν ἐκ τοῦ σύνεγγυς ἐπισύρηται κατὰ τῆς θυείας.

[4]) Die Vollendung der Rede des Bonitis besteht darin, daß Theophilus mit noch abstruseren Allegorien aufwartet.

[5]) Vgl. *Coll.* 112, 19: σιωπὴ διδάσκει ἀρετήν.

durch Reifen süß werden. — Ähnlich jene 'Frau', die ihre Schwäher flieht, mit denen sie, obgleich erzürnt, zum Teil vertraut wird, und die es nicht für würdig hält, sich bezwingen zu lassen, noch daß ihr Gatte ihre Zier besitzt, während er sie wütend liebt und mit ihr kämpfend wacht, bis er mit ihr Umarmungen vollzieht, Gott ihre Kinder zur Reife bringt und (ihm) soviel Söhne schenkt, wie es ihm (Gott) gefällt. Aber die Zier desjenigen wird im Feuer verzehrt, der nur aus Wollust zu seiner Gattin hinstrebt; denn wenn die bestimmte Zeit vollendet ist, wendet er sich zu ihr zurück. — Weiter gebe ich euch kund, daß der 'Drache' niemals stirbt. Die Philosophen haben jedoch die Frau, die ihre Männer tötet, dem Tod preisgegeben; denn der Leib jener Frau ist voll von 'Waffen' und 'Gift'. Es werde daher für jenen Drachen ein 'Grabmal' ausgegraben, und jene Frau mit ihm begraben, der mit jener Frau fest gefesselt, je mehr er sie bindet und sich um sie herumwälzt, desto mehr durch die weiblichen 'Waffen', die im Körper der Frau geschaffen sind, in Teile zerschnitten wird. Wenn er sich aber mit den Gliedern der Frau vermischt sieht, wird er des Todes sicher, und wird ganz in 'Blut' gewandelt. Wenn aber die Philosophen ihn in 'Blut' umgewandelt sehen, so lassen sie ihn einige Tage in der Sonne, bis seine Weichheit verzehrt ist und das 'Blut' trocknet und sie jenes 'Gift' finden. Was dann erscheint, ist der verborgene Wind[1]).

Sprach Bovilis (Apollonios): Man muß wissen, alle Schüler, daß [60] aus den 'Elementen' nichts Nützliches entsteht ohne die 'Verbindung' und das 'Verfahren', wie ja auch der Same aus dem Blut erzeugt wird und aus der Begierde. Denn wenn der Mann die Frau beschläft, wird der Same durch die Feuchtigkeit des Mutterleibs ernährt und durch die Feuchtigkeit und Wärme des Blutes, wenn aber 40 Tage und Nächte vergangen sind, wird der Same (zum Kind) gebildet[2]). Denn wenn die Feuchtigkeit und Wärme des Mutterleibes nicht wären, so würde der Same nicht bleiben, noch das Kind ausgebildet werden. Gott aber hat jenes Blut und jene Wärme zur Ernährung des Samens bestimmt, bis er ihn nach Belieben (als Kind) zur Welt bringt. Das zur Welt gebrachte Kind aber wird nur durch Milch ernährt[3]), vorsichtig und allmählich, solange es klein ist; und je mehr es sich entwickelt[4]), desto mehr wird es

---
[1]) Die Allegorien haben ihr erstes Vorbild in Zosimos. Sie in allen Einzelheiten zu deuten, ist nach unseren heutigen Kenntnissen nicht möglich.
[2]) Die Theorie ist ähnlich bei Krates, Text S. ٣٦, auseinandergesetzt.
[3]) Die Hss. haben 'lacte et igne'; ich halte 'et igne' für den Zusatz eines Alchemisten, der das Ende der Beschreibung nicht abwarten konnte und das 'Feuer' als den wichtigsten Faktor aller chemischen Erzeugungen hier schon glaubte erwähnen zu müssen. Man vgl. hierzu besonders Sermo LXV.
[4]) Die Texte geben exuruit B, esuriet N, exurit M. Ich habe 'crescit' übersetzt.

unter Verstärkung der Knochen zur jugendlichen Reife geführt, zu welcher gelangend, es sich selbst genügt. So also mußt du (auch) in dieser Kunst handeln[1]). Und wisset, daß ohne Wärme niemals etwas erzeugt wird, und daß das 'Bad' durch zu starke Wärme Vernichtung herbeiführt, wenn es aber kalt ist, in die Flucht schlägt, und wenn es mäßig warm ist, dem Körper zuträglich und angenehm wirkt, weshalb die Adern sich füllen (?)[2]) und ernährt werden und das Fleisch vermehrt wird. Siehe, es ist all euch Schülern dargelegt worden; sehet es also ein, und in allem, was ihr zu behandeln versucht, fürchtet Gott!

[61] Sagte Moses: Man muß beachten, daß die Neider das 'Kupferblei' 'Werkzeuge des Bildens' genannt haben, um durch Täuschung die Nachfahren zu betrügen. Diesen gebe ich bekannt, daß deren 'Werkzeuge des Bildens' aus unserem weißen, sternartigen und glänzenden 'Pulver' entstehen und aus unserem 'Stein', der schimmernd wie Marmor ist; von ihnen ist aber kein 'Pulver' für unser Werk geeigneter und für unsere Zusammensetzung besser, als das Pulver der 'Ascocia'[3]), aus dem geeignete 'Werkzeuge des Bildens' entstehen. Weiter haben die Philosophen schon gesagt: „Nehmet die Werkzeuge aus dem Ei"; sie haben aber nicht berichtet, was für ein Ei, noch von welchem Vogel[4]). Und wisset, daß die Behandlung dieser Dinge schwieriger ist als das ganze Werk, weil, wenn das 'Zusammengesetzte' mehr als notwendig behandelt wird, sein vom 'Pelagus' genommenes Licht ausgelöscht wird[5]). Darum haben die Philosophen vorgeschrieben, daß (der Himmel) beobachtet werde. Nehmet dies also bei Vollmond, und setzet es auf den 'Sand', bis es geweißt wird. Und wisset, daß wenn ihr beim Aufsetzen in den 'Sand' und bei der Wiederholung keine Geduld habt, ihr bei dem Verfahren irrt und das Werk zugrunde richtet. Kochet es also in gelindem Feuer, bis

---

[1]) Man vgl. den entsprechenden Abschnitt bei Komarios, *Coll.* 293, 19 bis 294, 5, besonders aber Zosimos, *Coll.* 216, 4: περὶ τοῦ ὅτι τὸ πρῶτον ἐν τῇ μήτρᾳ ἀφανῶς ἡμῖν γίνεται τὸ κατόχιμον ἐκ δύο, ἔκ τε σπέρματος καὶ αἵματος· καὶ πυριμαχεῖ τὸ πλασσόμενον ζῷον πρὸς τὸ τῆς μήτρας πῦρ καὶ βάπτεται· τουτέστιν χρῶμα λαμβάνει καὶ σχῆμα καὶ μέγεθος, πάντα ἐν τῷ ἀφανεῖ. Ὅταν δὲ ἀποτεχθῇ, καὶ ἡμῖν πεφανέρωται· καὶ οὕτω χρὴ ἐργάζεσθαι.

[2]) Die Hss. haben 'lenes fiunt'; vielleicht ist 'plenae' oder 'leves' zu lesen.

[3]) Das ist das 'Gummi der Akazie'.

[4]) Dies ist ein Scherz des Verfassers; er weiß natürlich, daß das Ei die vier Elemente symbolisiert: τὸ ᾠὸν τοῦ κόσμου μίμημα. Vgl. auch *Coll.* 316, 6: πλέον εἴποιμι ἐν τῷ πετηνῷ τῷ τετραστοίχῳ ... ὅπερ ἐστὶν ᾠὸν ἀλαβαστροειδές, οὐκ ᾠὸν ὄρνιθος.

[5]) Ich habe den Ausdruck 'pelagus', wo er im lat. Text auftritt, beibehalten, obgleich aus Sermo LXII klar hervorgeht, daß es sich um ein Synonym für 'mare' handelt; aus Sermo LXIII ergibt sich, daß damit der Inhalt des Destilliergefäßes bezeichnet wird.

ihr es geweißt seht, dann löschet es mit 'Essig', und ihr werdet eines von Dreien bereits von den Genossen getrennt finden. Und wisset, daß das erste Elixir mischt, das zweite verbrennt, das dritte aber flüssig macht. Dem ersten also setzet zweimal neun Unzen 'Essig' zu: zum erstenmal, sobald das Gefäß sich erwärmt, zum zweitenmal aber, wenn es schon warm geworden ist.

Sprach Mundus (Parmenides): Es ziemt euch, allen Erforschern [62] dieser Kunst, zu wissen, daß was immer die Philosophen berichtet und vorgeschrieben haben, nämlich die 'Purpurschnecke' und die Kräuter 'Schöllkraut' und 'Kermes'[1]), ein Einziges ist; sorget euch darum nicht wegen der Vielheit der Dinge. Denn (nur) eine ist die Farbe der Philosophen, für die sie nach Gefallen Namen angenommen, und die sie unter Aufhebung ihres eigentlichen Namens 'schwarz' genannt haben, weil sie aus 'unserem Pelagus' ausgezogen ist. Und wisset, daß die alten Priester nichts von künstlichen[2]) Stoffen an ihren Altären aufzulegen für angemessen gehalten haben, weshalb sie, um an den zu verehrenden und reinzuhaltenden Altären nichts Schmutziges und Unreines einzuführen, mit der tyrischen Farbe der Purpurschnecke färbten. Unsere tyrische Farbe aber, die sie an ihren Altären und in ihren Schatzkammern haben, ist wohlriechender und reiner, als was von mir beschrieben werden kann; (eine Farbe), die von unserm roten, reinsten 'Meere' ausgezogen worden ist, die von angenehmem Geruch, schön und beim Faulen weder schmutzig noch unrein ist. Und wisset, daß wir ihr mehrere Namen zugelegt haben, die alle wahr sind; wovon ein Beispiel[3]) für die Verständigen der Weizen ist, der gemahlen und dann mit einem anderen Namen bezeichnet wird, aus dem, wenn er durch das Sieb in verschiedene Substanzen geteilt worden ist, verschiedene Gattungen von Brot entstehen, die einzeln Namen besitzen. Dieses ganze Getreide wird also mit einem einzigen Namen benannt, von dem (dann) mehrere Namen unterschieden wurden: so benennen wir auch unsere tyrische (Farbe) auf jeder Stufe des Verfahrens mit dem Namen ihrer Farbe.

Sagte der Philosoph: Ich gebe den Nachfahren bekannt, daß [63] die Natur 'männlich' und 'weiblich' ist; daher haben die Neider sie den 'Körper der Magnesia' genannt, weil in ihr das größte Geheimnis ist. Setzet daher, alle Erforscher dieser Kunst, die 'Magnesia' in ihr 'Gefäß' und kochet fleißig; wenn ihr dann nach (einigen) Tagen öffnet, werdet ihr das Ganze in 'Wasser' verwandelt finden. Kochet wie-

---

[1]) Vgl. zu Schöllkraut und Kermes S. 28, Nr. 14 und 8.
[2]) D. h. unecht gefärbten.
[3]) Vgl. oben S. 47.

der, bis es sich verfestigt und sich selbst festhält. Wenn ihr aber in den Büchern der Neider das Wort 'Pelagus' findet, so wisset, daß sie damit die 'Feuchtigkeit' bezeichnen, mit dem Wort 'Pannus'[1]) aber bezeichnen sie das 'Gefäß'. Auch durch 'Medizinen' bezeichnen sie die Natur, weil sie keimt und zur Blüte gelangt. Wenn aber die Neider sagen: ,,Wasche, bis die Schwärze des Kupfers weggeht", so nennen manche diese Schwärze 'Silber'. Agathodaimon aber hat das klar dargelegt, indem er diese Worte zweifelfrei vortrug. Es ist zu beachten, alle Erforscher dieser Kunst, daß ihr, wenn die 'Dinge' vorher gemischt und einmal abgekocht sind, die vorgeschriebene 'Schwärze' finden werdet, d. h. daß alles schwarz wird. Dies also ist der 'Blei der Weisen', von dem sie in ihren Büchern so häufig gehandelt haben. Einige sagen auch 'unser schwarzes Silber'.

[64]  Sprach Pythagoras: Wie wunderbar ist die Verschiedenheit der Philosophen in dem, was sie früher festgesetzt haben, und ihre Übereinstimmung in diesem geringen, niedrigsten Ding, durch das das Kostbare hergestellt wird! Und wenn die Menge, alle Erforscher dieser Kunst, dies Geringe und Niedrigste kennte, würde sie es für eine Lüge halten, wenn sie aber seine Kräfte kennte, so würde sie es nicht gering schätzen. Dies aber hat Gott vor der Menge verborgen, auf daß die Welt nicht zerstört werde.

[65]  Sagte Orfultus (Herakleios): Man muß wissen, alle Freunde der Weisheit, daß (jeder), nachdem Eximedrus (Anaximandros) über diese Kunst gehandelt und euch klarere Schlüsse vorgelegt hat[2]), ein stumpfsinniges Tier ist, der nicht kennt, was er gesagt hat. Ich aber will euch das Verfahren dieses 'geringen (Dinges)' auseinandersetzen, damit der in diese Kunst Eingeführte kühner wird und zuversichtlicher Geld ausgibt, und obgleich es gar wenig[3]) ist, er nicht dennoch das Wertlose um Wertvolles und das Wertvolle um Wertloses kauft. Und wisset, daß ihr beim Beginn des Mischens die 'Elemente' roh, angenehm, wahr und nicht gekocht[4]) auf gelindem Feuer mischen müßt. Und hütet euch

---

[1]) Das Wort 'pannus' kommt auch in den *Septem tractatus Hermetis* vor: 'hoc peracto ponite in petia panni et in igne furni'; vgl. Archiv f. Gesch. d. Math., d. Natw. u. d. Technik, Band XI, 1929, S. 36. Daß 'in petia panni, d. i. in einem Stück Tuch, hier wörtlich zu verstehen ist, scheint mir nicht wahrscheinlich.

[2]) In dem Satz 'cum Eximedrus in hac arte ... tractaret et ... poneret' scheint eine schlechte Übersetzung von لما تكلم فى هذه الصناعة *lammā takallama fī hāḏihi 'lṣinā'a* vorzuliegen.

[3]) Vielleicht im Sinne von 'wertlos'.

[4]) Zu 'non cocta' fügen die Hss. 'vel recta', was offenbar nur eine Unsicherheit der Lesung anzeigt. Ob 'amoena' und 'sincera' aus dem Arabischen richtig über-

vor einer Verstärkung des Feuers, bis die 'Elemente' sich verbunden haben und sich gegenseitig folgen und sich in Umarmung mischen, wobei sie nach und nach verbrennen, bis sie in jenem leichten Feuer getrocknet werden. Und wisset, daß ein (Geist) einen (Körper) verbrennt und zerstört, und daß ein (Körper) einen (Geist) verstärkt und ihn lehrt, gegen das Feuer zu fechten. Nach der ersten Verbrennung aber muß es gewaschen, gereinigt und im Feuer geweißt werden, bis alle Dinge zu einer einzigen Farbe werden. Damit müßt ihr hernach den ganzen Rest der 'Feuchtigkeit' mischen, und dann wird seine 'Röte' erhöht werden. Denn die Elemente, im Feuer fleißig gekocht, freuen sich und werden in andere Naturen umgewandelt, weil das flüssig gemachte 'Kupfer', das das 'Haupt' ist, zu Nichtflüssigem wird, das Feuchte aber zu Trocknem, der dichte Körper zu 'Geist', und der flüchtige Geist zu etwas Starkem, das gegen das Feuer kämpft. Darum sagt der Philosoph: „Wandle die Elemente um, und du wirst finden, was du suchst." Die Elemente umwandeln heißt aber, das Feuchte trocken und das Flüssige festmachen. Nachdem dieses Verfahren durchgeführt ist, werde es im Feuer gelassen, bis das Grobe sich verfeinert und das Feine als Färbendes zurückbleibt. Und wisset, daß der Elemente Tod und Leben vom Feuer kommt, und daß das Zusammengesetzte sich selbst zum Keimen bringt und das erzeugt, was ihr mit Gottes Beistand sucht. Wenn die Farben aber (zu erscheinen) begonnen haben, werdet ihr die Wunder der Weisheit Gottes schauen, bis die 'tyrische Farbe' hervorkommt. O wunderbare Natur, die die übrigen Naturen färbt! O himmlische Naturen, die die Elemente durch das Verfahren trennen und verwandeln! Nichts ist daher kostbarer, als diese Naturen für die Färbung[1]), die das Zusammengesetzte vervielfältigt und bewirkt, daß es purpurfarbig und fest wird.

Sprach Exiniganus (Anaximenes): Du hast schon, Lucas [66] (Leukippos), vom 'Quecksilber' und vom 'Nitron' gehandelt, welches die 'Magnesia' ist, wie es dir ansteht, und hast die Nachfahren geheißen, (die Lehren) praktisch zu erproben und die Bücher zu lesen, wohl wissend, daß die Philosophen gesagt haben: „Betrachtet den Verborgenen, Verachteten, und wollet ihn nicht gering schätzen, weil er, indem er Dauer besitzt, ein großes Geheimnis (enthält) und viel Gutes bewirkt."

Sprach Lucas (Leukippos): Ich sage den Nachfahren, was ein- [67] leuchtender ist als das, was du berichtet hast; daß nämlich der Philosoph

---

setzt ist, scheint mir zweifelhaft. Vgl. *Coll.* 189, 6: ὠμὸν καὶ ἑφθὸν τὸ σύνθεμα; *Coll.* 241, 18: τὰ μὲν ὠμὰ κατέλεξεν, τὰ δὲ ὀπτά ...; *Coll.* 411, 19: τάξεις ποιήσεων δι' ὠμῶν ἢ ἑφθῶν εἰδῶν.

[1]) Demokritos, *Coll.* 47, 1: τούτων τῶν φύσεων οὐκ εἰσιν ἄλλαι μείζους ἐν βαφαῖς ... ταῦτα ἀναλυόμενα πάντα ἐργάζεται.

spricht: „Verbrenne das Kupfer, verbrenne das Silber und verbrenne das Gold!"

Antwortete Exiniganus (Anaximenes): Das ist ja noch dunkler als das vorher Gesagte!

Antwortete die Versammlung: Erläutere also, was dunkel ist!

Und jener: Daß er gesagt hat: „Verbrenne und verbrenne und verbrenne", ist nur in den Namen (eine Verschiedenheit), der Sache nach aber sind sie ein und dasselbe.

Und jene: Wehe über dich, daß du so kurz darüber gehandelt hast! Warum wirst du von Blässe[1]) befallen?

Und jener: Beliebt es, daß ich schöner rede?

Und jene: Wohlan!

Und jener: Ich zeige den Nachfahren an, daß das 'Weißen' Verbrennen bedeutet, das 'Rotmachen' aber ist das Leben; die Neider haben jedoch die Namen vervielfältigt, um die Nachfahren zu verführen. Diesen gebe ich bekannt, daß die Definition dieser Kunst 'die Verflüssigung der Körper und die Trennung der Seele vom Körper' ist, weil das Kupfer wie der Mensch sowohl Seele wie Körper hat. Ihr müßt daher, alle Söhne der Lehre, den 'Körper' zerstören und von ihm die 'Seele' ausziehen, weshalb die Philosophen gesagt haben, daß nicht der 'Körper' den 'Körper' durchdringt, sondern das 'Feine der Natur' es ist, nämlich die 'Seele', die den 'Körper' durchdringt und färbt. In der Natur ist daher 'Körper' und 'Seele'.

Antwortete die Versammlung: Indem du erklären wolltest, hast du dunkle Worte hervorgebracht!

Und jener: Ich zeige euch an, daß die Neider berichtet und gesagt haben, daß der Glanz des Saturn nur dunkel erscheint, wenn er in die Luft aufsteigt[2]), und daß der Merkur sich in den Sonnenstrahlen verbirgt und das Quecksilber durch seine Feuergewalt lebendig macht und das Werk vollendet[3]); die Venus aber, wenn sie im Osten steht, der Sonne vorausgeht[4]).

[68] Sagte Artanius (Ostanes): Wisset, alle Erforscher dieser Kunst, daß unser Werk, dessen Untersuchung ihr zugelassen habt, durch Zeugung aus dem Meere entsteht, wodurch und worin, abgesehen von

---

[1]) Das lat. 'livor' hat auch die Bedeutung von Neid, Mißgunst.

[2]) Der nähere Zusammenhang mit dem Thema der Turba ist nicht zu erkennen; vielleicht ist gemeint, daß der Saturn nahe am Horizont nur schwach leuchtet?

[3]) Der Merkur ist als der der Sonne am nächsten stehende Planet meist vom Sonnenlicht überstrahlt und unsichtbar. Die Beziehungen zum Quecksilber sind bekannt.

[4]) Die Venus ist vor Sonnenaufgang als Morgenstern sichtbar.

Gott, das Werk vollendet ist. Nehmet daher Schnecken(schalen)[1]) und alte Meersteine[2]) und röstet (sie) mit Kohlen, bis sie weiß werden. Dann löschet sie mit weißem 'Essig', wenn 24 Unzen von ihnen geröstet waren; die Wärme (?) wird mit dem dritten Teil seines Gewichts gelöscht, nämlich mit 8 Unzen. Zerreibet also mit weißem 'Essig' und kochet in der 'Sonne' und mit 'schwarzer Erde' durch 42 Tage. Das zweite Werk aber geschieht vom 10. Tag des Monats September bis zum 10. Tag der Waage. Diesem zweiten aber füget keinen 'Essig' hinzu, lasset es aber kochen, bis sein 'Essig' ausgetrocknet ist und seine 'Erde' fest wird wie 'ägyptische Erde'[3]). Und wisset, daß jenes Werk schneller fest wird, das andere aber langsamer. Das kommt aber von der Verschiedenheit des Kochens her, denn wenn der Ort, wo gekocht wird, feucht und tauig gewesen war, verfestigt es sich schneller, wenn er aber trocken war, verfestigt es sich langsamer.

Sprach Fiorus (Sokrates): Deine Abhandlung, Mundus (Par- [69] menides), gedenke ich zu vollenden, denn du hast die Art des Kochens nicht durchgeführt.

Und jener: Wohlan, Philosoph!

Und Fiorus: Ich lehre die Söhne der Lehre, daß das Zeichen für die Güte der ersten Kochung die Ausziehung seiner 'Röte' ist.

Und jener: Beschreibe, was 'Röte' ist!

Und Fiorus: Wenn ihr ihn noch ganz schwarz seht, so wisset, daß die 'Weiße' dann im Innern jener 'Schwärze' verborgen ist; dann müßt ihr jene 'Weiße' aus jener 'Schwärze' ausziehen durch das Feinste dessen, was ihr zu unterscheiden wißt. Bei der zweiten Abkochung aber werde jene 'Weiße' im Gefäß mit ihren 'Werkzeugen' eingesetzt und gelinde gekocht, bis alles weiß wird. Wenn ihr aber, alle Erforscher dieser Kunst, jene 'Weiße' erscheinen und alles im Gefäß überragen seht, so seid überzeugt, daß die 'Röte' in jener 'Weiße' verborgen ist. Dann aber müßt ihr jene nicht ausziehen, sondern kochen, bis das Ganze ein höchstes 'Rot' wird, das nicht seinesgleichen hat. Und wisset, daß jene erste 'Schwärze' aus der Natur der Bleiglätte[4]) entsteht, und daß die 'Röte' aus jener 'Schwärze' ausgezogen wird, weil sie jenes 'Schwarze' verbessert hat, was zwischen Flüchtigem und Nichtflüchtigem Frieden herstellend diese zur Einheit zurückgeführt hat.

Antwortete die Versammlung: Und warum ist dies gewesen?

---

[1]) Vgl. oben S. 28 Nr. 3 und die Textvarianten. Der Glossator von N schwankt zwischen Muscheln, das sind die 'vermes duas habentes cortices', und Schnecken, die 'in herbis generantur'.

[2]) Damit sind wahrscheinlich auch Muscheln gemeint.

[3]) Nach dem Lexikon *Coll.* 6, 17 angeblich Töpfererde.

[4]) Zu 'martek' vgl. S. 29, Nr. 20.

Und jener: Darum, weil das 'gequälte' Ding[1]), wenn es im 'Körper' untertaucht, ihn in eine unveränderliche und unzerstörbare Natur verwandelt. Ihr müßt daher diesen 'Schwefel' kennen, der den 'Körper' schwärzt. Und wisset, daß jener 'Schwefel' weder gequält noch gefärbt werden kann, sondern ihn (selbst) quält und färbt; weil der 'Schwefel', der schwärzt, derjenige ist, welcher dem Nichtflüchtigen die Tür öffnet[2]) und es in Flüchtiges mit Flüchtigem umwandelt. Seht ihr nicht, daß er, wenn er quält, nicht durch Schaden oder durch Zerstörung quält, sondern durch Vereinigung und durch Nutzen? Denn wenn seine Qual schädlich und unzuträglich wäre, so würde es nicht von jenem erfüllt werden, bis von ihm die unveränderlichen und unzerstörbaren Farben ausgezogen werden, was wir 'Wasser des Schwefels' genannt und zur Färbung der 'Röte' geeignet gemacht haben, die übrigens nicht schwärzt. Was aber schwärzt und nicht ohne Schwärze geschieht, habe ich als den Schlüssel des Werkes bezeichnet.

[70]   Sprach Mundus (Parmenides): Wisset, alle Erforscher dieser Kunst, daß das 'Haupt' Alles ist[3]). Wer dies nicht hat, dem nützt alles nichts, was es veredelt. Darum haben die Meister jenes, womit es vollendet wird, das 'Lebendige' genannt. Denn nicht verschiedene Naturen veredeln jenes 'Ding', sondern eine einzige und passende, die ihr vorsichtig behandeln müßt; denn infolge Unkenntnis des Verfahrens haben einige geirrt. Wollet euch daher nicht um die Vielfältigkeit dieser Zuzusammensetzung Sorge machen, noch über das, was die Neider in ihren Büchern hingestellt haben, denn die Natur der Wahrheit ist nur eine, durch die das Natürliche verändert wird, weil jenes natürliche, in seinem Innern verborgene Geheimnis weder gesehen noch gewußt wird außer von einem Weisen. Wer also vorsichtig verfährt, und seine 'Komplexion' kennt, zieht aus ihm die Natur, die alle Naturen bezwingt. Dann also werden die Worte des Meisters vollendet: ,,Die Natur freut sich über die

---

[1]) Der Begriff des Quälens tritt in den griechischen Quellen nur in Allegorien auf, so wenn Zosimos den Priester Ion von der unerträglichen Gewalt reden läßt, die er zu erdulden hat (*Coll.* 108, 12: βίαν ἀφόρητον). Als Ausdruck für chemische Operationen wird die 'Quälung' erst in der arabischen Literatur heimisch; vgl. z. B. die Auseinandersetzungen im Testament des Ġaʿfar alṢādiq, *Arab. Alch.* II, S. 77: ,,Es ist nunmehr notwendig, diesen toten Körper durch die Feuer und alle Arten von Qual hindurchzuquälen, bis er von seinen Verunreinigungen gereinigt ist... Nunmehr erwirbt er sich das ewige Leben, dem keine Qual und kein Tod folgt."
[2]) Vgl. S. 221 und 231.
[3]) Der Ausdruck ist aus dem *Fihrist* zu belegen, wo das Verzeichnis der Alchemisten S. 354 mit den Worten schließt: ,,Das sind diejenigen, die durch die Herstellung des 'Hauptes' und des vollkommenen Iksīrs (*biʿamal alraʾs waliksīr altāmm*) berühmt sind." Im Testament des Ġaʿfar, *Arab. Alch.* II, S. 102 heißt es vom wahren Elixir: ,,es ist der König der ganzen Welt und ihr Haupt."

Natur, die Natur besiegt die Natur und die Natur beherrscht die Natur." Und dennoch sind es nicht verschiedene Naturen, noch mehrere, sondern eine einzige, die ihre Kräfte in sich hat, durch die sie über die anderen Dinge hervorragt. Seht ihr nicht, daß der Meister mit Einem begonnen und durch Eines geendigt hat? Dann hat er jene Einheiten das 'Wasser des Schwefels' genannt, das die ganze Natur besiegt.

Sagte Bratus(?): Wie schön hat Mundus (Parmenides) dieses [71] schweflige Wasser beschrieben! Denn wenn die dichten Körper nicht durch eine Natur, die des 'Körpers' entbehrt, zerstört werden, bis sie 'unkörperliche Körper', nämlich feinster 'Geist' werden, so könnt ihr jene zarteste und färbende 'Seele' nicht auszuziehen, die im Innern der Natur verborgen ist. Und wisset, wenn ihr nicht den 'Körper' zerstört, bis er stirbt, und aus ihm seine 'Seele' herauszieht, die der 'färbende Geist' ist, so könnt ihr auf keinen Fall mit ihm den 'Körper' färben.

Sprach der Philosoph[1]): Die erste Zusammensetzung, nämlich [72] der 'Körper der Magnesia', entsteht aus mehreren Dingen, wenn sie auch eins geworden sind, mit einem einzigen Namen bezeichnet, was die Früheren 'Kupferblei' genannt haben. Wenn es aber behandelt wird, wird es mit zehn Namen bezeichnet, die von den Farben genommen sind, die bei der Behandlung in dem Körper dieser 'Magnesia' erscheinen. Es ist daher nötig, daß das 'Blei' in 'Schwärze' verwandelt wird; dann werden die zehn Vorhergenannten[2]) in der 'Hefe des Goldes' erscheinen, mit dem 'Sericon', das die Zusammensetzung ist, das auch mit zehn Namen bezeichnet wird. Nach allem Vorhergesagten aber bezeichnen wir nichts anderes mit Namen, als das 'Kupferblei', weil es jeden 'Körper' färbt, der in die Zusammensetzung eingegangen ist. Die Zusammensetzung aber ist doppelt, die eine feucht, die andere dagegen trocken; wenn sie vorsichtig gekocht werden, werden sie eins, und es wird 'das Gute von sehr vielen Namen' genannt. Wenn es aber rot wird, wird es 'Goldblüte', 'Goldhefe', 'Korallengold' und 'Muschelgold' genannt. Es wird auch Serikon[3]), roter Schwefel' und 'rotes Auripigment' genannt. Solange es aber (noch) roh bleibt, wird es 'Kupferblei', 'Metallstab'[4]) und

---

[1]) Für die Schlußrede des Philosophen verweise ich auf die Fußnoten zum arabischen Text, S. 37—41.
[2]) Textfehler für 'Farben'; vgl. S. 38, Anm. 4.
[3]) So ist statt 'redundans' zu lesen; vgl. S. 38, Anm. 8.
[4]) Die 'virga metalli' entspricht arabischem *sabika*, d. h. Gußstück. Das Wort 'virga' darf natürlich nicht mit 'Zweig' u. dgl. übersetzt werden. Es bezeichnet zunächst jede Art Stab aus Holz, kann aber auch für Metallstäbe gebraucht werden (virga ferrea, aurea); so in der bekannten Hymne auf den Apostel Johannes:
    Qui de virgis fecit aurum
    Gemmas de lapidibus.

'Tafel' genannt. Siehe, ich habe seine Namen für den rohen wie für den gekochten Zustand geoffenbart und voneinander unterschieden. Beachte das also!

Ich muß dir jetzt noch die Stärken des Feuers zeigen und die Zahl seiner Tage und die Verschiedenheit der Stärke des Feuers in jedem Grade, damit jeder, der dieses Buch besitzt und dem es gehört, durch das Heilmittel, besser als die diese kostbare Kunst Entbehrenden, vor der Armut sicher bleibe. Ich habe also gesehen, daß das Feuer auf viele Arten entsteht, denn manches entsteht durch Stroh und Asche und Kohlen und Flammen, manches aber ohne Flamme (oder) mit mittlerer und heißester Flamme. Die Stufen aber innerhalb dieser mittleren Beschaffenheiten zeigt die Erfahrung.

Das 'Blei' aber[1]), nämlich das 'Kupferblei', in dem das ganze Geheimnis ist, wird in einem Tage oder in einem Teil des Tages vollendet. Von den Tagen oder Nächten aber, in denen die Vollendung des größten Geheimnisses stattfindet, werde ich am geeigneten Orte im folgenden handeln. Und wisse aufs bestimmteste, daß wenn reines[2]) Gold in die Zusammensetzung getan wird, die Färbung 'offenbar' und 'weiß' herauskommen wird. Darum wird auch 'erhabenes Gold' und 'offenbares Gold' in den Schätzen der alten Philosophen gefunden. Und darum sind die Dinge ungleich, die sie in ihre Zusammensetzung einführen. Obgleich die Elemente vermischt und in 'Kupferblei' umgewandelt werden, aus ihren früheren Naturen herausgehend, werden sie in eine neue Natur verwandelt. Dann also werden sie eine Natur genannt und ein Geschlecht. Nachdem dies geschehen ist, werde es in ein gläsernes Gefäß gelegt, damit auf jeder Stufe beobachtet werden kann, wie das Zusammengesetzte das Wasser aufsaugt und durch die Farben geändert wird, wenn es mit verehrungswürdiger 'Röte' gefärbt wird. Soviel also über das 'Elixir'. Wenn aber die Philosophen 'bringe hinein' sagen, so muß das, auch wenn (sie) 'vielmals' (sagen), nur einmal geschehen. Wenn ihr daher die wahre Meinung[3]) des Gegners wissen wollt, so schauet, wie Dimocras (Demokritos) sagt, indem er von unten nach oben und dann umgekehrt von oben nach unten zu sprechen anfängt. Er sagte nämlich: „Setze das 'Blei', das 'Eisen', und das 'Albār' für das 'Kupfer'"; dann sagt er umgekehrt: „und 'unser Kupfer' für das 'Münzsilber', das 'Blei' für das 'Gold', und das 'Gold' für das 'Korallengold', und das 'Korallengold' für das 'Muschelgold'." Weiter sagt er, beim zweiten Male, wo er von oben nach unten an-

---

[1]) So in den Hss., aber nach einer sicher falschen Lesung der arab. Vorlage; vgl. die Übersetzung S. 39 nebst Anm. 5.
[2]) Nach dem Arabischen ist 'purum', nicht 'parum' zu lesen.
[3]) Dies ist der Sinn von 'certitudinem'.

gefangen hat: „Nimm das Gold, das Silber, das Kupfer, das Blei und das Eisen." Er hat also mit seinen Worten geoffenbart, daß nichts gesetzt wird als einmal Gold. Und ohne Zweifel wird Gold nicht in 'Rot' verwandelt, ohne 'Blei' und 'Kupfer', und wenn es nicht mit dem bei den Weisen bekannten 'Essig' getränkt wird, bis es ganz in 'Rost' verwandelt ist. Dieser 'Rost' also ist es, welchen alle Philosophen angedeutet haben, wenn sie sagten: „Nimm Gold, und es wird 'Korallengold', und nimm 'Korallengold', und es wird 'Purpurgold'", denn alles dies sind Namen derselben Körper. Es ist durchaus notwendig, daß ihm 'Essig' zugesetzt wird, weil aus ihm diese Farben kommen. Mit diesen durch die Namen bezeichneten Dingen aber, die die Philosophen erwähnt haben, haben sie die 'starken Körper' und die 'Brühe' bezeichnet. Es wird also einmal (zu)gesetzt, damit 'Rost' entstehe, dann wird ihm 'Essig' zugesetzt. Wenn aber die vorgenannten Farben erscheinen, ist notwendig, daß jedes 40 Tage lang gekocht und daß das aufgenommene 'Wasser' ausgetrocknet wird, daß es dann getränkt und in ein Gefäß gebracht und gekocht wird, bis sein 'Nutzen' erscheint. Sein erster Grad wird wie gelbe Mugra, der zweite aber wie rote Mugra, der dritte wie trockener, zerriebener Safran; es werde daher dem Silber der Menge zugesetzt.

Schluß des Buchs der Versammlung der Philosophen.

Deo Gratias. Amen.

Ihre Aussprüche sind den Unwissenden verborgen.

## Übersicht der Rednernamen.

Durch die Feststellung der wahren Rednernamen wird die Zahl der an der Versammlung beteiligten Philosophen erheblich vermindert. Ich gebe im folgenden eine Zusammenstellung, die nach der Zahl der Reden geordnet ist.

Mit sechs Reden sind beteiligt Pythagoras: 8. 13. 21. 33. 48. 64, Parmenides: 11. 18. 25. 47. 62. 70 und Apollonios: 20. 23. 32. 37. 49. 60.

Mit fünf Reden Zenon: 17. 26. 35. 41. 55.

Mit vier Reden Paxamos: 24. 30. 34. 39.

Mit drei Reden Anaximandros: 1. 2. 52, Empedokles: 4. 21. 50, Leukippos: 6. 12. 67, Anaximenes: 9. 53. 66, Sokrates: 15. 16. 69 und Ostanes: 42. 46. 68.

Mit zwei Reden Archelaos: 5. 10, Anaxagoras: 3. 54, Dardaris: 19. 43, Theophilus: 22. 59, Platon: 36. 45, Moses: 44. 61, Herakleios: 51. 65 und der Philosoph: 63. 72.

Mit einer Rede Locustor: 7, Xenophanes: 14, Gregorios: 21, Costos: 28, Efistus: 38, Sergios: 40, Constans: 56, Krates: 57, Balgus: 58 und Bratus: 71.

Von den Rednern, die nur mit einer einzigen Rede vertreten sind, darf man Costos-Constans und Krates-Bratus wohl als identisch ansehen; Locustor, Efistus und Balgus würden wahrscheinlich mit vorher schon erwähnten Rednern zusammenfallen, wenn wir die ursprünglichen Namensformen feststellen könnten.

VIERTER TEIL.

# DAS LITERARISCHE PROBLEM.

Erstes Kapitel.
# Die griechischen Quellen.
## I. Die Überlieferung der griechischen Alchemie.

Die Voruntersuchungen haben gezeigt, daß die *Turba Philosophorum* aus dem Arabischen übersetzt ist. Aber woher stammt nun die **arabische Turba**? Ist sie ein Originalwerk? Ist sie die Übersetzung oder Bearbeitung einer griechischen Vorlage?

Mit diesen Fragen erst wird **das eigentliche Problem der Turba** berührt. Die Antwort scheint leicht, wenn man die griechischen Parallelstellen, die in den Fußnoten zur Übersetzung beigebracht sind, als Beweise für das Vorhandensein einer **griechischen Turba** ansieht. Daß sich der Verfasser der Turba ganz in den Gedankengängen der griechischen Alchemie bewegt, kann jedenfalls nicht bestritten werden. Aber genügt diese Feststellung zur Annahme einer griechischen Urturba? BERTHELOT ist wohl der erste gewesen, der aus der weitgehenden Übereinstimmung zwischen den Turbaphilosophen und den griechischen Alchemisten den Schluß gezogen hat, daß die erste Fassung der Turba griechisch war[1]). Wir werden zu untersuchen haben, ob diese Annahme schärferer Prüfung standhält.

---

[1]) M. BERTHELOT, *La Chimie au Moyen Âge*, Bd. I, S. 258—268; insbes. S. 266: S'il est certain que le texte de la Turba est tout imprégné des idées et des pratiques des alchimistes grecs, à tel point qu'on pourrait presque mettre à côté de chaque phrase de la Turba un texte grec analogue; s'il est démontré que les pages entières ont même été traduites réellement du grec: néanmoins la transmission ne saurait être envisagée comme s'étant faite sans intermédiaire. Car les noms des auteurs des textes traduits ou imités se sont perdus en route et ont été presque toujours remplacés par d'autres, les uns appartenant à la série des alchimistes grecs connus, les autres nouveaux et inconnus d'ailleurs. Déjà cette confusion commence à apparaître dans les écrits de Stéphanus, de Comarius et des auteurs grecs du VIIe siècle; elle a dû augmenter, jusqu'au jour *où un écrivain a eu l'idée de former en arabe, ou en hébreu, cette collection de dires*, qui porte le nom de Turba Philosophorum. *Peut-être la première rédaction en avait-t-elle été faite en langue grecque.* Les livres arabes de Cratès et de El Habib, que je publie dans un autre volume du présent ouvrage, mettent le caractère réel de ses transmissions dans tout son jour.

C'est ainsi que les doctrines mêmes, qui étaient claires et jusqu'à un certain point logiques chez les alchimistes grecs, ont été embrouillées et confondues par le

Was wir von den Lehren der griechischen Alchemisten wissen, verdanken wir einer Sammlung von griechischen Traktaten, die, mehr oder minder vollständig erhalten, in Abschriften des 13. bis 14. Jahrhunderts in den Bibliotheken aufbewahrt werden, deren älteste und schönste Handschrift aber, noch aus dem 11. Jahrhundert stammend, einen der kostbarsten Schätze der Bibliothek San Marco zu Venedig bildet[1]). Das Verzeichnis der Traktate, das dem Codex Marcianus vorangestellt ist, stimmt nicht vollständig mit den tatsächlich überlieferten Schriften überein, scheint also einen älteren Zustand der Sammlung wiederzugeben[2]). Ich führe es hier in verkürzter Form an, weil es den Bestand an alchemistischer Literatur widerspiegelt, der etwa um das Jahr 1000 in griechischer Sprache noch vorhanden war oder, richtiger gesagt, von einem wohl aus Hofkreisen unterstützten Philologen zusammengebracht und gerettet werden konnte.

I. Neun Vorlesungen des ökumenischen Philosophen Stephanos von Alexandria über die heilige Kunst des Goldmachens; die neunte ist vor dem Kaiser Herakleios (gest. 641) gehalten.

II. Drei Schriften des Kaisers Herakleios über Alchemie.

III. Ein Brief und fünf Abhandlungen des Kaisers Justinian, die eine Auseinandersetzung mit den Philosophen über die heilige Kunst enthalten.

IV. Aussprachen des Komarios und anderer Philosophen mit Kleopatra.

V. Die alchemistischen Gedichte des Heliodoros, Theophrastos, Hierotheos und Archelaos, dem Kaiser Theodosios gewidmet.

---

premier rédacteur de la Turba: il parait avoir joué simplement le rôle d'un compilateur, ne comprenant pas le fond des choses, c'est-à-dire les faits et les pratiques, en partie réelles, en partie illusoires, de ces anciens expérimentateurs. Il s'est attaché surtout à la partie mystique, comme Stéphanus l'avait fait déjà. L'œuvre du compilateur de la Turba est une sorte de bouillie de faits et de théories anciennes, non digérées, qu'il commente à la façon d'un théologien, ne s'avisant jamais de révoquer en doute les textes sur lesquels il s'appuie.

[1]) Über alle Einzelheiten sind die Untersuchungen von M. BERTHELOT zu vergleichen, die er in *Les Origines de l'Alchimie*, Paris 1885, S. 95—205, und in der *Introduction à l'Étude de la Chimie des Anciens et au Moyen Âge*, Paris 1889, S. 173 bis 215 veröffentlicht hat. Sie werden durch die inzwischen erschienenen Bände des von der Union Académique Internationale herausgegebenen *Catalogue des Manuscrits Alchimiques Grecs* in vielen Punkten berichtigt und überholt, doch wird es erst nach Abschluß dieses großen Unternehmens möglich sein, die Summe der Ergebnisse zu ziehen und — was die Hauptsache bleibt — eine neue philologisch-kritische Ausgabe der griechischen Alchemisten zu veranstalten.

[2]) Vgl. BERTHELOT, *Introduction*, S. 174 ff. Man findet jetzt den Originaltext des Verzeichnisses in Band II des *Catalogue des Mss. Alch. Grecs*, S. 20—22.

VI. Die Goldmacherkunst des Philosophen Pelagios.
VII. Ostanes an Petasios.
VIII. Die Physika kai Mystika des Demokritos.
IX. Die Aussprache des Synesios mit Dioskoros über das göttliche Buch des Demokritos.
X. Der Unbekannte Philosoph, über das göttliche Wasser der Weißung und über die Goldmacherkunst.
XI. Zosimos über die heilige Kunst, in 34 Briefen an Eusebia (d. i. Theosebeia); Abhandlungen über die Tugend; über das göttliche Wasser; über Instrumente und Öfen usw.
XII. Der Christianos, über das göttliche Wasser und die Goldmacherkunst.
XIII. Der Philosoph Olympiodoros, über die Goldmacherkunst.
XIV. Der Philosoph Pappos, desgl.
XV. Die Doppelung des Goldes, nach Moses.
XVI. Schriften des Eugenios und des Hierotheos.
XVII. Andere kleine Schriften.
XVIII. Lexikon der alchemistischen Ausdrücke.
XIX. Verzeichnis der Philosophen.

Von diesen Gruppen fehlen in der Handschrift der Marcus-Bibliothek die Schriften des Herakleios und Justinian; Schriften von geringerem Umfang sind neu hinzugekommen, zahlreiche andere sind umgestellt, die Abhandlung des Christianos ist in zwei weit voneinander getrennte Teile zerschnitten. Zieht man auch die übrigen Handschriften zum Vergleich heran, so ergibt sich ein fast unentwirrbares Durcheinander von größeren und kleineren Lehrstücken, technischen Vorschriften, Verzeichnissen usw., und prüft man die unter einer bestimmten Überschrift zusammengefaßten Kapitel, so erweisen sie sich häufig selbst wieder als ein Trümmerhaufen von Bruchstücken ohne inneren Zusammenhang. Der Versuch, die Ordnung wieder herzustellen, den BERTHELOT und RUELLE in ihrer Textausgabe gemacht haben, hat die Verwirrung nur noch vergrößert, und so muß jede im strengeren Sinn kritische Arbeit an den griechischen Alchemisten auf die hoffentlich nicht mehr ferne Zeit verschoben werden, wo die Union Académique der Wissenschaft eine neue Gesamtausgabe der griechischen Alchemisten geschenkt haben wird.

Diesem Corpus der Alchemisten wäre dann ergänzend an die Seite zu stellen, was die griechische Welt an technischen Vorschriften, naturwissenschaftlichen Erkenntnissen, philosophischen und mystisch-religiösen Gedanken erzeugt hat, soweit diese Vorschriften und Gedanken zu den Lehren der Alchemie Beziehungen aufweisen. Darüber hinaus aber müßten die alten und jüngeren Literaturen des Orients gründlich untersucht werden, einerseits, um ihren immer noch stark umstrittenen Anteil an der Entstehung der Alchemie festzustellen, andererseits, um griechische Alchemieschriften aufzufinden, die nur noch im Gewande fremder Sprachen auf uns gekommen sind.

## II. Wirkliche und angebliche Autoren.

In seiner 'Introduction' zur *Collection des Anciens Alchimistes Grecs* hat M. BERTHELOT (S. 200 ff.) 'hypothèses générales sur l'origine et la filiation des manuscrits alchimiques grecs' entwickelt, denen sich im großen und ganzen auch die späteren Geschichtschreiber der Alchemie angeschlossen haben. Er geht davon aus, daß im vorchristlichen Ägypten Sammlungen von technischen Rezepten zur Herstellung von Metallen, Glas, Steinen, Farben und Medikamenten vorhanden waren, die sich von alten Zeiten her in den Priestergilden als 'secrets de métier' vererbt hätten. Unter den Ptolemäern seien sie in die griechische Sprache übertragen, später aber, da sie doch vielfach der Fälschung dienten, von den Römern, insbesondere zur Zeit des Kaisers Diokletian, vernichtet worden. Gegen das Ende der Ptolemäerzeit habe es auch schon graeco-ägyptische Schulen gegeben, die unter Anlehnung an die griechische Wissenschaft, insbesondere unter dem Namen des Demokritos, eine alchemistische Literatur ins Leben riefen, die zur Zeit des Zosimos ihre höchste Entwicklung erreichte und gegen das 7. oder 8. Jahrhundert zu einer ersten Sammlung vereinigt wurde.

Versucht man eine Scheidung der Autoren und ihrer Quellen nach dem Gesichtspunkt der Geschichtlichkeit vorzunehmen, so finden sich erschreckend wenig Anhaltspunkte. Wir müssen aber eine solche Übersicht über die im griechischen Corpus der Alchemisten genannten Autoren voranstellen, um für die arabische Überlieferung einen Maßstab zu gewinnen, die im *Fihrist* des Ibn alNadīm annähernd gleichzeitig mit der Niederschrift des Marcianus ihren Niederschlag fand. Ich gehe bei den Griechen den Weg von den jüngsten geschichtlich festlegbaren Autoren zurück zu den mythischen Vätern der Alchemie und folge E. O. VON LIPPMANNs Darstellung[1]), soweit diese nicht durch neuere Untersuchungen überholt ist.

Dies gilt gleich schon für die Gruppe der vier alchemistischen Dichter Heliodoros, Theophrastos, Hierotheos und Archelaos. BERTHE-

---

[1]) E. O. VON LIPPMANN, *Entstehung und Ausbreitung der Alchemie*, Berlin 1919; weiterhin als *Alchemie* zitiert. Von den bis 1923 erschienenen Arbeiten über griechische Alchemie hat VON LIPPMANN in SINGER und SIGERIST, *Essays on the History of Medicine, presented to Karl Sudhoff*, S. 89—98 einen Bericht gegeben; für die bis 1930 erschienene neueste Literatur ist der 1931 erschienene zweite Band der *Alchemie* zu vergleichen.

LOT hatte den Heliodoros — da sein Gedicht, das den Reigen eröffnet, einem Kaiser Theodosios gewidmet ist — ohne Bedenken zum Zeitgenossen Theodosios I. (reg. 379—395) gemacht, also an das Ende des 4. Jahrhunderts gesetzt[1]). Auch den Archelaos erklärt er für sehr alt, während man über die beiden anderen Dichter keine positiven Anhaltspunkte besitze. Bei E. O. von LIPPMANN wird Heliodoros von den übrigen Dichtern getrennt aufgeführt und nach F. BOLL in die Mitte des 5. Jahrhunderts gesetzt[2]), während die drei übrigen nach H. KOPP ins 8., nach BERTHELOT gar ins 9. Jahrhundert gehören sollen[3]). Nun hatte aber schon REINESIUS 1634 gesehen, daß die vier Gedichte wegen ihres völlig übereinstimmenden Baues und Inhalts einem einzigen Verfasser zugeschrieben werden müssen; Frau INGEBORG HAMMER-JENSEN zeigte[4]), daß die Gedichte ganz im Geiste des Stephanos geschrieben sind, so daß man ihre Zeit auf den Anfang des 7. Jahrhunderts zu setzen habe, und etwa um die gleiche Zeit kam R. REITZENSTEIN[5]) zu dem Ergebnis, daß Heliodoros, ein neuplatonischer Philosoph, die Gedichte verfaßt und dem Kaiser Theodosios III. (716—717) gewidmet habe. Schließlich hat F. PFISTER auch dies bestritten[6]) und die These aufgestellt, daß ein Fälscher, der den Stephanos benützte, seine Geistesprodukte dadurch in eine ältere Zeit zurückzuversetzen versuchte, daß er das erste Gedicht einem Bischof Heliodoros von Trikka zuschrieb, der zur Zeit Theodosios I. lebte. So bleibt als wahrscheinlichstes Ergebnis, daß ein unbekannter Byzantiner in der zweiten Hälfte des 7. Jahrhunderts seinen Machwerken durch hochtönende Verfassernamen und durch die gefälschte Widmung an einen alten und berühmten Kaiser bei seinen Lesern Gewicht zu verschaffen bemüht war.

In die gleiche Zeit, also nach Stephanos, muß auch der Unbekannte Philosoph gesetzt werden, der über die Goldmacherkunst schreibt[7]) und ihrer angesehensten Lehrer gedenkt. Nach dem überlieferten Text hatte Hermes Trismegistos den Erzpriester Joannes als ersten Jünger, Demokritos und Zosimos als nächste Anhänger und Nachfolger; dann aber hätten Olympiodoros und Stephanos, die berühmten ökumenischen Philosophen, als Exegeten des

---

[1]) *Origines*, S. 176. 202.
[2]) *Alchemie*, S. 95.
[3]) *Alchemie*, S. 108.
[4]) *Die älteste Alchymie*, Det Kgl. Danske Vid. Selsk., Hist.-fil. Medd. IV 2, Kopenhagen 1921, S. 32.
[5]) R. REITZENSTEIN, *Zur Geschichte der Alchemie und des Mystizismus*, Göttingen 1919. Vgl. auch G. GOLDSCHMIDT, *Heliodori carmina quattuor ad fidem codicis Casselani*, Gießen 1923, S. 13 ff.
[6]) Philol. Wochenschrift, Band 43, Leipzig 1923, Sp. 651.
[7]) *Coll.* II, 421—441.

Platon und Aristoteles die wichtigsten Werke über die Geheimnisse der Kunst verfaßt. O. LAGERCRANTZ hat versucht, durch eine geistreiche Hypothese der Schwierigkeiten Herr zu werden, die die Stelle über den Priester Joannes, dem auch eine kleine Abhandlung zugeschrieben wird (*Coll.* II, 263—267), dem Verständnis bietet[1]). Es handelt sich um die Worte ἀκόλουθον ἔσχεν 'Ιωάννην ἀρχιερέα γενόμενον τῆς ἐν εὐαγίᾳ τυθίας καὶ τῶν ἐν αὐτῇ ἀδύτων, deren mittlerer Teil in den Hss. die verschiedensten Gestalten angenommen hat[2]). REITZENSTEIN verbesserte in τῆς ἐν εὐαγίᾳ θυσίας, LAGERCRANTZ schlägt τῆς ἐν Νεβαϊατι θεᾶς vor. Mir scheint eine viel einfachere Lösung möglich, wenn man 'Ιωάννης als Verschreibung für 'Οστάνης ansieht. Von einem Joannes als Jünger des Hermes und Vorgänger des Demokritos weiß die Überlieferung, wenn man von der kritischen Stelle absieht, schlechterdings nichts, wohl aber gehört es zum festen Bestand dieser Überlieferung, daß Ostanes in Ägypten der Lehrer des Demokritos war[3]). Ich schlage also vor, 'Οστάνην ἀρχιερέα γενόμενον τῆς ἐν Αἰγύπτῳ θυσίας καὶ τῶν ἐν αὐτῇ ἀδύτων zu lesen.

Über die Persönlichkeit des Stephanos und seine Beziehungen zum Kaiser Herakleios (reg. 610—641) bestehen zur Zeit ebensowenig Zweifel wie über die Echtheit seiner neun Vorlesungen. Ich brauche mich daher bei den älteren Kontroversen nicht aufzuhalten[4]). Anders steht es mit den alchemistischen Schriften der Kaiser Herakleios und Justinian, die in den Titelverzeichnissen angeführt werden, aber verloren gegangen sind. Man wird alles von Griechen und Arabern diesen Herrschern Zugeschriebene als Erfindung späterer Zeiten ansehen dürfen; jedenfalls kann die Aufzählung von Titeln solcher Schriften ebensowenig als Beweis für die Echtheit gelten, wie das Auftauchen ganzer Stücke in spätgriechischen oder arabischen Sammlungen.

Unbekannt ist wieder der Christianos, dessen Abhandlungen von KOPP ins 7. oder 8. Jahrhundert, von BERTHELOT ins 6. Jahrhundert, von HAMMER-JENSEN in die Zeit unmittelbar vor Stephanos gesetzt werden. Sein Christentum beweist der Verfasser durch Zitate aus dem Neuen Testament, seine Alchemie stützt er auf Demokritos und Zo-

---

[1]) Vgl. O. LAGERCRANTZ, *Über die Heimat des Oberpriesters Johannes der griechischen Alchemie*, in: Studien zur Geschichte der Chemie, Festgabe für Edmund O. von Lippmann, Berlin 1927, S. 15 ff.

[2]) τῆς ἐν εὐαγίᾳ τυθίας M, τῆς ἐνεναγίας τῆς θείας AK; dazu: τῆς ἐν Εὐασίᾳ τῇ θείᾳ Coll. II 25, 7: Εὐαγίᾳ EL, ἐνενασία A¹, ἐνεβαγίᾳ A²; weiter ἐν Ἐβειγίᾳ Coll. II 263, 1 nach KL, ἐνεβειγία A, ἐνενειγεία A².

[3]) Vgl. *Coll.* II, 57 bei Synesios: ἐγένετο δὲ ὁ ἀνὴρ [Δημόκριτος] λογιώτατος, ὃς ἐλθὼν ἐν Αἰγύπτῳ ἐμυσταγωγήθη παρὰ τοῦ μεγάλου 'Οστάνου ἐν τῷ ἱερῷ τῆς Μέμφεως, σὺν καὶ πᾶσι τοῖς ἱερεῦσιν Αἰγύπτου.

[4]) *Alchemie*, S. 103—105; HAMMER-JENSEN, *Alchymie*, S. 146—154.

simos. Da er den Olympiodoros nirgends nennt, kann man annehmen, daß er ihm nicht bekannt war; so würde man auch mit dieser Erwägung auf das 6. Jahrhundert kommen.

Nach den Feststellungen von REITZENSTEIN[1]) und HAMMER-JENSEN[2]) ist Olympiodoros nicht, wie man früher glaubte, der Historiker, der dem Kaiser Theodosios II. um 425 eine Geschichte seiner Zeit widmete[3]), sondern ein alexandrinischer Neuplatoniker, der vermutlich im letzten Drittel des 6. Jahrhunderts schrieb[4]). Frau HAMMER-JENSEN, der wir eine Analyse seiner alchemistischen Abhandlungen verdanken, bringt ihn zum Kaiser Justinian in engere Beziehung[5]).

Zosimos von Panopolis, dessen Lebenszeit man früher auf das 5. Jahrhundert legte, wird von BERTHELOT[6]) ans Ende des 3. und den Anfang des 4. Jahrhunderts gesetzt. HAMMER-JENSEN kommt auf die ältere Annahme zurück[7]), und ich glaube, daß sie recht hat. Jedenfalls kann man aus der Erwähnung der Bibliotheken der Ptolemäer und des Sarapieions (*Coll.* 230, 23) nicht folgern, daß Zosimos vor der Zerstörung des Sarapieions gelebt haben muß.

Die Versuche, die Lebenszeit und Persönlichkeit von Alchemisten wie Pelagios und Synesios zu bestimmen, gehen so weit auseinander, daß es keinen Zweck hat, an dieser Stelle näher auf die Literatur einzugehen[8]). Der Verdacht, daß schon hier Pseudepigrapha vorliegen, ist nicht von der Hand zu weisen, und wenn man auch noch Maria, die später als Schwester des Moses galt, als eine Vorläuferin des Zosimos ansehen mag, die tatsächlich gelebt hat, so ist doch ohne Frage alles, was unter den Namen Orpheus, Ostanes, Demokritos, Platon, Moses, Sophar, Chymes, Agathodaimon, Hermes, Thoth, Isis, Horos, Pebichios, Komarios, Kleopatra usw. an alchemistischen Schriften überliefert wird, reine Phantasieliteratur, deren Zeit und Entstehungsumstände nur annähernd aus der Analyse des Inhalts bestimmt werden können.

Daß die überlieferte Sammlung von griechischen Schriften nur einen Bruchteil der einst vorhandenen Literatur darstellt, ist ohne weiteres klar. Um über das Gegebene hinauszukommen, muß man daher fragen,

---

[1]) R. REITZENSTEIN, *Zur Geschichte der Alchemie* usw., S. 5.
[2]) HAMMER-JENSEN, *Alchymie*, S. 125—134.
[3]) *Origines*, S. 192.
[4]) REITZENSTEIN, *Alch. Lehrschr.*, S. 66.
[5]) *Alchymie*, S. 125—134.
[6]) *Introduction*, S. 201.
[7]) *Alchymie*, S. 99.
[8]) Zu Pelagios vgl. *Origines*, S. 186, *Alchemie*, S. 93, *Alchymie*, S. 137—139; zu Synesios *Origines*, S. 188ff., *Alchemie*, S. 96ff., *Alchymie*, S. 134—137.

ob nicht die Literaturen des Ostens, die zur Blütezeit der griechischen Alchemie und nach ihrem Verfall die alchemistische Gedankenwelt in sich aufgenommen und weiter entwickelt haben, Zeugnisse für einen reicheren Bestand an griechischen Schriften enthalten.

Die Auszüge aus syrisch erhaltenen Alchemieschriften, die RUBENS DUVAL auf Veranlassung von BERTHELOT in Band II der *Chimie au Moyen Âge* veröffentlicht und übersetzt hat, zeigen, soweit sie alt sind, engsten Zusammenhang mit den Griechen, sowohl was die Anwendung chemischer Zeichen, wie die Beibehaltung der griechischen Termini betrifft. Neben offenbar 'echten' Stücken des Demokritos und Zosimos finden sich aber auch aus dem Griechischen übersetzte oder frei erfundene Fälschungen in den Handschriften. Eine Fälschung ist jedenfalls der größte Teil der *Zehn Bücher* des Demokritos. Wieviel echte oder wenigstens alte Überlieferung in den syrischen Handschriften von Cambridge steckt, ist aus den dürftigen Auszügen von DUVAL (a. a. O., S. 203—331) leider nicht zu entnehmen.

Von der alchemistischen Literatur des Sasanidenreichs — ich rechne dazu alles, was griechisch, syrisch oder persisch in dem weiten Ländergebiet vor dem Aufblühen der arabischen Literatur gelesen und geschrieben wurde — können wir uns nur schwer ein Bild machen. Wir sind fast ganz auf die Spuren angewiesen, die sie in der arabischen Literatur hinterlassen hat, können aber heute schon sagen, daß sich die in Iran weiterentwickelte Alchemie scharf von ihrer westlichen Schwester unterscheidet. Für die vorliegende Arbeit muß ich mich darauf beschränken, die bibliographischen Angaben jüngerer arabischer Autoren, insbesondre die im *Fihrist* des Ibn alNadīm enthaltenen, mit denen des griechischen Corpus zu vergleichen. Die Sorgfalt und Zuverlässigkeit des Autors, der sein Werk um 987 abschloß, ist allgemein bekannt. Den Text hat G. FLÜGEL 1871 nach einer Wiener Handschrift herausgegeben, die schon VON HAMMER-PURGSTALL für seine große Literaturgeschichte benützte. Eine französische Übersetzung gab O. HOUDAS in Band III von BERTHELOTS *Chimie au Moyen Âge*, S. 26ff.[1]. Ich selbst kann mich hier auf das handschriftliche Material und die Vorarbeiten stützen, die J. FÜCK seiner Neuausgabe des *Fihrist* zugrunde legen wird[2].

Ibn alNadīm zählt zunächst (ed. FLÜGEL, S. 353) die Titel von 13 Büchern des Hermes über die Kunst auf. Es sind die folgenden:

---

[1] Der Auszug von DEREMBOURG in BERTHELOTS *Origines*, S. 130—131, ist zu dürftig, um heute noch Bedeutung zu haben.

[2] Über ein dem Chālid ibn Jazīd zugeschriebenes Verzeichnis von alchemistischen Autoren habe ich im Islam, Band XVIII, S. 293ff., gehandelt. Es ist offensichtlich sehr spät, enthält eine Menge apokrypher und entstellter Namen und ist für die hier zu behandelnden Fragen belanglos.

1. Das Buch des Hermes an seinen Sohn, über die Kunst.
2. Das Buch des fließenden Goldes.
3. Buch des Ṭāṭ (Thoth) über die Kunst.
4. Das Buch des Werks der Fixierungen¹).
5. Das Buch der Geheimnisse.
6. Das Buch الهاديطوس alHādiṭūs (FL. alHārīṭūs).
7. Das Buch الملاطيس alMalāṭīs.
8. Das Buch الاسطماخس alIsṭamāḫas.
9. Das Buch السلماطيس alSalmāṭīs.
10. Das Buch des ارمنيس Armanīs (FL. Armīnas), Schülers des Hermes.
11. Das Buch des نيلادس Nīlādas (Hs. Silādas?), Schülers des Hermes, über dessen Lehre.
12. Das Buch الادخيقى alAdḫīqī (?).
13. Das Buch دمانوس Damānūs (?) von Hermes.

Nach Hermes wird Ostanes aus Alexandrien als einer der Philosophen der Kunst genannt, die durch sie berühmt wurden und darüber Bücher schrieben. Ostanes gebe selbst an, daß er tausend Bücher und Abhandlungen geschrieben habe, die alle besondere Titel besitzen und in rätselhafter und geheimnisvoller Sprache geschrieben sind. Ibn alNadīm kennt nur die Unterhaltungen des Ostanes mit Tauhīr (?), dem König von Indien.

Zu den alten Philosophen gehört ferner Rīsamūs, d. i. Zosimos. Er hat nach der Weise des Ostanes geschrieben und ein Buch verfaßt, das er die 'Schlüssel der Kunst' nannte. Es ist auch unter dem Titel der 'Siebzig Abhandlungen' bekannt.

Dieser Teil der Angaben des *Fihrist* scheint einer besonderen Quelle zu entstammen. In zwei weiteren Paragraphen, die ebenfalls voneinander unabhängig sind, stellt Ibn alNadīm dann die Namen der Philosophen und die Titel der Schriften über die Kunst zusammen, die ihm bekannt geworden sind. Ich gebe die Namen arabisch und in Umschrift wieder, um sie zu erläutern, soweit ich dazu in der Lage bin.

### 1. Die Namen der Philosophen, die über die Kunst gehandelt haben.

1. هرمس *Harmis* — Hermes.
2. اغاذيمون *Agādīmūn* — Agathodaimon.
3. انطوس *Anṭūs* oder افطوس *Afṭūs* — der Name Afṭūs kommt auch im *Buch des Krates* vor und wird als Ptah gedeutet.

---

¹) Ich lese hier العقود statt المنقود.

4. ملينوس *Malīnūs* — wahrscheinlich Balīnūs, d. h. Apollonios von Tyana.
5. افلاطون *Aflāṭūn* — Platon.
6. ريسموس *Rīsmūs* oder *Rīsamūs*, auch ديسموس *Dīsamūs* — Zosimos.
7. اسطوس *Asṭūs* — vgl. *Anṭūs*. Vielleicht auch Rest von ثيوفراسطوس Theophrastos.
8. ديمقراط *Dīmaqrāṭ* — Demokritos.
9. اسطانس *Asṭānis* — Ostanes.
10. هرقل *Hirqal* — Herakleios.
11. بوروس — wohl Verstümmelung von ثدروس *Ṯadrūs* oder ثودروس *Ṯūdarūs*, d. i. Theodoros.
12. مارية *Mārija* oder ماوية *Māwija*[1]) — Maria, die Koptin.
13. رساورس *Risāwaras* oder رساوس *Risāwas*, bei FLÜGEL دساورس *Disāwaras* — Entstellungen von رساموس *Risāmūs*, d. i. Zosimos.
14. افراغسرس *Afrāġasrīs* — vielleicht Entstellung von ثيافراستوس *Ṯijāfrāstūs*, Theophrastos.
15. اسطافانس *Isṭāfānas* — Stephanos.
16. اسكندروس *Iskandarūs* — Alexander.
17. كيماس *Kīmās* — Chymes.
18. جامسب *Ǧāmasb* — ein Buch, das dem mythischen Perserkönig Dschāmasp zugeschrieben wird, befindet sich in der Bibliothek von Rampur[2]).
19. درياسطوس *Darijāsṭūs* — Adrastos?
20. ارخلاوس *Arḫilāwas* — Archelaos.
21. مرقونس *Marqūnas* und 22. سنقحا *Sanaqḥā* — Varianten der Namen مرقوش *Marqūš* und سفنجا *Safanǧā*, die zwei ägyptischen Königen beigelegt werden, von denen ein Gespräch über das Elixir arabisch vorhanden ist[3]).
23. شيماس *Šīmās* — Chymes.
24. زوسم *Zūsam* oder روسم *Rūsam* — Zosimos.
25. فورس — unsicheres Bruchstück; vielleicht ist ديسقورس Dioskoros zu ergänzen.
26. سعورس, lies بنثنورس, d. h. فنثنورس *Fīṯaġūras* — Pythagoras.
27. بلاوس *Balāwas* oder ديلاوس *Dīlāwas* — Deutung unsicher, vielleicht Pelagios oder ein Rest von Archelaos.
28. مريانس *Marijānas* — Marianos bzw. Morienus.
29. سعدرس, bei FLÜGEL سفدس *Safīdas*.

---

[1]) Vertauschungen von ز und و sind in den Hss. so gewöhnlich, daß ich sie nicht immer wieder anmerke.
[2]) Vgl. H. E. STAPLETON und R. F. AZO, *An Alchemical Compilation of the Thirteenth Century A. D.*, Mem. As. Soc. Bengal, Bd. III, 1910.
[3]) Vgl. J. RUSKA, *Tabula Smar.*, S. 57.

30. مهراريس *Mahrārīs* oder مهداريس *Mahdāris* — in lateinischen Texten Micreris. Der Name konnte bis jetzt nicht geklärt werden. Die Kombination mit Mercurius, die STEINSCHNEIDER vorschlug, ist ganz unhaltbar[1]).
31. ورفاس oder فافاس, bei FLÜGEL فرناوانس *Farnāwānas* — vielleicht ist افرقيانس Afriqijānas (Africanus) zu lesen.
32. مسطوس, bei FLÜGEL مسطيوس *Masṭijūs* — ob ثمسطيوس Themistios? Ein Alchemist dieses Namens ist nicht nachzuweisen.
33. كاهن ارطى *Kāhin Arṭā* — Deutung ganz unsicher.
34. آرس القس *Āras alqass* — Horos, der Priester[2]).
36. اصطفن *Isṭifan* — Stephanos.

Die weiteren Namen sind arabischer Herkunft.

## 2. Die Namen der Bücher.

Dieses Verzeichnis ist nicht nur wegen der Büchertitel, sondern auch wegen einer Reihe von neuen Autornamen wichtig. Es zählt folgende Namen und Titel auf:

1. Das Buch des Dioskoros[3]) über die Kunst.
2. Das Buch (erg.: der Gespräche) der Koptin Maria mit den Philosophen, als sie sich bei ihr versammelten.
3. Das Buch des Alexandros über den Stein.
4. Das Buch des roten Schwefels.
5. Das Buch des Dioskoros[3]), als ihn تدسيوس Theodosios über die Fragen befragte.
6. Das Buch des اصطفن Stephanos.
7. Das Buch des himmlischen قراتيس Krates[4]).
8. Das Buch des السموس (aus ريسموس) Zosimos.
9. Das große Buch der Maria.
10. Das Buch des Naṭūr[5]) ibn Nūḥ.
11. Das Buch der Seltenheiten (merkwürdigen Aussprüche?) der Philosophen über die Kunst.
12. Das Buch des اوحانس Auḥijānas — für اوستانس Ostanes?
13. Das Buch des ثمود Thamūd (?).
14. Das Buch der Königin Kleopatra.
15. Das Buch des ماغس Magus (?).

---

[1]) Vgl. J. RUSKA, *Ein dem Chālid ibn Jazīd zugeschriebenes Verzeichnis* usw., Der Islam, Bd. XVIII, 1921, S. 297.
[2]) Aus syr. *qaššīšā* abgekürzt.
[3]) Die Hss. weisen starke Varianten auf.
[4]) Vgl. J. RUSKA, *Arab. Alch.* I, S. 20.
[5]) Lesung ganz unsicher.

16. Das Buch des Pythagoras.
17. Das Buch der Bilqīs, der Königin von Ägypten[1]), das mit den Worten anfängt: 'Nachdem ich auf den Berg gestiegen war.'
18. Das Buch der Elemente von ريمس Rīmas, d. i. Zosimos.
19. Das Buch des Sergios von Ra's al'Ain an Quwairī, den Bischof von Edessa[2]).
20. Das Buch des سقناس Siqnās (?) über seine Weisheit, an den König ادريانوس Adrianos.
21. Das große Buch des ارس Aras (Horos?).
22. Das kleine Buch des Aras.
23. Das Buch des اندرما Andarmā. Wahrscheinlich Verstümmelung von اندريا Andarijā, der mehrfach, u. a. auch bei Ğābir, als alchemistischer Schriftsteller erwähnt wird.
24. Das Buch des سعى (?) an Maria.
25. Das Buch des weisen ثادرس Theodoros.
26. Das Buch des Christen, der darin sagt, daß die Weisheit (Philosophie) eine Weisheit ist gemäß ihrem Namen.
27. Das Buch des Herrn des Miḥrāb. Vielleicht ist Afṭūs (s. o.) gemeint, dessen Miḥrāb Krates in seinen Visionen erblickt[3]).
28. Das Buch des Ephesiers اردباى (für اندريا Andarijā?) an ساوس (für نقافرس Nikephoros?).
29. Das Buch der sieben weisen Brüder über die Kunst.
30. Das Buch des Demokritos (über die Lehrbriefe).
31. Das Buch des زوسيموس Zosimos an alle Philosophen über die Kunst.
32. Das Buch des كرمانوس Karmānūs, des römischen Maṭrān, über die Kunst. — Manche Hss. haben Baṭrīq 'Patrizier' statt Maṭrān 'Patriarch'. Wahrscheinlich ist كوماريوس Komarios zu lesen.
33. Das Buch Sergios des Mönchs, über die Kunst.
34. Das Buch des weisen Magus (?) über die Kunst.
35. Das Buch des Lehrbriefs des بلاخس Pelagios (?) über die Kunst.
36. Das Buch des توفيل Theophilos über die Kunst.
37. Das erste Buch der 'Zwei Worte'.
38. Das zweite Buch der 'Zwei Worte'.
39. Das Buch des Sendschreibens des (Königs von?) Hind an Alexander.
40. Das Buch des بطرابوس Petreios (?).
41. Das Buch des مان (?).

---

[1]) Bilqīs ist die sagenhafte Königin von Saba, Zeitgenossin Salomos.
[2]) Zur Zeit des Sergios (gest. 526) gab es keine arabischen Bischöfe in Edessa.
[3]) Vgl. J. Ruska, Arab. Alchem. I, S. 22.

42. Das große Buch des Herakleios, in 14 Büchern.
43. Das große Buch des Pythagoras, das von den Ansichten in der Kunst handelt.
44. Das Buch des Sergios über die Kunst.
45. Das Buch des Dschāmasp über die Kunst.

Welche Folgerungen ergeben sich nun aus diesen Verzeichnissen? Die Menge der Hermes-Schriften mit ihren nicht zu deutenden Eigennamen zeigt, daß die fabrikmäßige Herstellung solcher Fälschungen schon vor der Zeit des Ibn alNadīm in voller Blüte stand. Ob Ägypter, Syrer oder Perser darin vorangegangen sind, mag dahingestellt bleiben. Dem Ostanes ist eine literarische Fruchtbarkeit zugeschrieben, die nur noch durch die Angaben über die Werke Ǧābirs übertroffen wird. Daß der persische Prophet mit einem König von Indien in Verbindung gebracht wird, soll jedenfalls seine weltweite Geltung beweisen. In der Autorenliste lenkt Zosimos durch die vielen Entstellungen seines den Arabern wenig mundgerechten Namens die Aufmerksamkeit auf sich. Daß Apollonios, Morienus, Mahraris genannt werden, läßt keine sicheren Schlüsse auf die unter diesem Namen gehenden Schriften zu. Daß auch Archelaos und Pythagoras vorkommen, könnte auf die Turba gedeutet werden, wenn die völlig ungeordnete Liste nicht den Eindruck machte, daß die angeführten Namen aus irgendeiner Sammlung alchemistischer Traktate zusammengetragen sind.

Viel wertvoller ist das Verzeichnis der Schriften. Es ruht auf einer guten und alten Überlieferung und bekundet ebenso deutlich die griechischen Grundlagen der Alchemie wie ihren späteren Zuwachs. Man hat den Eindruck, daß die wichtigsten Bücher der griechischen Sammlung, von Demokritos, Maria und Zosimos bis zum Christianos, zu Stephanos und Herakleios, zu Komarios und Kleopatra den Arabern bekannt waren. Merkwürdig ist aber, daß die arabische Überlieferung gar nichts von Olympiodoros weiß. Die Versammlung der Philosophen bei Maria könnte auf einer Verwechslung mit der bekannten Versammlung bei Kleopatra[1]) beruhen. Das große Buch des Pythagoras, das von den Ansichten in der Kunst handelt, wird als ein Vorläufer der Turba gelten dürfen, wenn es nicht schon die Turba selbst bezeichnet. Auf Syrien und Kleinasien weisen die Namen Sergios und Andreas, auf Persien Dschāmasp und der Magus, unter dem vielleicht Ostanes, vielleicht auch Zoroaster zu verstehen ist, der von Zosimos, *Coll.* II, 229 erwähnt wird. Auf ägyptischem Boden

---

[1]) Für die verwickelten Fragen der Komarios-Kleopatraschrift verweise ich auf R. REITZENSTEIN, *Nachr. d. Gött. Ges. d. Wissensch.*, Göttingen 1919, S. 1ff. und HAMMER-JENSEN, *Alchymie*, S. 6 ff.

sind, wohl erst unter dem Islam, die Bücher des Hermes, des Horos, des Krates und des 'Herrn des Miḥrāb' entstanden. Weiteres über die ägyptische Literatur ist S. 318 ff. ausgeführt.

### III. Die literarischen Formen.

Es liegt in der Natur der Dinge, daß den Geschichtschreibern der Chemie der Inhalt der alten Chemieschriften stets wichtiger gewesen ist als ihre literarische Form und ihr Zusammenhang mit der allgemeinen Geistesgeschichte. Philologen haben sich nur selten auf das ihnen sachlich fremde Gebiet begeben, und wo sie, wie von BERTHELOT, zur Mitarbeit herangezogen wurden, waren sie lediglich Handlanger, die sich der höheren Weisung fügen mußten, auch wenn sie bei größerer Selbständigkeit zu einwandfreieren Leistungen befähigt gewesen wären.

Vorurteilsfreie Betrachtung wird anerkennen müssen, daß der streng philologischen Bearbeitung der Quellen um so mehr der Vorrang gebührt, je ferner uns die Völker und Zeiten liegen, deren Anschauungen vom Zusammenhang der chemischen Vorgänge man erforschen will. Ohne genaue Analyse des Wortsinns, der geistesgeschichtlichen Voraussetzungen, der Kompositionsfragen, der literarischen Zusammenhänge wird auch die Klärung der chemischen Tatsachen, die in den alten Autoren enthalten sind oder sein können, auf halbem Wege stehen bleiben. Leider gibt es nur wenige Arbeiten, die dem Chemiehistoriker zeigen können, wie die literarischen Probleme der alchemistischen Literatur mit den Methoden der philologischen Kritik anzufassen sind. Was ich selbst hier zu sagen habe, bezieht sich nur auf die Frage, ob in irgendeinem Entwicklungsstadium der griechischen Alchemie die Bedingungen für die Abfassung einer Schrift gegeben waren, die die Form der Turba hatte.

Eine planmäßige Untersuchung der Quellen müßte mit der Sammlung und kritischen Prüfung der Zitate beginnen, die aus den angeblichen Schriften des Hermes, des Agathodaimon, des Ostanes, des Demokritos und der Maria angeführt und von den Kommentatoren erläutert werden. Bekanntlich besitzen wir nur wenige Reste zusammenhängender Texte aus dieser ältesten Phase der Alchemie, und vieles, was den Vätern und Müttern der Alchemie zugeschrieben wird, ist offensichtlich neuere Erfindung. Die hermetischen Schriften haben in die islamische Zeit hinein dauernd Erweiterungen erfahren, und auch was von Ostanes und Agathodaimon in den griechischen Quellen angeführt wird, scheint vielfach recht späte Erfindung zu sein — ich brauche nur an den lächerlichen Brief des Agathodaimon an Osiris (*Coll.* II, 268 ff.) zu erinnern. Einheitlicheren Charakter haben die besonders bei Zosimos zahlreich vorhandenen Anführungen aus den technischen Schriften der Maria. Auch die Bruchstücke des Demokritos machen gesammelt den Eindruck relativer 'Echtheit', d. h. gleichzeitiger Abfassung durch einen oder einige Alchemisten des 3., spätestens des 4. Jahrhunderts. Ihre Abfassungszeit mit Frau HAMMER-JENSEN (a. a. O., S. 80) an das Ende des 5. Jahrhunderts zu verlegen, scheint mir mit den vorauszusetzenden Entwicklungsphasen der alchemistischen Doktrinen nicht verträglich zu sein. Sie müssen dem Anfang der Entwicklung nahestehen, weil sie die beiden Grundbestandteile der Alchemie, den technischen und den mystischen oder naturphilosophischen, wie ja schon der Titel der Hauptschrift andeutet, noch getrennt nebeneinander zeigen. Sie müssen alt sein, weil sie nur die einfachsten Handgriffe und nicht eine irgendwie kompliziertere Apparatur kennen. Sie müssen endlich alt sein, weil sie in jedem Kommentar, in jeder einigermaßen belangreichen Alchemieschrift immer wieder zitiert werden. Aber sie können auch wieder nicht den ältesten Stand der Alchemie vertreten, da ein so schrankenloses Überwuchern von Decknamen, wie es die Rezepte der *Physika kai Mystika* zeigen, für die Anfänge der Alchemie doch kaum denkbar ist.

Der Verfasser der Turba hat, wie die Fußnoten zur Übersetzung zeigen, erhebliche Bruchstücke aus Demokritos übernommen; für die dramatische Form seines Werkes muß er aber ganz andere Vorbilder und Anregungen gehabt haben.

Auf die *Physika kai Mystika* folgt in einigen Handschriften ein als Buch V bezeichneter Brief des Demokritos an Leukippos. Die Schrift ist ein Nachtrag zu den klassischen vier Büchern aus späterer Zeit, dem keinerlei Wert beizumessen ist. Nach dem Muster der Alchemie des Demokritos ist später auch die Chemie des Moses zusammengestellt worden. Sie enthält oft wörtlich die gleichen Rezepte, die gleichen allgemeinen Sätze, und mosaisch ist weiter nichts als der Eingang, der den Vers über Bezaleel, Ex. 38, Vers 22 zitiert.

Einen Kommentar zu Demokritos stellt der Brief des Philosophen Synesios an Dioskoros, Priester des großen Sarapis in Alexandrien dar. Die Geschichtlichkeit der beiden Personen ist durchaus fraglich[1]. Ob die von Ibn alNadīm angeführten Schriften des Dioskoros griechisch vorhanden waren oder auf Grund der Stelle τῆς πεμφθείσης μοι ἐπιστολῆς παρὰ σοῦ περὶ τῆς τοῦ θείου Δημοκρίτου βίβλου von Arabern hinzuerfunden wurden, läßt sich nicht entscheiden. Synesios sagt in der Einleitung, daß Demokritos von dem großen Ostanes in Ägypten

---

[1] Schon KOPP hat gesehen, daß man über den Verfasser nichts sagen kann (*Beiträge*, S. 150). Vgl. auch HAMMER-JENSEN, *Alchymie*, S. 134 ff.

in die Geheimlehre eingeführt wurde und zwei Listen über die festen und die flüssigen Stoffe aufstellte. Dann nimmt der Brief die Form eines Dialogs zwischen Synesios und Dioskoros an, in dem Dioskoros eine ziemlich blöde Rolle spielt. Das allein sollte genügen, diesen sogenannten 'Brief' als unhistorisch zu kennzeichnen. Er ist eine in die Form des Dialogs gebrachte Auseinandersetzung über die Lehren Demokrits, insofern aber ebensowenig eine 'Fälschung' oder ein 'Machwerk' zu nennen, wie die von Plato, von Galilei, von Agricola und anderen verfaßten Dialoge. Für die Turba kann man den Dialog weder nach der äußeren Form noch nach dem Inhalt als Vorbild betrachten.

Was bei BERTHELOT auf nahezu 150 Quartseiten unter der Bezeichnung Zosimos abgedruckt ist, bedarf nach jeder Richtung der sorgfältigsten Nachprüfung. Daß ein großer Teil dieser Bruchstücke nicht von Zosimos stammen kann, beweist schon der Umstand, daß Olympiodoros und der Christianos, besonders oft aber Stephanos als Gewährsmänner zitiert werden. Wenn der Verfasser der Turba den Zosimos, den man doch als vielseitigsten und gedankenreichsten aller alchemistischen Autoren bezeichnen muß, mit keinem Wort erwähnt, so darf daraus nicht geschlossen werden, daß er ihn nicht gekannt hat: die Belegstellen zur Übersetzung beweisen das Gegenteil. Auf die Gründe des Totschweigens wird weiter unten eingegangen werden; daß die literarischen Formen der Vision und des Lehrbriefs, deren sich Zosimos bediente, als Vorbilder für die Turba nicht in Frage kommen, bedarf keiner weiteren Erörterungen. Das gleiche gilt von den Vorlesungen des Stephanos und den Gedichten zweifelhafter Herkunft, mit denen die griechische Alchemie um 700 zu Ende geht.

So bleibt von den großen Alchemisten nur noch Olympiodoros übrig. BERTHELOT hat zwischen seinen Auseinandersetzungen mit den alten Naturphilosophen und den Reden der Turba eine frappante Analogie zu finden geglaubt[1]; sehen wir nunmehr näher zu, welche Bewandtnis es mit dieser Analogie hat.

---

[1] *La Chimie au Moyen Âge*, Bd. I, S. 253: Déjà Olympiodore, auteur plus vieux et qui a écrit au V^e siècle, rapproche les philosophes ioniens et naturalistes: Thalès, Parménide, Héraclite, Hippasus, Xénophane, Mélissus, Anaximène, Anaximandre etc., et leurs opinions sur les principes et sur les éléments, des opinions des alchimistes, tels que Hermès, Agathodémon, Chymès, Zosime et autres. Ce passage d'Olympiodore présente ... une analogie frappante avec le début de la Turba, où les mêmes idées reparaissent, beaucoup plus délayées à la vérité ... Mais l'auteur de la Turba ne possède plus cette connaissance plus ou moins approximative des doctrines réelles des vieux philosophes, qui existait dans Olympiodore et même dans Stéphanus. Les attributions dogmatiques de la Turba à tel ou tel personnage sont de pure fantaisie: les noms invoqués ne représentent plus qu'un écho lointain de l'antiquité.

Nachdem wir erfahren haben, daß alle vier Elemente in die Kunst eingehen und von Demokritos nach Klassen getrennt aufgezählt werden, will Olympiodoros erörtern, wieso es Prinzipien (ἀρχαί) gibt, die umfassender und allgemeiner sind als die Elemente. Er nennt als solche das Göttliche, das Seiende, das Mittlere und die Atome[1]). Als den unbewegten und unbegrenzten Anfang aller Dinge bezeichnete Melissos das 'Seiende'[2]). Eine einzige, unbewegte, begrenzte Kraft und einen Anfang nannte Parmenides das 'Göttliche'. Aristoteles scheint diese beiden 'Theologen' aus dem Chor der Naturphilosophen auszuschließen, weil sie hinsichtlich des Unbeweglichen von der Ansicht der Naturphilosophen abwichen, für die die Natur der Anfang der Bewegung und der Ruhe ist[3]).

Als den einzigen begrenzten Anfang der Dinge betrachtete Thales das Wasser, da es fruchtbar und bildsam ist: fruchtbar, weil es die Fische erzeugt, bildsam aber, weil man es je nach der Form des Gefäßes, in die man es gießt, in jede beliebige Form bringen kann. Diogenes[4]) hielt für den Anfang aller Dinge die Luft, da diese reich und fruchtbar ist: sie erzeugt die Vögel und ist bildsam wie das Wasser, in sich einheitlich, bewegt und nicht ewig. Herakleitos und Hippasos lehrten, daß das Feuer der Anfang aller Dinge sei, da dieses große Wirkungen hervorbringt und fruchtbar ist. Die Erde aber hielt keiner für den Anfang außer Xenophanes, dem Kolophonier[5]). Für den unbegrenzten einzigen Anfang aller bewegten Dinge hielt Anaximenes die Luft. Denn er sagt: „Die Luft steht dem Unkörperlichen nahe; und weil wir durch ihren Ausfluß entstehen, ist nötig, daß sie auch unbegrenzt sei und reich, um nirgends zu versagen." Anaximandros aber sagte, daß das Mittlere der Anfang sei. Mittleres aber ist die Luft und der Rauch. Denn die Luft steht zwischen dem Feuer und der Erde, und allgemein gesprochen, alles zwischen dem Warmen und dem Nassen ist Luft, alles zwischen dem Warmen und Trockenen aber ist Rauch.

Olympiodoros versucht nun zu zeigen, wie jeder der großen Al-

---

[1]) *Coll.* 80, 17: Ἰδοὺ γὰρ τὸ θεῖον καὶ τὸ [ὠ]ὸν καὶ τὸ μεταξὺ καὶ τὰ ἄτομα ἀρχαὶ μέν εἰσι κατά τινας, στοιχεῖα δὲ οὔκ εἰσιν. Man muß jedenfalls ὄν lesen. Im folgenden (81, 4 ff.) ist der Text in den meisten Handschriften durch Zusätze zu der falschen Lesart ᾠόν noch weiter ins Alchemistische verdreht.

[2]) Gedruckter Text *Coll.* II, 81, 3: Μίαν τοίνυν ἀκίνητον καὶ ἄπειρον ἀρχὴν πάντων τῶν ὄντων ἐδόξαζεν ὁ Μιλήσιος τὸ ᾠόν, λέγων ὅτι τὸ ᾠὸν τὸ ὕδωρ θεῖον ἀπυρόν· τοῦτο γὰρ καὶ ἕν ἐστι καὶ ἀκίνητον ... Es kann hier nur der Philosoph Melissos gemeint sein, der das Seiende als ewig, unendlich, unbewegt und leidlos bezeichnet.

[3]) Vgl. die Fußnoten von Ruelle, *Coll.* II, S. 81.

[4]) H. Diels, *Vorsokratiker* I, S. 425.

[5]) Nach dem Verse bei H. Diels, *Vorsokratiker* I, S. 63:
ἐκ γαίης γὰρ πάντα καὶ εἰς γῆν πάντα τελευτᾷ.

chemisten sich der Ansicht eines der Naturphilosophen angeschlossen habe. Zosimos, die Krone der Philosophen, dessen Sprache den Überfluß des Ozeans besitzt, der neue Gottführer, folgt in dem, was die Kunst betrifft, am meisten dem Melissos und sagt, daß die Kunst wie Gott einzig ist. Das ist es, was er an tausend Stellen der Theosebeia theologisch auseinandersetzt. Indem er sie von der großen Menge der Worte und von allem Stofflichen befreien will, mahnt er sie, ihre Zuflucht zu dem einzigen Gott zu nehmen, und sagt: „Ruhe zu Hause, einen einzigen Gott und eine einzige Kunst erkennend, und irre nicht herum, um einen andern Gott zu suchen ... Leiblich ruhend beruhige auch deine Leidenschaften, so wirst du dich selbst beherrschen und das göttliche Wesen zu dir herbeirufen; wahrlich, es wird zu dir kommen, das überall Seiende. Wenn du dich selbst erkennst, kennst du auch den einzigen in sich ruhenden Gott, und wenn du so handelst, wirst du die Wahrheit und die Natur erlangen und die Materie mit Verachtung verwerfen."

Ähnlich sagt auch Chemes, dem Parmenides folgend: „Eins ist das All, durch das das All ist, und wenn dies das All nicht hätte, so wäre das All nichts." Die Theologen denken dabei an das Göttliche, die Naturphilosophen aber an den Stoff. Agathodaimon stellt wie Anaximenes die Luft an den Anfang, und wie Anaximandros von dem Mittleren, nämlich dem Rauch und der Luft sprach, so sagt nach Zosimos auch Agathodaimon: „Es ist ganz und gar Dampf ($αἰθάλη$)". Diesem folgten die meisten Alchemisten, denn auch Hermes sagt über den Rauch, wo er über die Magnesia spricht: „Laß sie über dem Ofen brennen mit Schuppen der roten Kobathien, denn der Rauch der Kobathien, der weiß ist, weißt die Metalle. Der Rauch steht zwischen dem Warmen und dem Trocknen, und dort steht auch die 'Aithale' und alles, was durch sie entsteht. Die Luft aber steht zwischen dem Warmen und Feuchten." Damit weist er auf die nassen Dämpfe hin, wie sie in dem Destilliergerät ($δι' ἀμβίκιον$) erzeugt werden.

Dies ist der wesentliche Inhalt von Olympiodors Exkursen in die Philosophiegeschichte, dem BERTHELOT eine frappante Analogie mit der Turba zuschreibt. Mir scheint, daß weder der Inhalt, noch der Zweck, noch die Form des Exkurses zu einer solchen Ansicht eine Handhabe bietet. Der Inhalt besteht in armseligen Reminiszenzen an die Lehren der alten Naturphilosophen; der Zweck ist, die Lehren von Chymes, Hermes, Agathodaimon und Zosimos auf diese Naturphilosophen zurückzuführen. Man kann in diesen Parallelen ein Zeugnis dafür sehen, daß Olympiodoros wenigstens noch einen Rest von geschichtlichem Wissen und Empfinden besaß: zur pythagoreischen Synode aber führt von hier aus kein Weg. Jeder Versuch, die Turba als ein Glied in die Entwicklung der griechischen Alchemie einzuschalten, muß daran scheitern, daß sie sich nach Aufbau und Tendenz weder aus der Frühzeit, noch aus späteren Entwicklungsphasen dieser Alchemie verstehen und erklären läßt. Nur der **Stoff** der Turbareden ist in weitem Umfang den griechischen Alchemisten entlehnt: so werden wir vor die Frage gestellt, **wo und wann die Bedingungen gegeben waren, daß der alte Stoff in die neuen Formen gegossen wurde.** Bevor wir uns aber dieser zentralen Frage des Turbaproblems zuwenden, müssen wir auch den materiellen Inhalt der alten Alchemie einer kritischen Betrachtung unterworfen haben.

## IV. Kritik des Lehrinhalts.

Was die alten Alchemisten von gewerbsmäßigen Falschmünzern und bewußten Betrügern unterscheidet, ist der Glaube an die Allmacht der Natur, ist die Hoffnung, ihr das Geheimnis zu entwinden, das über die Zeugung der Metalle gebreitet war. Götter und Propheten sollten das Mysterium in dunklen Worten verkündet haben: fand man den Schlüssel zum Verständnis, lernte man das Zaubermittel bereiten, das die unedlen Metalle in Silber und Gold verwandelte, so konnte man die Armut überwinden und die ganze Welt beherrschen; gab man es aber der Menge preis, so mußte die Welt zugrunde gehen. Nur im engsten Kreise der Schule durfte das Geheimnis weitergegeben werden, nur in Allegorien und in vieldeutigen, irreführenden Ausdrücken durfte von den Stoffen und Operationen gesprochen werden, die zur Darstellung des großen Pharmakons benötigt wurden.

Diesen Stand der Dinge bezeugen schon die *Physika kai Mystika* des Demokritos; nur hat man, wie ich glaube, noch nirgends ernstlich die Folgerungen daraus gezogen. Anstatt die alchemistischen Schriften aus ihren eigenen Voraussetzungen und Zusammenhängen zu erklären, anstatt jedes Rezept und jeden Satz daraufhin zu prüfen, ob sie wörtlich zu verstehen sind oder infolge der Anwendung von Decknamen einen ganz anderen Sinn haben, hat man vielfach moderne Anschauungen in die Texte hineingetragen und chemische Erfahrungen und Beobachtungen gesucht, wo keine vorliegen. Ich möchte daher an Beispielen aus Demokritos zeigen, welche Betrachtungsweise mir die richtigere zu sein scheint, und welche grundsätzlichen Anforderungen an eine künftige Interpretation alchemistischer Texte zu stellen sind[1]).

Was unter dem Namen *Physika kai Mystika* im Corpus der griechischen Alchemisten auf uns gekommen ist, besteht aus vier Gruppen von Rezepten ($\tau \acute{a} \xi \varepsilon \iota \varsigma$), die durch eine Fundgeschichte und durch theoretische

---

[1]) Die erste kritisch-philologische Analyse der Demokritos-Schriften verdanken wir HAMMER-JENSEN, *Alchymie*, S. 80—98.

Kapitel voneinander getrennt sind. Die Schrift beginnt jetzt ohne jede Einführung mit zwei Rezepten über Purpurfärbung, die der Verfasser von seinem 'vorher genannten' Lehrer empfangen haben will. Danach müssen wir annehmen, daß der Anfang der Abhandlung, in dem der Verfasser sich und seinen Lehrer vorstellt, verloren gegangen ist. Jedenfalls haben die alten Kommentatoren den Demokritos für den Verfasser der Schrift gehalten und als Schüler des Ostanes betrachtet. Insbesondere sagt Synesios (*Coll.* II, 57), daß Demokritos vier Färbe-Bücher[1]) über Gold, Silber, Steine und Purpur gemäß den Lehren des großen Ostanes geschrieben habe. Dann müßte das Buch über die Edelsteine der erste, die Purpurfärberei, von der noch zwei Rezepte erhalten sind, der zweite Abschnitt gewesen sein, während die Bücher über die Gold- und Silberbereitung oder Gilbung und Weißung den Schluß bildeten. Aus der Fundgeschichte in § 3 lernen wir, daß Demokritos zu Lebzeiten des Ostanes nur die Stoffe, aber nicht ihre Zusammenfügung kennengelernt hatte. Man sucht nach hinterlassenen Schriften im Tempel, findet aber nur die geheimnisvollen Sätze 'die Natur freut sich der Natur, die Natur besiegt die Natur, die Natur beherrscht die Natur'. Sie werden weiterhin so verwendet, daß jedem Rezept einer der Sätze angehängt wird; die Ausnahme in § 13 erklärt sich leicht aus der Nähe der großen Anrufung in § 14.

Ich greife nun aus der *Chrysopoiie* eine Gruppe von Rezepten heraus, die gewisse Merkmale gemeinsam haben, um sie einer schärferen Analyse zu unterwerfen.

(4) Nimm Quecksilber, mache fest mit dem Körper (Metall) der Magnesia oder mit dem Körper des italischen Stimmi oder mit feuerlosem Schwefel[2]) oder mit gebranntem Kalk oder mit Alaun von Melos[3]) oder mit Arsenikon oder wie du (sonst noch) weißt. **Und wirf weiße Erde auf Kupfer, so wirst du schattenloses**[4]) **Kupfer erhalten.**

---

[1]) In den Kommentaren werden noch andere Schriften des Demokritos erwähnt und zitiert, so bei Olympiodoros, *Coll.* II, 87, 12, vier Bücher nach der Ordnung der Elemente, *Coll.* II, 102, 18 vier Bücher mit dem Titel ἀφορμή (Ausgangspunkt?), *Coll.* II, 159 ein Buch über die Kunst an Philaretos. Am Schluß der *Physika kai Mystika* spricht Demokritos selbst von seinen übrigen Schriften: „Hier habt ihr alles, was für Gold und Silber brauchbar ist. Nichts ist übrig gelassen, nichts fehlt, als die Aufsteigung der 'Wolke' und des 'Wassers'; das aber habe ich absichtlich verschwiegen, weil es ohne Neid auch in meinen übrigen Schriften enthalten ist."

[2]) Ich übersetze absichtlich so wörtlich wie möglich, um jede vorschnelle Deutung auszuschließen. E. O. von Lippmann übersetzt *Alchemie*, S. 32 'mit nicht erhitztem', d. h. natürlichem Schwefel.

[3]) Vgl. oben S. 70 und S. 233, Anm. 3.

[4]) So wörtlich; offenbar ist gemeint, daß das Kupfer durch die Behandlung eine hellere, dem Silber nahekommende Farbe erhält.

Gelbe (Erde) aber wirf auf Silber¹), und du wirst Gold erhalten; auf Gold, und es wird verkörperlichte Goldkoralle²). Das gleiche bewirkt auch gelbes Arsenikon und (vor)behandelte Sandarache und herausgekehrter³) Zinnober. Das Kupfer macht aber 'schattenlos' nur das Quecksilber. Denn die Natur besiegt die Natur.

(6) Den Pyrites⁴) behandle, bis er unverbrennlich wird, die Schwärze abwerfend. Behandle aber mit Salzessig oder unverdorbenem Harn⁵) oder Meerwasser oder Essighonig oder wie du weißt, bis er wie ein unverbrennlicher Goldstaub⁶) wird. Und wenn er (so) wird, mische ihm feuerlosen Schwefel bei oder gelben Alaun oder attischen Ocker oder wie du weißt. Und wirf (es) auf Silber wegen des Goldes und auf Gold wegen der Goldkoralle. Denn die Natur beherrscht die Natur.

(7) Den Klaudianos nehmend, mache (ihn zu weißem) Marmor und behandle wie gewöhnlich, bis er gelb wird. Gilbe nun: ich meine nicht den Stein, sondern das Taugliche des Steins. Du wirst aber gilben mit durch Schwefel ausgefaultem Alaun oder mit Arsenikon oder mit Sandarache oder mit Kalk oder wie du weißt. Und wenn du auf Silber wirfst, machst du Gold, wenn aber auf Gold, machst du Goldkoralle. Denn die Natur besiegt die Natur.

(8) Den Kinnabaris (Zinnober) weiße durch Öl oder Essig oder Honig oder Salzwasser oder Alaun, dann mache gelb durch Misy oder Sory oder Chalkanth⁷) oder feuerlosen Schwefel oder wie du weißt. Und wirf auf Silber, so wird es Gold sein, wenn es (zu?) Gold umfärbt; wenn (auf) Kupfer⁸), Elektron. Denn die Natur freut sich der Natur.

(9) Die kyprische Kadmeia, ich meine die ausgestoßene⁹), weiße wie gewöhnlich. Dann mache (sie) gelb. Du wirst aber gilben mit Kalbsgalle oder Terpentinöl oder Rizinusöl oder Rettichöl¹⁰) oder mit Eidottern, die sie gilben können. Und wirf auf Gold, denn es wird Gold

---

¹) Es ist selbstverständlich σελήνῃ, nicht σελήνην zu lesen.

²) Unter Goldkoralle, χρυσοκοράλλιον, ist ein hochgelbes oder feuerrotes Gold zu verstehen; 'verkörperlicht' ist Übersetzung von σωματωθεῖσα.

³) Die Erläuterung zu diesem Begriff gibt Zosimos, Coll. II, 195, 18: οὐκοῦν τὸ στρέψαι ἢ ἐκστρέψαι παρ' αὐτοῖς ἐστιν, ἵνα τὰ ἀσώματα ... σωματωθῇ.

⁴) Man darf hier nicht an den Pyrit der modernen Mineralogie denken.

⁵) Gewöhnlich 'Harn eines Unverdorbenen', οὖρος ἀφθόρου (παιδός).

⁶) Text: ψῆγμα χρυσοῦ ἄκαυστον; der gleiche Ausdruck ψῆγμα ἄπυρον χρυσοῖο bei Antiphil. 21 (IX, 310), nach Pape II, 1372.

⁷) Dem gemeinen Wortsinn nach bedeuten 'Misy' und 'Sory' Zersetzungsprodukte von Kiesen, 'Chalkanthos' oder 'Kupferblüte' verunreinigten Kupfervitriol.

⁸) Ich lese χαλκῷ statt χαλκόν.

⁹) Mir unverständlich; Ruelle in Coll. III, 48: 'qui a été affinée'.

¹⁰) Besser vielleicht: Rüböl, Rübsamenöl.

sein durch das Gold und durch die Goldhefe¹). Denn die Natur besiegt die Natur.

(10) Den **Androdamas** behandle mit herbem Wein oder Meerwasser oder Harn oder Salzessig, die seine Natur löschen können. Zerreibe mit chalkedonischem Stimmi; behandle wiederum mit Meerwasser oder mit Salzwasser oder Salzessig; wasche, bis die Schwärze des Stimmi entweicht, dörre oder röste, bis es gelb wird, und koche mit unberührtem, göttlichem Wasser. **Wirf aber auf Silber, und wenn du feuerlosen Schwefel hinzuwirfst, mache Goldhefe.** Denn die Natur beherrscht die Natur. Dieses ist der **Chrysites** genannte Stein.

Es bedarf auch für Philologen keines Beweises, daß diese Goldrezepte in jedem Sinne phantastisch sind, mag man sie nun wörtlich oder symbolisch verstehen. Sie geben weder von der Art der Behandlung, noch von dem Mengenverhältnis der Stoffe, noch von diesen selbst eine befriedigende und mit modernen Begriffen faßbare Vorstellung. Es kann keinen Augenblick bezweifelt werden, daß hier ein Spiel mit Worten getrieben wird, daß die $\pi o\lambda v\pi\lambda\acute{\eta}\vartheta\varepsilon\iota\alpha\ \tau\tilde{\omega}\nu\ \grave{o}\nu o\mu\acute{\alpha}\tau\omega\nu$, durch die nach **Olympiodoros** die Alten die Kunst verhüllten, hier wahre Orgien feiert. Die Leser, die die Namen wörtlich verstanden, sind bis zum heutigen Tag durch ihre Menge irregeführt oder von sorgfältigerem Studium abgeschreckt worden.

Andeutungen darüber, daß mit all diesen Namen stets die gleiche Sache gemeint ist, Hinweise, die den Eingeweihten genügen konnten, finden sich schon bei **Demokritos**. So heißt es in § 19, am Schluß der Chrysopoiie: „Was klammern wir uns an die Vorstellung von den vielen Stoffen? Was wollen wir mit der Häufung von vielen Arten von Stoffen auf dasselbe Ziel hin, wo doch **eine einzige Natur** das All besiegt?²)" Eine Decknamenliste mit Andeutungen über den einzigen Gegenstand dieser Verhüllungen, die **Zosimos**, *Coll.* II, 159 wiedergibt, ist von **Demokritos** in einem Briefe an **Philaretos** aufgestellt worden. Über zwei Kataloge von Namen, die sich alle auf das 'Quecksilber' beziehen, handelt **Synesios**, *Coll.* II, 59ff., und auf die gleichen Grundlagen geht der Katalog in der Chemie des **Moses** zurück (*Coll.* II, 306ff.). Am deutlichsten aber spricht **Zosimos** in dem Kapitel vom 'Göttlichen Wasser', *Coll.* II, 184, über die Identität aller dieser Namen:

„Zuerst ist zu zeigen, daß das Wasser des Schwefels³) aus allen Flüssigkeiten zusammengesetzt ist, die Mischung besitzend, und daß es

---

¹) Der Text ist offenbar verdorben.
²) *Coll.* 49, 20: $\tau\acute{\iota}\ \grave{\alpha}\gamma\alpha\pi\tilde{\omega}\mu\varepsilon\nu\ \tau\grave{\eta}\nu\ \pi o\lambda\acute{v}v\lambda o\nu\ \varphi\alpha\nu\tau\alpha\sigma\acute{\iota}\alpha\nu;\ \tau\acute{\iota}\ \dot\eta\mu\tilde{\iota}\nu\ \varkappa\alpha\grave{\iota}\ \pi o\lambda\lambda\tilde{\omega}\nu\ \varepsilon\grave{\iota}\delta\tilde{\omega}\nu\ \dot\varepsilon\pi\grave{\iota}\ \tau\grave{o}\ \alpha\dot v\tau\grave{o}\ \sigma v\nu\delta\varrho o\mu\grave{\eta}\ \mu\iota\tilde{\alpha}\varsigma\ \varphi\acute v\sigma\varepsilon\omega\varsigma\ \nu\iota\varkappa\acute\omega\sigma\eta\varsigma\ \tau\acute o\ \pi\alpha\nu;$
³) Der Ausdruck $\tau\grave{o}\ \ddot{v}\delta\omega\varrho\ \tau o\tilde v\ \vartheta\varepsilon\acute\iota o v$ wechselt mit $\tau\grave{o}\ \ddot{v}\delta\omega\varrho\ \vartheta\varepsilon\tilde\iota o\nu$ und bedeutet nichts anderes.

mit den Namen aller Flüssigkeiten benannt wird. Wie er (d. i. Demokritos) die feste Zusammensetzung durch eine jede ihrer Arten bezeichnet hat, so auch die flüssige (Zusammensetzung), das 'göttliche Wasser', durch jede Flüssigkeit; sie bezeichnen aber die zwei Zusammensetzungen durch unzählige Namen. Das 'göttliche Wasser' wird bezeichnet als Salzwasser, Meerwasser, Harn des Unverdorbenen, Essig, Salzessig, Rizinusöl, Rettichöl, Balsam, Milch einer Frau, die einen Knaben geboren hat, Milch einer schwarzen Kuh, Harn eines Rehes und eines weiblichen Schafes; einige (bezeichnen es) als Harn des Esels, andere auch als Wasser des Kalkes und des Marmors und der Hefe und des Schwefels und des Arsenikons und der Sandarache und des Nitrons und des gespaltenen Alauns, und ferner als Milch des Esels und der Ziege und des Hundes, und als Wasser der Kohlasche (?) und anderer aus Asche gewonnener Wässer; andere (bezeichnen es) auch als Honig und Sauerhonig und Essig und Nitron und Wasser der Luft[1]) und Nilwasser und (Wasser) des Bären[2]) und als amenäischen Wein[3]) und Granatenwein und Maulbeerwein[4]) und Sikerites[5]) und Gerstenwein, und um nicht alles aufzuzählen, als jede Art von Flüssigkeit."

Es ist klar, daß diese eindeutige Feststellung des Sinnes der unzähligen Decknamen[6]) für die Interpretation der Rezepte von grundlegender Bedeutung ist. Die Rezepte werden zwar durch Ausschaltung der Decknamen für das Quecksilber noch lange nicht zu chemisch brauchbaren Vorschriften, aber sie vereinfachen sich so wesentlich, daß sie ein ganz anderes Aussehen erhalten. Ich beschränke mich auf die Wiedergabe der Rezepte (6), (7), (8) und (9):

(6) Behandle den Pyrites, bis er unverbrennlich wird und die Schwärze abwirft; behandle ihn mit 'göttlichem Wasser', bis er wie Goldstaub wird, dann mische (wieder) 'göttliches Wasser' bei; wirf das Präparat auf Silber usw.

(7) Mache den Klaudianos zunächst zu weißem Marmor und gilbe mit 'göttlichem Wasser'; wenn du auf Silber wirfst usw.

(8) Mache den Zinnober weiß durch 'göttliches Wasser', dann gelb durch...; wirf auf Silber usw.

---

[1]) So wörtlich; wenn ὕδωρ ἀέριον als Gegensatz zu ὕδωρ νεφέλης gelten soll, müßte es den Tau bezeichnen.
[2]) So nach den Handschriften.
[3]) Nach den Lexicis nicht festzustellen.
[4]) Ruelle übersetzt 'vin d'olivier'; der Text hat μορίτου.
[5]) Der Ausdruck hängt mit hebr. šēker zusammen.
[6]) Die beiden Verzeichnisse über die Teile des Eies, die im Corpus unmittelbar auf das *Lexikon* (*Coll.* II, 4—17) folgen, sind verhältnismäßig späte Zusammenstellungen; das Lexikon selbst ist für kritische Zwecke völlig wertlos. Beachtenswerter ist die Aufzählung von Decknamen nach Hermes, *Coll.* II, 188ff.

(9) Die kyprische Kadmeia weiße wie gewöhnlich, dann gilbe mit 'göttlichem Wasser'; wirf auf Gold usw.

Unbestimmt und zweifelhaft sind in diesen vereinfachten Rezepten nur noch die Körper, die mit 'göttlichem Wasser' behandelt werden sollen. Man darf annehmen, daß diese Namen im allgemeinen wörtlich zu verstehen sind; gleichwohl kann auch hier kein Zweifel bestehen, daß die Begriffe der Alten von der Schärfe der unseren weit entfernt waren und viele Bezeichnungen nur als Decknamen gemeint sind. Ich führe als Beleg das Verzeichnis der 'Arten' an, das Demokritos dem Philaretos zur Verfügung stellt (*Coll.* II, 159):

„Das Verzeichnis der (in der Kunst benützten) Arten ist folgendes:

Quecksilber aus Zinnober, Magnesia, koptisches, chalkedonisches oder italisches Stimmi (Antimon), Lithargyros (Silberglätte), Bleiweiß, Blei, Zinn, Eisen, Kupfer, Chrysokolla, Klaudianon, Kadmeia, Pyrites, Androdamas, unberührter Schwefel, Arsenikon, Sandarache, Zinnober. Diese 'Arten' sind gemeinsam für Gold und Silber; denn geweißt weißen sie und gegilbt gilben sie.

Die Weißenden sind nun folgende: Erde von Chios, Astrites, samische Erde, kimolische Erde und Mondschaum.

Die zerriebenen Arten[1]) sind folgende: Unberührter Schwefel, kappadokisches Salz, mannigfaltige Salze, Blüten des Salzes, Kalk, der Saft des Maulbeerbaums oder der Feige genannt wird, gespaltener Alaun, Mysi (Misy), Chalkanthos, Blätter der Persea[2]), Blätter der Daphne[3]).

Die Gilbenden aber sind folgende: Pontische Erde, d. i. gebrannte, und attische Erde, d. i. der Blaustein; die blaue (Erde) ist für beide Färbungen gemeinsam; unter den Kräutern der Rizinus, das Knekanthion[4]), das Elydrion und das Oichumenon[5]), und unter den Säften das Gummi."

Die Namen der weißenden und gilbenden Substanzen entsprechen nur zum Teil den in dem Verzeichnis Seite 159 angeführten Decknamen. Es sind hier vorwiegend Namen von Erden, Salzen und Pflanzen genannt, aber ein Vergleich dieser Namen mit denen der Teile des Eies (*Coll.* II, 18 ff.) zeigt, daß sie mit den anderen untermischt gebraucht wurden und auch nichts als Geheimnamen oder gewollte Irreführungen

---

[1]) D. h. die Stoffe, die in Pulverform Verwendung finden.

[2]) Nicht des Pfirsichbaums, wie Ruelle übersetzt.

[3]) Wahrscheinlich ist der Oleanderstrauch gemeint; doch handelt es sich auch hier wie bei Persea um Decknamen.

[4]) Da κνῆκος den Safflor (Carthamus tinctorius L.) bezeichnet, muß κνηκάνθιον die Safflorblüte sein.

[5]) Nicht feststellbare Decknamen. *Coll.* 155, 1 als Zitat nach Maria: λύσιν κομάρεως καὶ ἐλυδρίον; *Coll.* 49, 3 bei Demokritos: κνήκου καὶ οἰχομενίου ἄνθος καὶ ἐλύδριον κτλ.

sind. Ebenso enthält die Liste der Metalle und Erze eine ganze Anzahl von Phantasie- und Decknamen, die gestrichen werden müssen, wenn man dem Unfug der 'Vielnamigkeit' ein Ende machen und die Rezepte samt den Theorien auf realen Boden zurückführen will. Schließlich muß auch noch daran erinnert werden, daß Stoffnamen, die für uns ganz eindeutig sind, bei den Alchemisten in einem viel allgemeineren und verschwommeneren Sinne gebraucht werden. So kennt z. B. die Chemie des Moses fünferlei Quecksilber: ἔστι δὲ ὑδράργυρος ἡ ἀπὸ ἀρσενίκου ἢ σανδαράχης ἢ ψιμμίθεως ἢ μαγνησίας ἢ στίμμεως ἰταλικοῦ, und es ist charakteristisch, daß in dieser Aufzählung gerade das eigentliche Quecksilber fehlt, während metallisches Arsen, Antimon und Blei[1]) als 'Quecksilber' bezeichnet werden. Betrachten wir endlich die Arbeitsvorschriften, so finden wir keinen einzigen Apparat, kein Gefäß, keine Heizeinrichtung genannt, die uns ein Bild von den Vorgängen geben könnten, und die Operationen werden entweder mit ganz vagen Ausdrücken wie Behandeln, Beimischen, Waschen bezeichnet oder sind Verrichtungen, die sich in nichts von den in jeder Küche vorkommenden unterscheiden.

Untersuchen wir zum Schluß noch ein Rezept aus der Argyropoiie:
(25) Nimm kilikischen Krokos, zerreibe mit Meer- oder Salzwasser und mache eine Brühe. Tauche in sie, indem du erhitzest, Tafeln von Kupfer, Blei, Eisen, bis es dir gut scheint, so werden sie weiß. Dann nimm die Hälfte des Mittels und zerreibe mit Sandarache oder weißem Arsenikon oder feuerlosem Schwefel oder wie du weißt, so daß es die Konsistenz von Wachs annimmt. Bestreiche die Tafel und bringe sie in ein neues ringsum verschlossenes Gefäß wie üblich. Bringe es einen ganzen Tag lang in einen mit Scheitholz[2]) geheizten Ofen. Dann nimm es heraus und bring es in (die) reine Brühe, so wird es weiß; * am weißesten (wird) das Kupfer. Im übrigen verfahre wie der Metallarbeiter *[3]). Der kilikische Krokos weißt mit Meerwasser, mit Wein aber gilbt er."

Wir wissen, daß Krokos, Meerwasser, Salzwasser und Wein Decknamen für alchemistisches 'Quecksilber' sind. Da keine Angaben über die Menge des Quecksilbers gemacht werden, kann man auch die 'Hälfte des Mittels' nicht festlegen. Im übrigen läßt sich diesem Rezept eine reale Bedeutung nicht abstreiten, denn es liegt ihm offenbar eine metallurgische Technik zugrunde, die das 'Weißmachen' von Kupfer durch Legierung mit Quecksilber und Arsen bewirkt.

Denken wir uns in dieser Weise Rezept um Rezept der kritischen Analyse unterworfen, so werden sie sich in zahlreichen Fällen

---
[1]) Magnesia ist ein Deckname.
[2]) Das Wort πρισματοκαύστη ist nicht sicher zu deuten.
[3]) Der zwischen * * stehende Text ist bei BERTHELOT zweimal gedruckt.

in nichts auflösen, und nur bei wenigen wird ein fester Rückstand bleiben, der weiter untersucht zu werden verdient. In der gleichen Weise müßten auch die Kommentare angefaßt werden, und man würde auch hier ohne Frage zu dem Ergebnis kommen, daß ihr realisierbarer Inhalt unsagbar dürftig ist.

So ist die Frage nicht abzuweisen, ob es sich überhaupt lohnt, sich mit diesen Texten auseinanderzusetzen: eine Frage, die vor allem der Chemiker zu stellen und mit Nein zu beantworten geneigt sein wird. Der Historiker und Philologe würde ihm sagen, daß die Unterscheidung der Rezepte nach ihrem technisch möglichen oder unmöglichen Inhalt nicht die einzige und für eine geschichtliche Betrachtung auch keineswegs die fruchtbarste Untersuchungsmethode ist. Er würde ihm den Rat geben, zunächst einmal von seinem ganzen chemischen Wissen abzusehen und sich zu fragen, welche Vorstellungen von den Naturvorgängen sich wohl ein Mensch machen müßte, der nur auf die unmittelbaren Sinneswahrnehmungen gestützt die Umwandlungen beobachtete, die mit einigen bunten Steinen wie Schwefel, Zinnober, Realgar, Auripigment, Bleiglanz, Kupfer- und Eisenerzen vor sich gehen, wenn man sie pulvert und an der Luft oder in einem Glaskolben erhitzt, und der weiter beobachtete, welche Umwandlungen die aus den Erzen gewonnenen 'Körper' erleiden, wenn sie mit anderen zusammen erhitzt oder geschmolzen werden. Es ist klar, daß er Übergänge aus dem festen in den flüssigen und rauchartigen Zustand beobachten, merkwürdige giftige Dünste kennenlernen und vor allem einen unendlichen Wandel der Farben wahrnehmen würde. Wie sollte er daran zweifeln, wenn er sah, wie alle Metalle verflüssigt werden können, daß ein stets flüssiges 'Quecksilber' das Prinzip alles metallischen Wesens ist? Wie sollte er nicht auch einen 'Schwefel' in allen Metallen vermuten, wenn er ihn bei so vielen Röstprozessen wahrnahm und als eine Ursache des Farbwandels erkannte? So sehen wir uns mit ihm bereits in eine Welt von Hypothesen und Theorien versetzt: wir sind über das rein Technische hinaus in das Gebiet der Ahnungen und Fragen gelangt, die den über die Zusammenhänge der Erscheinungen grübelnden Menschengeist gefangen nehmen müssen. Wir haben die dunkeln Pfade der alten Naturphilosophie betreten, die nach unendlichen Mühen und Arbeiten in immer hellere Regionen und schließlich zur Wissenschaft der Gegenwart führen. Diesen Pfaden nachzugehen, ist die kritische Geschichtswissenschaft berufen. Sie wird ihrer Aufgabe nicht gerecht, wenn sie die Männer, die mit den zu ihrer Zeit möglichen Mitteln und Gedanken arbeiteten, als Schwindler, Schwätzer und Schwärmer brandmarkt, wie das oft genug geschehen ist; sie wird es auch nicht, wenn sie fragt, wieviel Prozent der Rezepte heute noch einen Sinn haben. Sie muß sich in jeden einzelnen

Text vertiefen und ihn aus seinen Voraussetzungen zu verstehen, in seinen Nachwirkungen zu beobachten suchen. Daß die Turba für eine solche Betrachtungsweise ein vorzüglich geeignetes Beispiel ist, wird man wie bisher, so auch in den noch folgenden Abschnitten dieser Arbeit bestätigt finden.

## Zweites Kapitel.
## Der literarische Charakter der Turba.
### I. Der Versammlungsbericht als Darstellungsform.

Über die äußere Form der Turba ist schon oben S. 60 gehandelt worden, auch liegt sie ja für jeden, der den Text oder die Übersetzung in die Hand nimmt, offen zutage. An dieser Stelle soll nur noch über Einzelheiten des inneren Aufbaus gesprochen werden.

Die zur Urschrift der Turba gehörende Einleitung besagt, daß der Meister Pythagoras den Entschluß gefaßt habe, seine Schüler, die als Vertreter der alchemistischen Lehre in allen Ländern zerstreut lebten, zu einer Versammlung einzuberufen, um mit ihnen für die kommenden Geschlechter die Richtlinien der Kunst festzulegen. Dies wird auch im Verlauf der Verhandlungen bestätigt, wenn die Versammlung gegen Ende der Rede des Pythagoras über die Schöpfung (Sermo VIII) Gottes Lohn auf ihn herabwünscht, da er seine Schüler aus allen Weltgegenden zusammenberufen habe, um die künftigen Geschlechter zu belehren. Auch Arisleus nimmt gleich nachher auf diese Tatsache Bezug. Als weiterer Zweck der Versammlung wird von Pythagoras (Sermo XLIX) die Beseitigung der Irrtümer, die sich in den Büchern der Alten finden, angegeben. Die Versammlung ist also der Idee nach der erste chemische 'Weltkongreß'. Arisleus betätigt sich dabei als eine Art offizieller Berichterstatter, der nicht nur über die großen Reden, sondern auch über die Diskussionen und Zwischenrufe ein Protokoll aufnimmt.

Wer solche Verhandlungen als Darstellungsform für die Lehren der Alchemie erfindet, kann nicht ohne Vorbilder aus dem Leben seiner Zeit gewesen sein. Es ist bezeichnend, daß die lateinischen Übersetzer und Bearbeiter die Versammlung als pythagoreische Synode bezeichnet haben, und es kann in der Tat keine bessere Parallele zu den unter dem Vorsitz des Pythagoras stattfindenden Verhandlungen gefunden werden, als die kirchlichen Synoden oder die gelehrten Disputationen des Mittelalters. Man kann sich die Szene etwa so vorstellen, daß der Meister Pythagoras wie der Patriarch einer Synode den Vorsitz führt, daß er den Arisleus als Sekretär neben sich hat, und daß die mit

Namen genannten Philosophen um Pythagoras versammelt sitzen, während die namenlose Menge der Zuhörer den Versammlungsraum füllt. Die Dreigliederung kommt im dramatischen Verlauf der Versammlung klar zum Ausdruck. Pythagoras leitet die Versammlung, er ist der Schiedsrichter, an den sich alle wenden, wenn Schwierigkeiten auftauchen, er erteilt den ersten Rednern das Wort[1]), er greift kritisierend oder erläuternd in die Verhandlungen ein und teilt Lob und Tadel aus. Alle nennen ihn ihren Meister und sprechen in größter Ehrerbietung mit ihm, wenn auch Pythagoras nicht dulden will, daß sich die Philosophen ihm zu Ehren Schüler nennen (Sermo LIV). So wird denn auch bisweilen einer der Redner Meister genannt, Platon redet (Sermo XLV) alle Philosophen als Meister an, bei Custos (Sermo XXVIII) kommt auch Vater als Anrede vor.

Häufig übernimmt ein Mitglied der Versammlung, das den Vorredner gelobt oder getadelt hat, die Fortsetzung der Aussprache. Im allgemeinen überwiegt die Zustimmung: bene oder optime dixisti, tractasti, descripsisti, illuminasti, verum dixisti; bisweilen wird die Kürze oder Dunkelheit der Worte getadelt: obscure tractasti, ambigua verba contulisti. Sehr oft wird ein Redner aufgefordert, fortzufahren, genauer zu unterscheiden, das Gesagte für die Nachfahren 'ohne Neid' zu erläutern und in klarerer Form zu wiederholen. Auf diese Nachfahren beziehen sich daher auch manchmal die Redner, wenn sie ihre Ausführungen beginnen. Die Regel ist, daß die anwesende Versammlung als Ganzes angeredet wird, was am Anfang einer Rede oder bei größeren Abschnitten in feierlicherer Form geschieht. Die Zusammenstellung der Anredeformeln zeigt Anreden wie omnis Turba, omnes Sapientes, omnes Philosophi, omnes Magistri, universa Turba, Turba sapientum, Turba discipulorum, häufig heißen die Teilnehmer Filii doctrinae, am gebräuchlichsten sind, mit oder ohne 'omnes', die Formeln 'huius sapientiae (artis) Investigatores', 'huius scientiae (doctrinae) Filii'.

Wird dadurch der Kreis der Versammelten gekennzeichnet, so ist es nicht minder wichtig, sich über die von den Rednern als Gewährsmänner angeführten Philosophen, wie über die von ihnen bekämpften Gruppen der Gegner ein Bild zu machen. Gestehen wir dem Verfasser der Turba das Recht zu, seine Vorstellungen über Gott und Welt und seine Ansichten über das Wesen der Kunst den alten Philosophen in den Mund zu legen, so werden wir darauf achten müssen, wie er die auftretenden Philosophen sich dieser Aufgabe entledigen läßt und welche Autoritäten diese selbst für ihre Lehren anführen. Es ist klar, daß wenn zu der Versammlung fast alle Naturphilosophen und Propheten aufgeboten werden,

---

[1]) Später sprechen die Redner auch unaufgefordert oder werden von der Versammlung zum Weiterreden veranlaßt.

nicht mehr viele Namen übrigbleiben können, die von den Rednern selbst als letzte Quellen der Weisheit genannt werden. So finden wir es nicht erstaunlich, daß Hermes und Agathodaimon nur einige Male, Maria und Demokritos nur je einmal genannt werden[1]), während Sätze, die aus den griechischen Quellen als Aussprüche dieser alten Meister belegt werden können, viel häufiger sind. Im übrigen beziehen sich die Redner entweder allgemein auf die alten Weisen und Philosophen, Erforscher und Lehrer der Kunst oder auf ihren Meister Pythagoras und die von ihm verfaßten Bücher.

Nicht die mündlich fortgepflanzte Überlieferung, sondern das Buch ist die Hauptquelle der alchemistischen Belehrung. 'Forscht immer wieder in den Büchern, um die Natur der Wahrheit zu ergründen', mahnt schon Parmenides (Sermo XI). Daß die alten Philosophen die Geheimnisse der Kunst in Abhandlungen und Büchern bald in offener, bald in versteckter und die Unverständigen irreführender Weise niedergelegt haben, hören wir von Mundus (Sermo XVIII), von Theophilus (Sermo XXII), von Zimon (Sermo XXXV), von Afflontus (Sermo XXXVI), von Pythagoras (Sermo XLVIII), von Horfolcos (Sermo LI), von Ixumdrus (Sermo LII). Auch manche der Redner, wie Bacsem (Sermo XXXIX), Astanius (Sermo XLII), Pandolfus (Sermo LI) u. a. haben Bücher geschrieben; keiner jedoch hat wichtigere Bücher verfaßt als der Meister Pythagoras, der vieles von den Alten übernommen hat (Sermo XLIX), aber vor allem selbst ein Hauptwerk der Alchemie verfaßte (Sermo LV, LVI) und durch Einberufung der Versammlung erneut Anlaß gibt, daß die Lehren aller Philosophen aufgezeichnet[2]) und weiter an die Nachwelt überliefert werden.

Es genügt nicht, ein Buch nur einmal zu lesen oder ein Verfahren nur einmal auszuprobieren, denn vieles ist von den alten Weisen absichtlich dunkel gesagt und enthüllt sich nur dem, der immer wieder die Bücher studiert und die Weisen befragt (Sermo XXII). Nur wer den Rücken über die Bücher krümmt, sich ganz und gar dem Studium widmet und sich von eitlen Gedanken freihält, kann — nach des Pythagoras eigenen Worten — mit Gottes Hilfe zum Ziel gelangen (Sermo XXXIX). Ausgeschlossen sind von der Erkenntnis der Wahrheit die Unfähigen und Gleichgültigen, alle, die ohne Anstrengung Gewinn zu erlangen hoffen, die aus unlauteren Motiven und nicht in Demut vor

---

[1]) Hermes in Sermo XVI, XXXVI, XXXVIII, LVII, Agathodaimon in Sermo XXXVI, XXXVIII, LXIII, Maria in Sermo XXXVII und Demokritos in der Schlußrede.

[2]) Sermo XX: Qui nobiscum in hac arte hunc librum composuerunt qui Turba dicitur, non debent vocari discipuli. In B fehlt hunc; 'qui Turba dicitur' könnte Glosse sein.

Gott sich an das Studium begeben. Sie werden von den Rednern dann und wann erwähnt, aber weiter keiner besonderen Aufmerksamkeit gewürdigt.

Ganz anders verhält es sich mit einer Klasse von Menschen, die zwar Bücher und Kenntnisse in reichem Maße besitzen, aber aus Neid ihr Wissen verbergen und die Leser absichtlich irreführen. Vor den Worten und Werken dieser 'Neider' hat man sich ebenso zu hüten, wie man selbst alles tun muß, um nicht der Versuchung zu unterliegen, aus Neid die eigene Erkenntnis seinen Brüdern, den Erben der wahren Weisheit, vorzuenthalten. Wir begegnen dieser Warnung vor dem Neid und dem Lob der Neidlosigkeit zwar auch schon in den griechischen Quellen. Einem Philosophen kann kein größeres Lob gespendet werden, als wenn man die Neidlosigkeit ($ἀφθονία$) hervorhebt, mit der er seine geheime Weisheit offenbart. Vor allen andren ist Demokritos als der von jedem Neid freie Lehrer der Kunst gepriesen worden, doch wird auch Maria, Agathodaimon, Stephanos das gleiche Lob gespendet. Niemals aber ist in der alchemistischen Literatur die Neidlosigkeit den wahren Philosophen so zur Pflicht gemacht, niemals die Bekämpfung der neidischen Gegner als einer besonders ketzerischen Klasse von Alchemisten derart in den Vordergrund gestellt worden, wie dies in der Turba geschieht.

Schon Pythagoras weist bei der Überleitung von der Kosmologie zur Alchemie darauf hin, daß die Neider durch ihre Bücher die Kunst zerrüttet hätten (Ende von Sermo VIII), und Parmenides bezeugt (Sermo XI), daß sie auf vielerlei Art von Wässern, Brühen, Körpern, Steinen und zahlreichen Metallen gesprochen hätten, um die Erforscher der Kunst zu betrügen. Nach Bacsem (Sermo XXX) haben die Neider das Wesen der Chrysokolla durch jede Art von Namen verdunkelt, nach Zenon (Ende von Sermo XXXV) haben sie das ganze 'Werk' verheimlicht, nach Eximenus (Sermo LIII) haben sie die Kunst durch die Menge der Namen verwüstet. Von zahlreichen Rednern der Turba werden Vorschriften genannt, die die Neider in irreführender Weise gegeben, werden Namen von Stoffen erwähnt, die die Neider benützt, deren Erkennung sie aber durch Decknamen erschwert oder unmöglich gemacht hätten.

Wer können diese nie mit Namen bezeichneten Neider, deren Bücher man nicht entbehren kann, die die Kunst besitzen, aber absichtlich verbergen, gewesen sein, wenn man die Vorwürfe und Warnungen der Philosophen nicht als bloße Redensarten betrachten will?

Olympiodoros macht die 'Alten' für den beklagenswerten Stand der Dinge verantwortlich: es war die Gewohnheit der Alten, die Wahrheit zu verschleiern und das den Menschen vollkommen Klare durch Allegorien und Kunstausdrücke zu verbergen; so haben sie die ehrbare

Kunst nicht nur durch lichtlose und höchst dunkle Darstellungsweise in den Schatten gerückt, sondern auch für den gemeinen Wortsinn andere Ausdrücke gesetzt[1]). Noch drastischer kennzeichnet der Christianos die Verhältnisse: die Alten haben nicht nur durch zahlreiche Namen und Arten die Hörer verwirrt, sondern auch eine Arbeit von unzähligen Rezepten hinzugefügt, wo doch der Stoff nur **einer** und die Kraft nur **eine** ist. So sind die Leute, die die Schriften der Alten vertrauensvoll studierten, zu Stoffnarren geworden[2]).

Man sieht, daß der Verfasser der Turba in die gleichen Klagen einstimmt, nur daß er die 'Neider' für den Zustand der Wissenschaft verantwortlich macht. Wenn nun die von Pythagoras versammelten Philosophen die echte Kunst vertreten, und wenn die Lehren der allgemein als Neider bezeichneten Gruppe mit denen des Demokritos, Zosimos, Olympiodoros und anderer griechischer Kommentatoren identisch sind — so bleibt kein anderer Schluß übrig, als daß **die Turba eine Kampfschrift gegen diese griechischen Alchemisten sein soll, die den Zweck hat, eine Befreiung der Kunst von der Pest der Decknamen herbeizuführen und sie auf den Boden einer allgemein anerkannten Naturphilosophie zu stellen.** Wie weit die Absicht geglückt ist, wie weit der Verfasser noch in alten Überlieferungen stecken blieb, wird noch erörtert werden. So viel aber ist sicher, daß erst die Araber gründlich mit dem Unwesen der Decknamen aufgeräumt haben. Was bei Ǵābir und bei al Rāzī von sogenannten Decknamen noch vorhanden ist, ist kaum der Rede wert. Wenn etwa der Schwefel als 'Bräutigam', das Quecksilber als 'entflohener Sklave', der Salmiak als 'Adler' bezeichnet werden, so sind das schon feste Kunstnamen, die wie 'Sonne' und 'Mond' für Gold und Silber gebraucht wurden und jedermann bekannt waren.

## II. Die Theologie und Kosmologie der Turba.

Wie die Meinungen darüber geteilt sind, woher die alchemistische Praxis ihre wichtigsten Anstöße empfangen hat, so besteht bei der Vielgestaltigkeit der Überlieferung auch keine Übereinstimmung über die Anfänge der alchemistischen Literatur. Wenn Zosimos und seine Zeitgenossen noch an Isis und Osiris, an Hermes und Agathodaimon,

---

[1]) *Coll.* 70, 4 ff.: Ἔθος γὰρ τοῖς ἀρχαίοις συγκαλύπτειν τὴν ἀλήθειαν καὶ τὰ πάντῃ τοῖς ἀνθρώποις εὔδηλα δι' ἀλληγοριῶν τινων καὶ τέχνης ἐμφιλοσόφου ἀποκρύπτειν, οὐ μόνον δὲ ὅτι τὰς τιμίας ταύτας τέχνας τῇ ἀφεγγεῖ αὐτῶν καὶ σκοτεινοτάτῃ ἐκδόσει συνεσκίασαν, ἀλλὰ καὶ αὐτὰ τὰ κοινὰ ῥήματα δι' ἄλλων τινων ῥημάτων μετέφρασαν.

[2]) *Coll.* 416, 5 ff.: Ἔνθεν οὐ μόνον διὰ πολλῶν ὀνομάτων καὶ εἰδῶν τοῖς ἀκροαταῖς αὐτὴν διεχάραξαν, ἀλλά γε καὶ τάξεων ἀναριθμήτων ἐργασίαν παρέδωκαν, μιᾶς τῆς αὐτῆς οὔσης κυρίως τῆς ὕλης, καὶ μιᾶς ἐνεργείας... καὶ μᾶλλον δι' αὐτῶν ὑλομανεῖς ἐγεννήθησαν.

an Ostanes und Moses als Erfinder der Alchemie geglaubt haben, so werden wir es diesen gläubigen Kreisen ebensowenig verdenken wie anderen, die an andere Offenbarungen glaubten. Der Geist kritikloser Wundersucht ist der Geist der Zeit, und die Flut der Offenbarungsschriften ist ihr sichtbarer Ausdruck. Wie viele Alchemisten wirklich mit den in den Rezepten angegebenen oder durch Decknamen verhüllten Stoffen gearbeitet haben, entzieht sich jeder Nachprüfung; daß sie kein besonderes Ansehen genossen und selbstverständlich auch keinen Erfolg hatten, ist ebenso begreiflich wie die Einstellung des Zosimos, der seiner vornehmen Schülerin Theosebeia den Rat gibt, die Materie zu verachten und durch mystische Versenkung höhere Erkenntnis und Erlösung zu gewinnen.

Olympiodoros ist, wie wir gesehen haben, der erste alchemistische Schriftsteller, der die Alchemie mit den alten Naturphilosophen in Verbindung zu bringen suchte. Das Ergebnis war dürftig genug, und der Versuch scheint auf griechischem Boden keine Fortsetzung gefunden zu haben. Der junge Islam aber hatte in Ägypten sicherlich besseres zu tun, als sich mit den greisenhaften Produkten einer Kultur zu befassen, zu der ihm alle und jede innere Beziehung fehlte. Wenn die Geschichte von der Verbrennung der alexandrinischen Bibliothek durch die Araber auch nicht wörtlich zu nehmen ist, so besitzt sie als Kennzeichnung des muslimischen Geistes sicherlich mehr innere Wahrheit als alle später erfundenen Märchen von dem bildungshungrigen Prinzen Chālid oder dem chemiebeflissenen Imam Ǧaʿfar. Erst als die Waffen geschmiedet waren, mit denen sich der Islam gegen die innerhalb seines Machtbereichs weiterlebenden Religionen auch geistig behaupten konnte, war die Zeit für die Aufnahme fremder Bildungsinhalte reif geworden. Dann aber geschieht — wie ich glaube, zuerst und vor allem auf persischem Boden — das Wunderbare, daß die Muslime sich den ganzen astrologischen, magischen und alchemistischen Vorstellungsinhalt des orientalischen Hellenismus und schließlich auch die alte griechische Philosophie und Wissenschaft aneignen, und nicht nur sich aneignen, sondern in selbständiger, erfolgreicher Denkarbeit weiterführen.

Der große Kampf zwischen gläubiger Gebundenheit und philosophischer Freiheit, der seit dem 8. Jahrhundert im Islam ausgefochten wurde, ist noch lange nicht genügend untersucht, und besonders die Anfänge der Bewegung liegen noch im Dunkel, da die ältesten Quellen verschüttet sind. Was wir aus der Turba über diese Dinge erfahren, gehört sicher nicht dieser Frühzeit an, es ist aber einstweilen auch nicht möglich, den gelehrten Kreis und die Zeit genauer zu bestimmen, die diese eigentümliche Verschmelzung von griechischer Philosophie und Alchemie mit islamischer Gläubigkeit hervorgebracht haben. Ich muß mich darauf beschränken, die Grundlinien dieser alchemistischen Philosophie klarzulegen und auf Parallelen hinzuweisen, die weiter verfolgt zu werden verdienen.

Wer im Islam die Lehren der alten Alchemisten mit seinem Bekenntnis zu Allah in Einklang bringen wollte, mußte als Muslim Gottes Allmacht und die Abhängigkeit alles Geschehens von seinem ewigen Ratschluß unbeschränkt aufrecht erhalten, als Alchemist aber den Vorgang der Schöpfung, über dessen Einzelheiten der Koran wenig zu sagen weiß, so zurechtlegen und ausgestalten, daß sich die griechische Elementenlehre samt der Alchemie ohne Zwang in die koranischen Vorstellungen einfügte. Um die erste Aufgabe zu lösen, genügte es, das Gelingen der alchemistischen Operationen vom Eingreifen Allahs und von der frommen Gesinnung der Adepten abhängig zu machen. Die Elementenlehre, auf der die Alchemie ruht, wird aber dadurch mit der koranischen Schöpfungslehre vereinigt, daß Gott durch sein Schöpferwort zunächst Feuer, Luft, Wasser und Erde ins Dasein ruft und aus ihnen erst Himmel und Erde und alle Geschöpfe des Himmels und der Erde schafft. Diese Lösung wird in der Turba nicht von Anfang an ausgesprochen, sondern entwickelt sich erst im Verlauf der Verhandlungen. Es ist ein geschickter Zug des Verfassers, daß er die dem Koran am meisten widersprechende Weltansicht an die Spitze stellt, indem er den Anaximandros sagen läßt, daß der Anfang aller Dinge die ewige, schöpferische Natur sei, und daß alles Entstehen und Vergehen vom Kreislauf der Gestirne abhänge. Wir hätten hier das bedingungslose Bekenntnis zu einem astrologischen Pantheismus, wenn nicht Anaximandros selbst schon Einschränkungen machte, da er die sinnvolle Anordnung der Sphären als einen besonderen Entschluß Gottes hinstellt, und auch die Aufwärtsbewegung der feineren, das Absinken der schwereren und gröberen Teile des Kosmos, den Ausgleich der Gegensätze zwischen den Elementen und die Bildung eines geistigen, Leben spendenden Hauchs aus der Luft und der Wärme der Sonne auf die Anordnung Gottes zurückführt. Es wird nicht notwendig sein, die Einzelheiten der kosmologischen Debatte hier zu wiederholen: jedenfalls erreicht sie ihren Höhepunkt in der Rede des Pythagoras, der Gott an den Anfang aller Dinge stellt und von ihm zuerst die vier Elemente schaffen läßt, aus deren Kombination dann Himmel und Erde samt allen Geschöpfen gebildet werden.

Es liegt auf der Hand, daß diese Reden der Philosophen über Gott und die Welt nicht das geistige Eigentum des Verfassers der Turba, sondern die Spiegelung der theologischen und philosophischen Kämpfe sind, die die muslimische Welt bewegten. Aber auch dieser Kampf ist nur ein Ausschnitt aus der großen Auseinandersetzung zwischen den Anhängern der biblischen Schöpfungslehre auf der einen, und allen davon unabhängigen naturalistischen Schöpfungstheorien auf der anderen Seite, ein Kampf, der ebenso die jüdischen, christlichen, manichäischen, gnostischen, wie die muslimischen Kreise bewegte, ein Prinzipienstreit, der so lange währen wird, als die Menschheit Antwort auf die letzten Fragen des Daseins sucht. Es wäre dringend zu wünschen, daß die Kenner der Religionsgeschichte mit Philosophen, Naturforschern und Orientalisten die Geschichte dieses Ringens näher erforschten und daß man die unterirdischen Verbindungen aufdeckte, die von einem Kulturkreis zum anderen, von einer Religion zur anderen führen. Selbst wenn man sich auf die Literatur beschränkte, die sich anheischig macht, die 'Geheimnisse der Schöpfung' zu enthüllen, würde man die wunderbarsten Verkettungen nachweisen können. Ich erinnere in diesem Zusammenhang an die gnostische *Pistis Sophia*, die C. SCHMIDT dem 3. Jahrhundert zuweist: ein Buch der unerhörtesten Mysterien, die Jesus einem Gefolge von Jüngern und Frauen offenbart, dessen Wortführerin Maria Magdalena ist, ein Buch, von dem zweifellos auch Verbindungen zur gleichzeitigen Alchemie hinüberführen, die untersucht zu werden verdienen. Ich verweise weiter auf das hermetische *Buch des Apollonios über die Ursachen der Dinge*, in dem wir vielleicht die älteste Verbindung von Schöpfungslehre und Alchemie im islamischen Kulturkreis besitzen[1]). Und ich erinnere schließlich an eine Schrift des christlichen Orients, das syrische *Buch von der Erkenntnis der Wahrheit oder der Ursache aller Ursachen*, das etwa in das 11. Jahrhundert zu setzen ist und von der islamischen Umwelt starke Einwirkungen empfangen hat. Auch in diesem breitspurigen, frommen Buch wird gelehrt, daß Gott die feindlichen Elemente vermischt und zu harmonischen Schöpfungen zusammengefügt, insbesondere den Adam aus Erdenstaub, Wasser der Urflut, Luft und Feuer geschaffen hat, auch hier gibt es über der sinnlich wahrnehmbaren eine übersinnliche unsichtbare Welt, und die Gerechten erscheinen am Tag der Auferstehung in neuer Herrlichkeit. Den Inhalt des ganzen Werkes auf seine letzten Quellen, d. h. auf die griechischen, jüdischen, christlichen und islamischen Gedankenkreise zurückzuführen, ist eine Aufgabe der Religionsgeschichte, die hier nicht weiter verfolgt werden kann.

### III. Die Alchemie der Turba.

Über die Alchemie der Turba kann ich mich im Hinblick auf die Übersetzung und die Anmerkungen kurz fassen.

---

[1]) Hierüber ausführlich in meiner *Tabula Smaragdina*, S. 124—163. Eine Ausgabe des Buches hat H. S. NYBERG in Aussicht gestellt.

Die Reden des Pythagoras und des Anaximenes bereiten den Boden für die Alchemie: „Wenn die vier Elemente nicht verbunden werden, kommt nichts vom Werk der Alchemie zustande, gemischt aber ändern sie ihre Natur und vereinigen sich zu Stoffen mit neuen Eigenschaften." Mit dem Satze, daß keine wahre Färbung zustande kommt ohne 'unser Kupfer', und daß dieses erst in Silber verwandelt werden muß, ehe man an die Darstellung des Goldes gehen kann, wird ihre Aufgabe noch genauer umrissen. Arisleus nennt die 'Kunst des Silbers' den Schlüssel des Werkes; was er dann weiter vorträgt, ist aber schon so mit Decknamen überladen, daß es den Hörern unverständlich bleiben muß. Auch die nächsten Redner entfernen sich kaum von dem Stil und der Dunkelheit der Griechen. So ist es verständlich, daß man bisher keinen Ausweg aus dem Labyrinth von Reden und Gegenreden gefunden und die Absicht der Schrift, die auf Beseitigung der Vielheit der Namen zielt, verkannt hat.

Soweit ich griechische Parallelstellen zu den Reden nachweisen konnte, sind sie in den Anmerkungen zur Übersetzung zu finden. Sicherlich beruht auch noch ein erheblicher Teil der Reden, für die ich keine Belege gefunden habe, auf griechischer Überlieferung. **Der Rest muß aber dem arabischen Verfasser und arabischen Quellen zugeschrieben werden.**

Dies gilt zunächst für die zahlreichen Reden, in denen ein einzelner Deckname Gegenstand der Erörterung ist und den Hörern so lange erläutert wird, bis sie sich darüber klar sein müssen, daß das alchemistische 'Quecksilber' darunter zu verstehen ist. Zu diesen Reden gehören beispielsweise die des Frictes (über den Essig), die des Parmenides (über das Gummi), die des Dardaris, Belus und Empedokles (über das immerwährende Wasser), die des Bacsem und des Pythagoras (über die Chrysokolla) u. a. m. Wenn auch alle diese Decknamen in der griechischen Alchemie üblich sind, so vermißt man doch, wenigstens in den heute vorhandenen Schriften, zusammenhängende Darlegungen von der Art der Turbareden. Man wird kaum fehlgehen, wenn man die Konzeption gerade dieser Reden dem Verfasser der Turba zuschreibt.

Als arabisch möchte ich auch eine Anzahl von Allegorien und Erzählungen ansprechen, die im Keime z. T. schon bei den Griechen zu finden sind, ihre breitere Ausführung aber doch erst den arabischen Alchemisten zu verdanken scheinen. Ich rechne dazu in der Rede des Xenophanes (XIV) den Abschnitt über die tyrische Färbung, in der des Zenon (XVII) den Vergleich der Operationen mit dem Ablauf der Jahreszeiten, in der des Diamedes (XXIX) die allegorische Vermählung des Königs und des Sohnes des roten Sklaven, in der des Balgus (LVIII) die Allegorie vom Baum und vom Greis, in der des

Theophilus (LIX) die Allegorie von der Frau und dem Drachen, in der des Bonitis (LX) die Ausführungen über Zeugung und Wachstum des Kindes, aber auch zahlreiche Einzelzüge, die ich hier nicht aufzählen kann. Zweifellos arabisch sind endlich die astrologischen Ausführungen in den Reden des Belus (XX), Balgus (LVIII), Moses (LXI) und Astanius (LXVIII).

Welches Maß von schriftstellerischer Originalität wir dem Verfasser zutrauen dürfen, ist vorerst nicht auszumachen; vielleicht wird uns der nächste Abschnitt darin einen Schritt weiterführen. Leichter und sicherer zu entscheiden ist sein Verhältnis zur praktischen Seite der Alchemie. Man braucht nur darauf zu achten, welche Vorschriften und Handgriffe in der Turba erwähnt werden, welche Rolle die chemischen Geräte, die Heizeinrichtungen, die Gewichts- und Zeitangaben spielen, um zu dem Ergebnis zu kommen, daß der Verfasser keine Arbeitserfahrung besaß und sich nur literarisch mit dem Problem der Alchemie auseinandersetzt. Die vorgeschriebenen Operationen lassen zwar an Mannigfaltigkeit nichts zu wünschen übrig, aber nach einer anschaulichen Darstellung der Vorgänge, nach Vorschriften, die sich wirklich ausführen lassen, sucht man vergebens. Durch die ganze Turba hindurch — mit seltenen Ausnahmen, die sich aus der Benutzung einer besonderen Quelle erklären — ist nur von dem 'Gefäß', gelegentlich auch von dem 'gläsernen Gefäß' die Rede, das man zu benützen, dessen Mündung man sorgfältig zu verschließen habe, und mit den sonst vereinzelt auftretenden Namen wie *tabernaculum* (S. 154), *testa* (S. 157), *domus* (S. 161), *pannus* (S. 164) ist auch keine klare Vorstellung zu verbinden. Ebenso herrscht über die anzuwendenden Stoffe trotz der Einschränkung der Decknamen die gleiche Unsicherheit und Verschwommenheit wie bei den griechischen Alchemisten. So muß man zu dem vorhin ausgesprochenen Urteil kommen, wenn man nicht glauben will, daß der Verfasser sein praktisches Können absichtlich hinter vagen Angaben versteckt hat.

## IV. Neue arabische Turbastücke.

In der Einleitung, die der lateinischen Turba vorausgeht, wird angegeben, daß das Buch die Verhandlungen der Dritten Pythagoreischen Synode enthalte. Woher diese merkwürdige Bezeichnung stammt, ist nicht bekannt, und Spuren einer ersten oder zweiten Synode sind in lateinischer Sprache bisher nicht gefunden worden. Daß aber die Bezeichnung nicht ganz aus der Luft gegriffen ist, und daß mindestens noch eine zweite Lehrschrift dieser Art vorhanden war, beweist ein Fund, den Dr. PAUL KRAUS bei einem für die weitere Erforschung der

Gābir-Literatur bewilligten Studienurlaub im Oktober vorigen Jahres in Paris gemacht hat. Er stieß in dem Sammelband Ms. ar. 5099, fol. 223ᵛ zwischen Gābir-Schriften auf einen Abschnitt من مصحف الجماعة *min maṣḥaf alǧamāʿa* 'Aus dem Buch der Versammlung', und sah sofort, daß hier ein Versammlungsbericht nach Art der Turba vorlag. Nähere Untersuchung auf Grund von Schwarz-Weiß-Kopien zeigte mir dann, daß sich die Rednerliste aus Namen von bekannten Mathematikern und Philosophen und aus einer Anzahl verdorbener oder frei erfundener Autornamen zusammensetzte. Neben Pythagoras tritt als Hauptredner نجون *Najūn*, d. i. der Mathematiker ثيون Theon auf, neben Archelaos auch السميدس *Alsamīdas*, d. i. ارشميدس Archimedes und برقليس (B)*araqlīs*, d. i. Proklos, neben برميدس *Barmīdas*, d. i. Parmenides, لوقس *Lūqas*, d. i. Leukippos, ارسطو *Arisṭū*, d. i. Aristoteles noch die unlesbaren Namen بواليس, حرعون und بعطس.

Daß die Disputationen zwischen Pythagoras und anderen Philosophen aus dem gleichen Kreise von philosophisch gerichteten Alchemisten stammen, dem wir die große Turba verdanken, liegt auf der Hand. Ich teile zunächst den Anfang unseres Textes mit, der ein Zwiegespräch zwischen Pythagoras und Theon darstellt. Eine treue Wiedergabe der Gedankengänge ist ohne sprachliche Gewaltsamkeiten nicht möglich; die Schwierigkeit liegt besonders darin, daß das grammatische Geschlecht der Zahlwörter, an das sich die Spekulationen anlehnen, in der Übersetzung mit dem Arabischen nur schwer in Einklang zu bringen ist.

من مصحف الجماعة

قال فيثاغورس: اقول لكم يا ابناء التعليم ان الله واحد فرد لم يلد ولم يولد ولم يكن له شىء فلما خلق كن فكان اول ما خلق الله الواحد وذلك الواحد فرد ذكر وهو راس الحساب واصل كل شىء واحد فليس احد قادرا على ان يدرك علم ذلك الواحد ولا اصله وههنا تحيّر من ضلّ من الامم فعليكم بتوحيد الله يا معشر
5 الطباعيين واياكم والشكّ واعلموا ان اصل الحساب وبدؤه واحد ذكر فرد وان من ذلك الواحد خرج جميع الخلق كله واما الاثنان فيانى ⟨بعد⟩ الواحد وهى انثى فصارا زوجا مركّبًا والثلثة ذكر فى الطبيعة لانه دخل نَمَّ واحدُه فضلا فلما جاءت الاربعة كانت انثى تامة فى المركّبين الذى هو تزويجين فتمام الحساب كله اربعة وانما تمّت العشرة بالاربعة.

الذين Hs.: ر الذى 8 Hs.: ر فضلا Hs.: ر فصار | Hs.: ر فصارا 7

وقال نيون: وكيف تمّت العشرة بالاربعة ايها المعلم؟

قال: انى قلت لكم واحدا ثم قلت لكم اثنين فصار ثلثة ثم قلت لكم ثلثة فصارت ستة ثم قلت اربعة فصار كل شىء قلت لكم عشرة.

قالت التلاميذ: افهمنا ايها المعلم كيف صارت الاربعة عشرة.

قال: ان الواحد اذا لزمته طبيعة نفسه فهو واحد لا يخرج عن حدّه فان انتم زدتّم الانثى فقد اخرجتموه عن حدّه الفرد وقد نقصتموه.

قالوا: وكيف نقصناه.

قال: حين قلتم اثنين فالزمتموه زوجته فاما الاثنان (224a) فطبيعتهما اثنان لا ينبغى ان يخرجا عن حدّهما فان اخرجتموهما عن حدّهما فجعلتموهما واحدا او ثلثة فقد نقضتموهما ايضا عن طبيعتهما ونقصتم الطبيعة وكذلك الثلثة لا ينقض الا ان ينقضوهن عن عدتهنّ والاربعة من ذلك طبيعتها اربعة فان زدتّم فيها او نقصتم فقد نقصتموها عن طبيعتها الا ترون ان ههنا اربع طبائع منها طبيعة واحدةٍ فرد ذكر وطبيعة الانثى فصار الاثنان زوجا وطبيعة ثلثةٍ ففيهن الان طبيعة ذكر وطبيعة اربعةٍ فصار ذكرين وانثيين فاذا اجتمعت هذه الاربع طبائع على حالها لم يخل عن حدودها ولم يزد فيها او ينقص منها فهى عشرة اذا اجتمعت.

قال نيون: قد اعضلتَ لتلاميذك بالواحد وقلت فيه ما قد فهمناه بعد بنو فهمى عنه فسمّ الواحد المخلوق الذى خلقه الله الذى زعمت انه واحد باسمه حتى يعرفه حكماءك وينفعهم ما سمعوا منك.

قال: افهموا واعلموا ان هذا الواحد الذى سألنى نيون عنه ان اسميه هو الماء وهو راس كل شىء وبه يحيى الله كل شىء لان كل من الخلائق خُلِقَ من الماء وحده.

قال: فسمّ الاثنين ايها المعلم.

قال: هما الارض والماء اذا تزوّجا فمن الخلائق خلق خُلِقَ منهما فقد صارت هذان المخلوقان من ثلثة احدهما من واحد والاخر من اثنين فهما ثلثة.

---

2 واحدا ر Hs.: واحد. 10 نقضتموهما ر Hs.: نقضتموها. 13 و الان ر Hs.: الا ان. 13 u. 14 ذكرين وانثيين ر Hs.: ذكران وانثيان. 14 يزد ر Hs.: تزد. 16 بنو ر Hs., so in unverständlich.

## Neue arabische Turbastücke

قالوا: صدقت ايها المعلم فاعلمنا علم الثلثة.

قال: اما الثلثة فمن الماء والارض والهواء يدبرون انه قد دخل الهواء ههنا وهو ذكر فرد معه زوجته فمن الخلائق خلق ⟨خُلِقَ⟩ من هذه الثلثة فقد صارت يا معشر التلاميذ هذه الثلثة المخلوقة من ستة الاول منها من واحد والثانى من اثنين فصار
5 ثلثة والثالث من ثلثة فصاروا ستة.

قال نيون: صدقت ايها المعلم فالاربعة؟

قال: اما الاربعة فهم الماء والارض والهواء والنار وههنا تمّ التزويجان لان فيهم ذكرين وانثيين فمن الخلائق خلق خُلِقَ من اربعتها جميعا فقد صارت هذه الاربعة الاصناف المخلوقة عشرة اولها ⟨من⟩ واحد والثانى من اثنين فذلك ثلثة والثالث من
10 ثلثة فذلك ستة والرابع من اربعة فذلك عشرة فجميع الخلائق انما خلقهم الله من الطبائع الاربع المختلفة فلما صارت الى العشرة فى العدد انعلقت وانعقدت واخرج الله منها كلما احبّ فليس بين العشرة والاربعة خلاف ولا افتراق وانما إبتدآءكم بالواحد لان الحكماء سمّوا هذه الموهبة بالواحد وسماها آخرون اثنين وسماها آخرون ثلثة وسماها اخرون اربعة وسماها اخرون ستة وتسعة وعشرة فحيّروا طلبة هذا العلم
15 بهذا العدد.

قالت الحكماء: قد نسمع ما تصف وفينا من لا يبلغ فهمه ما تقول فاجعل ايها المعلم قياسا لقولك نعرف به الاربع طبائع فى إتلاف العشرة.

قال: انظروا ⟨يا⟩ معشر ابناء (224b) التعليم ان الزرع الذى تلقونه فى الارض انما ضمنتموه احد الاربع فى اول الامر الارض فهو فيها فلما سقى الماء غذاء الاثنان كلاهما
20 صار ثمّ عملان اما الاول فقبول الارض ذلك الزرع واحالتها بين النار والهواء ان تهلكاه واما العمل الثانى فتعفين الماء والارض جميعا ذلك الزرع حتى ينبت ويظهر للهواء ويتشبث لطيف الارض من لطيف الماء باصل ذلك الزرع. فقد صار فيهما عملان من ثلثة عمل من الارض وحدها وعمل من الارض والماء فهذه ثلثة فلما ظهر الزرع وقع فيه العمل الثالث حتى اجتمعت عليه الثلثة الارض والماء والهواء فالارض والماء

---

2 يدبرون so in Hs., lies viell. يذكرون oder يزعمون | الهواء ر Hs.: بالهواء. 3 زوجته ر Hs.: زوجيّة. | ⟨خلق⟩ر ergänzt nach Z. 8. 8 انثيين ر Hs.: انتاين. | am Rand nachgetragen. 9 ⟨من⟩ nach dem folgenden ergänzt. 11 انعلقت ر Hs.: انغلقت. ن ر Hs.: فيه. 20 ثم ر Hs.: تمّ. 22 من ر leg. wohl مع. 24 غذاه ر Hs.: عداه. 19

يغذيانه والهواء يرقى به الى العلو فلو غاب عنه تعفن هذه الثلثة مات وذلك لولا امساك
الارض اياه لما نبت ولولا رطوبة الماء ودفع الماء عنه وهج النار لاحترق ولولا الهواء لما
ارتفع ولا طال فهذا عمل ثالث قد اجتمعت جميعا الستة: واحد فى اول الامر والاثنان
والثلثه فلما تمّ وارتفع الى الهواء احتاج الى الشمس ليظهر ثمرته فدبرته النار مع
الثلثة فاجتمعت عليه الاربعة فى العمل الرابع فدبرته اربعتها جميعا حتى تم فكانت
الارض ممسكة والماء يسقيه ...... تمت العشرة واحد واثنان وثلثة واربعة فذلك
عشرة فليس يفترق العشرة من الاربعة ولايتمّ العشرة الا بالاربعة فليس وراء هذه
حساب ولا علم أفهِمتم يا ابناء التعليم.

قالوا: نعم ايها المعلم الصالح.

قال: فسمّوا هذا الرابع باسمه.

قالوا: انت اولى بان تسميه.

قال: قد سميته التامّ.

---

3 الستة ر Hs.: السه . 4 فدبرته ر Hs.: دبرته . 6 nach يسقيه wahrscheinlich Lücke: erg. etwa: والهواء يرفعه والنار تظهر ثمرته حتى.

### Aus dem 'Buch der Versammlung'.

**Sprach Pythagoras:** Ich sage euch, o Söhne der Unterweisung, daß Gott Einer ist, ein Einziger, der nicht gezeugt hat und nicht gezeugt worden ist, und mit dem (gleichzeitig) kein Ding war. Nachdem er aber das 'Sei' geschaffen hatte[1]), war das erste, was Gott schuf, das Eins, und jenes Eins war einzig und männlich; es ist der Anfang des Zählens, und die Wurzel jedes Dings ist Eins. So ist niemand imstande, das Wissen von jenem Eins und seine Wurzel zu begreifen, und dort gerät in Verwirrung, wer fehlgeht unter den Völkern[2]); euch aber, o Versammlung der Naturphilosophen, liegt es ob, die Einheit Gottes zu bekennen, und hütet euch vor dem Zweifel! Wisset also, daß die Wurzel des Zählens und sein Anfang das Eins ist, männlich und einzig, und daß aus jenem Eins die gesamte Schöpfung hervorgegangen ist. Und was

---

[1]) Vgl. die Bekenntnisformeln des Arisleus S. 112, des Pythagoras S. 114 und des Eximenus S. 116. Der gegen die Trinitätslehre und die Vielgötterei gerichtete Koransatz ولم يكن له من شريك 'und nicht hat er einen Gefährten' ist zu einer Aussage über die Schöpfung umgebogen.

[2]) Anlehnung an das koranische من ضلّ man ḍalla 'wer da fehlgeht'.

die Zwei betrifft, so kommt sie nach dem Eins und ist weiblich, und so werden beide ein zusammengesetztes Paar. Und das Drei ist männlich seiner Natur nach, denn darin ist sein Eins als Überschuß hinzugetreten. Als aber die Vier kam, war sie weiblich, vollendet in den beiden Zusammengesetzten[1]), d. h. den beiden Paarungen. Die Vollendung des ganzen Zählens ist also Vier, denn das Zehn vollendet sich durch die Vier.

Und es sprach Najūn (Theon): Und wie vollendet sich das Zehn durch die Vier, o Meister?

Sprach er: Ich nannte euch Eins; dann nannte ich euch Zwei, so wurde es Drei; dann nannte ich euch Drei, so wurde es Sechs; dann nannte ich Vier, so wurde alles, was ich euch gesagt hatte, Zehn.

Sprachen die Schüler: Erläutere uns, o Meister, wie die Vier zu Zehn wird.

Sprach er: Siehe, das Eins ist, sofern ihm die eigene Natur anhaftet, Eins und überschreitet nicht seinen Bereich. Wenn ihr nun das Weib (die Zwei) hinzufügt, so habt ihr das Eins aus seinem Bereich der Einzigkeit herausgebracht, und so habt ihr es geschädigt.

Sprachen sie: Und wie haben wir es geschädigt?

Sprach er: Sobald ihr Zwei sagt, bindet ihr das Eins an seine Gemahlin; und was die Zwei anlangt, so ist ihre Natur Zwei, und es ist nicht erforderlich, daß sie aus ihrem Bereich heraustreten. Wenn ihr aber beide aus ihrem Bereiche heraustreten lasset und sie zu Eins oder Drei macht, so habt ihr sie auch in ihrer Natur geschädigt und ihre Natur vermindert. Ebenso ist es mit dem Drei; man schädigt es nur, wenn man es in seinem Zahlwert schädigt. Ebenso ist die Natur der Vier Vier, wenn ihr aber etwas zu ihr hinzufügt oder von ihr wegnehmt, so habt ihr ihre Natur geschädigt. Seht ihr nicht, daß hier vier Naturen sind? Von ihnen ist eine Natur einzig, männlich, dann folgt die Natur des Weiblichen und es entstehen die Zwei als Paar, dann die Natur des Drei, in ihnen ist jetzt wieder eine männliche Natur, und die Natur der Vier. So werden es zwei männliche und zwei weibliche (Naturen), und wenn diese vier Naturen gemäß ihrem Zustand vereinigt werden, ohne aus ihrem Bereich herauszutreten, ohne daß etwas hinzukommt und oder von ihnen weggenommen wird, so gibt es Zehn, wenn sie vereinigt (addiert) werden.

Sprach Najūn (Theon): Du hast es deinen Schülern schwierig gemacht mit dem Eins, und darüber gesagt, was wir verstehen konnten, nach dem (Versagen?) meines Verstandes in der Sache[2]). Benenne uns

---

[1]) Statt ف الركنين *fī 'lruknain* 'in den beiden Grundlagen' muß ف المركّبين *fī 'lmurakkabain* gelesen werden.

[2]) Der Text ist verdorben.

nun das geschaffene Eins, das Gott geschaffen hat, von dem du behauptest, daß es Eins seinem Namen nach ist, damit deine Philosophen es erkennen und von dem, was sie von dir hören, Nutzen haben.

Sprach er: Verstehet und wisset, daß dieses Eins, wegen dessen mich Najūn (Theon) gebeten hat, daß ich es benenne, das Wasser ist. Dies ist nämlich der Anfang jeden Dinges, und durch es macht Gott jedes Ding lebendig; denn unter den Schöpfungen gibt es Geschöpfe, die aus dem Wasser allein geschaffen sind.

Sprach er (Theon): Benenne nun die Zwei, o Meister!

Sprach er: Diese sind die Erde und das Wasser, wenn sie sich verbinden; denn unter den Schöpfungen gibt es Geschöpfe, die aus beiden geschaffen wurden. Also sind diese beiden Geschaffenen aus Drei entstanden: das eine von beiden aus Eins und das andere aus Zwei, und das gibt Drei.

Sprachen sie: Du hast wahr gesprochen, o Meister; so lehre uns die Wissenschaft von dem Drei!

Sprach er: Was das Drei anlangt, so besteht es aus dem Wasser und der Erde und der Luft. Sie glauben[1]), daß hier die Luft hinzugetreten ist, diese ist aber männlich, einzig und mit ihr (als Gatten) ist seine Gattin. Und unter den Schöpfungen gibt es Geschöpfe, die aus diesen drei geschaffen wurden. Also sind, o Versammlung der Schüler, diese geschaffenen Drei aus Sechs entstanden: das erste aus Eins, das zweite aus Zwei, das gibt Drei, das dritte aus Drei, das gibt Sechs.

Sprach Najūn (Theon): Du hast wahr gesprochen, o Meister; und nun die Vier?

Sprach er: Was die Vier anlangt, so sind sie das Wasser und die Erde und die Luft und das Feuer; und hier sind die beiden Paarungen vollendet, weil in ihnen zwei Männliche und zwei Weibliche vorhanden sind. Denn unter den Schöpfungen gibt es Geschöpfe, die aus ihren Vier insgesamt erschaffen wurden. Diese vier geschaffenen Arten werden zu Zehn: ihre erste (besteht) aus Eins, und die Zweite aus Zwei, das gibt Drei, und die Dritte aus Drei, das gibt Sechs, und die Vierte aus Vier, das gibt Zehn. So hat Gott die Gesamtheit der Geschöpfe aus den vier verschiedenen Naturen geschaffen; nachdem sie in der Zahl bis zum Zehn gekommen waren, wurden sie aneinandergefügt und verbunden, und Gott brachte aus ihnen alles hervor, was er wollte. Daher ist zwischen dem Zehn und dem Vier kein Unterschied und keine Trennung. Ihr aber sollet mit dem Eins beginnen, weil die Philosophen dieses Geschenk (Gottes) mit Eins bezeichnen. Andere aber nennen es Zwei und andere Drei und andere Vier und andere Sechs und Neun und

---

[1]) So nach der Konjektur; im Text steht يدبرون *judabbirūna* 'sie behandeln'.

Zehn; so sind die Erforscher dieser Wissenschaft durch diese Zahlen in Verwirrung geraten.

Sprachen die Philosophen: Wir hören, was du beschreibst, aber es sind einige unter uns, deren Verstand nicht erfaßt, was du sagst; gib also ein Beispiel, o Meister, für deine Rede, so daß wir die vier Naturen im Zusammenhang mit dem Zehn verstehen.

Sprach er: Betrachtet, o Versammlung der Söhne der Unterweisung, daß ihr den Samen, den ihr in die Erde streut, einem der Vier anvertraut. Ganz zu Anfang der Erde, in sie tritt er ein, nachdem er aber das Wasser aufgesogen hat, ernähren ihn die zwei zusammen, und somit kommen dort zwei Werke zustande. Was das erste anlangt, so besteht es darin, daß die Erde den Samen aufnimmt und Feuer und Luft daran hindert, ihn zu zerstören. Was aber das zweite Werk anlangt, so ist es die Faulung dieses Samens, die durch das Wasser und die Erde gemeinsam bewirkt wird, so daß er wächst und an der Luft sichtbar wird; und das Feine der Erde und das Feine des Wassers heftet sich jetzt an die Wurzel dieses Samens. So entstehen in beiden zwei Werke aus drei (Bestandteilen): ein Werk von der Erde allein, und ein Werk von der Erde und dem Wasser, und das sind (zusammen) drei. Und wenn der Same (in der Luft) sichtbar geworden ist, so kommt bei ihm das dritte Werk zustande, so daß sich auf ihn die Drei vereinigt haben, die Erde und das Wasser und die Luft: die Erde und das Wasser ernähren ihn, und die Luft steigt mit ihm in die Höhe. Würde ihm aber die Faulung dieser Drei fehlen, so würde er sterben; denn würde ihn die Erde nicht festhalten, so würde er nicht wachsen; wäre nicht die Feuchtigkeit des Wassers und würde das Wasser nicht von ihm die Glut des Feuers abwehren, so würde er verbrennen; und wäre die Luft nicht, so würde er sich nicht erheben und nicht in die Länge strecken. Dies also ist ein drittes Werk, zu dem sich insgesamt die Sechs vereinigt haben: Eins beim erstenmal, dann Zwei und dann Drei. Und wenn er vollendet ist und sich in die Luft erhoben hat, bedarf er der Sonne, damit sie seine Frucht hervorbringt, und auf diese Art behandelt ihn das Feuer zusammen mit den Dreien. So vereinigen sich bei ihm die Vier im vierten Werk, und alle Vier zusammen behandeln ihn, bis er vollendet ist. Die Erde nämlich hält ihn fest, das Wasser tränkt ihn (und die Luft zieht ihn in die Höhe und das Feuer reift die Frucht, bis) das Zehn vollendet ist: Eins und Zwei und Drei und Vier, das gibt Zehn[1]). Man kann das Zehn von der Vier nicht trennen, und das Zehn wird nur durch die Vier vollendet. Darüber hinaus aber gibt

---

[1]) Die in ( ) zugesetzten Worte fehlen im arab. Text, sind aber zur Vervollständigung der Aufzählung unentbehrlich.

es kein Zählen und kein Wissen[1]). Habt ihr verstanden, o Söhne der Unterweisung?

Sprachen sie: Ja, o guter Meister!
Sprach er: So nennet dieses Vierte mit seinem Namen!
Sprachen sie: Du bist berufener, es zu benennen!
Sprach er: Ich habe es das 'Vollendete' genannt.

Auf diesen Dialog folgt nun, den Zusammenhang unterbrechend, fast Wort für Wort die Rede X des Arisleus. Ich gebe in den Noten zur Übersetzung die wichtigeren Abweichungen des lateinischen Textes wieder.

وقال ارسلاوس: انّ مفتاح هذا العمل صنعة الورق فخذوا الجسد واجعلوه صفائح
رقاقا ثم اجعلوه فى ماء بحرنا الذى هو الماء الخالد بعد ان تدبّر واجعلوه فى نار لينة
حتى تتفتت الصفائح وتصير ماء واخلطوها بالاثالية واطبخوها واخلطوها به وموّهوها
فى نار لينة حتى يكون المرق كهيئة الشحم وردّوه فى قامينه واثاليته حتى يجمد ويصير
ورقا متغيرا فهذا الذى نسميه زهر الملح فاطبخوه حتى يذهب سواده ويظهر البياض 5
فدبروه واخلطوه بغرى الذهب واطبخوه حتى يصير اثالية حمراء واسحقوه واصبروا على
سحقه ولا تملوا وسقوه ماء اثاليته التى خرجت منه التى هى الماء الخالد حتى يحمر
و⟨هذا⟩ النحاس الذى هو خمير الذهب وانضجوه بالماء الخالد ثم اطبخوه حتى يجفّ
فلا تزالوا تصنعوا ذلك به حتى ينفد ماؤه كله ويصير هباءً.

1 فخذوا ر Hs.: نحذوا. 2 تدبّر ر Hs.: يدبر. 3 تصير ر Hs.: يصير | واخلطوها ر Hs.:
Hs.: ر بغرى. 6 رهر.ر Hs.: ر زهر | يسميه ر Hs.: نسميه 5 وموّهوه. ر Hs.: وموّهوها | واخلطوه
يملوا. ر Hs.: تملوا 7 بالة. ر Hs.: اثالية | ac.:lat. | اسحقوه؛ ر Hs.: واسحقوه | بغرى.
8 ⟨هذا⟩و so nach 'hoc igitur' ergänzt. 9 تصنعوا ر Hs.: يصبغوا; Turba: hoc igitur
continue faciatis.

---

[1]) Diese Reden des Pythagoras sind die Quelle für die Ausführungen des Senior Zadith im Theatrum Chemicum, Bd. V, S. 203:

Deinde ingreditur salsatura secunda in eo recens, quae est femina secunda, et facta sunt universa quatuor, scil. duo masculi et duae feminae, ex quibus exierunt quatuor colores, et hi sunt numerus eius. Intellige hoc principium numeri, primum et secundum, et dicis duo, et illa sunt tria in numero, deinde dicis tria, quae sunt in numero sex, deinde dicis quatuor, et fiunt in numero decem numeri manifesti, occulti autem ipsorum quatuor. His autem numeris perficis Magnesia, quae *Abarnahas*, existens ex quatuor. Decem vero sunt quatuor, et ex eis extrahuntur, et quatuor ex eis sunt decem. Haec sunt quatuor naturae, scilicet terra, aqua, aër et ignis, ex quibus consistit omnis creatura. Intellige autem hoc.

Aër autem germinare facit segetes, et ascendunt per eum ad aëra, et propter extenduntur et crescunt, propter quod dixerunt, cum sit aër mediator inter ignem et aquam, per calorem et humiditatem suam, propterea suscepit ignem et aquam, est enim vicinus igni per calorem, et aquae per humiditatem.

Und es sprach Arisleus: Der Schlüssel dieses Werks ist die Kunst des Silbers. So nehmet den Körper[1]) und machet ihn[2]) zu dünnen Tafeln, dann tuet[2]) ihn in das Wasser unseres Meeres, welches das 'immerwährende Wasser' ist, nachdem es behandelt worden ist. Tuet ihn in ein gelindes Feuer, bis die Tafeln zerbröckeln und zu Wasser werden, und mischet sie mit den Dämpfen[3]), und kochet sie, und mischet sie damit und verwandelt sie[4]) in gelindem Feuer, bis die Brühe wie Fett wird; und bringet es in den Ofen und in seine Aludel zurück[5]), bis es sich verfestigt und zu umgewandeltem Silber[6]) wird. Und dies ist es, was wir 'Blüte des Salzes'[7]) nennen. Kochet es dann, bis seine Schwärze weggeht und die Weiße erscheint, behandelt es und mischet es mit Leim des Goldes und kochet es, bis es rote Ethelia wird. Pulvert es und habt Geduld beim Pulvern und werdet dessen nicht überdrüssig, und tränket es mit dem Wasser seines Dampfes[8]), der aus ihm herausgeht, das ist das immerwährende Wasser, bis es rot wird. Das ist das Kupfer[9]), das die 'Goldhefe' ist[10]). Und machet es gar mit dem immerwährenden Wasser, dann kochet es, bis es getrocknet ist. Höret aber nicht auf, dies mit ihm zu tun, bis sein ganzes Wasser ausgetrocknet und zu Staub geworden ist.

Der Pariser Text fährt fol. 224ᵛ unten weiter fort:

وقال اصحاب الراى: ما نعرف كيف تمّ.

قال الطباعيون: لو جعلت ايها المعلم قياسا ليفهم من لم يفهم.

قال: افعل هو فى التمام بمنزلة شجرة على ساق واحد جامعة لكل نوع منها او ثمرة لان [الواحد و] الاثنين رجعوا الى الواحد ⟨والواحد⟩ والاثنين والثلثة والاربعة
5 الى العشرة وكل حساب يكون فالى هذا الحد ينتهى ومنه يخرج.

Text ر لكل نوع منها او ثمرة 4 u. 3 . الطباعيون ر :Hs 2 . ثمّ ر :Hs 1 تمّ ر
wohl verderbt. 4 ⟨والواحد⟩ als scheinbare Dublette ausgefallen.

[1]) Turba add.: 'quod vobis demonstravi'.
[2]) Im Arabischen steht das gleiche Verbum, in der Turba: 'coaptate .. imponite'.
[3]) Hier ist der Turbatext offenbar gestört. Statt: 'et fiant aqua vel ethelie. Miscete' müßte es heißen: 'et fiant aqua, et ethelie (αἰθάλαις) miscete'.
[4]) Turba: 'simulate'; siehe die Note zur Stelle S. 187.
[5]) Turba: 'ac in sua *ethelie* vertite'. In der Vorlage des Übersetzers der Turba fehlte jedenfalls و قاميه, so daß er وردّوه فى اثاليته in der gegebenen Weise übersetzen konnte. Es handelt sich hier aber nicht um die Dämpfe, sondern um das Verdampfungsgefäß, das bei den Griechen wohl αἰθάλιον hieß und als al-aṭāl ins Arabische, von da als 'Aludel' ins Lateinische wanderte.
[6]) Turba falsch: 'nummi variati'.
[7]) Es ist also mit M 'salis', nicht mit B 'solis florem' zu lesen.
[8]) Turba: 'ac ethelie vel aqua sua'.
[9]) Turba: 'aes combustum'.     [10]) Turba add.: 'et auri flos'.

قالوا: لقد فهم بعضنا (225a) وبعضنا لم يفهم فصف لنا العشرة بصفة يعرفها من لم يفهم.

قال: افهموا ان هذه العشرة اربعة اجزاء منها جزء ويسمى العدد حتى ينتهى الى العشرة: واحد اثنين ثلثة اربعة فتمت عشرة فهذا جزء وجزء يسمى واحد وهو الواحد الذى يولد الحساب منه وجزء يسمى قوة وهو فى الافراد وجزء يسمى المنو وهو المؤتلف الذى تزوج فهذه اربعة اجزاء منه تولدت هذه الاربعة ....

1 يفهم ر Hs.: نفهم.    5 المنو ر leg. القصد ؟ الفعل؟

**Und es sprachen die Leute der Einsicht**[1]): Wir wissen nicht, wie es 'vollendet' ist!

**Sprachen die Naturphilosophen**: Möchtest du doch, o Meister, ein Beispiel geben, damit es versteht, wer es nicht verstanden hat!

**Sprach er (Pythagoras)**: Ich werde es tun[2]). In der Vollendung entspricht es einem Baum mit einem einzigen Stamm, der jede Art oder Frucht davon (?) vereinigt. Denn [das Eins und] die Zwei kehren zum Eins zurück, und (das Eins und) die Zwei und das Drei und die Vier zum Zehn; und jedes Zählen, das es gibt, hört an dieser Grenze auf und geht aus ihr hervor.

**Sprachen sie**: Ein Teil von uns hat verstanden, und ein Teil von uns hat nicht verstanden; so beschreibe uns die Zehn mit einer Beschreibung, die auch der begreift, der nicht verstanden hat.

**Sprach er**: Verstehet, daß dieses Zehn vier Teile hat. Zu diesen gehört ein Teil, der die Zahl genannt wird, die bis zum Zehn geht: eins, zwei, drei, vier, dann sind Zehn vollendet; das ist also ein Teil. Und ein anderer Teil (der zweite) heißt Eins; das ist das Eins, aus dem das Zählen entsteht. Und ein (dritter) Teil heißt Kraft (Potenz); er ist in den vier Einzelnen enthalten[3]). Und ein Teil heißt (die Wirkung?)[4]). Er ist das Zusammengesetzte, welches sich vereinigt. Das also sind vier Teile ...

Der Rest des Satzes ist unverständlich. Zugleich schließen hier die zahlenmystischen Auseinandersetzungen, und es folgen in der Handschrift Redestücke, die auch Abu 'lQāsim al'Irāqī[5]) in seinem

---

[1]) Dem arab. اصحاب الراى *aṣḥāb alra'j* entspricht in der Turba 'opiniones habentes'.

[2]) In der Turba bisweilen mit 'libenter' wiedergegeben.

[3]) Unter افراد *afrād* sind vermutlich die Zahlen 1, 2, 3, 4 zu verstehen.

[4]) Der Text ist unleserlich; vgl. die adn. crit. zur Stelle.

[5]) Vgl. oben S. 16.

Buch von der 'Aussaat des Goldes' verwendet hat. Ich lasse Text und Übersetzung folgen:

قال ....: اعلموا ان من غير العشرة الاجزاء التى بعضهن يابسات وبعضهن رطبات
⟨نيّات⟩ كنّ او نضيجات فشىء من الصنعة ومما ترون منها فى الكتبِ لا يكون.
.....: واعلموا ان اول التدابير الخلط التام الذى هو التركيب وعلامته اختلاط
بعضها ببعض وظهور السواد عليهن والدرجة الثانية التعفين حتى يصير الى بياض او
5 حمرة والدرجة الثلثة ⟨تبييض⟩ ينبغى ان يخلط بمياه قليلة بيض او حمر والدرجة
الرابعة غسل الاشياء سبع مرار فى كبريت عسقلانية والدرجة الخامسة فراق الرطوبات
اليبوسوات التى هى الرماد والدرجة السادسة التخمير الاول والدرجة السابعة تعفين
⟨حتى⟩ يصير الى بياض او حمرة والدرجة الثامنة التخمير الرابع الذى هو السمّ
الصابغ ..... وبعد ذلك يكون الذى قالت الجماعة: اتركه اسفل فيكون فوق.

Paralleltext nach HOLMYARD a. a. O. p. ٣٢ = H; hier folgen nur die wichtigeren Varianten: 1 قال ر H: قال غرغورس الحكيم من جماعة فيثاغورس. 2 لا يكون فى الكتب منها ترون وربما ر H: وما ترومون منها فى الكتب لا ترون ابدا :H. 3 ⟨ ⟩ nach H beginnt hier die Rede des توفاليس, s. p. 308, Z. 1. In der Hs. ist ein Satz ausgefallen: [H: مختلفة جوهر] هى جواهر مختلفة بكيفيات ولم يرد بها الا الكمية فقط. 5 ⟨تبييض⟩ mit H. | قليلة ر so H; Hs.: قليل. 6 كبريت :H كبريتة. | فراق ر H: الصاق + باليبوسات. 8 ⟨حتى⟩ mit H. 9 Hier folgt in H noch الدرجة التاسعة und الدرجة العاشرة. | فوق ر fehlt in H.

Sprach er: Wisset, daß es außer den zehn Teilen, von denen die einen trocken und die andern feucht sind, seien sie gekocht oder roh, noch ein Ding von der Kunst gibt. Was ihr aber davon in den Büchern seht, das gibt es nicht.
(Sprach Theophilos): ... Und wisset, daß das erste der Verfahren die vollkommene Mischung ist, das ist die Zusammensetzung, und ihr Kennzeichen ist ihre Mischung untereinander und das Erscheinen der Schwärze über ihnen. Die zweite Stufe ist die Faulung, bis sie zur Weiße oder Röte gelangt. Die dritte Stufe ist die Weißung; es muß mit wenig weißem oder rotem Wasser gemischt werden. Die vierte Stufe ist, daß die Dinge siebenmal in askalonischem Schwefel gewaschen werden. Die fünfte Stufe ist die Trennung der flüssigen und der trockenen Substanzen, die die Asche sind. Die sechste Stufe ist die erste Gärung. Die siebente Stufe ist die Faulung, bis sie zur Weiße oder Röte führt. Die achte Stufe ist die vierte Gärung, nämlich das färbende Gift... Und nach diesem kommt das, wovon die Versammlung gesagt hat: 'Laß es unten, so ist es oben.'
Der Text des Abu 'l Qāsim[1]) ist in den Eingängen vollständiger,

---

[1]) Ed. E. J. HOLMYARD, Text S. 32, Transl. S. 38.

da er die Namen der Redner nicht unterschlägt; ein weiterer Vorzug ist, daß er auch die neunte und zehnte Stufe des Verfahrens angibt. Nur der Schlußsatz ist durch Wegfall von فوق unverständlich geworden; es muß natürlich اترك اسفل فيكون فوق 'laß es unten, so ist es oben' heißen, wie die Pariser Handschrift bietet.

Ich gebe die Übersetzung HOLMYARDS zum Vergleich:

Gregorius the Sage, of the company of Pythagoras, said: 'O assembly of seekers after this knowledge, know that in addition to the ten parts some of which are moistness and some dryness, whether they be raw or properly matured, there is another thing in this Art, and that which ye wish to know thereof ye will never see in the books.'

Theophilus said: It is a 'varying essence of varying qualitative composition', but he meant thereby quantitative only. Know, o assembly of seekers after this knowledge, that the beginning of the operation is the mixing or perfect combination, and the sign by which ye know that ye are on the right path is the union of the moistness with the dryness, the mixture of part thereof with other parts, and the appearance of blackness in them. The second stage is the putrefaction until the substance becomes white or red, and the third stage is albification; for this it is necessary to mix therewith a little of the red or white water. The fourth stage is ablution of the substance seven times in (the appropriate vessel); the fifth stage is the combination of the moistness with the dryness, that is, the ashes. The sixth stage is the first leavening of the substance as it is, and the seventh, putrefaction till it becomes white or red. The eighth stage is the fourth leavening, which is the tinctorial poison. The ninth stage is the formation of the tincture and appearance of the colours, and the tenth stage is the leavening for 42 days and 3 hours. After that it is as is said by the Sages, „Leave it, for it is now fixed."

وقال توفاليس: اقلب الطبيعة الكامنة فى جوف الجسد ومن دخل فى هذه الصناعة وليس يدرى ما التقليب.

قال غرغور: التقليب ان يذاب الجسد فيصير ماء وهو الذى قالت الحكماء ارض نحمه وبلحمه فخذوا يا معشر طلبة هذا العلم ذلك الجسد واخلطوه بزيبق القنبار واطبخوه فى آنيته بنار لينة وعليكم بالرفق فهذا الطبخ يخلط ماء القنبار بالجسد ويصير 5

---

توفاليس ر Hs.: ماوناليس; s. aber H zu p. 307, Z. 3 des arabischen Texts.

نحمه ولحمه ر unverständlich؛ 4 غرغورس: s. aber H zu p. 307, Z. 1; حرعون ر .Hs: غرغور 3؛ das zweite: ثلجية ؟ | القنبار ر Hs.: العنار.

كلاهما ماء فهذا الذى سمته الحسدة الماء الخالد وهو التقليب الاول الذى دبروه حتى
خرجت الطبيعة الكامنة فى جوف الجسد وبهذه الاذابة يتمسى الجسد فان التعفين ...

فالسواء فى كتاب قراطيس كتاب الذهب وكتاب الورق انه بدأ باول من كتابه
بالزيبق فقال: زيبق القنبار وقال فى كتاب الورق: زيبق من الزرنيخ.

وقال ارشميدس: ان هذه الطبائع الاربع النار والهواء والماء والارض انما يمسك 5
بعضها بعضا ويحبّ بعضها بعضا ومنهم ومن] تكون ⟨كلّ⟩ طبيعة واحدة مخلوقة.

فقال له حكيم اخر: ان هذه الطبائع تحبّ بعضها بعضا والنار عدوه الماء والماء
عدوه الارض والارض عدوه النار.

فقال: ان لطيف طعم هؤلاء المتعاديات ⟨أن⟩ اذا اختلطن امسك بعضها بعضا
واخرج الله منهم لكل طبيعة مخلوقة. واعلم ان لكل واحدة من هذه مكانا تعرف به 10
حيث تكون فى العيون والمجسة وان اللطيف منها لا يرى ولا يمسك ابدا الا فى الغليظ
منها لان بين اللطيف والغليظ قرابة وكل واحدة من هذه الاربع فلها حدّ تعرف به
ولكنها فى الاجتماع (225b) تمسك بعضها بعضا لان الغليظين اليابس ⟨والرطب⟩ الذين
يكون منهما بدؤ الاشياء من الدخان الذى يصعد من يابس الارض ومن البخار الذى
يخرج من رطوبة الماء فمن هذين الاثنين من البخار والدخان يكون الهواء كله 15
وقوام كل شىء يتحرك فى الهواء لان البخار صار غذاء الهواء وصار دخان الارض غذاء
النار فمن هؤلاء يكون العجائب.

Hs.: ارشميدس 5.   العار ر القنبار ر 4.   زراطيس Hs. ر قراطيس 3.   دبره . ر دبروه 1
السميدس .   تكون 6 Hs.: ر يكون | آنتح ⟨كلّ⟩ تكون ومنهم ر so nach Z. 16 verbessert.
تكون 11 Hs.: ر يكون .   اليابس ر اليابين 13   يعرف ر تعرف 12

Und es sprach Theophilos: Kehre die im Innern des Körpers
verborgene Natur nach außen[1]). Wer denn dringt in diese Kunst ein, ohne
zu wissen, was die Herauskehrung ist?

Sprach Gregorios: Die Herauskehrung besteht darin, daß der
Körper geschmolzen wird und sich zu 'Wasser' verwandelt, und das ist,
was die Philosophen ... Erde[2]) nennen. So nehmet, o Versammlung der
Erforscher dieser Wissenschaft, diesen 'Körper' und mischet ihn mit
Quecksilber des Qinbār[2]) und kochet es in seinen Gefäßen auf gelindem
Feuer, aber sehet euch vor! Diese Kochung nun mischt das 'Wasser des

[1]) Vgl. Coll. 60, 7: ἐκστρέψον αὐτῶν τὴν φύσιν· ἡ γὰρ φύσις ἔνδον κέκρυπται.
[2]) Vgl. oben S. 38, Anm. 3.

Qinbār' mit dem Körper, und es werden beide zu 'Wasser'. Dies ist es, was die Neider das 'immerwährende Wasser' genannt haben, und dies ist die erste Herauskehrung, die sie vornehmen, bis die im Innern des Körpers enthaltene Natur herauskommt. Durch diese Schmelzung wird der Körper zum Faulen gebracht, denn die Faulung...

Dasselbe steht im Buch des (Demo)krates, dem *Buch des Goldes* und dem *Buch des Silbers*. Er beginnt am Anfang seines Buches (vom Gold) mit dem Quecksilber und sagt: „Quecksilber des Qinbār"[1]), und sagt im Buch des Silbers: „Quecksilber von Zarnīch"[2]).

Und es sprach Archimedes: Diese vier Naturen, das Feuer, die Luft, das Wasser und die Erde ergreifen einander und lieben einander, und aus ihnen entsteht jede einzelne geschaffene Natur.

Da sprach zu ihm ein anderer Philosoph: Diese Naturen lieben einander, obgleich doch das Wasser der Feind des Feuers, die Erde der Feind des Wassers und das Feuer der Feind der Erde ist.

Da sprach er: Der feine Sinn dieser feindlichen (Naturen) besteht darin, daß, wenn sie sich mischen, sie einander ergreifen und Gott aus ihnen jede geschaffene Natur hervorbringt. Und wisse, daß jeder von ihnen ein Ort zukommt, durch den sie erkannt wird, sofern sie in den Augen und im Tastsinn ist. Das Feine von ihnen aber kann nur gesehen und ergriffen werden im Groben von ihnen, weil zwischen dem Feinen und dem Groben eine Verwandtschaft besteht. Und für jedes von diesen vier gibt es eine Begriffsbestimmung, wodurch es erkannt wird, aber bei der Vereinigung ergreift das eine das andere. Denn die beiden Groben sind das Trockene und das Feuchte, aus denen (beiden) die Dinge ihren Anfang haben; und zwar vom Rauch, der vom Trockenen der Erde aufsteigt, und vom Dampf, der aus der Feuchtigkeit des Wassers herauskommt. Aus diesen beiden also, dem Dampf und dem Rauch, besteht die ganze Luft und der Bestand eines jeden Dinges, das sich in der Luft bewegt. Denn der Dampf wird zur Nahrung der Luft und ebenso wird der Rauch der Erde zur Nahrung des Feuers. Von diesen also kommen die Wunder (der Schöpfung) zustande.

Auf fol. 259ᵛ der Pariser Handschrift findet sich endlich noch ein Stück aus einem Kommentar des Ibn Umail zur Rede XXII des Theophilus. Ich beschränke mich auf den Abdruck der Rede und bemerke nur, daß der Name des Theophilus erst im zweiten Abschnitt genannt wird.

---

[1]) Stimmt nicht mit *Coll.* II, 43, 25.
[2]) So *Coll.* II, 49, 23.

قال ابن اميل فى التركيب الثالث الابيض انا اعلّم من بعدى ان بين البوريطس
وبين النحاس قرابه واشجة لانّ بوريطس الحكماء هو يذيب النحاس ويصيره مثل الماء
الخالد فاقسموا السمّ قسمين واذيبوا النحاس بالقسم الاول وادّخروا القسم الثانى للسحق
والتسقية وكذلك ينبغى لكم ان تاخذوا النحاس فتجعلوه صفائح ثمّ اطبخوه مع السمّ
5 بالقسم الاوّل دائما اثنين لسبعة واطبخوه ٤٢ يوما ثمّ افتحوه فتجدوا النحاس قد
صار زيبقا فاغسلوه بالطبخ حتى يذهب عنه سواده ويصير نحاسا ليس له ظلّ ثمّ اديموا
طبخه حتى يجمد فانّه اذا جمد صار سرّا عظيما. فهذا حجر الحكماء الذى سمّته
بوريطسا واطبخوا ذلك الجامد حتى يصير شبيها بالمغرة البحرية وعند ذلك سقيه الماء
الخالد الذى امرتكم بادّخاره من القسم الثانى واكثروا طبخه حتى يظهر لكم الوانه فهذا
10 التعفين الكبير الذى يخرج السرّ العظيم بامداده من القسم الثانى واكثروا طبخه.

قالت الجماعة عد فى قولك يا توفيل

قال ان بين المغناطيس وبين الحديد قرابة واشجة فان بين النحاس والماء الخالد
قرابة هى اوشج من المغنيطيس والحديد فاذا دبّرتم النحاس والماء الخالد كما امرتكم
كان منه سرّ عظيم وذلك ان تاخذوا المغنيسيا المبيّضة والزيبق المخلوط بالذكر واسحقوه
15 سحقا ناعما بالطبخ لا باليد حتى يصير ماءً رقيقا وتكونوا قد قسمتم الماء قسمين
فاطبخوه بالقسم الاوّل ٤٠ يوما حتى يصير زهرا ابيض كزهر الملح فى بريقه واحكموا
سدّ فم الاناء واطبخوه ٤٠ يوما فتجدوه ماءً ابيض مثل الزيبق اخرجوا عنه سواده
بالطبخ واديموا طبخه حتى ينهدم طبيعته ويذهب عنه سواده ورايتموه نقيا.

2 بوريطس ر .بورنطس Hs.: 4 تاخذوا ر .ياخذوا Hs.: | فتجعلوه ر .فيجعلوه Hs.: 6 ظل ر
Hs.: مغنيسيا ر Hs.; nach lat. verbessert. 12 المغناطيس ر Hs.; سقيتموه .lat. las ; سقيه ر سقته 8 طل .Hs.:
13 مغنيطيس ر Hs.: مغنيسين. 14 تاخذوا ر ياخذ. Hs.; nach lat. verbessert. 17 سدّ ر
وراء .Hs.: | شدّ .Hs. nach lat. ergänzt ر ورايتموه 18 فيجدوه ر فتجدو. Hs.:

Es sagt Ibn Umail über die dritte, weiße Zusammensetzung[1]):

Ich gebe den Nachfahren kund, daß zwischen dem Būrīṭis[2]) und
dem Kupfer eine innige Verwandtschaft besteht; denn der Būrīṭis
der Philosophen schmilzt das Kupfer und läßt es wie 'immerwährendes
Wasser' werden. So teilet das Gift in zwei Teile und bringet das Kupfer

---

[1]) Hier fehlt der Hinweis auf die Herkunft des Lehrstücks.
[2]) Die Hs. hat überall Būranṭis.

mit dem ersten Teil zum Schmelzen, und bewahret den zweiten Teil zum Pulvern und Tränken. Und ebenso müßt ihr das Kupfer nehmen und Tafeln daraus machen; dann kochet es zusammen mit dem Gift, mit dem ersten Teil andauernd[1]) zwei zu sieben, und kochet es 42 Tage, dann öffnet es, so werdet ihr finden, daß das Kupfer zu Quecksilber geworden ist. Waschet es nun durch Kochen, bis seine Schwärze von ihm weggeht und es zu Kupfer wird, das keinen Schatten hat; dann lasset seine Kochung weiter dauern, bis es fest wird, denn wenn es fest geworden ist, wird daraus ein großes Geheimnis. Dies also ist der Stein der Weisen, den sie den Būrīṭis nennen. Und kochet jenes Festgewordene, bis es der Muǵra des Meeres[2]) ähnlich wird, und dabei tränkt es[3]) das 'immerwährende Wasser', das ich euch vom zweiten Teil aufzubewahren geheißen habe; und vervielfachet seine Kochung, bis euch seine Farben erscheinen. Dies also ist die große Faulung, mit deren Hilfe das große Geheimnis aus dem zweiten Teil zum Vorschein kommt. Und vervielfachet seine Kochung.

Hier schaltet Ibn Umail die ersten Erläuterungen ein. Dann folgt der Rest der Rede:

Sprach die Versammlung: Rede weiter, Theophilus!

Sprach er: Zwischen dem Magneten und dem Eisen besteht eine Verwandtschaft, aber zwischen dem Kupfer und dem immerwährenden Wasser besteht eine noch innigere Verwandtschaft als zwischen dem Magneten und dem Eisen. Wenn ihr also das Kupfer und das immerwährende Wasser behandelt, wie ich euch geheißen habe, so entsteht daraus ein großes Geheimnis. Und zwar nehmet die geweißte Magnesia und das mit dem Männlichen gemischte Quecksilber und pulvert es fein durch Kochen, nicht mit der Hand, bis es ein feines Wasser wird. Und habt ihr das Wasser in zwei Teile geteilt, so kochet es mit dem ersten Teil 40 Tage lang, bis es eine weiße Blüte wird, wie die 'Blüte des Salzes' in seinem Glanze. Und machet den Verschluß der Öffnung des Gefäßes fest und kochet es 40 Tage, so findet ihr es als ein Wasser, weiß wie Quecksilber[4]). Nehmet von ihm seine Schwärze weg durch die Kochung und kochet dauernd, bis seine Natur zerstört ist und seine Schwärze von ihm weggeht und ihr es rein seht ...[5])

Hier folgt wiederum ein längerer Kommentar des Ibn Umail

---

[1]) Turba: 'in sua coquite aqua'; also hatte die Vorlage ماءه في statt دائما. Merkwürdig ist auch die Wiederholung 'duo ad septem in duobus ad septem'.
[2]) Der arabische Text bestätigt durch die Lesung *albaḥrijja* die Richtigkeit von B: 'mugrae *marinae*' gegen M: 'materia'.
[3]) Die Vorlage der Turba hatte سقيتموه 'tränket es'.
[4]) Die Lesung der Turba 'lacte candidiorem' ist wohl vorzuziehen.
[5]) In der Turba folgen noch 7 Zeilen Text.

und darauf eine Rede des Philosophen Baṭṭīṭ; das Ganze schließt mit den Worten:

„Dieser Mann verfährt bei der Tränkung der dritten, weißen Zusammensetzung ebenso, wie Theophilus arbeitet. Dieser Abschnitt ist aus dem Buch der Versammlung, und alle Untersuchungen beziehen sich auf die dritte und vierte Zusammensetzung."

Drei weitere Turbareden aus Ibn Umail verdanke ich Herrn H. E. Stapleton. Er entdeckte sie im arabischen Text des *kitāb almā' alwaraqī wa'larḍ alnaǵmijja*, d. h. des Kommentars zu der *Risālat alšams ila 'lhilāl*, der jetzt in drei Handschriften (St. Petersburg, Paris, Lucknow) bekannt ist und in den Memoirs der Oriental Society of Bengal demnächst veröffentlicht werden soll. Daß in diesem Werk die Turba zitiert wird, hatte ich schon bei der Erörterung der Rednernamen S. 24 zeigen können; die von Stapleton aufgefundenen Bruchstücke gehören den Reden I des Eximedrus, LVIII des Balgus und LXIX des Florus an.

### 1. Aus Sermo I des Eximedrus (Anaximandros).

قال اكسميدوس الجرعاني وهو من تلاميذ فيثاغورس الانطاكي ـ ويسمى ايضا فيثاغورس راس الكهان ـ فى مقاولته مع جماعة التلاميذ فيما وضعوا من الامثال لما امرهم معلمهم الحكيم فيثاغورس بتنوير ما اظلمت الحسدة لمن بعدهم من الباقين فيجب ان تفهم هذه الاشارة من قول اكسميدوس.

قال فى بعض مراجعة الكلام : فالماء والنار عدوان ليست بينهما قرابة واشجة لان النار حارّة يابسة والماء بارد رطب فأمّا الهواء فحارّ رطب فاصلح ما بينهما برطوبته مع حرارته فصار الهواء مصلحا بين الماء والنار. والارواح كلها من لطيف بخار الهواء تكون لانه اذا اجتمعت السخونة مع الرطوبة فليس لهما بد من ان يخرج من بينهما لطيف يصير بخارا او ريحا لان حرارة الشمس يخرج من الهواء لطيفا يصير روحا وحيوة لكل مخلوق وكل هذا انما هو من تقدير الله تعالى.

والهواء انما يستمدّ الرطوبة من الماء ولو لا انه يستمدّ من رطوبة الماء ما يقوى به على حرارة الشمس لقهرت الشمس الهواء بحرّها ولو لا تنفس الهواء حينئذ بالارواح التى تتولد منها الخلائق لأهلكت الشمس مَن تحتها من الخلائق بحرّها وانما قوى عليها الهواء لإتلاف حرارته بحرارتها وإِتلاف رطوبته برطوبة الماء.

Sprach Aksimīdūs (Anaximandros), der Grieche[1]), einer von den Schülern Pythagoras des Italers[2]) — Pythagoras wird aber auch das Haupt der Seher genannt — in seinem Gespräche mit der Versammlung der Schüler im Bereich der Gleichnisse, die sie vortrugen, nachdem sie ihr Lehrer, der Philosoph Pythagoras, geheißen hatte, für die Nachlebenden aufzuhellen, was die Neider verdunkelt hatten; du mußt also diesen Hinweis in der Rede des Aksimīdūs verstehen.

Er sagt in einem Redewettstreit: Das Wasser und das Feuer sind also zwei Feinde, zwischen denen keine enge Verwandtschaft besteht, weil das Feuer heiß-trocken und das Wasser kalt-feucht ist; was aber die Luft betrifft, so ist sie heiß-feucht. Daher hat sie zwischen beiden Frieden hergestellt, durch ihre Feuchtigkeit (mit dem Wasser, und durch) ihre Hitze (mit dem Feuer)[3]); auf diese Art ist die Luft der Friedensstifter zwischen dem Wasser und dem Feuer geworden. Und alle Geister entstehen aus dem Feinen des Dampfes der Luft[4]), weil, wenn sich die Hitze mit der Feuchtigkeit vereinigt, notwendig zwischen beiden etwas Feines herauskommt, das ein Dampf oder Wind wird; denn die Hitze der Sonne bringt aus der Luft etwas Feines heraus, das Geist und Leben wird für alles Geschaffene. Das alles aber beruht auf der Entscheidung Gottes, des Erhabenen.

Die Luft erlangt aber die Feuchte von dem Wasser; wenn sie nicht aus der Feuchte des Wassers etwas erlangen würde, wodurch sie der Hitze der Sonne widerstehen kann, würde die Sonne die Luft durch ihre Hitze besiegen[5]). Und wenn die Luft dann nicht einbliese mittels der Geister, aus denen die Geschöpfe entstehen, würde die Sonne die Geschöpfe, die unter ihr sind, durch ihre Hitze vernichten. Die Luft aber überwältigt sie, indem sich ihre Hitze mit der Hitze (der Sonne) und ihre Feuchtigkeit mit der Feuchtigkeit des Wassers verbindet[6]).

Es ist bei einem Vergleich mit der Turba leicht zu sehen, daß Ibn Umail die Rede des Anaximandros nicht in der ursprünglichen Form wiedergibt. Er stellt den Schluß an den Anfang, läßt dann die Sätze

---

[1]) Für das Beiwort الجرعاني al-Ǧarʿānī weiß ich keine Erklärung; am nächsten liegt die Annahme einer Entstellung aus اليوناني al-Jaunānī 'der Grieche'.

[2]) In الانطاكي al-Anṭākī 'des Antiocheners' steckt lediglich eine Verschreibung von الانطالي al-Anṭālī, das in der Petersburger Hs. steht und wofür الايطالي al-Īṭālī zu lesen ist.

[3]) Der arabische Text ist durch Auslassungen entstanden. Nach dem Lateinischen ist sicher فاصلح بينهما برطوبته مع الماء وبحرارته مع النار zu lesen.

[4]) Turba: 'Et omnes inspicite sapientes, quoniam spiritus ex tenui aëris vapore fuerit.' Der arabische Text ist nicht einwandfrei.

[5]) Dieser Satz ist eine freie Bearbeitung von Turba, S. 110, Z. 7ff.

[6]) Vgl. Turba, S. 110, Z. 3ff.

folgen, die dem Schlußteil vorangehen, und unterdrückt den ganzen Eingang, da er ihm hier nicht in den Zusammenhang paßt.

## 2. Aus Sermo LVIII des Balgus.

قال ثالغس: وانا اعلمكم ايضا ان بكثرة الطبخ والغسل يجمد ويتلوّن من النار وتنقلب طبيعته لان بهذا الطبخ والاذابة تعرفون طبيعة القنبار واعلمكم ايضا ان بهذا الطبخ الكثير يذهب ثلث وزن الماء وتصير البقية ريحا فى روح القنبار الثانى عنى به جسدهم الثانى وهو ارضهم البيضاء الورقية وما فيها من اللطيف المستتر بجسدها وهو البخار الذى قد ذكرنا قبل هذا وهى ارضهم التى يُحملونها الاصباغ والصبغ هو الروح النارى الذى هو مستتر بمائهم الالهى النقى الذى يصبغ ورقهم الذى هو جسدهم الثانى ويصير روحا اذا سلك فيه لطيفه الذى فيه اعنى فى جسدهم الثانى الذى قد عرفتك به مرارا.

Sprach Ṭāliǵas: Und ich lehre euch auch, daß es durch die Menge des Kochens und Waschens verfestigt und vom Feuer gefärbt und seine Natur umgekehrt wird; denn an diesem Kochen und Schmelzen[1]) erkennt ihr die Natur des Zinnobers[2]). Und ich lehre euch auch, daß durch dieses viele Kochen ein Drittel vom Gewicht des Wassers weggeht und der Rest ein Wind im Geist des zweiten Zinnobers wird.

Kommentar des Ibn Umail: Er meint damit ihren ʿzweiten Körperʾ, das ist ihre ʿweiße, silberartige Erdeʾ, und das in ihr enthaltene Feine, das durch ihren Körper verschleiert wird; das ist der Dampf, den wir schon vorher erwähnt haben, und das ist ihre Erde, auf die sie die Farben auftragen. Die Farbe ist der ʿfeurige Geistʾ, der durch ihr ʿgöttliches, reines Wasserʾ verschleiert wird, das ihr Silber färbt, das ihr ʿzweiter Körperʾ ist und ein Geist wird, wenn in ihm sein Feines auftritt, das in ihm ist; d. h. in ihrem ʿzweiten Körperʾ, über den ich dich mehrmals belehrt habe.

Der Name ثالغس ṬĀLiǴaS oder Thalgus könnte aus ثالس Thales entstanden sein, aber diese Deutung ist um nichts wahrscheinlicher als die des Namens Balgus, der aus بالغس BĀLiǴaS entstanden ist und den Pelagios bezeichnen soll.

Ibn Umail hat von der großen Rede des Balgus, S. 160, nur ein

---

[1]) Turba M: ʿdecoctione et liquefactioneʾ, B: ʿdecoctione liquefactaʾ; die Lesung von B ist innerlateinische Verderbnis.

[2]) Turba B: ʿcambar non disiungiturʾ; das non beruht auf falscher Auflösung von ñ (für natura); ʿdisiungiturʾ erklärt sich aus einem Fehler der arabischen Vorlage, die تفرقون tufarriqūna ʿihr zerlegtʾ statt تعرفون taʿrifūna ʿihr erkenntʾ hatte.

paar Sätze herausgegriffen, die ich der leichteren Vergleichung wegen hier vollständig anfüge:

Item sciendum est, quod decoctionibus ablutionibusque multiplicatis congelatur et ab igne coloratur eiusque natura convertitur. Hac enim decoctione et liquefactione cambar [non] disiungitur. Notifico etiam vobis, quod hac nimia decoctione tertiae partis aquae pondus consumitur, residuum vero fit ventus in spiritu secundi cambar.

### 3. Aus Sermo LXIX des Florus (Sokrates).

قال سقراط فى هذا الجسد لما اسودّ: انّ علامة جودة الطبخ الاول الاتيان بكثرة فرفر * اسودّ كله واعلموا ان البياض كله حينئذ مستجن فى ذلك السواد وعند ذلك ينبغى لكم ابناء التعليم ان تستخرجوا ذلك البياض من ذلك السواد بما تعلمون انه يفرق بينهما واعلموا ان هذا السواد فيه الذهب المطلوب مستجن وانه سيظهر بعد البياض وهذا فى ⟨الطبخ⟩ الاول.

(قال ابن اميل) عنى بهذا الطبخ الاول من العمل الثانى وهو التبيض بعد ظهور السواد وهذا هو السواد الذى بعده البياض الذى بعده التحمير فاعلم ذلك.

وقال سقراط: واما الطبخ الثانى فيوضع ذلك البياض فى الاناء مع اداته ثم يطبخ طبخا لينا حتى يصير كل شىء ابيض فاذا رايتم ذلك البياض ظاهرًا غالبا على كل شىء فى الاناء فايقنوا ان الحمرة مستجنة فى ذلك البياض فيومئذ لا تحتاجون الى استخراج ذلك البياض من تلك الحمرة ولكنكم تطبخونه حتى يصير كله فرفيرا. واعلموا ان ذلك السواد الاول من العمل الثانى انما جاء من قبل طبيعة المرتك وان تلك الحمرة لا تستخرج الا من ذلك السواد لان ذلك السواد هو الذى اصلح بين الآبق وبين الذى لا يابق حتى يصيرهما واحدا.

فاطلبوا يا معشر الناس هذه الكبريتة التى سودت الجسد واعلموا ان قوله من طبيعة المرتك عنى بالمرتك المغنيسيا التى هى ابار نحاس لانهم يسمّونها رصاصا وقصديرا ورصاص ابشميث.

Sprach Sokrates über diesen Körper, nachdem er schwarz geworden ist: Das Zeichen für die Güte der ersten Kochung ist das Hervorbringen von viel Purpur[1]). (Wenn ihr sehet, daß er) ganz schwarz

---

\* Hier sind einige Worte ausgefallen; vgl. Anm. 2 zur Übersetzung.

[1]) Turba: 'Doceo doctrinae filios, quod bonitatis primae decoctionis signum est *ruboris extractio*'. Der arabische Text hat *alitjān bikatrati 'lfirfir*, wörtlich: 'das Beibringen einer Menge von Purpur'.

geworden ist¹), so wisset, daß die ganze Weiße dann in jener Schwärze verborgen ist. In diesem Fall müßt ihr, Söhne der Lehre, jene Weiße aus jener Schwärze durch das herausbringen, wovon ihr wißt, daß es zwischen beiden trennt²). Und wisset, daß in dieser Schwärze das gesuchte Gold verborgen ist, und daß es nach der Weiße erscheint und zwar bei der ersten Kochung³).

Kommentar des Ibn Umail: Er meint damit die erste Kochung vom zweiten Werk, das ist die Weißung nach dem Erscheinen der Schwärze; und das ist die Schwärze, nach der die Weiße folgt, nach der die Rötung folgt. So wisse das.

Und es sprach Sokrates: Und was die zweite Kochung betrifft, so wird jene Weiße in das Gefäß mit seinem Werkzeug⁴) getan, dann gelinde gekocht, bis alles weiß wird. Wenn ihr aber diese Weiße erscheinen seht, ein jedes Ding im Gefäß überwältigend⁵), so seid gewiß⁶), daß die Röte in jener Weiße verborgen ist. Dann braucht ihr aber jene Weiße aus jener Röte nicht herauszubringen, sondern kochet sie, bis alles zu Purpur⁷) geworden ist. Und wisset, daß jene erste Schwärze des zweiten Werks einzig auf Grund der Natur des ʿMartakʾ auftritt, und daß jene Röte nur aus jener Schwärze herausgebracht wird. Denn jene Schwärze hat zwischen dem Fliehenden und dem Nichtfliehenden Frieden gestiftet⁸), so daß sie beide eins werden ließ.

Nachwort des Ibn Umail: So suchet, Versammlung der Leute, diesen ʿSchwefelʾ, der den Körper schwärzt, und wisset, daß wenn er von der Natur des ʿMartakʾ redet, er unter Martak die ʿMagnesiaʾ versteht, die das Kupferblei ist; denn sie nennen sie ʿBleiʾ und ʿZinnʾ und ʿBlei des Abšamīṯʾ⁹).

Durch den arabischen Text wird die S. 25 ausgesprochene Vermutung bestätigt, daß auch die Namen Florus, Phiorus usw. wie Scites nur Entstellungen von Sokrates sind.

Das letzte Textstück ist ein Nachwort, in das Ibn Umail aus dem zweiten Teil der Rede des Florus (S. 168) noch den Satz ʿoportet vos

---

¹) Turba: ʿcum videritis ipsum totum iam nigrumʾ. Im arabischen Text sind die ersten Worte ausgefallen.

²) Turba: ʿ*subtilissimo* eius quod scitis eas discernereʾ.

³) Der Satz fehlt in der Turba, gehört aber auch noch nicht zum Kommentar.

⁴) Turba: ʿcum suis instrumentisʾ.

⁵) Turba: ʿomnibus supereminentem in vaseʾ.

⁶) B: ʿestote ratiʾ. M: ʿestote *tuti*ʾ; nach dem arabischen Text ist die Lesung von M vorzuziehen.

⁷) Turba: ʿrubeum altissimum et simili carensʾ.

⁸) Das ʿemendavitʾ der Turba ist ungeschickte erste Übersetzung von اصلح *aṣlaḥa*, die nachher durch ʿpacem componensʾ richtiggestellt wird.

⁹) Über die Wortform *abšamīṯ* vgl. S. 28, Anm. 1.

igitur hoc sulfur scire, quod corpus denigrat' aufgenommen, im übrigen aber statt der Erörterungen über die 'Quälung' seine eigenen Bemerkungen über die Namen angehängt hat.

Drittes Kapitel.
## Turbaliteratur im weiteren Sinne.
### I. Allgemeine Bemerkungen.

Nachdem wir die Bücher des Krates und des al Ḥabīb als primäre Quellen für Turbareden erkannt haben und längere Zitate aus der Turba bei jüngeren arabischen Autoren nachgewiesen werden konnten, läßt sich die Entstehungszeit der großen Lehrschrift annähernd auf das Ende des 10. oder den Anfang des 11. Jahrhunderts festlegen. Genauere Angaben sind nicht möglich, weil der ganze Literaturkreis, zu dem die Turba gehört, aus anonymen und pseudonymen Schriften besteht, deren Verfasser unbekannt bleiben wollten. Wenn aber auch die Frage nach den Verfassernamen aussichtslos ist, so wird ein umfassenderes Studium der noch vorhandenen arabischen Originalschriften und, wo diese fehlen, der lateinischen Übersetzungen sicherlich auf die benützten Quellen, auf die Einstellung der Verfasser zur alchemistischen Gedankenwelt und auf die Selbständigkeit und Eigenart ihrer literarischen Leistung noch mehr Licht werfen und wenigstens eine relative Anordnung dieser für die abendländische Alchemie grundlegenden Schriften möglich machen.

Die erste Beobachtung, die sich aufdrängt, ist die des ägyptischen Ursprungs dieser Literatur. Für das Buch des Krates liegt die Anlehnung an spätägyptisch-hellenistische Gedankenkreise auf der Hand, und ich brauche meinen Ausführungen in *Arab. Alch.* I, S. 12—27 und *Tabula Smaragdina*, S. 51 ff. nichts hinzuzufügen. Bei dem Buch des al Ḥabīb kann über die ägyptische Herkunft ebenfalls kein Zweifel bestehen (*Tab. Smar.*, S. 53—56). Diese Sammlung von Aussprüchen der Weisen rückt schon in größere Nähe zur Turba, da sie den Pythagoras, Archelaos, Theophilos und Gregorios neben Hermes, Agathodaimon, Zosimos u. a. als alchemistische Autoritäten nennt, und sie zeigt sich zugleich verwandt mit nachher anzuführenden Schriften, da schon in ihr die Unterredungen des ارس Aras oder آرس Āras, den man als Horos zu deuten pflegt, einen breiten Raum einnehmen. Ägyptisch sind weiter die Gestalten der Könige Marqū(na)š und Safangā, die in dem arabischen Fragment Ms. 1074, Suppl. ar. der Bibl. Nationale (bei BERTHELOT, *La Chimie au Moyen Âge*, Band III, trad. S. 24), im Kommentar zur *Risālat alšams ila'lhilāl* des Ibn Umail und, soweit Marqūnaš in Frage kommt, auch in dem von ATHANASIUS KIRCHER benützten Buch des Arabers Calid[1]) (*Tab. Smar.*, S. 59) und bei Abu'lQāsim al'Irāqī genannt werden. Mit diesen Werken gewinnen wir zugleich den Anschluß an die umfangreiche, auf Chālid ibn Jazīd bezogene Literatur, die einen Kreis für sich darstellt und ihren Entstehungsherd selbstverständlich ebenfalls in Ägypten hat.

Von grundlegender Bedeutung für die Einreihung der anonymen Alchemieschriften wird die genauere Bestimmung der Lebenszeit des Ibn Umail und die Veröffentlichung des arabischen Textes des *Kitāb almā' alwaraqī* werden, da dieses Buch einen gewissen Höhepunkt in der Anführung von Gewährsmännern pseudoägyptischer und pseudogriechischer Herkunft darstellt.

Wie weit die Mischung der verschiedensten Elemente im 13. Jahrh. vorgeschritten war, zeigt besonders das von HOLMYARD herausgegebene Buch Abu'lQāsims. Hier werden in buntem Durcheinander Gespräche des Horos (bei HOLMYARD Ares) mit dem Kaiser (Herakleios?) und mit dem König Theodoros, des Matthaeus mit Marqūnaš, des Hermes Būdašīr und des Zosimos mit Theosebeia und des Marianos mit Chālid neben Aussprüchen der Neider[2]), des Pythagoras, des Sergios, des Theophilos, der Maria und Zitate aus Ǧābir und Ibn Arfaʿ Ra's angeführt, vor allem aber auch Gedichte des Chālid ibn Jazīd über die Kunst der Ägypter als Beweisstellen mitgeteilt[2]). Den Ursprung aller dieser Redesammlungen, Allegorien und Gedichte genauer festzustellen, wird vielleicht nie möglich sein; man muß damit rechnen, daß ein Teil der angeblichen Zitate von den Verfassern der uns vorliegenden Schriften frei erfunden ist, ein anderer, einheitlicher aufgebauter aber älteren, natürlich auch wieder frei erfundenen Schriften entnommen wurde.

Ich habe damit schon auf eine zweite Eigentümlichkeit des zur Diskussion stehenden Schriftenkreises hingewiesen: auf die dialogische Einkleidung, d. h. das starke Überwiegen der mündlichen Lehrform, die durch Gespräche zwischen Gleichgestellten, durch Fragen und Antworten zwischen Königen und Weisen, Lehrern und Schülern oder durch Reden in Versammlungen von Philosophen ihren literarischen Niederschlag findet. Man wird daraus schließen dürfen, daß ein großer Teil dieser Schriften tatsächlich aus mündlichem Vortrag in den Kreisen von Philosophen und Alchemisten hervorgegangen ist, und daß der Verfasser der Turba auf Verhältnisse seiner eigenen Zeit anspielt, wenn er den Pythagoras (Sermo XXII) sagen läßt, daß ohne Befragung

---

[1]) Vgl. J. RUSKA, *Tab. Smaragdina*, S. 59.

[2]) HOLMYARD hat das arab. الحسدة *alḥasada*, die Neider, für den Namen einer Alchemistin al Ḥasda gehalten.

der Weisen niemand verstehen lerne, was die Philosophen in ihren Büchern gesagt haben.

Was die innere Form der Schriften anlangt, so glaube ich, auch hier gewisse gemeinsame Züge feststellen zu können, durch die sie sich als Erzeugnisse der westlichen Schule von den Schriften des Ġābir oder alRāzī deutlich unterscheiden. Während wir bei Ġābir ein ernstes Ringen um die naturphilosophischen Probleme, bei alRāzī eine durchaus praktisch gerichtete Einstellung zur Alchemie feststellen können, überwiegt bei der westlichen Schule die Berufung auf alte Meister, die Einkleidung der alchemistischen Lehren in allegorische Darstellung oder rhetorischen Schwulst, die Erfindung neuer Decknamen und Vergleiche. So wird man beim Studium dieser Schriften immer wieder zu dem Schluß geführt, daß die Alchemie im islamischen Ägypten des 9. bis 13. Jahrhunderts nicht auf dem Boden des Experiments stand, sondern nur noch als freie literarische Erfindung, als Spiel der Phantasie ihr Dasein fristete. Die Betrachtung einiger Texte arabischen Ursprungs, die nur in lateinischer Übersetzung bekannt sind, wird weitere Belege für diese Annahme bringen.

## II. Der Tractatus Micreris.

Ich beginne mit der Analyse des *Tractatus Micreris suo discipulo Mirnefindo*, einem Text, der ohne Frage der westlichen Linie der Alchemie angehört und durch seine geschlossene Form zu näherer Untersuchung anregt[1]). Wen die in der Übersetzung entstellten Namen Micreris und Mirnefindus bezeichnen, ob das arabische Original, falls es einmal entdeckt wird, den Mirnefindus in einen Parmenides[2]) und den Micreris in einen anderen Griechen verwandeln wird, mag dahingestellt bleiben. Wichtiger ist uns, die Beziehung des Textes zur Turbaliteratur festzustellen, und hier fehlt es glücklicherweise nicht an mannigfachen Anhaltspunkten für die Annahme, daß der Verfasser des *Tractatus Micreris* die Turba gekannt und benützt hat.

Geht man von der Form des Traktats aus, so könnte man eher zu der entgegengesetzten Ansicht kommen. Ein zwischen Lehrer und Schüler in Fragen und Antworten fortschreitender Dialog ist ja an sich ein einfacheres und kunstloseres Gebilde, als der Bericht über eine Aussprache zwischen zahlreichen Philosophen. Auch daß die Polemik gegen die Alten bei Micreris weniger scharf hervortritt, könnte als Beweis für ein höheres Alter des Traktats geltend gemacht werden. Aber ent-

---

[1]) *Theatrum chemicum*, Bd. V, 1660, S. 90—101.
[2]) Die Ähnlichkeit der Konsonantenzüge مرمندس — برمندس läßt nichts zu wünschen übrig.

scheidend sind diese Erwägungen nicht: entscheidend ist der Inhalt des Traktats, der neben vielen mit der Turba übereinstimmenden Ausführungen so viel Neues, über die Turba Hinausgehendes bietet, daß an seiner späteren Abfassung nicht ernstlich gezweifelt werden kann.

Ich hebe im folgenden hauptsächlich die neuauftretenden Ausdrücke heraus und verweise für den übrigen Inhalt auf die Druckausgabe im Theatrum Chemicum, Bd. V, S. 90—101.

Mirnefindus geht ohne Umschweife auf sein Ziel los und will wissen, ob die kostbare Kunst aus einer Wurzel, einem Element und einem Verfahren oder aus mehreren zustande kommt. Ich ergänze die Antwort des Micreris, um sie verständlich zu machen, durch einige Zusätze: 'Audi fili et intellige, quod Deus unum (hominem) de terra, deinde de eius stirpe omnes has fecit creaturas (ar. خلائق ḫalā'iq = homines); similiter creavit Deus hanc rem (sc. artem): creavit enim aliquantulum lapidum (Druck: lapidem) de quibus hanc rem fecit.'

Der Schüler ist mit der allgemeinen Antwort nicht zufrieden und will wissen, aus wieviel Arten das Ding zusammengesetzt ist, das Micreris weder mit seinem eigentlichen Namen, noch nach Natur und Eigenschaften bezeichnet habe, und für das die alten Philosophen unzählige Namen gebrauchten. Die Antwort des Micreris beginnt mit den völlig unverständlichen Worten: 'Hoc remerum non est albar aeris'; es kann nur 'Huius rei verum nomen est albar aeris' heißen, und wir erfahren danach, daß das Kupferblei ebenso aus Erde, Wasser und Feuer zusammengesetzt ist, wie das Ei aus Schale, Eiweiß und Eigelb. Wie aus dem Ei durch Ausbrüten der 'gallus volans' entsteht, so entsteht durch Faulung aus der Komposition des Kupferbleis etwas Viertes[1]), die Luft, die ein Geist ist. Derselbe Vergleich wird später mit einer Aufzählung von Decknamen verbunden: 'Nonne vides, quod intentionis (?) gallinae calore fit ex ovo gallus volans? Similiter huius putrefactionis calore fit ex ovo nostro gallus volans, qui postquam putrefactione generatur, magnesia, marchasita, anima, aqua, butirum, cortex, sulphur, aurum, aes, rubigo, decoratio et lac. Ecce breviter tibi exposui, quod priores celaverunt.'

Die Frage, was das 'mare meridiei' zu bedeuten habe, wird damit beantwortet, daß es das 'caput humidum' sei. Ausführlicher wird der Name gegen Ende des Dialogs behandelt, wo Micreris den 'Nilus Aegypti', das 'mare Indorum' und das 'mare meridiei' als drei Stufen des 'Steins' beschreibt. Auch von 'pannus Aegyptius', 'terra Aegypti' und 'terra Persarum' wird in diesem Zusammenhang gehandelt.

---

[1]) Statt 'et putrefactione ex aqua, fit quartum' muß 'ex qua fit quartum' gelesen werden.

Um die Faulung herbeizuführen, soll siebenmal mit einem Sieb gesiebt werden, das 'ex mundis cutibus et ligno benedicto' hergestellt wird. Durch weitere Operationen gelangt man zu einem Präparat, das die Philosophen den 'grünen Vogel' genannt haben, dem aber noch zahlreiche andere von Micreris erwähnte Namen beigelegt werden. 'O quam simile est vegetabilibus viridi colore! Hic est lapis ille, hoc butyrum solis, hoc cortices maris, hoc sulphur incombustibile, hoc magnesia spiritualis, hoc fumus humidus.'

Eine dem Ostanes (Astannus maximus) zugeschriebene Allegorie verlangt, das Ei mit feurigem Schwert zu durchbohren. Die Fortsetzung des Textes ist unverständlich, die Decknamen 'oculi visus', 'tegmen cordis', 'lumen rationis' sind ebenso neu wie die Vergleiche mit dem Stein *mehe*, d. i. dem Diamanten, mit echten Perlen und weißer Butter. Vergleiche mit roten Edelsteinen kommen an einer anderen Stelle vor[1]).

Sehr ausgiebig sind die Ausführungen des Micreris über 'unguentum', das in der Turba nur S. XXI einmal erwähnt wird. Wir erfahren hier, daß 'unguentum' ein Deckname für den Schwefel ist, und daß es zwei verschiedene 'unguenta' gibt. Der zugrunde liegende arabische Ausdruck ist offenbar دهن *duhn*, was in anderen Schriften mit 'oleum' übersetzt wird. Auch das Wort 'sudor', das in der Turba S. 138, 13 auftritt, kommt bei Micreris mehrfach vor.

Einen breiten Raum nehmen dann die Ausführungen über das 'sericon' ein, das zu *in figdegg* umgewandelt werden soll. Man sieht leicht, daß die Umwandlung in اسفيداج *isfīdāǧ*, d. i. Bleiweiß, gemeint ist. Sehr eingehend werden endlich die Analogien zwischen den chemischen Vorgängen, insbesondere der Faulung und Verbrennung, mit der Tötung und Wiederbelebung entwickelt.

Ihren Höhepunkt erreicht die Darstellung aber da, wo Micreris zusammenfassend ausruft: „Iam narravi tibi radicem huius rei et fundamentum et regimen, mortificationem, descensionem, ascensionem, coadunationem ac sequestrationem, nec a tibi proficiendo sum remotus, nec dimisi ullum ruborem vel albedinem vel ascensionem vel descensionem, quando tibi exponerem. Gratias ago Deo: age, ut te adiuvet!" Er erhält von Mirnefindus zur Antwort: „Libentissime, quoniam mihi benefecisti; remuneret tibi Deus pro filiis tuis philosophiae! Iam enim animam meam vivificasti lumine tuae sapientiae, et lene stratum mihi praeparasti. Peto tamen, ut mihi demonstres, quod philosophi

---

[1]) Text: Eam etiam vermilioni ... hackice, begedi, carinae et iaminae, et hyacincto comparaverunt: hoc autem cum facta est rubea. Hackice ist 'aqīq, der Karneol, begedi ist *biǧādī*, der Granat, hyacinctus ist *jāqūt*, der Jāqūt, d. h. der Rubin; carinae und iaminae scheinen Granaten verschiedener Herkunft (aus Kirman und Jemen) zu bezeichnen.

dixerunt in sua diversitate in nominibus. Si enim haec res una est, cur nomina ei multiplicaverunt?" Man sieht, es ist dieselbe Not, die uns bei allen Alchemisten begegnet: hier findet sich **Micreris** zu Erörterungen über die Namengebung bewogen, die besonders auf Analogien zwischen Makrokosmos und Mikrokosmos und auf Farbenbezeichnungen hinauskommen.

Das Frage- und Antwortspiel zwischen **Mirnefindus** und **Micreris** wird im ganzen ziemlich kunstlos und einförmig weitergeführt. Gewöhnlich fordert **Mirnefindus** mit den Worten 'Expone tamen mihi' oder 'Narra igitur mihi' Erklärungen, die dann von **Micreris** mit 'Scito, discipule' oder 'Nonne vides' eingeleitet und mit 'Ecce tibi exposui' oder 'narravi' beendet werden. Bisweilen sieht sich der Schüler auch zu besonderem Dank an den Meister veranlaßt und braucht dann Ausdrücke, die uns von der **Turba** her geläufig sind, wie 'remuneret tibi Deus creator et conditor animarum pro me' und 'perfice mihi beneficium et munus, ut tibi Deus remuneret'.

Die Auszüge werden genügen, um ebenso die Selbständigkeit des *Tractatus Micreris* wie seine Verwandtschaft mit der **Turba** darzutun. In den gedruckten Sammlungen alchemistischer Schriften findet man aber auch Sprüche der Weisen, Allegorien, Dialoge und Abhandlungen, die mit der **Turba** unmittelbar in Zusammenhang gebracht werden. Wir werden sehen, daß ein Teil dieser Schriften aus dem Arabischen übersetzt, also alt ist, während andere erst entstanden sind, nachdem die arabische **Turba** den spätmittelalterlichen Alchemisten durch Übersetzung zugänglich gemacht worden war. Von hier führt der Weg zu den Schriften, die die **Turba** mehr oder weniger ausgiebig neben anderen Quellen benützen oder als Erläuterungen der **Turba** angesehen werden können. Ich werde hier auf einzelne Fälle näher eingehen, muß es jedoch künftiger Forschung überlassen, den Einfluß der **Turba** auf die spätere abendländische Alchemie genauer festzustellen.

### III. Die Vision des Arisleus.

Die Berliner Handschrift Qu 584 enthält, wie schon oben S. 71 erwähnt ist, gegen Ende des Turbatextes eine Einschaltung, die eine bisher unbekannte Fassung der bei Manget, *Bibl. Chem.*, Bd. I, S. 495 ff. abgedruckten *Visio Arislei* darstellt. Sie ist in wesentlich gleicher Form, nur durch die üblichen Verbesserungsversuche und Mißverständnisse der Abschreiber verändert, auch in den jungen Handschriften 359 (C) und 390 (N) der Vadiana enthalten. Ich teile im Folgenden den Berliner Text mit, habe aber auch den Text von Manget vollständig beigefügt, um noch einmal an einem Beispiel zu zeigen, welche schweren Eingriffe die alchemistischen Texte sich im Laufe der Jahrhunderte gefallen lassen mußten, und wie wenig man damit rechnen darf, daß ein gedruckter lateinischer Text das treue Abbild des arabischen Originals ist. Die Vorlage des gedruckten Textes hat, von Einzelheiten abgesehen, die Exposition fast vollständig gestrichen, die den Schlüssel zu der Szene enthält, und nur die Aufzählung der Philosophen beibehalten, auf die wir gerne verzichten könnten. Man kann vermuten, daß bei dieser Umarbeitung die gleiche Hand am Werk war, die auch die ursprüngliche Fassung der Turba durch Beseitigung der Dialogstellen zerstört hat.

Eine Übersetzung mit den nötigen Erläuterungen habe ich in der Festschrift für GEORG STICKER veröffentlicht[1]); ich gebe daher hier nur einige Hinweise zur leichteren Orientierung. Der Verfasser erzählt, daß Pythagoras nach Beendigung der großen Synode, an die Allegorie des Balgus über den fruchttragenden Baum anknüpfend, den Arisleus aufforderte, noch ein Gleichnis vorzutragen, das allen Nachfahren verständlich sei. Arisleus bittet um einen Tag Zeit und berichtet dann vor Pythagoras und einem engeren Kreis von Schülern über einen wunderbaren Traum, der in phantastischer Form die Vermählung des Cabritis mit der Beua, d. h. die Vereinigung des Schwefels mit dem Quecksilber, schildert. Cabritis ist die lateinische Wiedergabe von كبريت *kibrīt* 'Schwefel', Beua eine Verstümmelung von Beida, d. h. البيضى *al-baiḍā*, 'die Weiße'.

### Visio Arislei, Cod. Berol. Qu. 584, fol. 21ᵛ, Z. 2 v. u.

Distinctio Epistolae fratris Arislei, scilicet Visio, quam exempli causa ad huius artis opus composuit et ad sua instrumenta, ignes, imbutiones, dissolutiones ac coagulationes. Quam nemo legit aliquantulum intellectum habens, qui nescit ab ea id quod alia non indiget[2]).

5  Finitis autem verbis, quae Arisleus composuit tempore quod adunati sunt ad tractandum, * ait Pictagoras: Vos scribitis et scripsistis iam posteris, qualiter haec pretiosissima arbor plantatur, cuius fructus qui comedit, non esuriet unquam[3]). Scientes, quod quamvis quis noscat arborem illam et omnia eius instrumenta immo emundet, deinde plantet,
10 nemo tamen potest ex ea comedere, nisi ad eius perveniat certitudines. Dic ergo in ea, prout opinaris, et pone nobis exemplum posteris intelli-

1 fratris R, freti B; Visio tristes quam ... C.   6 *Anfang von N.   8 exuriet BN.   9 immo emundet: emat et C, ymo emendi N.

---

[1]) *Historische Studien und Skizzen zur Natur- und Heilwissenschaft*, Festgabe für GEORG STICKER, Berlin 1930, S. 22ff.
[2]) Der letzte Satz ist der Einleitung zur Turba nachgebildet.
[3]) Vgl. Sermo LVIII des Balgus.

gibile, quo possint eam regere; nec dimittas, qui hanc novit arborem, deinde plantavit, sua angustia triste mori.

Et ille: Libenter, Domine; personam tamen vestram reverens timeo, ne forte ad vestrum possim pervenire optatum.

Et Magister: Dic aptius quam potes, et cave tenebras.

Et ille: Da mihi terminum, Magister.

Et Pictagoras: Accipe!

Crastino autem die congregatis omnibus philosophis et felicissimis discipulis decem, quorum maior et honorabilior apud ipsum ac suos thesauricans libros et sui et philosophorum mediator Arisleus extiterat Ablodissimi filius, deinde Paris Belchioci Armenii filius, et Arcioflus Medri Tantilli filius, et Faltis Ekmisius, et Permenides, et Eximefus Aiadmun Actei filius, et Ruius Mesulihadi filius, et Foncus Meli filius Hacli, et Eximegorus Di⟨ad⟩ochi grammatici filius¹), dixit ei Pictagoras: Quid egisti, Arislee?

Et ille: Vidi, Magister, in somniis mirum quid.

Dicunt ei philosophi: Quid vidisti, Arislee?

⟨Et ille:⟩ Vidi me et quosdam nostrum equitantes in mari finitima mundi continente. Et ecce habitatores maris secum invicem concumbentes et nil eis gignitur, et arbores plantantes et non fructiferant, et ⟨semina⟩ seminantes et non nascuntur eis. Et dixi: Quid vobis? Numquid quamvis plures sitis, nemo vestrum philosophus est, qui vos doceret?

8 Crastino autem die CN, castrina die B.

[M] Congregatis denuo philosophorum discipulis quibusdam studiosioribus, quorum superior Arisleus Abladi filius, deinde Paris Belchioti filius, Armenius Archiae filius, Meditantalus, Phalisaeus, Echamisius et Parmenides, et Eximesias Admiri filius Averca — Pythagoras quaesivit ex Arisleo, possetne dicendo efficere, ut exemplo aut parabola liceret investigatoribus artis, ex arbore illa immortali, fructus, quam Philosophorum discipuli praedicti, caeterique in Turba descripserant, colligere?

Et ille: Lubenter quidem dicam ut potero, sed non forte satisfacturus voluntati tuae. Rursusque Pythagoras: Dic igitur quam apte poteris.

Et ille: Vidi me et quosdam ex Turba equitantes ad maris littora, et ecce habitatores maris secum invicem concubantes, et nihil eis gignebatur: et arbores plantantes, non tamen fructificantes: et seminantes nec quidquam nasci. Et dixi: Quid vobis? Nunquid quamvis multi sitis, nemo philosophus est, qui vos doceat? Et dixerunt illi: Quid est philosophus?

---

¹) Die Namen sind in allen mir bekannten Hss. hoffnungslos entstellt und offenbar schon im arabischen Original verdorben. Die Angabe der Vatersnamen der Philosophen ist besonders kennzeichnend für den arabischen Ursprung der Allegorie. Der größte Teil der Namen scheint freie Erfindung zu sein.

Dixerunt illi: Quid est philosophus? Et ego: Qui res novit. Et illi: Quid prodest eius scientia? Et ego: Si in vobis philosophus esset, filii vestri multiplicarentur, arbores vestrae non morerentur ac semen vestrum cresceret et bona vestra augmentarentur, et essetis reges omnes
5 inimicos vestros superantes. Euntibus autem ipsis et domino eorum hoc significantibus [cuidam sc. marino[1])] mittens ad nos ait: Qui vos introduxit ad nos? Respondentes diximus: Magister noster, vatum caput, misit nos ad te munus offerentes. Et ille: Ubi est munus vestrum? Et ego: Magistri nostri munus occultum est, non patens. Et ille:
10 Offerte mihi confestim, sin autem, interficiam vos. Et ego: Misit nos magister noster, ut doceremus te gignendi qualitatem et arborem plantandi, ex qua qui comedit non esuriet unquam. Et ille: Maximum munus magister vester mihi obtulit, si verum dicitis. Et ego: Domine, quamvis sis rex, malo tamen uteris regimine, masculos namque masculis
15 coniunxisti sciens, quod masculi non gignunt. Generatio enim a maribus fit et feminis, et maxime ex composito. Maribus namque feminas ducentibus gaudet natura natura et fit generatio verax. Naturas igitur alienis inepte coniungentes naturis qualiter veritatem gigni speratis? Et ille: Quid igitur est apte coniunctum? Et ego: Duc ad me filium tuum a te
20 omnibus dilectiorem filiis. Tunc duxit ad me filium suum Cabritum. Et dixi ei: Ubi est soror eius Beua? Et ille: Heu tibi! Numquid magus es? Unde scis sororem eius Beuam? Et ego: Scientia gignendi nos docuit, quod sororis suae nomen est Beua et quod Cabritis, quamvis sit mas, soror eius Beua, quamvis sit femina, ipsum tamen emendat, eo
25 quod ex ipso est. Et ille: Cur vis Beuam? Et ego: Quod generatio

Ait ille: Qui res novit. Et illi: Quid potest eius scientia? Et ego: Si in vobis philosophus esset, filii vestri multiplicarentur, et nascerentur vobis arbores, et non morerentur, et fructus non extinguerentur, et essetis reges omnes inimicos vestros superantes. Euntes illi, significaverunt haec domino suo regi marino. Cumque ab illo vocati essemus, muneraque postularet, respondebamus: Munera nos occulta portare (portamus?) generandi scilicet artem, et arbores plantandi, et seminandi, ex quibus arboribus et fructibus qui comedet, non esuriet unquam. Et ille: Maximum munus, si hoc revera misit magister vester. Dicite ergo, quid habetis. Et ego: Domine quamvis rex sis, male tamen imperas et regis: masculos namque masculis coniunxisti, sciens quo masculi non gignunt. Generatio enim ex mare et foemina est coniunctio, veraque fit generatio, si natura naturae, masculus foemellae, conveniens convenienti, aptumque apto commiscetur. Et ille: Filium quidem et filiam habeo, propterea que rex sum meorum subditorum, quoniam illi horum nihil habent: ego tamen filium et filiam meo in cerebro gestavi. Et ego: Duc ad nos filium tuum Thabritium. Quo audito, postulavi et sororem eius Beyam nobis adducendam. Rex ait: Cur Beyam vultis? Et ego: Quia genera-

---
[1]) Alte Glosse? Vgl. M.: 'regi marino'.

non fit absque ea nec convenit. Mittens autem eam praesentavit, et ecce puella candida tenera et suavis. Tunc dixi: Coniungam Cabritum Beuae. Et ille: Heu tibi! Numquid vir suam ducit sororem? Et ego: Etiam sic fecit pater noster Adam suis filiis, quare tam plures sumus. Et ille: Quam plures estis! Et ego: Tu autem mandatis meis si obediens fueris, beatus eris. Socii tamen mei dixerunt mihi: Sustine! Quid tibi et vatum verbis? Et ego: Nihil ab hoc mari vos extrahit nisi Cabritis et Beuae coniugium. Rex autem ait: Ego eam vobis tradam. Me autem Cabritim ea coniungente ipsoque cum ea concubente protinus mortuus est. Rex igitur ad furorem irritatus dixit: Filii mei mortis causa vos omnes neci dabo. Ipsam enim magicam artem vestram cavens metuebam; mala igitur nobis volentes ingressi estis ad nos. Deinde me sociosque meos mancipans in domo vitrea carceravit, super quam aliam domum aedificavit, super quam etiam et aliam, et in tribus domibus facti sumus. Tunc dixi ei: Ex quo tam festinans nobis poenas intulisti? Trade saltem nobis tuam filiam, ut Deus forte nostri misereatur et tuum tibi reddat filium iuvenem tenerum proles multiplicantem. Et ille: Numquid vultis amplius meam interficere filiam? Et ego: Noli festinare rex mala putare et cruciatus nobis inferre. Sustine aliquantulum et tuam nobis filiam trade. Tradita autem mansit nobiscum in carcere .80. diebus et mansimus in tenebris undarum et intenso aestatis calore ac maris turbatione, cuius nunquam nobis simile accidit. Nobis igitur fessis vidimus te magistrum in somniis. Petiimus ut nobis

tio non fit absque ea, et quamvis soror sit fratris, et foemina: tamen emendat ipsum, eo quod ex ipso est. Producta autem coram Beya, ecce puella candida, tenera et suavis. Coniungentibus autem nobis Thabritim et Beyam, En ait rex: nunquid vir duxit sororem suam? Et ego: sic pater noster Adam iussit filios suos, et tu si in hoc acquiesces o rex, beatus eris et generabunt tibi reges ac reginas, nepotes et neptes plurimos: et filius tuus Thabritis et soror eius Beya lucrabuntur tibi, et mortui si fuerint, reviviscent. Acquiescente autem rege, et fratre cum sorore concubante ecce confestim mortuus est Thabritis. Quare rex me et vos vituperans, in domo vitrea incarceravit, supra quam domum aliam aedificavit, supra quam etiam aliam, et in tribus domibus capti fuimus. Tunc dixi regi: Ex qua causa festinans, poenam nobis intulisti? Trade nobis saltem denuo filiam tuam, forte redditura est vitam filio tuo Thabriti. Et ille: Nunquid vultis meam amplius interficere filiam? Et ego: Noli festinare rex, et cruciatus nobis inferre: sustine aliquantulum, et tuam nobis trade filiam, et paulo post habebis et filium et filiam denuo viventes. Tradita autem illa, mansit nobiscum in carcere .80. diebus, et mansimus in tenebris undarum, et intenso aestatis calore, ac maris perturbatione, cuiusmodi nunquam accidit nobis. Nos igitur fessi, vidimus te magistrum in somnis, et petivimus, ut nobis subsidium ferres, et mittens discipulum tuum Harforetum, qui nutrimenti author est. Eo autem concesso, gavisi sumus, ad Regem dicentes: Quod filius tuus vivit, qui morti fuerat deputatus.

subsidium Horfolto discipulo tuo offeras, qui nutrimenti auctor est.
Eo igitur concesso gavisi sumus gaudio magno, et misimus ad regem,
quod filius tuus commotus est[1]).

## IV. Rätsel und Allegorien zur Turba.

In der Ausgabe von MANGET, Band I, S. 495, ist die Vision des
Arisleus als *Ex Visione Arislei Philosophi, et Allegoriis Sapientum
Aenigma I* bezeichnet. Es folgen sechs weitere Aenigmata, die mit
keinem Wort auf die Turba Bezug nehmen, keinem Redner der Turba
zugeschrieben werden und, mit einer Ausnahme, auch inhaltlich aus
dem Rahmen der Turbareden herausfallen. Aenigma II, III und IV sind
in besserer Form auch in der Sammlung der *Allegoriae super librum
Turbae* (MANGET, Bd. I, S. 494$^b$) enthalten; Aenigma VI erinnert einigermaßen an die Vision des Arisleus, Aenigma VII weicht in Sprache
und Inhalt von den andern Rätseln völlig ab und ist ein jüngerer
Zusatz. Diese andern Rätsel müssen wohl arabischer Herkunft sein;
noch deutlicher lassen die eben erwähnten Allegorien den arabischen
Ursprung erkennen.

Ich teile die Anfänge der bei MANGET ohne Trennung sich folgenden
Allegorien mit und trenne die Aenigmata, die eine Vergleichung mit
den Allegorien zulassen, von denen ab, die neu sind. Die Texte sind
schlecht überliefert oder nach einer schlechten Vorlage übersetzt.

### Allegoriae super Librum Turbae.

All. I: Accipe *hominem*, tonde eum et trahe super lapidem [vel laminam]
donec corpus eius moriatur et pereat spissitudo...

All. II: Sume *taurum* cum carne et sanguine, cornibus pedumque
calceamentis, et verte eum in aquam et cum sanguine misce...

All. III: Recipe *gallum* crista rubea coronatum, et vivum plumis priva...

All. IV = Aenigma IV: *viperam* sume (quae dicitur de rexa *add. All.*)
et priva eam capite et cauda: in his enim duobus locis quiescit (lique-
scit *All.*) eius venenum, ex quo (spiritus *All.*) procedit. Divide ergo
caput et caudam, unumquodque per se in vitreo vase repone...

All. V = Aenigma II: Est in mari nostro (*om. All.*) *pisciculus* (*piscis
All.*) rotundus ossibus et corticibus carens...

All. VI: In maris Luna[2]) est *spongia* plantata habens sanguinem et
sensum...

---

[1]) commotus est: mortuus est C, semi: mortuus est N.

[2]) Das sinnlose 'Luna' scheint auf einer Verlesung von عمق *'umq* 'Tiefe' gegen قمر *qamar* 'Mond' zu beruhen.

All. VII: Homines *olivas* habent, ex quibus oleum extrahunt...
All. VIII: Lignorum *cinerem* sumite meum, imbuite ipsum aqua marina...
All. IX = Aenigma III: Philosophorum *crocus* taliter (praeparatur add. *All.*) Sumetur radix eius cum stipite, postquam fuerit humidus, teratur...
All. X: *Corallus* est quoddam vegetabile nascens in mari, radices et ramos habens...
All. XI: Lapidem *borites* sumunt philosophi coloris Indici...
All. XII: Tinctores habent *herbam* qua utuntur in lana tingenda...

Aenigma V: *Mercurius de se loquitur*: Mater me genuit, et per me gignitur ipsa. Dominabatur denuo mihi...

Aenigma VI: Super matrem praegnantem servum rubicundum aequaliter conde. Matrem mortifica, manus eius et pedes abscindens: servum ipsum balnea et desponsa hos ambo in linteo vitreo, quod Sera dicitur, et desuper pone Thonar...

Aenigma VII: Colligatur vaporis terrei primordialis quantitas duodenaria, omni abstracta terreitate inordinata, lotione decibili, menstruosaque infectione praecisa. Addatur germinis fructificandi granum solitarium, in die desponsationis serie alteratione exponendum alvo philosophico inducatur, solubili amplexu maturandum inpraegnantia hac decibili, nec sortiatur quin minimis unione fructiculis deducetur primaeva, ut vaporis dispositio utriusque connexionis liquorosa elucescat probabili. Tractatur experientia circumspectabili...

## V. Allegoriae Sapientum.

Ganz verschieden von den soeben angeführten Allegorien und Rätseln ist eine Sammlung von längeren und kürzeren Traktaten, die unter dem Titel *Allegoriae Sapientum supra librum Turbae XXIX Distinctiones* erstmals in 'Artis Auriferae Authores', dann im Theatrum Chemicum, Band V, S. 57—89 und bei MANGET, Band I, S. 467—479 gedruckt wurden. Die Bezeichnung *Distinctiones* ist die Wiedergabe des arab. فصول *fuṣūl* 'Abschnitte'. Die erste Distinctio füllt im Theatrum Chemicum fünfeinhalb Seiten, die Mehrzahl schwankt zwischen einer halben und zwei Seiten, einzelne gehen nicht über ein paar Zeilen hinaus. Viele haben eigene Überschriften, wie *Dicta Socratis ad Platonem* oder *De compositi divisione*, andere beginnen mit *Inquit* oder *Dixit* und einem Namen. Zu Distinctio XVI, die mit *Dixit medicus Democritus* beginnt, sind auch alle folgenden Abschnitte bis einschließlich Distinctio XXVI zu rechnen. Die Traktate sind nach Stil, Inhalt und äußerer Form sehr verschieden, entstammen also sicher verschiedenen Verfassern und sind erst nachträglich zu einer Sammlung vereinigt worden. Unmittelbare Beziehungen zur Turba kann ich nicht nachweisen, ähnliche Gedankengänge sind selbstverständlich vorhanden. Insbesondere werden gewisse Decknamen, die in der Turba nur vereinzelt vorkommen, öfters erwähnt, so daß dadurch Licht auf ungewöhnliche Bezeichnungen fällt. Die Auszüge, die ich im folgenden gebe, heben hervor, was für die einzelnen Traktate kennzeichnend ist.

Distinctio I, dem weisen Hermes zugeschrieben, ist keine einheitliche Schrift, sondern besteht aus rund 50 Aussprüchen und Allegorien, die im Druck ununterbrochen aufeinanderfolgen, an dem immer wiederholten 'Item' aber leicht als Glieder einer Sammlung erkannt werden können. Eine beliebig herausgegriffene Folge solcher Dicta (Theatr. Chem. V, S. 59) mag das zeigen:

Item per Deum coeli et terrae iurans testor, quod lapis a me descriptus vobiscum est permanens, terraque marique et nullo modo a vobis separatur.

Item custodi argentum vivum congelatum, eius subtilitatis causa quamplurimae partes (artes?) perierunt.

Item mons in quo est tabernaculum clamat: ego sum niger albi et albus nigri, veridicus quidem sum et non mentior.

Item notandum est, quod artis origo est caput corvi sine alis volantis, in nigredine noctis et apparitione diei, ex gutture, cuius felle coloratio accipitur, et ex cauda desiccatio, ac ex alis liquida, et ex corpore rubor. Intellige ergo etymologica, nam est cuius lapis venerabilis esse non desistit, et eius fumus est exalatus, et mare irradiatum ac lumen patens.

Item similiter notandum, quod aluminia et salia sunt, quae ex corporibus fluunt.

Es ist natürlich zur Zeit völlig ausgeschlossen, die Dicta nach Alter und Herkunft zu sondern oder auch nur das, was arabischen Ursprungs ist, von etwaigen späteren Einschüben zu trennen. Immerhin wären auch schon bei Beschränkung auf den gedruckten Text manche wertvollen Beobachtungen zu machen und gewisse Beziehungen sicherzustellen. Grundsätzlich möchte ich betonen, daß solche Sammlungen nicht primäre Erzeugnisse sind, sondern Niederschläge aus einer schon reichlich entwickelten allegoristischen Literatur darstellen, die das Geheimnis des Steins der Weisen mit immer wieder neu erdachten Bildern verhüllt. Ich erwähne als solche in der Turba fehlenden oder nur einmal erwähnten Ausdrücke die gleich am Anfang genannten Kamele: 'Si camelorum tuorum tertiam partem conservans consumas duabus tertiis residuis, iam ad propositum pervenisti et opus perfecisti'; weiter den 'sudor solis' (Turba, S. 138), das 'caput corvi', die 'zuccara dulcis', die 'cribra de corticibus', das 'lignum benedictum', das 'oleum coctarum radicum', das 'mare irradiatum', die 'corona cordis' u. a. m.

Ihres Inhalts wegen bemerkenswert sind Theatr. Chem. V, S. 58 die Aussprüche über die Wirkung der sieben Planeten und die Beziehungen von Sonne und Mond, S. 61 die mit der Allegorie III übereinstimmende Vorschrift: 'Item accipe volatile et priva capite igneo gladio, deinde pennis denuda et artus separa' usw., die beiden Träume des Philosophen, die mit 'ecce similitudo' schließen, und der letzte Abschnitt 'Item accipe corticem recentem...', der noch die ganze S. 62 füllt.

Distinctio II handelt nach der Überschrift über die Darstellung des *Sorin*, aus dessen flüssiger Farbe das Gold erzeugt wird. Sie beginnt mit einem törichten Zwiegespräch zwischen Gott und Moses, in welchem dieser um Belehrung über die Darstellung des Goldes bettelt, für sich aus Mitleid, für die Söhne Israel zum Unterhalt. Der Satz 'Quod Deus docuit tantam Sapientiam, quantam nemini fere praedecessorum tribuit' erinnert an den Eingang der Turba, im übrigen ist der Text schlecht überliefert. 'Sorin' ist arab. سورين *sūrīn* und wird als زاج احمر *zāġ aḥmar* 'roter Vitriol' definiert (BERTHELOT, *Chim. Moy.* II, 145. 147).

Distinctio III hat den Titel '*Praecepta Monteni quae dedit filio suo*'. Ein Montenus kommt sonst nirgends in der alchemistischen Literatur vor, und man wird vielleicht Morieni zu verbessern haben. Auch dieser Abschnitt befaßt sich mit der Herstellung und Anwendung des roten Sorin, nur ist überall fehlerhaft *sorni* gedruckt. Der beste Teil des Stücks ist die Beschreibung der Geräte und Öfen, wenn auch mancher Ausdruck unverständlich bleibt, so S. 65 'mane autem accipe' usw.

Distinctio IV ist ein Lehrgespräch zwischen Astantus und seiner Schülerin Ehelihe oder Helehieh; wer die Kühnheit der Konjektur nicht scheut, mag an Ostanes und Theosebeia denken. Zuerst werden die Metalle beschrieben, dann die Geister Auripigment, Schwefel und Salmiak: „*Mizadar* volatile est, quod volat suis alis, et non percipitur; ideoque dictum est aquila (ar. عقاب '*uqāb*) propter nimiam velocitatem." Dann folgen dragantum[1]), calcantum, nitrum, sal und schließlich das Quecksilber. Ehelihe fordert darauf die Beschreibung des 'kostbaren Steins', die fast Satz für Satz der Charakteristik in der Schlußrede der Turba BC entspricht.

Distinctio V, als *Quaestio Herculis Regis a Stephano Alexandr(in)o* bezeichnet, ist eine dürftige Wiederholung von IV mit der immer wiederkehrenden Frage 'Quid ergo dicis de...'. Ebenso wertlos sind die *Dicta Salomonis filii David* der Distinctio VI, die vom Schwefel handeln und auf die Bücher verweisen, die Salomo zu schreiben vorhat, und der *Tractatus Pythagorae* der Distinctio VII. Mehr Beachtung verdienen die *Dicta Socratis ad Platonem* in Distinctio VIII, da sich

---

[1]) Wird auch im *Tractatus Micreris* erwähnt.

Ǧābir angeblich mit ihrer Erläuterung befaßt hat. Zu den schon oben S. 88 erwähnten Ausführungen des Sokrates über das Glas bemerkt Ǧābir: „Inspice, quam egregie hic philosophus Socrates et quam acuti est intellectus, qualiter hos lapides singulariter discernens, ambiguitate homines ac caecitate privavit. Deinde videns hoc in demonstratione non sufficere, in unoquoque eorum singulariter tractavit. Dixit enim: ʿSulphur autem totum substantia est, quod cum coagulas, penitus rem perforat totam.' Videns autem hoc non sufficere, qualiter fit demonstravit, dicens: ʿQuod argentum vivum cum argenti bene dissoluti aqua imbuitur, surgit et non potest fugere, eo quod argentum vivum adeo non superatur; eo quod se invicem consequuntur. Complexa namque non separantur.'" Dann folgen Belehrungen, die Sokrates dem Plato über das Elixir erteilt.

Distinctio IX ist wie I aus Aussprüchen ungenannter Philosophen zusammengesetzt, die zum großen Teil aus der Turba belegt werden können. Der ʿeffibilius', der S. 73 zweimal genannt wird, ist der κλαυδιανός, das ʿestorian' rubeam S. 74 ist wohl in ʿetheliam' zu ändern.

Die nächsten Distinctiones bieten kaum etwas Neues, in XIV und XV werden besonders Aussprüche von Sokrates und Plato mitgeteilt, von XVI an redet Demokritos der Arzt — vermutlich al-ḥakīm, der Philosoph — aber die angeführten Sätze stammen nur zum kleinsten Teil aus den alten Schriften.

Eigenartiger sind die letzten drei Traktate. Distinctio XXVII ist ein Gespräch zwischen Aron und Maria, der Prophetin und Schwester des Moses. Es gehört inhaltlich zu den albernsten Erzeugnissen der alchemistischen Schriftstellerei, auch ist der Text so verwahrlost, daß es sich schon aus diesem Grunde nicht lohnt, länger dabei zu verweilen. Nur der Anfang sei zur Rechtfertigung meines Urteils mitgeteilt:

Convenit Aron cum Maria prophetissa sorore Moysis, et fuit Aron accedens, ad ipsam honorandam, dixitque ei: O prophetissa, audivi siquidem multotiens de te quod cibificas, ciniveras vel gummas de die tuo.

Et dixit Maria: utique Aron si ergo esses de parte Dei mei.

Dixit Aron eidem: quomodo erit illud quod tu asseris? o Prophetissa quando albificamus lapidem intra mensem per magisterium magnum?

Dixit Maria: o Aron nunquam de parte ista mortuae sunt gentes: o Aron, nosti quod est aqua haec res albificans intra mensem ...

Ein merkwürdiges Stück ist auch S. 86ff. die Distinctio XXVIII, die ohne jeden ersichtlichen Grund den Titel *Dicta Belini*, d. h. Aussprüche des Apollonios führt. Sie beginnt mit den Worten: Als wir uns auf einem gewissen Flusse befanden, stieg ein Mensch daraus empor und sprach: „Wisset, daß mein Vater, die Sonne, mir Gewalt gegeben hat über alle Macht, und mich mit dem Gewand des Ruhmes bekleidet hat und die ganze Welt mich sucht und mir nachläuft. Denn ich bin der Größte und frei von jeder Krankheit und jedem Makel[1]) und alle Weisen haben schon meine Tugend und Erhabenheit gekannt." In dieser Weise geht die Selbstschilderung weiter: Ego enim unicus sum — ego sum illuminans omnia mea — ego sum habitans super faciem minerae — ego defero naves per mare — ego sum sicut frumentum — ego illumino aërem lumine meo... Vieles aus dem Inhalt der Rede erinnert an die *Visio Arislei*, der Schluß ist astrologisch: „Et scias quod Sol vigoratur in tribus domibus igneis, sc. in ariete, leone et sagittario" usw.

Daß die Aussprüche des Stephanus, die in der Distinctio XXIX enthalten sein sollen, ebenso apokryph sind, wie die des Belinus, bedarf keines Beweises. Man darf sich durch den einleitenden Satz 'Initium Sapientiae est timor Domini' nicht darüber wegtäuschen lassen, daß gerade diese 'Dicta' im wesentlichen der Turba entnommen sind. Die Schlußworte mögen als Beleg dienen: „Et scias quod haec est veritas propter quam homines laborant, ut inveniant colorem citrinum, qui egreditur a servo rubeo, et uxore sua alba, ergo postquam scitis sororem suam et intelligitis citrinum, quomodo exit a servo rubeo, tunc scietis me verum dicere, et veritatem agnoscere, et ego ostendo vobis veritatem paulatim, et si ulterius explanarem, etiam pueri scirent".

Zusammenfassend läßt sich nur sagen, daß diese 29 Traktate den verschiedensten Verfassern und Zeiten angehören müssen und mit der Turba weiter keine Verbindung haben als diejenige, die sich aus dem Gegenstand der Alchemie von selbst ergibt. Für die Geschichte der Turba sind sie wertlos, solange sie nicht mit den größeren arabischen Alchemieschriften in Beziehung gebracht werden können.

Viertes Kapitel.

## Lateinische Originalschriften.

Die bisher betrachteten Sammlungen von Allegorien und Reden zur Turba gehen sämtlich auf arabische Vorlagen zurück. Wir haben uns jetzt noch mit den alchemistischen Traktaten zu befassen, die die lateinische Turba zur Voraussetzung haben und erst nach ihrem Bekanntwerden in der abendländischen Welt verfaßt sein können.

Geht man den Entlehnungen aus der Turba nach, die sich in den lateinischen Alchemieschriften finden, so zeigt sich bald, daß man sich nicht auf die Turba beschränken kann, sondern den ganzen Bereich der angeführten Literatur ins Auge fassen muß, wenn man die meist anonymen oder pseudonymen Abhandlungen nach ihrer Entstehungszeit

---

[1]) Lies 'macula' statt 'mascula'.

annähernd festlegen will. Wo diese Abhandlungen ihre Quellen gewissenhaft angeben oder im wesentlichen aus einer Aneinanderreihung von Zitaten bestehen, kommt man verhältnismäßig leicht zum Ziel. Wo aber die Quellen nur versteckt benützt sind und die Herkunft der Gedanken absichtlich verwischt ist, sind tiefer greifende und zeitraubendere Studien erforderlich, als ich sie hier vorlegen kann. Die Beobachtungen, die in den folgenden Abschnitten niedergelegt sind, wollen daher nur als Vorarbeiten für künftige Forschung gelten.

### I. Der Sermo Anonymi und die Exercitationes in Turbam.

Im Theatrum Chemicum, Band V, folgt auf die Fassung **A** der Turba, Seite 52, ein Aufsatz von fünf Seiten mit dem Titel *In Turbam Philosophorum Sermo unus Anonymi*. Man erwartet danach eine Art Lobrede auf die Turba oder wenigstens einen Auszug aus dem Inhalt. Aber schon die ersten Sätze zeigen, daß der Verfasser gar nicht die Absicht hat, sich ausschließlich über die Turba zu äußern. Er will seinem hohen Gönner einen Überblick über die Lehren der Alchemisten geben, zu deren Lektüre und Erklärung kaum ein Menschenleben ausreiche; er erwähnt wohl auch die Turba als Quelle der Sätze, daß die Aufgabe der Alchemie die Verbindung des Feuchten mit dem Trockenen und die Umwandlung der Elemente sei[1]) — im übrigen aber spricht er allgemein von den Philosophen und führt S. 55 Phaebus, Geber, Morienes, Senior, Calid, Albertus M., Rex Marcos und Arnoldus de Villa Nova als 'Authores qui magis aperte loquuntur de elementorum transmutatione' an. So ist klar, daß der Titel nur auf Grund der kurzen Turbazitate am Anfang der Abhandlung vom Herausgeber zugesetzt ist und sachlich keinerlei Bedeutung hat.

Wichtiger und inhaltreicher ist die Sammlung *In Turbam Philosophorum Exercitationes, in quibus occulta quaedam, et ad Artem facientia explicantur*. Sie besteht aus 15 Abhandlungen, die einem oder mehreren Turbarednern zugeschrieben werden, außerdem aber noch besondere Überschriften tragen. Daß die Sammlung ziemlich jung und jedenfalls nicht aus dem Arabischen übersetzt ist, ergibt sich nicht nur aus dem Umstand, daß in Exercitatio IV neben Pythagoras auch Arnoldus Villanovanus und Geber als Gewährsmänner genannt werden, sondern auch aus der Bekanntschaft des Verfassers mit den Allegorien und mit der späten Fassung **B** der Turba, aus der er den Eingang

---

[1]) Legitur in T. Ph., quod quicquid veritatis constat in arte alchymie est coniungere humidum sicco ...
Legitis in T. Ph., converte elementa, et invenies quod quaeris.

zur Rede VIII des Pythagoras fast wörtlich übernommen hat: „primo omnium Deus sublimis creavit quatuor numero simplicia, quae sunt quatuor elementa, eiusdem essentiae, id est, materiae, diversarum tamen formarum, hoc est, qualitatum simplicium, quae ad invicem convertuntur." Ich muß mich hier auf die Wiedergabe der Titel der Traktate und gelegentliche Bemerkungen über den Inhalt beschränken.

Ex. I gibt als Einführung eine 'Definitio Lapidis, et quibus initiis constet'. Sie handelt von *Mercurius* als dem Grundprinzip der Metalle und von *Sol* als Endziel der Alchemie. Wie das Fleisch aus coaguliertem Blut, so entsteht Sol aus coaguliertem Mercurius.

Ex. II 'De Calido naturali' wird dem Eximidius zugeschrieben.

Ex. III 'De prima Materia Metallorum, et quomodo ex seminali procreatione generantur metalla' ist sehr umfangreich und nennt den Anaxagoras, Pythagoras und Locustos als Gewährsmänner.

Ex. IV handelt 'De primo elemento Lapidis, quod est Terra' und wird dem Pythagoras zugeschrieben. Hier lesen wir: „De Luna et sole ego, de Venere Arnoldus Villanovanus, de Mercurio Geber Arabs sentiunt..." und „non est vituperanda mens Arnoldi".

Ex. V, auf Aristenes bezogen, handelt 'De dimissione aquae vel Roratione super terram'.

Ex. VI, auf Parmenides bezogen, handelt 'De conversione Naturarum et commixtione'.

Ex. VII weist mit der Überschrift 'De Conjugio Solis et Lunae' einen Titel auf, der uns weiter unten noch beschäftigen wird. Sie ist dem Zimon zugeschrieben und enthält längere Anführungen aus dem allegorischen Traktat des Senior Zadith.

Ex. VIII behandelt das Thema 'Quod artis fundamentum unum quid sit, et Lapis unus'. Sie wird dem Scitis, d. i. dem Sokrates zugeschrieben und führt zahlreiche Decknamen an.

Ex. IX 'De solutione et divisione elementorum', auf Zenon bezogen, vergleicht den Ablauf der chemischen Prozesse mit den Jahreszeiten.

Ex. X 'De solutione corporum in aquam, de gumma et divisione aquae' wird dem Mundus zugeschrieben; sie enthält für das Quecksilber der Philosophen die merkwürdigen Bezeichnungen *Quinta essentia* und *Limpha Mercurii*, deren erstes Auftreten noch zu untersuchen wäre.

Ex. XI ist 'Rursus de aqua et divisione aquae in partes' überschrieben und wird auf Pandulfus bezogen.

Ex. XII spricht 'De divisione aquae et vasis apertione' und wird dem Theophilus zugeschrieben.

Ex. XIII, auf Cerus und Boratus bezogen, handelt 'De siccatione aquae, coagulatione et calcinatione ac Ignis regimine' und enthält hauptsächlich Ratschläge über die Grade des Feuers.

Ex. XIV 'De Anima, Spiritu et Corpore', auf Menabadus bezogen, ist besonders wichtig und für die Zeitbestimmung der ganzen Sammlung ausschlaggebend durch die Listen von Decknamen, die für die Begriffe Corpus, Spiritus und Anima zusammengestellt werden:

„Corpus autem vocatur terra, aes, plumbum, cinis, magnesia, calx, mater, clavis, virgo sancta, corona regis, talek, trames, vitrum, lignum aureum, spiritus fulguris, mare, sal, urina, alumen, gumma Scotiae, aqua sulphuris, sputum lunae, gumma alba etc.

Spiritus vero vocatur aqua, sanguis, colla auri, gumma rubea, oliva, gallus, taurus, aqua crocea, aes combustum et compositio etc.

Anima vocatur Rebis, aqua foetida, mortui ⟨im⟩munditia, sanguis, aqua sanguinis, lapis animalis, lapis benedictus" etc.

Ex. XV wird wieder auf Zenon bezogen und handelt 'De Conjunctione Corporum, et Copula eorum'. Hier ist besonders merkwürdig die Erwähnung des Salzes *Alembrot*, dessen Name arabisch aussieht, aber bisher in keinem arabischen Text nachgewiesen werden konnte.

## II. Das Werk des Petrus de Silento.

Das Theatrum Chemicum enthält in Bd. IV, Ausgabe 1659, S. 985 bis 997 das alchemistische 'Opus' eines sonst unbekannten Autors Petrus von Silento, der durch seine Bezugnahme auf die Turbaschriften schon K. Chr. Schmieder aufgefallen ist. Er führt ihn in seiner *Geschichte der Alchemie*, S. 127, unter dem Namen Petrus de Zalento an[1]) und glaubt, ihn ins 12. Jahrhundert setzen zu können, da er der erste Schriftsteller sei, der die Turba dem Arisleus zuschreibe; er will ihn sogar als Verfasser der *Septem Aenigmata* in Anspruch nehmen, da bei ihm auch der Titel *Visio Arislei* zuerst vorkomme. Sucht man aber nach Zitaten aus der Turba, so bemerkt man erstaunlich wenig direkte Anführungen. Nirgends wird Arisleus als Verfasser der Turba bezeichnet, nirgends ein Redner der Turba erwähnt; nur ein einziges Mal, S. 993, wird gesagt, daß 'in libro Turbae' etwas bezeugt sei. Mit Namen erwähnt wird Arisleus dagegen bei zwei Anführungen aus der *Visio:* 'Incarceraverunt me sociosque meos in domo vitrea sua, super quam domum aliam aedificaverunt, super quam tertiam, et sic in tribus domibus inclusi fuimus' und 'Mansimus in tenebris undarum in intenso aestatis calore, ac maris turbatione, cuius nunquam simile accidit nobis'. Genauere Lektüre zeigt dann, daß die Einleitung des Werks fast ganz

---

[1]) Diese Namensform findet sich in einem Zitat im *Clangor Buccinae* bei Manget, Bd. II, S. 159a. Andere Belege habe ich bisher nicht gefunden.

aus Erinnerungen an die Turba zusammengestückelt ist[1]), und daß in der eigentlichen Abhandlung nicht nur überall von der Terminologie der Turba Gebrauch gemacht wird, sondern auch ganze Sätze daraus abgeschrieben sind. Wenn nun schon diese freie Verwendung des Turbastoffs nicht für ein hohes Alter der Schrift spricht, so kommen noch andere Gründe hinzu, die mich veranlassen, für die Abfassung des Werks eine spätere Zeit, etwa das 14. Jahrhundert, vorauszusetzen. Der Verfasser besitzt zunächst eine viel weitergehende Literaturkenntnis, als wir nach den spärlich angeführten Autoren vermuten würden. So zitiert er S. 987 den Theophilus mit Ausführungen, die nicht in der Turba vorkommen, S. 985 den Aristoteles 'in visione animi'[2]), S. 991 den Geber 'in libro administrationis perfectae'[3]) und den Bubacar, d. h. al-Rāzī mit der Beschreibung eines Experiments. Auch Morienes wird erwähnt und ist viel gründlicher ausgenützt, als das ausdrückliche Zitat S. 985 'festinatio est ex parte Diaboli' vermuten ließe. Besonders kennzeichnend ist aber für den Charakter der Schrift, daß der Verfasser seinen Quellen kritisch gegenübersteht[4]), daß er sich auf eigene Erfahrung und auf Arbeiten beruft, die er mit einem Schüler ausgeführt hat, und seiner ganzen Darstellung eine persönliche Note aufprägt. Im übrigen darf für die Beurteilung nicht übersehen werden, daß die Schrift in ihrer gedruckten Form stark mit Zwischenbemerkungen eines späteren Bearbeiters durchsetzt ist.

---

[1]) Ich stelle hier die Belege zusammen:

Qui ergo curvaverit dorsum in legendo Philosophorum libros — Turba, S. 146, 29.

Ad quam (scientiam) oportet cum Dei timore, perscrutantem, pia mente, devoto animo, et studio prolixo pervenire. Attamen qui libris in patientia fruitur, in dispositionem hanc ingrediatur. Qui vero citius cupit pertingere, libros Philosophorum non aspiciet — Turba, S. 146, 25—27.

Quia qui tum putat se totum scire et totum mundum habere, nil in manibus invenit — Turba, S. 147, 13.

Heu qui habere hanc Dei oblationem, semel perlecto libro, aut primo regimine, desiderat — Turba, S. 147, 10.

Verum quod nimius sermo sine intellectu errorem augmentat — Turba, S. 148, 23.

Quam si quis legerit aliquantulum habens intellectum sui operis gaudebit — Turba, S. 109, 4.

Qui vero non per hunc librum ad effectum pervenerit, alium non quaerat, sed quiescat, quia celavit ab eo veritatem, quia forte mentem infidelem habet — Turba, S. 138, 19.

[2]) Das Zitat ist aus zwei Stellen der Turba, Sermo LVIII, S. 160, 29 und Sermo XI, S. 118, 20 zusammengesetzt; statt 'imaginum artes' bietet der Druck die beachtenswerte Lesung 'magicam artem'.

[3]) Wahrscheinlich ein echtes Werk von Ğābir ibn Hajjān.

[4]) So, wenn er vom Sal nitri sagt, es sei 'nobilius sale harmoniaco et efficacius quam quod de capillis, sanguine et stercore fit, vel urina'.

Von den Stoffbezeichnungen und Decknamen, die die Turbaliteratur nicht kennt, gehen einige auf Morienus zurück. Rätselhaft bleiben einstweilen die Namen Soloma und Brumasar oder Brumazar, von denen der eine gelöstes Silber, der andere gelöstes Gold bedeuten soll; sie sind mir in dieser oder ähnlicher Form aus keinem andern alchemistischen Werk bekannt geworden.

### III. Albertus Magnus, Thomas Aquinas, Arnaldus de Villanova.

Über das Verhältnis des Albertus Magnus (1193—1280) zur Alchemie habe ich auf Grund seiner fünf Bücher *De Mineralibus* schon früher gehandelt[1]). Alle im engeren Sinn alchemistischen Schriften, die seinen Namen tragen, gelten seit H. Kopp als Fälschungen und interessieren uns hier nur als Zeugnisse für die Verbreitung der Turba.

Am wertvollsten ist das Buch *De Alchemia*, das man im Theatrum Chemicum, Bd. II, 1659, S. 423—458 gedruckt findet. Es ist wesentlich praktisch-technisch eingestellt und geht nach einer recht lebendigen Einleitung sofort auf die Beschreibung der verschiedenen Öfen, die Eigenschaften der vier Geister und die Darstellung der Salze und sonstigen Medizinen ein. Gewährsmänner für die Vorschriften werden nur in den 'Additiones' angeführt, die vom Herausgeber herrühren können[2]). Um über die Entstehungszeit der Schrift ins klare zu kommen, müßten vor allem die Beziehungen zu den Geberschriften untersucht werden. Daß die Turba in einem derartigen Werk keine Rolle spielen kann, ist selbstverständlich.

Die Schrift *De Concordia Philosophorum in Lapide* (Th. Ch., Bd. IV, S. 809—824) verrät schon durch den Titel ihre späte Entstehung. Sie beruft sich in den ersten Kapiteln auf die Bücher des lateinischen Geber, auf den Senior, Hermes und Platos *Liber Quartorum*, im Schlußkapitel mit einigen kurzen Sätzen auf die Turba.

In der Abhandlung *Compositium de Compositis* (Th. Ch., Bd. IV, S. 825) wird auf Aristoteles, Geber und Rhasis, auf Alphidius und Rudianus *in Libro trium verborum* Bezug genommen. Die gleichen Autoritäten, vermehrt um Anführungen aus Morienus, Avicenna und der Turba, kehren im *Liber VIII Capitulorum* (Th. Ch., Bd. IV, S. 841) wieder. Lucas, Pythagoras, Plato, Mosius, Ascanius werden ausdrücklich genannt, doch ist die Turba auch an anderen Stellen beigezogen. Die dem Alphidius zugeschriebenen Dicta sollten gesammelt

---

[1]) J. Ruska, *Tabula Smaragdina*, Heidelberg 1926, S. 186—190.

[2]) Einmal werden Geber, Arnaldus und Jean de Meun (Mehun), der etwa 1330 starb, einige Male Rhasis und Roger Bacon genannt; S. 430 wird sogar Ulstadius erwähnt, der in der ersten Hälfte des 16. Jahrhunderts zu Freiburg i. B. als Arzt und Alchemist gelebt hat.

und mit den noch vorhandenen Handschriften¹) verglichen werden; auch wäre festzustellen, ob der im *Conjugium Consilii* und anderwärts erwähnte Assiduus mit Alphidius identisch ist. Rudianus heißt im *Liber VIII Capp.* Rhodanus; der Name geht mit Veradianus, Rachaidib und anderen²) offenbar auf Chālid ibn Jazīd zurück.

Daß Thomas von Aquino einen Kommentar zur Turba verfaßt haben soll, haben wir schon oben S. 93 gesehen. Den von RHENANUS in seiner *Harmonia imperscrutabilis*, Frankfurt a. M. 1625, abgedruckten Kommentar 'in Turbam breviorem' habe ich nicht einsehen können; es bedarf kaum des Beweises, daß er eine Fälschung ist. Auch für die im Theatrum Chemicum, Bd. III, S. 267 abgedruckten *Secreta Magnalia* und andere technische Schriften kann der große Scholastiker als Verfasser nicht in Frage kommen.

Die bei MANGET, Bd. I, S. 662—705 abgedruckten, dem Arnaldus von Villanova (1235—1311) zugeschriebenen Abhandlungen besitzen sehr verschiedenen innern Wert; ihre Echtheit oder Unechtheit einwandfrei nachzuweisen, würde ein eingehendes Studium der Geschichte der Handschriften erfordern³).

Eine in der Form recht selbständige Schrift ist der *Thesaurus Thesaurorum*, der auch *Rosarius* oder *Rosarium Philosophorum* genannt wird (a. a. O., S. 662—676). Aus welchen Büchern der Philosophen der Verfasser sein ausgebreitetes Wissen geschöpft hat, und wieviel Erfahrungen und Theorien ihm selbst angehören, ist noch nicht hinreichend untersucht. Als Autoritäten nennt er Plato, Aristoteles, Hermes, Morienus, Avicenna, einmal auch den Albertus; daß er diese Quellen mehr benützt als genannt hat, und daß er auch die Turba kannte, sieht man bei genauerem Studium. Ob der häufige Gebrauch der Ausdrücke 'Medicina' und 'Magisterium' auf Beeinflussung durch Geber zurückzuführen ist oder umgekehrt diesen beeinflußt hat, muß ich unentschieden lassen.

Sehr auffallend ist die starke Betonung der Heilkräfte des Elixirs im vorletzten Kapitel: 'Sic etiam habet virtutem efficacem super omnes alias medicorum medicinas omnem sanandi infirmitatem, tam in calidis quam in frigidis aegritudinibus, eo quod est occultae et subtilis naturae: conservat sanitatem: roborat firmitatem et virtutem: et de sene facit juvenem, et omnem expellit aegritudinem: venenum declinat a corde:

---

[1] Vgl. D. W. SINGER, *Catalogue*, S. 127 ff.

[2] Vgl. K. CHR. SCHMIEDER, *Gesch. der Alchemie*, S. 105 und 130.

[3] Ich verweise hier besonders auf die von P. DIEPGEN im Archiv für Geschichte der Medizin, Bd. III, 1910, veröffentlichten *Studien zu Arnald von Villanova*, die sich in Teil III auf Grund von Handschriften und gedruckten Sammlungen kritisch mit der Echtheitsfrage auseinandersetzen.

arterias humectat: contenta in pulmone dissolvit, et ulceratum consolidat: sanguinem mundificat: contenta in spiritualibus purgat, et ea munda conservat. Et si aegritudo fuerit unius mensis, sanat una die: si unius anni, in duodecim diebus. Si vero fuerit aliqua ex longo tempore, sanat in uno mense, et non immediate. Haec medicina super omnes alias medicinas, et mundi divitias est oppido perquirenda: quia qui habet ipsam, habet incomparabile thesaurum.' Die Kapitelüberschrift 'De Modo faciendi Projectionem' läßt nicht im entferntesten einen solchen Inhalt erwarten, auch ist nirgends vorher im *Rosarium* von solchen Heilkräften die Rede gewesen. Nur der Anfang des Textes entspricht dem angekündigten Thema, und der echte Text schließt offenbar mit den Worten: 'Et hoc quidem est Rosarium Philosophorum, ferens odoriferas rosas tam rubeas quam albas, extractas breviter a libris ipsorum, nihil habens superfluum vel diminutum in infinitum perficiendum, in solificum et lunificum verum, secundum quod Elixir fuerit praeparatum.' Mit 'Sic etiam' wird ein Autor schwerlich eine so fundamentale Lehre dem Schluß seines Werkes anhängen; die Stelle über die Heilkraft des Elixirs muß also von einem späteren Alchemisten oder Iatrochemiker zugesetzt sein. Ich will damit nicht leugnen, daß der Glaube an die Wunderwirkung des Elixirs schon zur Zeit des Arnaldus im Abendland Wurzel gefaßt haben kann. Der Gedanke ist auch bei den arabischen Alchemisten nachzuweisen und insbesondere durch Stellen in Ġābirs *Kitāb alḫawāṣṣ* zu belegen: aber wann und auf welchem Wege er in die lateinische Welt eingedrungen ist, bleibt im einzelnen noch nachzuweisen.

Ganz und gar von Geber, dem 'Magistrorum magister' abhängig ist das in Dialogform gehaltene *Speculum Alchymiae* (a. a. O., S. 687—698). Von älteren Autoritäten werden nur Plato, Aristoteles, Morienes, Rhases, Avicenna kurz erwähnt. Ob man die starke Anlehnung an Geber als einen Beweisgrund zugunsten der Echtheit verwerten kann, muß fraglich bleiben. DIEPGEN nimmt an, daß die Arbeit von einem Schüler des Arnaldus herrühre (*Studien*, S. 380).

In ebenso einseitiger Weise wird im *Novum Lumen* (a. a. O., S. 677) die Turba und daneben 'Chabrici et Veyae Conjugium', also die Vision des Arisleus als Quelle benutzt. Die immer wiederkehrende Formel 'Quare in Turba dicitur' läßt nicht auf hohe schriftstellerische Qualitäten des Verfassers schließen. Daß die Schrift Arnaldus zum Verfasser hätte, halte ich für ausgeschlossen.

Mit Rednernamen belegte Anführungen aus der Turba finden sich in *Flos florum* (a. a. O., S. 679) und *Semita Semitae* (S. 702); ob die Stücke wirklich von Arnaldus herrühren, scheint mir zweifelhaft, und was sonst noch unter seinem Namen geht, will mir vollends dieses Autors unwürdig erscheinen.

## IV. Die Margarita Pretiosa des Petrus Bonus.

Mit der von Petrus Bonus von Ferrara verfaßten *Margarita Pretiosa* betreten wir wieder festeren Boden. Die Lebenszeit des Meisters fällt etwas später als die des Arnaldus, der Abschluß seines Werks um das Jahr 1330[1]). Die erste Druckausgabe wurde 1561 in der Aldina zu Venedig hergestellt; in Mangets *Bibliotheca Chemica* eröffnet das Werk den zweiten Band. Die Reichhaltigkeit und Genauigkeit der Quellenbelege macht die *Margarita* zu einem unvergleichlichen chemiegeschichtlichen Dokument, wenn wir fragen, welche Literatur einem gelehrten Alchemisten im Zeitalter Dantes zur Verfügung stand. Den veränderten literarischen Geschmack erkennt man daran, daß Moses, David und Salomo[2]), Ovid und Vergil[3]) neben dem echten Aristoteles[4]) und Galenus[5]) als Zeugen für die Umwandlungsfähigkeit der Metalle ins Feld geführt werden. Die Menge der Anführungen aus den Werken des Aristoteles ist erstaunlich, aber daneben werden kritiklos auch die pseudoaristotelischen *Secreta Secretorum*, das pseudoplatonische *Liber Quartorum*[6]), die sieben Traktate des Hermes[7]), vermeintliche Schriften des Rasis[8]) und des Avicenna, weiter Morienus, Haly[9]), Senior, Alphidius, Milvescindus[10]) ausgebeutet, vor allem aber die

---

[1]) Zufolge der Nachschrift: Explicit preciosa novella Margarita ... composita anno Domini 1330. In civitate Pola in provincia Istriae.

[2]) Manget, Bd. II, S. 34: Quod si fidem nostram Christianam non offenderem, neque legem, auderem dicere quosdam antiquorum prophetarum habuisse (si fas esset) artem, ut Moysen, David, Salomonem, et quosdam alios, et similiter Joannem Evangelistam, et eam dictis Domini intermiscuerunt et occultaverunt...

[3]) Manget, Bd. II, S. 34, 42, 43.

[4]) Erwähnt werden die Bücher de Animalibus, Coeli et Mundi, Ethica, Metaphysica, IV Meteororum, Physica, Politica, Topica und περὶ ἑρμηνείας.

[5]) Erwähnt werden die Bücher de Alimentis, de Crisi bzw. de Diebus Criticis, de Ingenio Sanitatis u. a.

[6]) Vgl. oben S. 78 und Theatrum Chemicum, Bd. V, S. 101—185. Das Buch heißt bei Petrus Bonus 'Liber stollicarum' oder 'stolicarum', in den anderen Drucken 'scholiarum', in Theatrum Chemicum 'explicatus ab Hestole'. Wahrscheinlich steckt in diesen unklaren Titeln das arabische *risāla*, d. i. Epistola.

[7]) Abgedruckt im Theatrum Chemicum, Bd. IV, S. 592ff. Auch ein 'Liber de XV stellis, herbis et lapidibus' wird gelegentlich angeführt.

[8]) Am häufigsten werden die Bücher 'Lumen Luminum' und 'De perfecto Magisterio' genannt. Dem Rasis werden aber auch echte Schriften von Ǧābir ibn Ḥajjān zugeschrieben. Die Titel *Liber ludorum*, *Liber reprehensionis*, *Liber XXX verborum* entsprechen bekannten Titeln der Übersetzung der Siebzig Bücher, und man wird daraus schließen dürfen, daß auch mit dem 'Liber LXX praeceptorum' des Rasis diese Übersetzung gemeint ist. Die Nachprüfung muß ich mir für eine andere Arbeit vorbehalten.

[9]) Haly 'in suis secretis' oder 'in secretis secretorum'; vgl. D. W. Singer, *Catalogue*, S. 99.

[10]) Andere Schreibung von Mirnefindus, s. o. S. 320.

*Summa* des Geber und die Turba an unzähligen Stellen angeführt. Ich habe die Turbazitate auf eine weite Strecke verfolgt und — wie das für jene Zeit nicht anders zu erwarten ist — ihre Übereinstimmung mit der Fassung A feststellen können. Bei schwankender Überlieferung fand sich bald Übereinstimmung mit der Berliner Handschrift, bald mit M; in einzelnen Fällen trifft man auch auf Abweichungen, die sich aus schlechter Überlieferung der Handschriften erklären[1]).

## V. Rupescissa und die anonymen Rosarien.

Johannes de Rupescissa soll nach Schmieder (S. 186) um 1350 in einem Kloster zu Aurillac gelebt haben und nach Verbüßung einer langen Haft um 1380 gestorben sein. Es werden ihm sechs alchemistische Schriften zugeschrieben. Schon Schmieder hält einen Teil derselben für unecht; ich beschränke mich auf die im Theatrum Chemicum, Band III, und bei Manget, Bd. II, S. 80—87, gedruckten Schriften *De confectione veri lapidis Philosophorum* und *Liber Lucis*. Alte Autoren werden in diesen Schriften nur spärlich, Geber nur einmal, die Turba gar nicht erwähnt. Dagegen wird immer wieder auf Arnaldus verwiesen, und es würde sich gewiß lohnen, die angeführten Sätze in den Originalschriften aufzusuchen.

Vielseitiger in den benützten Quellen ist das *Rosarium* eines unbekannten Verfassers, das bei Manget, Bd. II, S. 87—119 auf Rupescissa folg. Wir tfinden hier lange Anführungen aus der Turba und der *Visio Arislei*, daneben ebensolche aus dem Senior, Morienus, Calidius, Alphidius usw. Charakteristisch ist, daß jetzt auch Vincentius Bellovacensis, Albertus Magnus, Ferrarius, Hortulanus neben Arnaldus genannt werden, ganz besonders häufig aber Raymundus Lullus als Gewährsmann auftritt. Man wird kaum fehlgehen, wenn man dieses *Rosarium* in die Mitte des 15. Jahrhunderts setzt.

Weniger Anhaltspunkte bietet das bei Manget, Bd. I, S. 119—133 gedruckte *Rosarium* eines Toletanus, doch zeigen die Anführungen aus der Turba, daß der Verfasser eine der gekürzten Fassungen vor sich hatte, so daß auch hier frühestens das 15. Jahrhundert als Abfassungszeit angenommen werden kann.

## VI. Das Consilium Conjugii, seu de Massa Solis et Lunae.

Unter dem Titel ʻ*Anonymi Veteris Philosophi Consilium Conjugii, seu de Massa Solis et Lunae Libri III vere aurei et incomparabiles ex*

---

[1]) Es wird genügen, ein Beispiel anzuführen. Auf S. 29 und S. 33 wird als Ausspruch des Pythagoras angeführt ʻhoc autem Deus celavit Apollo, ne mundus devastareturʼ. Es muß natürlich ʻa populoʼ heißen.

*Arabico in Latinum sermonem reducti*' wurde zuerst zu Straßburg 1567, dann zu Frankfurt 1605 und später im *Theatrum Chemicum*, Bd. V, S. 429—507 und bei MANGET, Bd. II, S. 235 ff. eine Lehrschrift gedruckt, die durch die Menge der angeführten Quellen und insbesondere durch die ausgiebige Benützung der Turba bemerkenswert ist. BERTHELOT hat das Werk in Band I der *Chimie au Moyen Âge* mehrfach erwähnt. Er zählt es S. 236 mit Morienus, Micreris, dem Senior Zadith, dem *Liber Quartorum* und der Turba zu den ältesten Schriften der Araber, S. 249 nennt er es dagegen 'christlich' und 'relativ modern', da es Morienus und Rases und neben der Turba auch die Rätsel zur Turba zitiere; es könne kaum vor dem 14. Jahrhundert entstanden sein. Man kann nun in zahlreichen Fällen zeigen, daß der Kompilator nicht aus arabischen Originalen geschöpft, geschweige denn das Ganze aus dem Arabischen übersetzt hat. Er benützt nachweislich die lateinischen Übersetzungen, die er meist wörtlich so zitiert, wie sie seit dem Ausgang des 16. Jahrhunderts gedruckt vorlagen. Besonders beachtenswert ist, daß er in den Turbazitaten überwiegend den späten Fassungen B C folgt, und daß viele Rednernamen noch stärker entstellt sind, als dies schon in B C der Fall ist. So ist sogar mit der Möglichkeit zu rechnen, daß diese umfangreiche Kompilation recht spät, vielleicht erst um die Mitte des 16. Jahrhunderts entstanden ist.

Für den Titel *Consilium Conjugii seu de Massa Solis et Lunae* ist die Anregung gewiß von der oben erwähnten Exercitatio *De Conjugio Solis et Lunae* gekommen, nicht umgekehrt. Der Verfasser erklärt, er habe das Buch so genannt, 'quia problema diversorum philosophorum commutando exponere decrevi *de viro artis et muliere eius*'. Das Buch soll aus drei Teilen bestehen: im ersten soll 'de minera artis', im zweiten 'de regimine eius' gehandelt werden, der dritte Teil soll ein Gedicht von 300 Versen enthalten. Er wird auch als 'Liber trium Verborum' und als 'Secunda pars tractatus libri de Massa Solis et Lunae, id est Consilii conjugii super demonstratione libri trium verborum' bezeichnet.

Die Anführungen aus der Turba stehen an Zahl allen anderen weit voran. Von rund 120 Zitaten habe ich mehr als drei Viertel identifizieren können; vielleicht wird sich auch noch der größte Teil des letzten Viertels festlegen lassen, wenn die Schwierigkeiten mit den Namen behoben sind. Die angeführten Stellen verteilen sich ziemlich gleichmäßig über die ganze Turba, doch ist der kosmologische Abschnitt nur durch ein irrtümlich dem Plato zugeschriebenes Zitat aus Sermo II und durch kritische Bemerkungen zu dem 'Weltenei' des Pandulphus aus Sermo IV vertreten, und von Sermo XLIV bis LX klafft eine Lücke, die gewiß auch dann auffallend bleiben wird, wenn einige der noch nicht aufgespürten Zitate hierher gehören sollten.

Die erste Stelle, die aus der Turba zitiert wird, ist der letzte Satz der Schlußrede in **B C**: ʽnisi enim nomina multiplicarentur, sapientiam nostram *pueri* deriderent', wobei *pueri* gewiß die richtige Lesart und das in den Ausgaben von BC gedruckte *plurimi* falsche Deutung einer Kürzung ist. Später wird fast die ganze Schlußrede angeführt, und zwar mit Abweichungen, die auf eine bessere Vorlage schließen lassen. Den schlagendsten Beweis für die Abhängigkeit des Verfassers von späten Handschriften gibt aber ein Zitat aus Sermo LI des Horfolcos, das ganz wie in den oben S. 82 ff. beschriebenen Handschriften der zweiten Klasse dem Theophilus zugeschrieben wird. Ich lasse die Belegstellen folgen:

Cod. Ryland, oben S. 91: Et quidquid in libris suis occulte narraverunt, argentum vivum significare voluerunt, quod aliquando dicitur aqua sulphuris, aliquando plumbum, aliquando nummus copulatus.

Consilium (Th. Ch. V, S. 443): Unde Theophil. Et quicquid iuvidi in suis libris occulte narraverunt, argentum vivum significare voluerunt, quod *alij* aquam sulphuris, *alij* plumbum, *alij* aes, aliquando nummus *compilatus* nominatur.

An Gewicht und Bedeutung stehen den Turbazitaten am nächsten die Ausführungen aus des Morienus Gesprächen mit dem König Calid. Es kommen etwa 35 Stellen in Betracht, was bei dem weit geringeren Umfang des Morienusbuches recht viel sagen will. Meistens wird nur Morienes als Quelle genannt, oder es heißt ʽMorienes ad regem Calid'; natürlich entstammen auch Marion, Kalid, Dantinus und der Eivo oder Elbo interfector (vgl. *Ar. Alch.* I, S. 44) dem Buche.

Neben Morienus steht mit etwa gleichviel, zum Teil recht langen Zitaten der Senior, Senior filius Hamuel, Hamuel oder Hamuel commentator Senioris, d. h. das schon oft genannte allegorische Werk *Epistola Solis ad Lunam crescentem*. Dann folgen mit rund 25 Anführungen Rasis mit dem ihm zugeschriebenen *Liber luminum* und die rätselhaften Autoren Assiduus und Gratianus, mit 15 Anführungen Hermes, mit auffallend wenig Zitaten Geber, der dem Verfasser als ʽmultum remotus ab arte nostra' gilt.

### VII. Literatur des 16. und 17. Jahrhunderts.

Auch noch im Zeitalter des Paracelsus und darüber hinaus war die Turba in Alchemistenkreisen eine Quelle höchster Weisheit. Immer wieder werden Auszüge aus den Reden in neue Schriften aufgenommen, und kein Alchemist, der sich gründlich belehren wollte, konnte an der Turba vorübergehen. Es liegt aber nicht in meiner Absicht, den Einfluß der Turba auch in diesen späten Jahrhunderten ins einzelne zu verfolgen; einige wichtigere Schriften müssen als Beispiele genügen.

Im *Clangor Buccinae* stößt ein Unbekannter in die Posaune, um seinen Zeitgenossen die alchemistischen Geheimnisse zu offenbaren (Manget, Bd. II, S. 147—165). Die Zitate aus der Turba folgen der gekürzten Fassung, Hauptquelle ist aber Raymundus und ein *Rosarius*. Über die Heilwirkungen des Elixirs wird (a. a. O., S. 165) noch viel eingehender als bei Arnaldus gehandelt.

Aus dem 16. Jahrhundert stammt der *Tractatus de Secretissimo Antiquorum Philosophorum Arcano* eines Anonymus (Theatr. Chemicum, Bd. IV, S. 554 ff.). Er besteht aus einer Zusammenstellung von Aussprüchen aus zehn S. 561 der Reihe nach angeführten Quellenschriften, zu denen auch *Clangor Buccinae* gehört[1]). Die Turba ist mit 65 numerierten Sätzen vertreten. In der Vorrede werden die Heilerfolge des Grafen Bernhardus gerühmt und Paracelsus als 'nostro seculo vir incomparabilis' gerühmt.

Von Lorenzo Ventura stammt ein Buch *De Ratione conficiendi Lapidis Philosophici*, das erstmals zu Basel 1571 gedruckt wurde und auch im Theatr. Chemicum, Bd. II, S. 215—312 zu finden ist. Es ist besonders reich an Turbazitaten.

Unter dem Titel *Lilium tanquam de spinis evulsum* hat ein Guilhelmus Tecenensis eine Abhandlung geschrieben, die reich an Turbazitaten ist[2]) und am Schluß wieder die unerhörtesten Heilwirkungen des Elixirs anpreist (Th. Ch., Bd. IV, S. 887—912). Der Verfasser war nach Ferguson, Bd. II, S. 430, ein Dominikanermönch, der am Ende des 16. und Anfang des 17. Jahrhunderts lebte. Der Titel spielt offensichtlich auf eine ältere Schrift *Lilium inter spinas* an, die nach Ferguson, S. 438, einen Johannes de Padua zum Verfasser hat[3]). Ein 'Lilium' wird aber auch schon bei Petrus Bonus als Quelle angeführt. Ein Zitat bei Bonus schreibt ihm die gleiche Definition der Alchemie zu, die man aus der Vorrede zu Morienus kennt: 'Alchymia, est substantia corporea ex uno et per unum composita'; dort wird sie auf ein Buch des Hermes 'De Substantiarum mutatione' zurückgeführt.

Zum Schluß sei noch auf die Schriften von Theobaldus de Hoghelande aus Middelburg hingewiesen. Sein Hauptwerk *De Alchymiae difficultatibus* ist erstmals zu Köln 1594 gedruckt worden. Es ist, abgesehen von den zahlreichen Turbazitaten, dadurch bemerkenswert, daß sich hier zum erstenmal, so weit ich sehen kann, das *Conjugium Solis et Lunae* erwähnt findet.

---

[1]) Im Druck 'Clamor Buccinae'.
[2]) Bemerkenswert sind auch mehrere Zitate aus dem *Liber Radicum* und dem *Liber Lunae* von Ǧābir ibn Ḥajjān.
[3]) Im Theatrum Chemicum findet sich der Titel auch für Teil II der *Arca Arcani* von Grasshoff (Bd. III, S. 323).

# Nachträge.

### Nachtrag zu S. 97.

Die Übersetzung der Turba von A. E. Waite ist inzwischen noch in den Besitz unsres Instituts gelangt. Die im Titel angekündigten 'Explanations of Obscure Terms' beschränken sich im wesentlichen auf die von Berthelot beigebrachten Erklärungen und auf das, was die alten alchemistischen Lexika bieten. Aus diesen ist aber nichts für eine wirkliche Erklärung zu entnehmen.

### Nachtrag zu S. 255.

Nach dem *Rosarium Philosophorum*, Manget, Bd. II, S. 89a, verstand es Arnaldus von Villanova, 'virgulas auri' herzustellen. Im *Testamentum Arnaldi*, Manget, Bd. I, S. 705, wird erwähnt, daß manche den Stein der Philosophen 'de arsenico sublimato et de succo unius herbae quae vocatur virga auri' herstellen. Die Beschreibung der Pflanze a. a. O. paßt jedoch nicht auf unser Solidago Virga aurea L.

### Nachtrag zu S. 339.

Der bei Rhenanus abgedruckte, dem Thomas von Aquin zugeschriebene Kommentar zur Turba stimmt im wesentlichen mit dem Text der S. 93 erwähnten Berliner Handschrift überein.

# WORT- UND SACHREGISTER.

## I. Griechisches Register.

ἀετίτης 28.
αἰθάλη 28. 186. 236. 278.
αἰθάλιον 305.
αἷμα 196. 203. 248.
ἀκάνθη 194.
ἅλας ἀμμωνιακόν 30.
ἅλμη 186. 192.
ἀμβίκιον 278.
ἄμβιξ 20.
ἀνεξάλειπτος 195. 196.
ἀργυροποιία 186.
ἄρρην 201.
ἀρσενικόν 21. 189ff. 209.
ἄσβεστος 194.
ἄσκιος 208. 230.
ἀσώματα 211.
ἀφθονία 290.
ἄφθοροι 196.
ἀφροσέληνον 194.

βάπτειν 212.
βαφὴ πορφύρου 196.
βδέλλιον 29.
βοτάναι 212.

γάλα 194.
γένεσις 174.

δρόσος 192. 199.
δύναμις 185.
δῶμα 240. 246.

ἐνέργεια 185.
ἐτήσιος 28. 167. 206.
ἑφθόν 251.

ἥλιος 192. 199.

θεῖον 187. 189. 192. 193.
θειώδη 195. 212. 242.

θήλεια 201.
θηλυκόν 200. 209.

καδμία 28.
κάμινος 238.
καπνός 191.
κατέχειν 174.
κηρός 207.
κιννάβαρις 28. 205.
κλαυδιανός 28. 212. 332.
κλεῖς 186.
κνῆκος 284.
κογχύλιον 29. 196.
κολάσεις 201.
κόμμι 194. 241.
κόπρος 212.
κόσκινον 240.
κρατεῖν 174.
κρόκος 186. 204. 206.

λαζούριον 30.
λεύκωσις 186.
λίθος 194. 206.

μάγνης 191.
μαγνησία 188. 189. 205. 233.
μαγν. ὑελουργική 189.
μαγνήτης 208.
μάζη 244.
μάρμαρον 192. 204.
μέλι 224.
μῆλον 70. 233.
μήτρα 248.
μόλυβδος 186.

νέκρωσις 217.
νεφέλη 187. 190. 191.
νίτρον 192.
νύμφη 230.

ξάνθωσις 186. 193. 203.
ξηρίον 20. 29. 209.

ὄβρυζον 20.
ὀνόματα 291.
ὄξος 197. 224.
οὐράνιος 190.
οὖρος 192. 196. 219. 281.

πέταλα 186. 207.
πηλώδης 200.
πλῦσις 223.
πνεῦμα 219. 236.
πολυπλήθεια 215. 282.
πορφύρα 196. 197.
πυρίμαχον 190.
πυρίτης 28. 208.

σανδαράχη 29. 200. 209.
σημεῖον 178.
σῆψις 188.
σκοτεινόν 207. 234.
σκωρία 195.
σπέρμα 248.
σποδός 194.
στιγμή 178.
στίμμι 233.
στρόγγυλον 228.
στυπτηρία 70. 228. 233.
σῶμα 37. 186. 188. 189. 211. 212. 233.

τάλακ 30.
τάξεις 279.
τετρασωμία 212.
τέφρα 194.
τίτανος 233.
τουτία 30.

ὑγρά 195.
ὑδράργυρος 189. 190. 230. 233. 285.

ὕδωρ 186. 217.
ὕδωρ θεῖον, θεῖον 42. 186.
194. 212. 239. 241. 282.
ὑλομανεῖς 291.

φάρμακον 190. 195. 208.
φάρμ. πύρινον 36. 211.
φεῦγον 195.
φευκτόν 190.
φύσεις, φύσις 188. 189. 190.
191. 205. 251. 309.

χάλκανθος 29. 206.
χαλκός 186. 212. 230. 236.
χαλκὸς ἀσκίαστος 189.
χαλκὸς κεκαυμένος 187.
χελιδόνιον 28.
χημεία 20.
χρυσάνθιον 187.
χρυσοξύμιον 187.
χρυσοξώμιον 187. 241.
χρυσοκογχύλιον 38.
χρυσόκολλα 26. 28. 204.

χρυσοκοράλλιον 38. 281.
χρυσόλιθος 206.
χρώματα 195.

ψάμμος 207. 223.
ψαύειν 209.
ψῆγμα 281.

ὠμόν 251.
ὠόν 248. 277.

## II. Arabisches Register.

abār nuḥās 28. 36. 37.
abjaḍ 39.
aflūdijānas 28.
afrād 306.
aqṣād 186.
ʿālam — ʿilm 201.
alwān 38.
ʿamal raʾs 254.
andardāmūs 35.
ʿaqīq 322.
ʿaql 176.
aqlūdijānas 28.
ʿaraḍa 185.
aṣḥāb alraʾj 183. 306.
aṣl 174.
aṣlaḥa 317.
aṭāl 28. 186. 305.
aṭasijūs 28. 206.
aṭīṭas 28.
azzādsch 29.

baḥrijja 312.
baiḍā 324.
biǵādī 322.
būranṭis 311.
būrīṭas 28.
bussad 36.
buzāǵ alfuṭr 235.
buzāǵ alqamar 194. 235.

ḏahab bussad 35.
ḏahab farfīr 35.
ḏahab ḫāliṣ 39.
dīn 176.
duhn 322.

falūḏinus 35.
farrūǵ 178.

faṣl 176.
fiʿl waquwwa 185.
firfīr 316.
fuṣūl 329.

ǵamāʿa 16.
ǵasad 37. 186.
ǵirā alḏahab 35. 187.

ḥaḍratukum 207.
ḥakīm 332.
ḥalazūn 28.
ḥasada 319.
ḥiḏāna 236.
ḥukm 33.

ḫair kaṯīr alasmāʾ 36.
ḫalāʾiq 321.
ḫamīr alḏahab 35. 38. 187.
ḫarašqul 35.
ḫarsuflā 28. 187.
ḫarsuqlā 20. 187.
ḫarsuqullā 28.

ibrīz 20.
iksīr 20. 29. 209.
ʿilm alnuǵūm 244.
isfīdāǵ 322.
iṯmid 27. 28. 235.

jāqūt 322.

kaun wafasād 174.
kibrīt 324.
kīmijāʾ 20. 244.
kuhl 29.
kun 32.

lailat alqadr 245.
lau qulta 185.

māʾ ḫālid 42.
māʾ ilāhī 42.
maǵnīsījā 37.
malik 216.
maraq 187.
martak 29.
mawwaha 187.
muǵra 29. 208.
muql 29.
muṣaʿʿad 206.
muṭallaṯ 173.

nada 199.
najjan 38.
nār jasāra 39.

qadmijā 28.
qalqand 29. 206.
qamar 328.
qanbar 28.
qinbār 28.
qirmiz 28.

raṣāṣ abjaḍ 199.
risāla 341.
rūḥ — rīḥ 175.

sabīka 38.
ṣadʾ 35.
safīḥa 38.
samm 195.
samm nārī 36.
samǵ aššauka 28.
sandarīḫ 29. 200.
ṣināʿa 185.
sīrīqūn 30.
sumūm 29.
sūrīn 29. 331.
šaḥīra 29.

šauka 194.
šaukijja 36.

taḥmīr 186.
tarkīb abjaḏ 37.
taṣʿīd 221.
tibn 39.
ṭufl 195.

turāb 219.
ʿumq 328.
ʿuqāb 331.
ʿuqūd 245.
warq 36. 187.
warq alʿāmma 36.
warq alnāḏḏa 36.

zāġ 29.
zāġ aḥmar 331.
zahr aldahab 187.
zahr almilḥ 187.
zahr alnuḥās 206.
zain 222.
zarnīḫ 21.

## III. Lateinisches Register.

Abarnahas 28. 304.
abluere 118 ff.
absconditus 112. 114 ff.
absemech 27.
accendere 138. 140.
accipere 118. 119. 121 ff.
acetum 66. 121 ff.
— acerrimum 125. 126. 136 ff.
— Aegyptiacum 148.
— album 167.
— merum 125. 198.
— rectum 148. 160. 228.
adiuvare 126 ff.
aër 109 ff. 150 ff.
aeris corpus 154.
— flos 154.
— rubigo 140.
— umbra 121. 156.
aes 117 ff.
— album 118. 119. 122. 154.
— combustum 118. 336.
— liquefactum 165.
— nigrum 66.
— nostrum 117 ff.
— philosophorum 159.
— rubeum 119.
— sapientum 132.
— umbra carens 132. 160.
— ustum 66.
aestas 127. 162.
ait 3 ff. 68.
albar (aeris) 28. 37. 40. 169. 170. 256. 321.
albedo 112. 113. 121 ff.
albificare 155.
album 66. 118. 126 ff.
alçut 28. 166.
alienum 69. 138. 141. 144.
alocie 28.

alumen 120. 330. 336.
— ex pomis 70. 152.
— fixum 131.
alzom 28.
amor 119.
amplexari 136.
anima 121. 123 ff. 149.
animalia 115. 123. 137.
annus 110. 127. 161.
aperire 132. 159.
apparere 111. 118 ff.
applicatio 127. 128.
aptare 50.
aptitudo 135.
aqua 110 ff. 118 ff.
— aeris nostri 154.
— alba 152.
— aluminis 120.
— argenti vivi 152.
— auri 144.
— candida 141.
— calcis 124. 152.
— coruscans 141.
— crocea 336.
— desiccata 134.
— dulcis 126. 144.
— ferri 35. 120.
— foetida 336.
— lacte candidior 132.
— marina 123. 150.
— maris 120. 124. 125. 126.
— maris nostri 61. 118.
— mera 144.
— munda 88. 124. 125. 130. 145. 153. 156. 168.
— munda sulfuris 152. 158.
— nitri 120. 126. 133. 210.
— nostra 137.
— nubis 143.
— nummosa 141.

aqua permanens 42. 43. 61. 118. 119. 121. 122. 124. 127. 128. 129. 130. 132. 134. 141. 143. 145. 146. 148. 159. 160.
— pluviae 126.
— pluvialis 128.
— roris 128.
— rubea 152.
— salsa 126.
— sanguinis 336.
— sulfurea 168.
— sulfuris 149. 150. 152. 153. 155. 168.
— tenuis 132.
— vera 133.
— viva 210.
— vitae 130. 162.
aquila 331.
arae 164.
arbor 127. 147. 160. 162. 324. 325. 326.
arcanum 114. 117. 121 ff.
arena 143. 144. 161.
argentum 36.
argentum vivum 81. 119 ff.
arma 162.
armoniacum 81.
ars 109. 112. 119 ff.
— astronomiae 89.
— imaginum 244.
— nostra 89.
— nummorum 118. 121.
— sacra 49.
arsenicum 81.
artifex 109. 173. 185.
artificium 52. 117. 185.
ascendere 110. 143 ff.
ascine 141.
ascotia 28. 122.

aspergere 128.
assare 119. 121ff.
assos 29.
astronomia 80. 89. 244.
athichos 131.
atitos 28.
augmentare 140.
auri colla 118. 119. 131. 134. 156. 187. 336.
— flos 118. 151. 155. 169.
— fermentum 35. 61. 118. 153. 158. 169.
auripigmentum 126. 150. 154. 156. 169. 200.
aurum 118ff.
— coralli 38. 40. 169. 170.
— Indicum 130.
— occultum 144. 136.
— ostri 38. 40. 169. 170.
— patens 170.
— purpureum 170.
— purum 39. 139.
— spissum 153.
— sublime 170.
— sulfureum 151.
— tyrii coloris 36. 44.
auditus 113.
auferre 137. 144.
autumnus 127.
azezi 29.

balneum 138. 163. 216.
balsamum 153.
begedi 322.
bellum 57. 149. 161.
bibere 122. 126ff.
bonum multorum nominum 36. 144. 169.
boritis 28. 54. 132. 329.
brodium 61. 118. 187.
bruta 62. 137.
butirum 321. 322.

calcantum 331.
calefacere 110ff.
calens 29. 145.
caliditas 110ff.
calidum 111.
caligo 140.
calor 110. 115. 128ff.
calx 122. 152.

cambar 28. 57. 130. 150. 154. 157. 158. 161. 232.
cameli 330.
caminus 58. 160.
candarich 156.
candor 128.
capere 120. 123ff.
caput 165. 168.
— corvi 330.
— humidum 321.
— mundi 177.
— operis 138.
— philosophorum 146.
— vatum 48. 109. 326.
carbones 160. 166. 169.
carina 322.
çarmeç 28. 164.
carmen 28.
celare 151. 162.
cenderich 154.
cera 92. 131. 206.
cerare 131.
chorsufle 28. 156.
cibus 161.
cinis 122. 329ff.
circuli 68. 89.
citrinus 63. 82. 333.
claudere 131. 132.
clavis 61. 116. 118. 168. 186. 336.
clientes 113.
coagulare 118. 119. 121ff.
coaptare 118.
coelum 110. 115ff.
coinquinatio 133. 142.
collis 112.
color 120ff.
— auri 134.
— citrinus 333.
— inalterabilis 155. 168.
— incorruptibilis 155.
— indelebilis 168.
— invariabilis 123. 125.126.
— non fugiens 135.
— occultus 136.
— perfectus 135.
— pretiosissimus 123.
— pulchrior 139.
— purpureus 124.
— rubeus 124. 134. 136.
— tyrius 123. 124. 136. 164. 166.

colorare 123. 135.
comburere 59. 110. 118ff.
commiscere 118. 136ff.
compar 63. 123. 134.
complexio 110. 118. 147.
compositio 37. 57. 129.
compositum 115. 116. 127ff.
conceptio 62. 138.
concordia 110.
concubitus 162.
condensum 135.
confectio 126. 130. 157. 206.
confringere 118. 121. 122ff.
congelare 136ff.
coniuges 136. 142. 148. 162.
coniungere 11. 127ff.
consanguinitas 110.
consequi 122.
constringere 110.
consuetudo 120.
conterere 133.
continere 137ff. 174.
contritio 109. 121. 142ff.
convertere 120. 121ff.
cooperire 121. 130ff.
coopertorium 160.
copula 157.
copulare 117. 184.
coquere 109. 118ff.
cor salis 28. 66.
— solis 28. 66. 92. 204.
— suffle 92.
— sulphuris 92.
corallus 329.
corona cordis 330.
— regis 336.
corpora 118ff.
corpus magnesie 119. 148. 152. 160. 164. 169.
— fugiens 160.
— impalpabile 143.
— lene 143.
— merum 144.
— mixtum 156.
— ponderosum 154.
— sincerum 148.
— spissum 154. 156. 165.
corruptio 119.
corsufle 28. 35. 56. 92. 138. 139. 140. 141.
cortex 112. 253. 321. 322.
coruscatio 110. 132.

corvus 66.
creatura sublimis 114.
creaturae 109. 110ff.
cribrare 157.
cribrum 157. 164.
crocus 130. 131. 133. 134. 170. 329.
cruciare 152. 168.
cutis 322.

dealbare 120. 125ff.
decoctio 143ff.
decoquere 124ff.
decor 162.
decoratio 321.
densum 114.
desiccare 124ff.
detrimentum 136.
dimittere 119. 121ff.
dirigere 118.
diruere 120. 126. 136ff.
discretio 207.
disparia 40.
dispositio 120. 125ff.
distinctio 176.
dividere 132. 144.
domus 161. 296. 327. 336.
draco 162.
dragantum 331.
ducere 124.

ebmich 27.
ebsemech 27.
ebsemich 154.
effibilius 332.
efflucidinus 28. 43.
efludiemus 136.
elementa 114ff. 122ff. 165.
emendare 127. 128ff.
estolica 78. 341.
estoria 332.
ethel, ethelia, ethelie 28. 57. 118. 121. 126. 134. 142. 148. 149. 154. 158. 186. 187. 305.
— aceti 126.
— alba 66. 122.
— rubea 118.
exire 118. 124ff.
experiri 137.
extinguere 163.
extrahere 128. 130ff.

faex 122. 195.
fel 128. 159. 330.
felix 68. 89.
femina 126. 127. 135. 136. 148. 326.
fermentum 92. 140.
ferrum 120. 122. 132ff.
festinatio 147.
filia 327.
filius 137. 138. 161. 162. 326.
flamma 109. 143. 157. 169.
flos 121. 124. 131.
— aeris 130. 154.
— auri 118. 155.
— candidus 132.
— citrinus 82.
— mundus 156.
— salis 132.
— salis albi 121.
— solis 118.
fluxibile 132.
foetus 162. 163.
frangere 133.
frigescere 110.
frigiditas 111.
frigidum 111. 124ff.
fructus 127. 147. 161. 162.
frumentum 164. 333.
fuga 123. 142—150.
fugere 120. 121ff.
fumus 120. 121. 126. 330.
— albus 121.
— exalatus 330.
— humidus 322.
— ponderosus 152. 157.
— sulfuris 157.

gadenbe 28. 121.
gallina 94.
gallus 321. 328. 336.
geldum 28. 164.
generare 113. 127ff.
germen ovi 94.
germinare 121. 160. 165.
gignere 119. 136.
gladius denud. 68. 89.
gubernare 120. 122ff.
gumma 36. 122. 124. 127. 128. 131.
— alba 128. 336.
— ascine 141. 152. 158.
— ascocie 53.

gumma rubea 336.
— scotiae 336.
gummi 66.
gustus 113.

hakicc 322.
herba 28. 164. 253. 329.
hiems 110. 127.
hirudo 7. 151.
hirundo 7. 151.
homo 110. 117. 137. 139. 142. 161. 166. 328.
humectare 128.
humidus 110ff. 158.
humor 110. 119ff.
hyacinctus 332.

iamina 332.
ianua 150. 168.
icsir s. iksir.
ignis 110—117. 123ff.
— aequus 120.
— calidus 131.
— comburens 135.
— confringens 135.
— fortior 158.
— incomburens 153.
— intensior 45. 136.
— intensissimus 126.
— lenis 45. 118ff.
— mortificans 135.
— nimius 138.
— non pugnans 153.
— rabidus 68. 89.
— stercoris 135.
— tenuissimus 32.
iksir 29. 133. 135. 136. 139. 145. 170.
imagines 139. 160. 244.
imbuere 119. 120ff.
imminere 124. 163.
immunditia 145.
impalpabilis 137. 141. 143. 147.
imponere 118. 119. 141ff.
incorporare 128. 157.
indigere 121.
infigdegg 322.
infundere 146.
ingenium 140. 142.
initium arcani 146.
— regendi 120. 121. 138.

initium operis 125. 138. 158.
inquit 3ff. 68.
inspirare 110.
instrumenta 59. 157. 163.
　167. 190. 317.
intendere 121. 124ff.
intima 120.
invenire 126ff.
invidi 116. 118ff.
invidia 123. 131ff.
ius carnium 41. 187.
iuvenis 161. 162.
ixir s. iksir.

karnech 28. 29.
kenckel 29. 164.
kuhul 29. 52. 53. 89. 119.
　126. 130. 152. 154. 159.

labor 161.
lac 122. 128. 163. 244. 321.
— fermenti 128.
— ficus 128.
— radicis herbae 128.
— volatilium 130.
lactans puer 64.
lamina 38. 132. 160. 169.
lana 124. 197.
lapides 118ff.
lapis 122ff.
— ab aere genitus 158.
— ab igne fugiens 122.
— aëreus 69.
— albus 69. 122. 123. 126.
— animalis 336.
— ater 69.
— athichos 131.
— auri 146.
— benedictus 336.
— boritis 132.
— cavus 69.
— commotus 69.
— concavus 69.
— coruscans 44. 121. 123.
　136. 145. 163.
— cristallus 66.
— despectus 130.
— ex metallis 139.
— fractus 122.
— humore carens 145.
— imberbis 69.
— imminens 140.
— implumis 69.

lapis incommotus 69.
— infrigidatus 69.
— intens. spir. 129.
— levissimus 69.
— magnetis 122.
— marinus 59. 166.
— mortuus 88.
— mundus 126.
— niger 130.
— non volans 69.
— nummosus 126. 137.
— permanens 330.
— pilis careus 69.
— ponderosus 69.
— pretiosissimus 127.
— pretiosus 122. 127. 131.
　142. 165.
— Rebis 93.
— rotundus 93.
— rubeus 44. 136.
— salsus 69.
— solidus 69.
— spongiosus 69.
— suavissimus 69.
— tactu siccus 127.
— tyrii coloris 131.
— tyrius 69.
— vegetabilis 49.
— venerabilis 136. 330.
— viridis 129. 204.
— volans 69.
— volatilis 69.
largiri 185.
liber 39. 109. 116. 127ff.
libido 136. 162. 163.
libri 116. 119ff.
lignum aureum 336.
— benedictum 322. 330.
liquefacere 118. 119. 132ff.
livor 166. 252.
locus 129. 167.
lumen 114.
— patens 330.
— rationis 322.
luna 115. 124. 163. 335.
lutum 126.
lutum 160.
lux 114.
lympha Mercurii 335.

magister 48ff.
magisterium 68.

magnesia 67. 119. 121. 132.
　142. 144. 148. 149. 150.
　152. 154. 160. 169. 189.
— alba 120. 130.
— spiritualis 322.
manus 119. 132. 137. 139.
　143. 145. 147.
marchasita 321.
mardeck 29.
mare 117. 119. 164. 189.
— Indorum 321.
— irradiatum 330.
— meridiei 321.
— nostrum 164.
— rubeum 164.
marec 121.
margaritae 128.
maris arena 161.
— vapores 157.
marmor 121. 136. 139ff.
martec 29. 154. 157.
mas 126. 326.
masculum 120. 132ff.
masculus 126. 127. 148.
massa 58. 160. 244.
mater 329. 336.
medicina 39. 69. 131. 139.
　153. 164. 336.
meditans 227.
mehe 322.
mel 144.
membra 160.
Mercurius 166. 329. 335.
metalla 118. 130. 160.
miscere 118. 120ff.
mizadar 331.
mora 45. 136.
morari 45. 136.
mori 113. 124. 139ff.
mors 115. 116. 136. 165.
mucal 29. 58. 156.
mucra, mugra 29. 41. 170.
— citrina 41. 135. 170.
— croco similis 135. 170.
— marina 132.
— rubea 135. 170.
mulier 126. 127. 162. 163.
multiplicare 114. 119ff.
mundare 120. 145.
mundum 66. 130.
mundus 113. 114. 115. 146.
　147. 165.

nativitates 109.
natura, naturae 109. 119 ff.
— abscondita 119.
— admirabilis 124.
— alba 119. 154.
— coelestis 119. 166. 190.
— fortis 119.
— inalterabilis 168.
— indelebilis 168.
— mira 161.
— mirabilis 166.
— nova 170.
— occulta 135. 145.
— perpetua 109.
— pretiosa 142.
— spiritualis 135. 160. 168.
— tenuis 155.
— una 144. 168. 170.
— venerabilis 137.
— veritatis 118. 188. 195.
— vilis 142.
neci dare 138. 147. 149. 161.
nectere 162.
nigredo 113. 118. 125 ff.
Nilus Aegypti 321.
nitrum 64. 145. 156. 166.
nodus 160.
nomina 122 ff.
— cocta 38. 68. 169.
— cruda 38. 68. 165. 169.
— ficta 139. 156.
— multa 122. 150.
— plura 147. 164.
— propria 160. 164.
— sumpta 141. 151.
— superflua 156.
— vana 156.
— vera 151. 156. 164.
nubes 157.
numerus 161.
nummi nostri nigri 165.
— variati 61. 118. 187.
nummorum ars 118. 121.
nummus, nummi 36. 40. 118. 121. 125. 129. 139. 142. 146. 158. 159. 164. 186. 344.
— albus 121.
— compilatus 344.
— copulatus 155. 344.
— intensiss. albedinis 125.
— liquefactus 133.

nummus, noster 130. 156.
— philosophorum 156.
— varius 61.
— vulgi 36. 135. 150. 156. 170.
nutrire 161.
nutritio 90. 91.

obsemetich 27. 154.
obviare 119. 121 ff.
occultum 130.
occupare 157.
odor 113. 164.
odoratus 113.
odorifera 137.
oleum 94. 322. 330.
oliva 329. 336.
operari 119. 120 ff.
opus 110. 117. 119 ff.
— altissimum 120.
— auri 126. 132.
— mulierum 126.
— nummi 132.
— nummorum 145.
ossa 163.
ostrum 38. 40. 169. 170.
ova, ovum 90. 91. 112. 154. 163.

panis 47. 164.
pannus 164. 250. 296.
— Aegyptius 321.
parare 134.
pati 120. 135.
pelagus 163. 164. 248.
pellicula 177. 178.
penetrare 122.
perfectio 125. 131.
perire 126.
permanere 118 ff.
pervenire 125 ff.
philosophia 89.
physica 89. 244.
pietas 93. 94. 111. 113.
pinguedo 126.
pisciculus 328.
pix 153.
plumbum 40. 118. 125 ff.
— aeris 37. 39. 169. 170.
— album 126.
— combustum 126.
— rubeum 127.

plumbum, sapientum 165.
pluralitas 137—144.
pondus 129. 136.
ponere 120. 122 ff.
posteri 173.
principium 111. 130.
privare 118. 126 ff.
proeliari 153. 165.
propinquitas 120. 136.
propositum 109. 124. 136 ff.
pueri 69. 344.
pugna 141. 149. 153. 162.
pullus 94. 112.
pulvis 118. 119. 138 ff.
— albus 163.
— ascocie 163.
— spiritualis 141. 143.
— splendidus 163.
— stellaticus 163.
punctus saliens 51. 112.
— solis 51. 70. 94.
punica 45.
punicum 136. 199.
purificare 142.
purum 130.
putredo 185.
putrefacere 119. 141.
putrefactio 132. 140 ff.
putrescere 119.

quinta essentia 335.
quiescere 111.

radix 49. 109. 121. 130. 171. 174. 330.
randerich 29.
rarescere 110.
raritas 110.
ratio 93. 94. 111. 113. 114. 147.
rarum 111.
raudarich 92.
rauderit 29. 126.
rebis 336.
recipere 122.
redundans 38. 169. 255.
regere 111. 118 ff.
regimen 129. 140 ff.
reiterare 147. 150.
reptilia 159. 160. 244.
res 135. 139. 143 ff.
residuum 126. 131. 161.

rex 124. 138. 141. 146.
rex natus 66.
ros 161.
rore et sole 126. 137 ff.
rotundum 148.
rubedo 125 ff.
rubeum 118. 119. 126 ff.
rubigo 140. 142 ff.
rubor 125. 136. 140. 167.

sacis 145.
saginatum 118.
sal 121. 132. 331.
sal alembrot 336.
sal armoniacum 81.
samem 29. 129.
sanderit 92.
sanguis 129. 140. 162. 163.
— combustus 140. 141.
— spiritualis 43. 129.
sapientia 122 ff.
sapor 119. 122. 193.
satis 145.
Saturnus 131. 166.
sauen 29. 129.
scandere 150. 157.
scientia 122 ff.
sehireh 29. 145.
senderich 29.
senex 49. 161.
sententiae 3. 4. 14 ff. 68.
separare 112. 163.
sepelire 162.
sericon 30. 38. 169.
sermones 14 ff. 68.
serpens 66.
servare 131.
servus rubeus 62. 137. 138. 329. 333.
siccum 111. 136 ff.
similare 118. 187.
sitiens 58. 157. 158. 241.
socius 122. 133. 193.
sol 109—117. 162. 166.
sole s. rore.
sorin 331.
sorni 331.
soror 326.
sperma 122. 140. 162. 163.
spiritus 110. 115. 121 ff.
— aëreus 150.
— absconditus 141.

spiritus, constans c. ignem 155.
— fugiens 155. 156.
— fulguris 336.
— humidus 150. 154. 155.
— impalpabilis 141.
— merus 125.
— mundus 154. 156.
— niger 152.
— occultus 135. 150.
— rubeus 127.
— tenuis 141. 151. 168.
— tingens 127. 141. 169.
spissare 126 ff.
spissitudo 109 ff. 126 ff.
spissum 111. 135.
splendor 132. 136. 145 ff.
spongia 328.
spretus 64. 160.
sputum boletorum 153.
— lunae 53. 122. 129. 152. 159. 161.
stannum 40. 118. 120. 126. 133. 134. 139. 148. 152.
stellae 109. 114. 115.
stipulae 39.
stolica 341.
sublimare 135. 142. 153.
submergere 125. 146.
sudor 138. 322. 330.
sulfur 81. 119. 121 ff.
— ascendens 150.
— fugiens 155.
— incombustibile 152. 155. 157.
— incremabile 125.
— non fugiens 155.
— nostrum 120.
— pendens 158. 241.
— quod non comburitur 119. 126.
— rubeum 169.
superare 120. 124 ff.
superficies 120.
sustinere 128.
synodus 3. 49 ff.
syrupus granatorum 63. 133. 134. 135.

tabernaculum 154. 296. 330.
tabulae 61. 118. 158.
tactus 113. 117. 144.

talck 336.
taurus 328. 336.
tegmen cordis 322.
tempora 109. 127 ff.
tendrio 30.
tenebrae 121. 153. 154. 327. 336.
tenebrosus 114. 166. 180.
tenue 111.
terere 118. 126. 141 ff.
termini 109. 155. 162. 174.
terra 110—117. 123 ff.
— Aegyptiaca 166. 321.
— avida 140.
— fixa 166.
— nigra 166.
— Persarum 321.
— ponderosa 112.
— recta 92. 131.
— spissa 112.
testa 296.
tentatio 132.
thesaurus 227.
throni 32.
thronus 32.
tinctura 117. 118 ff.
— candida 39. 170.
— fixa 155.
— invariabilis 125. 136.
— patens 39. 170.
— spiritualis 125.
— vera 117. 119.
— veritatis 131.
tingere 120. 125 ff.
tractare 132.
trames 336.
tristitia 117. 119 ff.
triticum 47. 167.
tumulus 139.
tyrius s. color.

umbra 121. 130. 154.
unguentum 130. 322.
urina 28. 124. 128. 140. 336.
— fermentata 58. 92. 156. 238.
uterus 163.
uxor 62. 63. 138. 333.

vapor 110. 133 ff.
variare 123. 145.
vas 122 ff.

vas, vitreum 126. 146. 158. 170.
vasis os 121. 131 ff.
vendere 141.
venenum 36. 123. 132. 136. 138. 144. 145. 151. 152. 158. 160. 162.
— calidum 153.
— igneum 36. 144. 150. 153. 155.
— tingens 130. 138.
venter 141 ff.
ventus 157. 162. 175.

Venus 166. 335.
ver 110. 127.
veritas 119 ff.
vertere 118. 125 ff.
vestimentum 228.
vestire 124. 146.
vestis 207.
vipera 328.
vir 135.
virga 38. 169. 255.
virgo sancta 336.
virgula 346.
vis 117. 125. 136. 137. 143.

viscositas 88.
visus 322.
vita 110. 117. 136. 139. 144. 165. 166.
vitrum 88. 336.
volatilia 115. 137. 159.
vulgus 165.

yesir s. iksir.

zenderich 30.
zuccara 330.

## IV. Allgemeines Sachregister.

Abbildungen 80.
Abhandlung 241. 242. 253.
Abschriften 70.
Adern 248.
Adler 291.
Adlerstein 28.
Ägypten 45. 264. 266.
Ähnliches 190. 195. 215.
Akazie 28. 37. 220. 248.
Alaun 191. 206. 233. 280. 281. 284.
Alchemie 8. 12. 13. 15. 19. 33. 34. 37. 47. 52—60. 65. 80. 95. 179. 187. 196. 203. 206. 214. 215. 261—264. 266. 268. 273 bis 279. 290—295. 318. 320.
Allegorien 55. 59. 72. 89. 90. 247. 295. 296. 328—333.
Alphabete 19—22.
Aludel 305.
Amalgam 186.
Androdamas 35. 284.
Anfang der Dinge 49. 50. 176. 178. 277.
— des Verfahrens 184. 191. 192. 216. 241.
Anreden 43. 288.
Antimon 199. 230. 284. 285.
Apfel 70. 233.
Apparate 190. 285.
Arabisch 13. 19—22. 27—29. 33. 79. 90. 190.
Armut 39. 256. 279.
Arsen 230. 285.

Arsenikon 280. 281. 284. 285.
Arsensulfide 187. 190. 191. 209. 215.
Arzneien 34. 35. 217.
Asche 39. 194. 198. 206. 217. 218. 243. 244. 256.
Astrologie 244. 292. 296.
Astronomie 58. 80. 89. 244.
Auferstehung 55. 217.
Auflösung 183. 188.
Aufsteigung 221. 234.
Augenschein 185. 190. 193. 197. 239.
Augenschminke 189.
Auripigment 29. 53. 200. 209. 231. 235. 255. 286.
Auslassungen 16. 62. 67. 71. 76. 85. 86. 90.
Aussprüche 13. 182. 237. 289.

Bad 216. 248.
Balsam 234. 283.
Band 239.
Baum, Bäume 56. 58. 200. 201. 227. 239. 244. 245. 246. 295. 306. 324.
Bearbeitungen 14. 16. 60 bis 69.
Behandlung 37. 38. 52. 55. 56. 187. 193.
Berührung 180. 233. 234.
Beschmutzung 210.
Bilder 58. 244.
Bildwerke 218.
Blaustein 286.

Blei 28. 40. 53. 186. 188. 189. 198—201. 210. 214. 234. 237. 239. 250. 255. 256.
Bleiglanz 27.
Bleiglätte 29. 192.
Bleikupfer 189.
Bleiweiß 284. 322.
Blut 43. 55. 203. 205. 217. 220. 247.
Blutegel 232.
Blüte, Blüten 195. 197. 201. 206. 207. 209. 232. 236. 237. 239.
Bodensalz 224.
Borith 28.
Boritis 28. 54. 208. 311. 312.
Braunstein 189.
Bräutigam 291.
Brot 47. 59. 249.
Brühe 41. 187. 188. 257. 285. 290.
Brutwärme 236.
Buch 8. 54. 173. 184. 198. 201. 203. 227. 229. 234. 241. 256. 269. 273. 343.
Bücher 8. 35. 54. 56. 57. 58. 179. 184. 188. 193. 198. 201. 207. 209. 221. 223. 226. 229. 234. 244. 271. 272. 273. 289. 290. 307. 318. 341.
Butter 322.

Cambar 28. 57.
Ceration 206.

23*

# Wort- und Sachregister

Chalkanth 281.
Chelidonium 28.
Chemie 41. 274. 279.
Chemiegeschichte 7—15. 17. 48. 261—296.
Chem. Vorgänge 54. 274.
Chrysites 282.
Chrysokolla 55. 204. 216. 217. 219. 238. 284. 290. 295.
Commiphora 28.
Compendien 46. 70. 73. 75.
Corsufle 56.

Dampf, Dämpfe 28. 56. 175. 187. 191. 199. 210—212. 221. 222. 225. 229. 234. 238—240. 244. 310. 315.
Deckel 58. 245.
Decknamen 34. 35. 42. 52 bis 55. 58. 59. 92. 95. 187. 188. 190. 192. 194. 196. 198. 202—204. 206 bis 210. 215. 219. 224. 228. 237—240. 275. 279 bis 285. 291. 295. 296. 321. 322. 336.
Destillation 216.
Dialog 42. 62—65. 68. 85. 87. 108. 276. 319.
Dichte 174. 176. 183. 199. 220. 231.
Ding, Dinge 12. 37. 43. 49. 53. 57. 58. 174. 181. 184. 191. 193. 198. 211. 213. 217. 218. 222. 224. 229. 233. 237. 238. 240. 242. 250. 251. 255—257.
Discretion 207.
Drache 59. 247. 296.
Dreieinigkeit 30.
Drogen 34.
Dschinnen 32.
Dunkelheit 57. 58. 219. 234. 236. 241. 252. 288.
Dunst, Dünste 28. 286.
Dürstendes 58. 241.

Edelrost 220.
Edelsteine 322.
Ei, Eier 10. 50. 51. 177. 178. 236. 283. 321.

Eigelb 51. 178. 206. 281.
Eigennamen 4—6. 13. 16. 19. 23—27.
Einheitsbekenntnis 31. 32. 51. 178. 300.
Einschübe 65. 66. 71.
Eisen 35. 186. 191. 193. 208. 209. 244. 256.
Eisenvitriol 29. 225.
Elektron 29.
Elemente 49—51. 176—178. 180—185. 215. 239. 247. 250. 251. 256. 277.
Elixir 29. 35. 39. 40. 56. 198. 206. 209. 213. 217. 225. 226. 228. 244. 249. 256.
Embryo 59.
Empfängnis 59. 215.
Endgericht 52.
Engel 32. 34. 35. 41. 51. 181. 183. 184.
Erde 29. 31. 32. 38. 50. 51. 176—182. 184. 185. 207. 210. 213. 214. 219. 226. 232. 239. 242. 253. 277. 280. 281. 284. 302. 303.
Erhitzen 227.
Ernte 56.
Erweichung 188.
Erze 285. 286.
Essig 41. 53. 192. 197. 198. 199. 200. 213. 224. 225. 228. 229. 239. 245. 249. 253. 257. 281. 283.
Essighonig 281.
Ethelia 186. 187. 192. 194. 200. 211. 221. 226. 227. 229. 230. 235—237. 239. 240.
Ewiges Wasser 42.
Experiment 320.

Fachausdrücke 15.
Farbe, Farben, Färbung 29. 34. 35. 38. 40. 45. 55. 56. 190. 193—196. 197 bis 199. 201. 202. 204—206. 208. 209. 211. 212—214. 216—220. 222. 225 bis 227. 230—232. 236 bis 238. 240. 249. 251. 255 bis 257.

Faulen, Faulung 52. 188. 190. 208. 218. 222. 224. 242. 249. 303. 307. 321. 322.
Feind, Feindschaft 175. 177. 184. 188. 196. 314.
Feines, Feinheit 175—177. 183. 212. 233.
Fett 199.
Festes 212.
Feuchte, Feuchtigkeit 53. 58. 174—177. 185. 194 bis 196. 198—200. 202. 209. 212. 213. 222. 225. 236. 241—243. 251.
Feuer 32. 36. 39. 45. 50. 51. 57. 96. 175—178. 180 bis 184. 188. 190. 192 bis 196. 198. 199. 206. 207. 212. 214. 216. 219. 220. 221. 226. 232. 233. 234. 236—238. 240. 242. 245. 247. 248. 250. 251. 256. 277. 302. 303.
Feuer (Deckname) 211. 212.
Feuerstein 28.
Finsternis 193.
Fische 202.
Flamme 39. 223. 240. 256.
Fleisch 248.
Fleischbrühe 187.
Fliegende 204.
Flucht, flüchtig 190. 195. 216. 221. 222. 231. 253. 254.
Flugtiere 182.
Flüssigkeiten 55. 189. 196. 197. 219. 226. 244. 251. 282. 283.
Frau 59. 247.
Fremdes 223.
Frieden 223. 314.
Frucht, Früchte 59. 200. 201. 227. 245. 246. 303.
Frühling 200. 201.

Gärung 52. 307.
Galle 202. 242.
Gatte, Gattin 59. 214—216. 222. 229. 247.
Geburt 213.
Gedichte 265. 276.

## Allgemeines Sachregister

Gefährte 195. 211.
Gefäß 40. 58. 192. 194. 196. 197. 200. 202. 205. 207 bis 209. 211. 223—225. 229. 236. 240. 241. 243 bis 245. 249. 253. 256. 285. 296. 317.
Gefühl 180.
Geheimnamen 60.
Geheimnis 12. 39. 52. 54. 57. 181. 185—192. 199. 200. 202. 203. 205—209. 225. 226. 234. 235. 241. 251. 254. 256.
Gehör 180.
Geist, Geister 12. 50. 81. 174. 175. 182. 190—192. 197. 198. 200. 201. 217. 219. 220. 222. 223. 226. 228. 231. 233. 236. 238. 240. 242. 243. 244. 251. 315.
Geist-Körper s. Körper.
Gelb, Gelbes, Gilbung 187. 200. 280. 284.
Geräte 296.
Gerstenwein 283.
Geruch 180. 249.
Geschmack 35. 188. 193.
Geschöpfe 33. 51. 52. 174. 175. 179. 180—182. 185.
Gesicht 180.
Gestirne 50. 174.
Getreide 59. 249.
Gewächse 182.
Gewand 54. 207. 228.
Gewichte 203. 214. 252.
Gewohnheit 191.
Gift 29. 36. 39. 55. 57. 195. 204. 205. 208. 213. 216. 220. 223. 224. 225. 227. 231. 233—236. 238. 241. 244. 247. 307.
Gilbung s. Gelb.
Glanz 44. 225. 238. 252.
Glas 40. 88.
Glaube 50. 51. 176. 179. 180.
Gold 38. 39. 52. 53. 187 bis 190. 196. 197. 200—203. 205—208. 211. 213. 215. 218. 219. 222. 223. 226. 231. 232. 252. 255. 256. 280—284.

Goldblüte 38. 187. 255.
Goldhefe 35. 38. 58. 187. 219. 234. 241. 255. 282.
Goldkoralle 281.
Goldlot 28. 189. 207. 210. 238.
Goldstaub 281. 283.
Goldwasser 187.
Gott 30—32. 45. 50—52. 175—185. 190. 198. 200. 205—207. 210. 211. 214 bis 218. 220. 222. 226. 241. 246—248. 250 bis 253. 278. 290. 293. 314. 323. 331.
Gott und Welt 50—52. 175 bis 185. 288. 293. 300 bis 303.
Gottes Anordnung 50. 175. 176. 293.
— Einzigkeit 32. 51. 178. 180. 300.
— Geschenke 173. 302.
— Gnade 30. 31. 45. 206. 220.
— Hilfe 30. 31. 59. 183. 213. 289.
— Lohn 51. 54. 183. 211. 227. 287.
— Schöpfermacht 31. 32. 51. 52. 173. 293.
— Wille 30. 31. 183. 203. 207. 218. 224.
— Wink 30. 190. 198. 217.
— Wort 52.
Götter 279.
Göttliches 277.
Göttliches Wasser 42. 282.
Grab 217.
Granatensirup 209. 210.
Granatenwein 283.
Greis 246. 295.
Grenzen 174.
Griechisch 19—21.
Grobes 251.
Gummi 28. 36. 37. 53. 58. 194. 197. 201. 202. 206. 220. 234. 239. 241. 248. 295.
Gußstück 255.
Gutes vieler Namen 36. 38. 223. 255.

Hände 209. 217. 221. 222. 223. 225.
Handschriften 7. 8. 10. 16. 17. 22. 46—48. 69—97. 296—318.
Harn 196. 202. 219. 281. 283.
Haupt 254.
Haus 246.
Haut 51.
Häutchen 177. 178.
Hebräisch 13. 21. 22. 79.
Hefe 202. 234. 238. 241. 255. 283.
Heiligpreisung 33.
Heilkraft 340. 345.
Heilmittel 39. 195. 256.
Herauskehrung 309.
Herbst 200. 201.
Hexeneinmaleins 241.
Himmel 32. 37. 51. 182. 184. 242.
Hitze 314.
Holzkohlen 39.
Honig 224. 281. 283.
Hühnchen 51. 178.
Hunger 59.
Hütten 235.

Iksīr s. Elixir.
Inneres 190. 230. 237. 254.
Innerstes 196. 232. 240.
Interpunktion 7. 46. 47. 77.
Irrtum 227. 229.
Islam 30—33. 274. 292. 293.
Itacismus 21.

Jahr, Jahre 56. 200. 246.
Jahreszeiten 50. 53. 176. 200. 201.

Kadmia 192. 281. 284.
Kalb 202. 219.
Kalbsgalle 281.
Kalk 194. 197. 233. 234. 280. 281. 284.
Kalkand 225.
Kalt, Kälte 176. 177. 185. 197. 198.
Kampf 57. 59. 234.
Karmin 28.
Kataloge 282. 283. 284.

Keimen 192. 251.
Kermes 28. 249.
Kinder 247. 296.
Klaudianos 35. 213. 281. 283. 284.
Klimata 178.
Knochen 248.
Knoten 58. 245.
Kochen 186—190. 196. 201. 202. 208. 221. 222. 225 bis 227. 229. 234. 237. 245. 253.
Kohlen 39. 245. 253. 256.
Kommentare 8. 18. 43.
Komplexion 259.
Konchylion 196.
König 216. 254. 295.
Konsonanten 20—22. 23.
Konstellationen 174. 244.
Koralle 36. 41.
Korallengold 35. 41. 255. 256. 257.
Koran 31—33. 245.
Korn 56.
Körper 12. 36. 38. 41. 54. 55. 176. 186. 188. 190. 191. 194. 196. 198. 199. 216. 223. 229. 230. 233. 236. 238. 254. 255. 257.
Körper-Geist 43. 54. 197. 200. 202. 203. 212. 226. 231. 232. 233. 237. 243. 255.
Körper-Nichtkörper 43. 54. 211. 220. 221. 230. 232. 238.
Körper-Seele 36. 57. 229. 252. 255.
Körper s. Magnesia.
Kosmologie 31. 49. 65. 293. 294.
Kraft 42. 43. 185. 190. 197 bis 200. 202. 203. 213. 214. 218. 237. 242. 255.
Kräuter 212. 249. 284.
Kriechtiere 242. 244.
Krieg 229. 245.
Krokus 41. 206. 209—211. 213. 257. 285.
Kugelgestalt 31.
Kuhul 29. 52. 53. 189. 199. 206. 233. 235. 243.

Kunst 39. 55. 173. 174. 186. 188. 197. 198. 203. 215. 234. 239. 248. 252. 256. 295.
Kupfer 36. 40. 44. 52. 55. 186. 191. 201. 204. 206. 208. 209. 212—215. 218. 223. 224. 228—231. 234. 236. 238. 239. 242. 243. 245. 250. 251. 252. 256. 280. 281.
Kupferblei 28. 36. 38. 40. 53. 240. 248. 255. 256. 321.
Kupferblüte 206.
Kupferhammerschlag 187.
Kupfervitriol 29. 206. 225.
Kürzungen 16. 62. 86.

Landtiere 182.
Lateinisch 22. 23. 33. 79.
Lautgesetze 20. 21.
Lautzeichen 20.
Leben 52. 55. 59. 175. 182. 185. 213. 218. 223. 246. 251. 252. 254.
Lebendiges 205. 254.
Leber 218.
Lehm 29. 41. 208. 245.
Leim des Goldes 35. 305.
Lesarten 72. 73. 76. 77. 78. 82. 109—170.
Lesen 226. 228.
Lexika 19. 282.
Licht 32. 51. 180. 181. 248.
Liebe 188.
Luft 50. 174—178. 181. 182. 184. 218. 231. 232. 242. 245. 252. 277. 278. 302. 303.

Magie 25.
Magnesia 35. 37. 38. 52. 56. 189. 191. 205. 209. 211. 221. 223. 224. 228. 229 bis 231. 233—236. 243. 249. 251. 255. 280. 310.
Magnet 191. 193. 208. 209. 310.
Mann-Weib 57. 200. 201. 213. 229. 247. 249.

Männliches 53. 191. 200. 201. 209—211. 215. 229. 242.
Marmor 43. 44. 192. 194. 213. 218. 225. 238. 248. 283.
Martak 192. 236. 317.
Massa 244.
Maulbeerwein 283.
Medizin 206. 250.
Meer 184. 189. 191. 240. 242. 249. 252.
Meersteine 253.
Meerwasser 196. 197. 198. 199. 231. 281—283. 285.
Melos 233.
Mensch, Menschen 51. 176. 185. 215. 217. 218. 222. 229. 246.
Merkur 59. 252.
Metallbarren 38.
Metalle 40. 54. 55. 59. 186. 187. 190. 196. 204. 216. 217. 242. 244.
Metallguß 38.
Metallstab 38. 255.
Metallverwandlung 52—56. 196. 218.
Milch 194. 202. 204. 209. 247.
Mischen, Mischung 35. 42. 187. 192. 203. 227. 250.
Mistfeuer 212.
Misy 281. 284.
Mittag 240.
Mittleres 277.
Monate 56. 227.
Mond 51. 180. 181. 184. 197. 204. 248.
Mondschaum 193. 194. 284.
Mugra 208. 212. 213. 239. 257. 312.
Mündung des Gefäßes 192. 207. 209. 224. 243. 244.
Münzsilber 36. 40. 256.
Muschelgold 255. 256.
Muscheln 253.
Mutterschoß 193. 247.

Nacht, Nächte 39. 59. 197. 200. 224. 245. 257. 312.

## Allgemeines Sachregister

Namen 3—6. 8. 10—20. 23 bis 27. 27—30. 35—38. 41. 58. 193. 194. 204. 220. 227. 231. 237—239. 242. 244. 249. 252. 255. 257. 269—273. 282 ff.
Natronsalz 239.
Natur, Naturen 12. 35. 36. 40. 49. 50—52. 57. 174. 177. 181. 184. 185. 188. 194. 196. 197. 200. 201. 209. 212. 214. 215. 219. 221—223. 226. 229. 230. 232. 235. 237. 245. 249. 251. 254—256. 277. 310.
Natur der Wahrheit 188. 214. 254.
Naturkräfte 52.
Naturlehre 244.
Naturphilosophie 292.
Neid 53. 195. 202. 207. 210. 212. 215. 222. 226. 231. 239. 246. 290. 291.
Nilwasser 283.
Nitron 190. 191. 199. 210. 225. 228. 239. 283.
Nutzen 35. 183. 188. 254. 257.

Oberfläche 190.
Ocker 281.
Ofen 245. 285. 305.
Offenbarung 179. 226. 292.
Operationen 30. 186. 187. 194. 203. 239. 279. 285. 296. 322.
Orakelsprüche 37.
Ordnungen des Feuers 256.
Ort 185. 201. 204. 243. 253.
Orthographie 73. 75. 90. 108.

Pannus 250.
Parataxen 33.
Pech 234.
Pelagus 248—250.
Perlen 53. 202. 322.
Pflanzen 51. 182. 212. 284.
Philosophie 292.
Pilze 235.
Planeten 59. 80. 204. 252.
Pneuma 190.
Präparate 48.

Pulver 188. 214. 215. 220. 222. 284.
Punkt, springender 178. 248.
Punkte 21. 22. 24. 29. 72.
Purpur 196. 228. 316. 317.
Purpurfärbung 53. 196. 197. 228. 280.
Purpurgold 35. 41. 257.
Purpurne, die 214.
Purpurschnecke 29. 196. 249.
Pyrit 208. 281. 283. 284.

Qinbār 309. 310.
Qualen 201. 254.
Quälung 60. 233. 254.
Quecksilber 42. 52—54. 58. 93. 94. 187—196. 198. 202. 204. 207—211. 214 bis 216. 219. 229. 230. 233—235. 237—239. 242. 245. 251. 252. 280—283. 309. 310. 324.
Quellen 15. 17. 27. 34. 36. 262 ff. 274.

Rauch 28. 53. 186. 191. 192. 199. 202. 233. 239. 277. 278. 310.
Realgar 209. 286.
Reden 6. 8. 9. 11. 14. 18. 42. 43. 49—60. 173—257. 297—317.
Regenwasser 199. 202.
Reinigung 210.
Rettigöl 281. 283.
Rezepte 30. 72. 79. 275. 279 bis 286. 291.
Rizinusöl 281. 283. 284.
Rost, Rosten 35. 40. 41. 57. 222. 225. 228. 232. 233. 241. 257.
Rösten 190—192. 286.
Rot, Röte, Rötung 40. 44. 52. 186. 189. 197. 200. 201. 203. 214. 222. 225. 232. 253. 256.
Rückstand 192. 195. 245.
Rundes 57. 228.

Saat 227.
Safran s. Krokus.

Salbe 206.
Salmiak 291.
Salz 209. 284.
Salzessig 281—283.
Salzwasser 281—283. 285.
Same, Samen 55. 193. 218. 247. 303.
Sammlungen 3. 16. 266. 269. 271.
Samūm 32.
Sand 58. 207. 222. 223. 245. 248.
Sandarache 200. 235. 238. 281. 285.
Sarapieion 34. 267.
Sasanidenreich 268.
Satis 29. 56. 225.
Saturn 59. 204. 252.
Sauerhonig 283.
Schahira 225.
Schale 51. 177. 178.
Schatten 36. 205. 208. 236. 238.
Schatzkammern 39. 249.
Scherben 240.
Schlacht d. Feuers 220. 229.
Schlaf 51.
Schlüssel 184. 186. 254.
Schmelzen 44. 45.
Schnecke 28. 253.
Schöllkraut 28. 249.
Schöpferwort 184.
Schöpfung 49. 51. 52. 55. 60. 64. 180. 181. 184.
Schöpfungen 179. 184. 185.
Schriftbild 19. 22.
Schriftzeichen 20. 21.
Schusterschwärze 29.
Schwäher 59. 247.
Schwarz, Schwärze 36. 38. 52. 186—188. 196. 197. 206. 208. 209. 222—225. 243. 250. 253—255. 317.
Schwefel 35. 52. 53. 57. 58. 93. 94. 187. 189—192. 194—196. 198. 199. 212. 215. 216. 225. 230. 231. 233—238. 240. 241. 254. 255. 280—286. 324.
Schwefeldämpfe 241.
Schwefelkupfer 187.
Schwefelwasser 57.

Schweiß 216. 322.
Seele 182. 183. 196. 212. 217. 220. 222. 229. 230. 236. 243.
Seiendes 277. 278.
Sentenzen 3. 9. 11. 14—16. 49. 52. 54. 56. 68.
Serikon 255.
Sermones 14. 16. 49—60.
Sieb, Sieben 47. 239. 240. 249. 322.
Sikerites 281.
Silber 36. 37. 38. 57. 58. 186 bis 188. 192. 198. 205. 207. 208. 213. 215. 218. 225. 231. 237. 239. 242. 250. 252. 256. 280. 281.
Silbergeld 36.
Sinne 180.
Sirup 209. 210.
Sklave 215. 291. 295.
Sklavin 222.
Sohn, Söhne 55. 182. 215. 246. 247.
Sommer 200. 246.
Sonne 50. 51. 174—176. 178. 180—182. 184. 221. 246. 247. 252.
Sonne = Gold 205. 233. 243.
Sonne s. Tau 192.
Sonnenstrahlen 245. 252.
Sonnenwärme 245.
Sory 281.
Speichel des Mondes 38. 58. 193—195. 204. 233. 235. 243. 245.
Speise 33. 51. 185. 246.
Spießglanz 29.
Sprüche 6. 42. 102—104.
Starkes 251.
Staub 44. 45. 55. 188. 195. 214. 219. 221. 223. 229. 246. 217.
Stein 13. 43. 44. 53. 54. 188. 193—195. 198. 199. 204. 205. 207. 210. 213. 214. 218. 220. 222. 224—226. 228. 242. 243. 248.
Stein der Weisen 13.
Sterne 49. 174. 180—182.
Sternkundige 174.
Stimmi 189. 280. 282. 284.

Stoffnamen 7. 19. 27—30. 35—37. 41. 52. 53. 204.
Streit der Weisen 8. 9.
Streupulver 29.
Stroh 39. 256.
Sublimation 56. 57. 190. 235. 241.
Substanz 47. 183.
Synode 3. 11. 12. 173. 287. 296. 324.

Tabula Smaragdina 15. 68. 72. 79. 93.
Tafel(n) 186. 208. 241. 244. 246. 255. 285.
Tag, Tage 39. 41. 192. 196. 199. 200. 202. 206. 208. 209. 210. 212. 219. 224. 226. 246. 253. 256. 257. 312. 327.
Tag des Gerichts 33. 183.
Talismane 58.
Tau 245. 246. 283.
Tau und Sonne 192. 199. 202. 214. 225.
Teig 244.
Terpentinöl 281.
Tetrasomie 212.
Theologie 293.
Theorie 14.
Thron 32. 184.
Thronvers 32.
Tier, Tiere 51. 196. 203.
Tinktur 196. 212.
Tod 51. 55. 59. 183. 213. 216. 230. 247. 251. 254.
Töpfererde 253.
Traktate 56. 72. 81. 191. 215. 228. 261. 263. 320.
Trank 33. 51.
Tränken 186. 187. 190. 196.
Transmutation 8.
Trauer, Traurigkeit 35. 186. 188. 227.
Trocken, Trockenheit, Trocknung 176. 177. 185. 201. 213. 222. 241. 242.
Turba 3—7. 9—18. 46—48. 287—296. 318—345.
— Arab. Texte 33—45. 296 bis 318.

Turba, Fassung A 3—6. 14. 16. 48—60. 66—68.
— Fassung B 3—6. 14. 16. 49. 66. 67.
— Fassung C 7. 14. 16. 49. 66—68.
— Übersetzungen 6. 7. 13. 14. 16. 23. 33. 60. 94 bis 104. 109—170. 173 bis 257.
Turbaliteratur 318—345.
Tyrische Farbe 59. 196. 197. 207. 213. 249.

Umarmung 247. 251.
Umschrift 19—23. 50. 187.
Umwandlung 251.
Unzen 249. 253.
Urtext 34. 46. 52. 62. 65. 70.
Urübersetzung 48. 70.

Varianten 6. 12. 18. 19. 23. 70. 78. 107.
Venus 37. 59. 252.
Verachtetes 203. 251.
Veränderungen 60—62. 188.
Verbindung 59. 200.
Verborgene Natur 211. 230. 251.
Verbrennen 252.
Verderben 188.
Verdichtung 175.
Verdünnung 175.
Verfahren 43. 58. 202. 203. 205. 227. 230. 236. 242. 247. 254.
Verfestigung 192. 201. 234.
Verflüssigung 188.
Vermächtnis 41.
Vermählung 216. 230.
Vernunft 50. 51. 176. 179. 180. 181. 227.
Verstärkung 192.
Verstümmelungen 63.
Versuche 207.
Verwandlung 186. 187.
Verwandtschaft 53—55. 175. 188. 192. 208. 209. 214.
Verwundeter 245.
Verzögerung 44.
Vieldeutiges 52.
Vielfältiges 189.

Vielheit der Namen 193.
194. 204. 220. 223. 227.
249. 255. 285.
Vierfüßler 215.
Vision 323.
Vitriol 29. 225.
Vögel 215. 242. 248. 322.
Vokale 20—23.
Vollendung 184. 185. 198.
206. 207. 214. 216. 235.
236. 246. 256.
Vorhaben 177. 197. 202.
Vorschriften 14. 54. 72. 215.
296.

Wachs 206. 207. 285.
Wachstum 52. 183.
Waffen 59. 247.
Wahrheit 190. 203. 204. 215.
216. 220. 227. 246.
Warm, Wärme 174—177.
188. 201. 206. 224. 240.
247. 248.
Waschen, Waschungen 186.
191. 224. 225. 245. 284.
Wasser 35. 42. 44. 50. 53.
55—58. 175—178. 181.
190. 192. 194. 195. 196.
197. 199. 202. 203. 205.
208—211. 213. 214. 219.
221. 223—226. 228. 230.
232—234. 237. 240. 242.
243. 246. 249. 254—256.
277. 282. 283. 302. 303.
Wassertiere 182.
Weg 216. 238.
Weibliches 55. 200. 211.
Wein 282. 285.
Weisheit 190. 193.
Weiß, Weißung 52—53. 186.
191—193. 197. 198. 200.
203. 206. 207. 225. 226.
232. 238. 243. 245. 253.
280. 316.
Weizen 47. 249.
Welt 51. 60. 177. 181. 201.
207. 237. 252.
Werden und Vergehen 49.
174. 185.

Werk 173. 185. 186. 189 bis
191. 198. 201. 207. 214.
224. 225. 227. 228. 234.
244. 252—254.
Werkzeuge 59. 240. 248. 253.
317.
Wert 220. 227. 250.
Wetterleuchten 175.
Wind 240. 245—247. 315.
Winter 176. 200. 201.
Wirkung 185.
Wissenschaften 173. 181.
193. 198. 234. 245.
Wolke 175. 190. 191. 223.
240.
Wort 32. 52.
Wunderstein 93.
Wunderwirkung 340.
Wurzel 202. 206.

Zahlenangaben:
ein Ding 191. 193. 197.
224. 228. 235.
ein Element 181. 185.
ein Name 193. 194. 255.
ein Verfahren 227.
eine Farbe 251.
eine Kochung 227.
eine Natur 214. 216. 223.
229. 256.
eine Substanz 183.
eine Wurzel 181.
zwei Elemente 181 bis
183. 185. 310.
zwei Naturen 221. 222.
zwei Schöpfungen 179.
zwei Werke 229. 253.
drei Elemente 182. 183.
drei Elixire 249.
drei Stufen 41. 257.
vier Dinge 177. 181.
vier Elemente 176.
vier Jahreszeiten 200.
vier Körper 230. 243.
vier Metalle 186.
vier Naturen 177—179.
302. 310.
vier Silber 231.
vier Zubereitungen 206.

fünf Diener 180.
fünf Sublimationen 212.
sieben Nächte 224.
sieben Operationen 190.
207. 210. 216. 219.
223. 214. 225.
sieben Tage 192. 200.
243.
zehn Dinge 237. 238.
zehn Nächte 224.
zehn Stufen 307. 308.
zehn Tage 199. 253.
zehn Teile 307.
20 Tage 199.
40, 41, 42 Tage 202. 206.
208. 210. 219. 224.
226. 246. 253. 257.
312.
80 Tage 327.
100 Tage 209.
150 Tage 199.
180 Tage 246.
Zahlenmystik 241. 300 bis
304. 306.
Zarnīḫ 38.
Zeit, Zeiten 174. 200.
Zerbröckelung 44.
Zerreibung 203. 210. 221.
222. 223. 225. 227. 239.
Zerstäubung 44.
Zerstörung 217.
Zeugung 53. 54. 57. 59. 63.
200. 252.
Zier 222. 247.
Zinn 53. 54. 186. 199. 209.
210. 228. 234.
Zinnober 28. 58. 205. 230.
231. 235. 239. 241. 242.
245. 281. 286. 310. 315.
Zitronengelb 216.
Zubereitungen 206.
Zusammensetzung 37—39.
183. 193. 201—203. 205.
211. 222. 227. 233—235.
248. 251. 255. 256. 283.
Zusätze 50. 65. 72. 76.
Zwischenreden 14. 49. 50.
52. 59. 60. 63. 287.

# NAMENREGISTER.
## I. Personen- und Berufskreise.

Abschreiber 22. 27. 32. 50. 70. 74. 82. 323.
Ägypter 45. 79. 273.
Alchemisten 8. 12. 13. 15. 18. 23—27. 30. 35. 42. 45. 189. 194. 196. 199. 238. 247. 261—264. 267. 276. 278. 279. 285. 291. 293. 295. 296. 297. 323. 334. 340. 344.
Alten, die 35. 37. 191. 230. 282. 284. 289. 320.
Araber 8. 15. 186. 204. 207. 266. 267. 273. 275. 291. 292. 295. 318. 319. 343.
Ärzte 13. 34. 57. 217. 234. 235. 332.
Autoren 7. 9. 14. 15. 25. 26. 32. 42. 79. 264. 271. 273. 274. 297. 318.

Babylonier 179.
Bearbeiter 31. 32. 33. 45. 49. 56. 60. 62. 64. 66. 67. 83. 86. 90. 287.
Betrüger 279.
Bruder, Brüder 50. 54. 204. 215. 243. 244. 290.
Byzantiner 30. 265.

Chemiehistoriker 7—14. 17. 264. 265. 274.
Chemiker 14. 19. 48. 286.
Christen 31. 32. 266. 294.

Dichter 264.

Eingeführte 56. 203. 250.
Erfinder 25. 242.

Erforscher der Philosophie, der Kunst, der Weisheit 190. 191. 193. 197. 200. 201. 213. 215. 220—225. 228. 236. 238. 244. 249. 250. 252. 254. 289. 303. 309.
Exegeten 265.

Forscher 52. 194. 236.
Frauen 59. 294.
Freunde der Weisheit 250.
Fürsten 218.

Gegner 18. 41. 256. 288. 290.
Gnostiker 294.
Griechen 8. 12. 13. 36. 37. 42. 45. 204. 207. 261 bis 267. 268. 295. 314.

Herausgeber 3. 7. 16. 46. 48. 59. 67. 68. 76.
Historiker 286.

Iatrochemiker 340.
Inder 179.

Juden 31. 32. 79. 294. 331.
Jünger 11. 294.

Kaiser 27. 45. 265. 266. 319.
Kleriker 22.
Könige 197. 220. 318. 319.
Kommentatoren 13. 18. 43. 280. 291.
Kranke 34. 217.

Lateiner 8. 9. 22. 24. 27. 28. 207.
Lehrer 70. 80. 239. 264. 266. 280. 289. 290. 319. 320.

Maler 13. 34. 217.
Manichäer 294.
Mathematiker 24. 297.
Meister 11. 51—55. 173. 178 bis 185. 193. 195. 201. 203. 207. 210. 212. 219 bis 226. 231. 234. 240. 254. 255. 287—289. 301 bis 306. 323.
Metallurgen 13. 285.
Menge 36. 41. 58. 221. 231. 238. 250. 279. 288.
Muslime 30 ff. 292—294.

Nachfahren 173—177. 184. 191. 201. 204. 208. 211 bis 213. 216. 218. 219. 221. 223. 225. 226. 228 bis 230. 235. 236. 239. 241. 243. 244. 249. 248. 251. 252. 288. 289. 314.
Naturforscher 294.
Naturphilosophen 13. 276 bis 278. 286. 288. 300.
Neider 43. 52. 58. 184. 188. 193. 195. 210. 213—218. 220—226. 229. 236—242. 244. 248—250. 252. 254. 290. 291. 319.
Neuplatoniker 267.
Neupythagoreer 204.

Orientalisten 14. 294.

Perser 179. 268. 273.
Philologen 33. 41. 274. 282. 286.
Philosoph, der 24. 37. 41. 51. 223. 227. 231. 233. 239. 242. 245. 251. 255. 265.

Philosophen, alte 8. 12. 13.
18. 23—27. 34—37. 42.
45. 53. 54. 56. 58. 59. 80.
178. 180. 181. 197. 200.
201—203. 205. 207—210.
218—227. 229. 231—241.
244. 246—252. 256. 269
bis 271. 273. 288. 289.
291. 293. 297. 302. 309.
311. 320. 321. 324. 325.
331. 339.
Priester 49. 249. 262. 264.
265. 266.
Propheten 32. 79. 179. 273.
279. 288. 332.
Ptolemäer 264. 267.

Redner 4—6. 9—19. 23 bis
27. 43. 50. 53—56. 63.
67. 204. 205. 288—290.
334.

Schreiber 72. 78. 107.
Schriftsteller 8. 10.
Schüler 45. 51. 54. 80. 173.
198. 200. 201. 221. 244.
247. 248. 280. 287. 288.
292. 301. 302. 314. 319.
320. 324. 331. 337. 340.
Schulhäupter 174.
Seher 24. 173. 314.
Söhne der Lehre, der Weisheit 177. 184. 185. 198.
209. 210. 212. 217. 223.
227. 229. 233. 237. 243.
252. 253. 300. 304. 317.
Syrer 268. 273.

Theologen 277. 278. 293.
Tyrier 196. 197.

Übersetzer 13. 19. 22. 27.
39. 287.

Unverständige 197. 202.
204. 216. 223.

Vater 214. 216. 288. 332.
Verfasser 8. 9. 13. 31. 33.
41. 42. 43. 280. 293. 295.
329. 336. 339.
Versammlung 9. 12. 16. 43.
50—60. 63. 176. 198. 200.
210. 212—214. 228. 232.
241. 243. 244. 287. 289.
307. 317.
Verständige 193. 200. 205.
249.

Weise 15. 39. 40. 41. 52. 53.
173. 183. 189. 193. 195.
198. 201. 204. 205. 208.
212. 214—216. 231. 236.
254. 320. 323. 329.

## II. Antike und mittelalterliche Autoren[1]).

Abu'lQāsim 16. 42. 306. 319.
Açardetus 159. 243.
Acratus 6. 11. 27. 58. 160.
242. 244.
Acsubofes 25. 53.
Actomanus 5. 11.
Adam 183. 294. 327.
Adimon 146.
Admion 5. 26.
Adrastos 270.
Adrianos 272.
Afflictes 5. 26. 66.
Afflontus 5. 26. 56. 289.
Aflāṭūn 20. 21.
Africanus 271.
Afṭūs 269. 272.
Agadimon 6. 26. 59.
Aġādīmūn 20.
Agadmon 5. 23. 26.
Agathodaimon 13. 20. 26.
42. 56. 68. 179. 221. 223.
226. 250. 267. 269. 274.
278. 289. 290. 291. 318.

Agmon 6. 26. 68. 89. 90. 99.
101.
Aḥmad Buḫtār 79.
Aksīdrūs 24.
Aksimīdrūs 24.
Aksimidus 314.
Alanus 8.
Albertus Magnus 8. 9. 94.
334. 338. 339. 342.
Alexander 45. 270. 272.
Alphidius 338. 339. 341. 342.
Alsamīdas 297.
Amaçaras 27. 240.
Amādaqlīs 24.
Anastratus 6.
Anaxagoras 9. 10. 13. 23.
27. 50. 58. 67. 99. 103.
111. 157. 176. 240. 241.
335.
Anaximandros 19. 24. 50.
58. 174. 175. 237. 238.
250. 277. 278. 293. 313.
314.

Anaximenes 13. 24. 25. 52.
58. 59. 184. 185. 239. 240.
251. 252. 277. 278. 295.
Anbādaflīs 24.
Anbāduqlīs 24.
Andarijā 270.
Andreas 273.
Anonymus 345.
al Anṭākī 314.
al Anṭālī 24. 314.
Apollo 342.
Apollonios 26. 54. 55. 56. 58.
203. 204. 209. 210. 217.
218. 223. 224. 225. 234.
235. 244. 247. 270—273.
332.
Aras 271. 272. 318.
Archelaos 6. 15. 18. 23. 27.
51. 52. 88. 173. 178. 179.
186. 187. 262. 264. 265.
270. 273. 297. 318.
Archimedes 20. 26. 297. 310.
Archytas 18.

---

[1]) Namen, die sich nur in der Endung oder andern gleichgültigen Dingen unterscheiden, wurden nicht getrennt angeführt. Aus dem Verzeichnis S. 4ff. sind nur die Namen aufgenommen, die seltener auftreten. Nicht berücksichtigt sind die im kritischen Apparat S. 109—170 angeführten Varianten, die Namenverzeichnisse S. 258 und 269 und das der Visio Arislei S. 325.

## Namenregister

Ardarius 4. 25. 54. 204.
Ares 79. 319.
Arisleus 8. 10. 23. 31. 48. 49.
 51. 52. 61. 67. 80. 85. 93.
 95. 96. 112. 116. 118. 173.
 178. 179. 186. 187. 287.
 295. 300. 304. 305. 323
 bis 327. 328. 336. 340.
Aristenes 4. 23. 61. 65. 103.
 335.
Aristeus 9. 23. 100. 102.
Aristoteles 178. 277. 341.
Ps.-Aristoteles 45. 94. 266.
 297. 337. 338. 339. 340.
Arnaldus, Arnoldus 9. 334.
 335. 338. 342. 345. 346.
Aron 332.
Arras 5. 27.
Aršādūs 18.
Aršilāwūs 18. 23.
Aršimīdas 20.
Arsuberes 25. 123. 195. 196.
 197.
Artanius 167.
Arzoch 5. 23. 27.
Ascanius 5. 26. 338.
Assiduus 339. 344.
Assotes 26.
Assuberes 25. 67.
Astamus 148. 229.
Astanius 5. 26. 57. 289. 296.
Astannus 322.
Astantus 331.
Astratus 6.
Atamus 151. 232.
Attamanus 6.
Attamus 5. 6. 57.
Attanus 59.
Avicenna 338. 339. 340. 341.
Aziratus 5. 67.

Bacaser 5. 66.
Bachimedis 26.
Bacoscus 5. 24. 25. 54. 62.
 63.
Bacostus 134. 210. 211.
Bacsem 24. 138. 139. 140.
 141. 146. 147. 215. 216.
 217. 219. 220. 226. 227.
 228. 289. 290. 295.
Bacsen 23. 24. 26. 55. 56. 63.
Balāwas 270.

Balgus 27. 58. 160. 161. 244.
 245. 295. 296. 315. 324.
Balinus 26. 270.
Baqsam 24.
Baraqlīs 297.
Barmīdas 297.
Barsenites 5. 26.
Bassen 5. 26. 75.
Baṭṭīṭ 313.
Beida 324.
Bellus 4. 25. 62. 129. 130.
 134. 152. 153. 154. 203.
 204. 234. 235.
Belinus 332. 333.
Belus 4. 25. 54. 57. 65. 295.
 296.
Bernhard (Graf) 8. 10. 345.
Beua 324. 326.
Bezaleel 275.
Bilqīs 272.
Bodillus 6. 26.
Bonellus 25. 26. 34. 55. 56.
 58. 59. 75. 76. 93. 139.
 140. 144. 145. 160. 217.
 218. 223. 224. 225. 244.
Bonilis 26.
Bonites 58. 59.
Bonitis 161. 162. 245. 246.
 296.
Borates 5. 24. 27. 63.
Boratus 335.
Bovilis 162. 247.
Bracus, Bratus 6. 27. 60. 87.
 88. 168. 255.
Bubacar 337.
Buqrāṭ 20. 27.

Cabritis 324. 326.
Cadmon 5. 25.
Calid 9. 29. 34. 45. 79. 319.
 334. 342. 344.
Carus 23.
Castrensis 71. 72.
Cerus 5. 25. 54. 133. 209.
 210. 335.
Chālid ibn Jazīd 79. 268.
 292. 319. 339.
Chambar 5. 23. 26.
Chemes 278.
Christ, Christianos 195. 217.
 241. 263. 266. 272. 273.
 291.

Chymes 13. 267. 270. 278.
Cinon 25. 79. 126. 135. 148.
 200. 201. 203. 212. 213.
 228.
Constans 23. 26. 58. 242.
Costans 158.
Costos 137. 214.
Cranses 5. 26. 56.
Custos 5. 23. 26. 55. 288.
Cynon 93.

Dante 341.
Dantinus 344.
Dardanus 25.
Dardaris 8. 25. 42. 43. 53.
 57. 129. 149. 150. 203.
 230. 231. 295.
Dardis 150.
David 341.
Dehdeh Khalifa 18.
Democrites 113.
Democritos 113.
(Demo)krates 310.
Demokritos 9. 14. 20. 24.
 35. 40. 51. 85. 179. 188
 bis 195. 199. 201. 205.
 213. 224. 233. 239. 246.
 251. 256. 263—268. 270.
 272—277. 279—282. 283.
 284. 285. 289. 290. 291.
 329. 332.
Diamedes 5. 26. 55. 62. 63.
 137. 138. 215. 216. 295.
Dīmaqrāṭ 20.
Dimocras 170. 256.
Diogenes 277.
Diokletian 264.
Dioskoros 263. 270. 271.
 275. 276.
Dioskurides 26. 29.
Dschāmasp 270.
Dyomedes 93.

Effistus, Efistus 26. 56. 145.
 146. 225. 226.
Ehelihe 331.
Eivo 344.
Ekximenus 156. 239. 240.
Elbo 344.
Emiganus 6. 59. 64.
Empedokles 24. 54. 57. 177.
 204. 205. 235. 236. 295.

Eugenios 263.
Eusebeia 263.
Exemiganus 6.
Exidimidius 91. 92.
Eximedrus 23. 83. 109. 110. 165. 174. 175. 250. 313.
Eximenus 25. 32. 52. 65. 67. 103. 116. 184. 185. 290. 300.
Eximerias 19.
Eximerus 19.
Eximeus 80.
Eximidius 49. 98. 335.
Eximidrus 83. 94.
Eximidus 100.
Eximindus 11. 49. 102.
Exiniganus 63. 64. 166. 251. 252.
Exioctus 19.
Exumdrus 4. 23. 50. 66.
Exumenus 5. 58.

Farnawānas 271.
Ferrarius 342.
Fiorius 167.
Fiorus 167. 253.
Fītāġūras 20. 24.
Flontos 143. 222. 223.
Florus 25. 27. 59. 86. 316. 317.
Flritis 25. 124. 197. 198.
Frictes 4. 25. 27. 53. 295.

Ġābir ibn Ḥajjān 24. 34. 197. 203. 204. 205. 226. 297. 319. 320. 332. 337. 340. 341. 345.
Ġaʿfar alṢādiq 179. 254. 292.
Galenus 20. 341.
Ġālīnus 20.
Ġāmasb 272.
Geber 3. 9. 88. 334. 335. 337. 338. 340. 342. 344.
Ġirġīs 26.
Ġirġūras 20. 21. 25.
Gratianus 344.
Gregorios 15. 16. 20. 21. 25. 26. 43. 55. 79. 136. 213. 214. 308. 309. 318.
Guilhelmus 345.

alḤabīb 34. 41. 42. 43. 44. 45. 318.
Ḥāġġī Ḥalīfa 17.
Haly 341.
Hamed 78.
Hamuel 344.
Harforetus 327.
alḤasda 319.
Helehieh 331.
Heliodoros 262. 264. 265.
Hephaistos 26.
Herakleios 15. 20. 21. 27. 45. 58. 236. 237. 250. 262. 263. 266. 270. 273. 319.
Herakleitos 13. 27. 277.
Herfilius 110.
Hermas Pastor 95.
Hermes 13. 21. 42. 48. 49. 72. 80. 125. 146. 159. 173. 179. 192. 199. 207. 219. 223. 240. 243. 265—269. 273. 274. 278. 283. 289. 318. 330. 338. 339. 341. 344. 345.
Hermes Būdašīr 319.
Hierotheos 262. 263. 264.
Hippasos 13. 277.
Hippokrates 20.
Hippolytus 178.
Hirqal 20. 21. 27.
Horfachol 27. 154. 236. 237.
Horfolcos 27. 58. 86. 92. 155. 289. 344.
Horfoleus 27.
Horfoltus 328.
Horos 27. 42. 267. 271. 274. 318. 319.
Hortulanus 342.
Hyargus 26.

Iamblichos 219.
Iargos 147. 148. 228.
Ibn Arfaʿ Raʾs 319.
Ibn alNadīm 264. 268—273. 275.
Ibn Umail 24. 310—319.
Ibrahim b. Jakhshi 18.
Ibrāhīm Ḥalebī 18.
Iksimidrius 155.
Iksimidrus 24. 155.
Isis 267. 291.
Iskandarūs 270.

Ismindrius 95.
Ismundrius 96.
Iṣṭifan 21.
Italus 24. 48.
Iximidrus 11. 23. 49. 50. 83. 237. 238.
Ixumdrus 5. 58. 289.

Jargus 25. 56. 57.
Jean de Meun 338.
Jesus 294.
Joannes 265. 266.
Johannes Ap. 256.
Johannes de Padua 345.
Justinian 262. 263. 266. 267.

Kāhin Arṭā 271.
Kalid 344.
Karmānūs 212.
Kīmās 270.
alKindī 174.
Kleopatra 262. 267. 273.
Komarios 230. 248. 262. 267. 272. 273.
Krates 26. 27. 34—41. 45. 58. 187. 188. 200. 206. 238. 243. 244. 247. 274. 318.

Lactantius 184.
Largus 23. 26.
Lauqibbas 24.
Leukippos 24. 51. 53. 178. 179. 191. 192. 193. 251. 275. 297.
Locastes 4. 24.
Locuston 85.
Locustor 4. 24. 51. 179. 180.
Locustos 335.
Lucas 24. 51. 53. 59. 63. 64. 67. 85. 113. 120. 166. 178. 179. 191. 192. 193. 251. 297. 338.
Lullus 189. 342. 345.
Lūqā 24.
Lūqas 297.

Magus 272. 273.
Mahdāris 271.
Mahrāris 271. 273.
Mandinus 6. 104.
Marcos Rex 9. 334.

Maria 36. 42. 79. 186. 195. 211. 241. 267. 270. 272. 273. 274. 275. 289. 290. 319. 332.
Maria Magdalena 294.
Marianos 270. 319.
Marion 344.
Marqūnaš 318. 319.
Matthaeus 319.
Melissos 13. 277. 278.
Menabadus 336.
Menabdus 5. 25. 54. 134. 211. 212.
Menelaos 24.
Mercurius 271.
Mezereus 79.
Micreris 45. 271. 320—323. 343.
Miḥrāb 272. 274.
Mīlāwus 24.
Mileus 24.
Milvescindus 341.
Mirnefindus 320—323. 341.
Monaldus 93.
Montenus 331.
Morfoleus 5. 27.
Morienes 8. 9. 71. 334. 337. 340.
Morienus 29. 34. 45. 79. 174. 185. 270. 273. 331. 338. 339. 341. 342. 343.
Morpholeus 93.
Moscus 6.
Moses 215. 230. 231. 248. 263. 267. 275. 282. 292. 296. 331. 332.
Mosius 5. 150. 163. 338.
Moyses 5. 57. 59.
Mundus 23. 25. 53. 57. 59. 60. 87. 127. 151. 164. 168. 201. 202. 233. 249. 253. 254. 255. 289. 335.

Najūn 297. 301. 302.
Nephitus 5. 26. 204. 205.
Nicarus 5. 26. 55. 56. 205.
Nictimerus 26.
Nikephoros 194. 272.
Nīṯaġras 24.
Noficus 92. 130. 131. 204 bis 207.
Nofil 25. 161. 246.

Noseus 204.
Nositus 204.

Obsemeganus 5. 25. 67.
Olympiodoros 13. 25. 36. 175. 181. 183. 186. 195. 207. 211. 240. 242. 243. 246. 263. 265. 267. 273. 276. 277. 278. 280. 282. 290. 291. 292.
Orfultus 165. 250.
Orfulus 6. 27.
Orontius 94.
Orpheus 27. 267.
Osiris 274. 291.
Ostanes 26. 57. 59. 179. 196. 208. 229. 232. 263. 266. 267. 269. 270. 273. 274. 275. 280. 292. 322. 331.
Ovid 341.
Oximedeus 19.

Pandoflius 153. 154. 235. 236.
Pandoflus 24.
Pandolfus 10. 24. 50. 54. 57. 58. 67. 130. 153. 177. 204. 205. 289.
Pandophilus 24.
Pandophis 4. 24. 103.
Pandulfus 111. 335.
Pandulphus 4. 54. 66. 343.
Pantophilus 24.
Pappos 181. 263.
Parmenides 8. 11. 13. 23. 25. 51. 52. 53. 54. 57. 59. 103. 112. 178. 188—191. 200. 201. 202. 211. 212. 233. 249. 253. 254. 255. 277. 289. 290. 295. 297. 320. 335.
Paxamos 24. 210. 211. 215. 216. 217. 219. 220. 226. 227. 228.
Pebichios 267.
Pelagios 27. 58. 200. 205. 244. 263. 267. 270. 272. 315.
Permanides 118.
Petasios 263.
Petreios 272.
Petrus Bonus 341. 345.

Petrus de Massana 95.
Petrus de Silento 336. 337.
Phaebus 9. 334.
Philaretos 280. 282. 284.
Philosophus 51. 59. 60. 66. 67. 68. 71. 143. 164. 169. 249. 255.
Philotis 68. 88. 104.
Phiorus 167. 317.
Pictagoras 80. 83. 84. 89. 113. 129. 152. 153. 324. 325.
Pion 25. 241.
Pitagoras 109. 111. 114. 122. 124. 139. 153. 158. 165.
Pithem 2. 25.
Pithen 5. 25.
Plato 8. 15. 20. 23. 26. 42. 57. 66. 84. 104. 150. 222. 223. 231. 232. 266. 267. 270. 288. 332. 338. 339. 343.
Plinius 25.
Proklos 297.
Ptah 269.
Pythagoras 8. 9. 15. 16. 20. 23. 24. 26. 45. 48—55. 57 bis 60. 64. 65. 67. 80. 81. 89. 90. 93. 95. 100. 103. 173. 177. 180—183. 185. 193. 194. 195. 203—207. 217. 219. 220. 221. 233. 234. 241. 250. 272. 273. 287. 289.˙ 290. 291. 293. 295. 297. 300—304. 306. 314. 318. 319. 324. 325. 334. 335. 342.

Qasṭūs 26.
alQazwīnī 33.
Qusṭā 26.
Quwairī 272.

Rachaidib 339.
Rarson 6. 59. 66.
Rases, Rasis 341. 343.
Raymundus s. Lullus.
alRāzī 34. 291. 320. 337.
Rhases, Rhasis 338. 340.
Rhodanus 339.
Rīmas 272.
Rīsamūs 270.

Risāwaras 270.
Rīsmūs 270.
Robertus Castr. 71.
Roger Bacon 338.
Rudianus 338. 339.
Rupescissa 342.

Safanġā 270. 318.
Safīdas 270.
Salomo 331. 341.
Sanaqḥā 270.
Sarġis 26.
Scites 4. 25. 317. 335.
Scr'tes 25.
Senior 9. 304. 334. 335. 338. 341. 344.
Sergios 26. 56. 228. 272. 273. 319.
Simon 25.
Siqnās 272.
Socrates 25. 125. 329. 331.
Sokrates 25. 53. 88. 89. 90. 197—200. 253. 317. 332. 335.
Sophar 267.
Stephanos 13. 21. 25. 229. 261. 262. 265. 266. 271. 273. 276. 290. 331. 333.
Synesios 207. 263. 267. 275. 276. 280. 282.

alTamīmī s. Ibn Umail.
Taufil 20.

Tecenensis 345.
Thabritis 326. 327.
Thalgus 315.
Thales 13. 25. 277. 315.
Thamūd 271.
Thebed 78.
Themistios 271.
Theodoros 270. 272. 319.
Theodosios 262. 265. 267. 271.
Theofilus 162.
Theon 297. 301. 302.
Theophilus 15. 16. 20. 25. 54. 59. 85. 86. 90. 91. 131. 132. 204. 207. 208. 209. 246. 272. 289. 296. 306. 308. 309. 310. 313. 318. 319. 335. 344.
Theophrastos 262. 264. 270.
Theosebeia 263. 278. 292. 319. 331.
Thomas Aquinas 93. 339. 346.
Thoth 267. 269.
Toletanus 342.
Trismegistos s. Hermes.

Veradianus 339.
Vergil 341.
Vincentius 342.
Vitarus 26. 140. 219. 220.
Vitemerus 141.
Vitimerus 26. 141. 220. 221.

Xenophanes 13. 25. 53. 195. 196. 197. 277. 295.

Ysimdrus 93.
Ysimidrus 5.
Ysindrus 4. 103.
Yximidius 5.

Zadith s. Senior.
Zāwūš 21.
Zenon 25. 53. 55. 56. 58. 200. 201. 212. 213. 220. 221. 222. 228. 241. 290. 295. 335. 336.
Zeumon 5. 25.
Zeunon 5.
Zeus 21.
Zimon 25. 220. 221. 222. 289. 335.
Zinon 148.
Zīnūn 25.
Zoroaster 273.
Zosimos 13. 20. 42. 174. 183. 186. 187. 190. 191. 194. 195. 199. 201. 205. 212. 221. 239. 241. 247. 248. 254. 263—268. 270. 272. 273. 275. 276. 278. 281. 282. 291. 292. 318.
Zūsam 20.

## III. Neuere Autoren.

Aitken 73.
Aubert 178.
Aumer 79.
Azo 270.

Bassaeus 6.
Berendes 29.
Berger 177.
Berthelot 12. 13. 14. 15. 25. 26—29. 34. 37. 41. 42. 189. 197. 200. 261—268. 274. 276. 278. 285. 318. 331. 346.
Black 90.
Boll 265.
Boncompagni 71.

Borel 7. 15. 18.
Bugge 189.

Carini 15.
Coxe 75.
Craster 90.

Degering 71.
Derembourg 268.
Diels 178. 277.
Diepgen 339. 340.
Dozy 36.
Ducange 187.
Duval 268.

Fabricius 18. 25.
Ferguson 18. 97. 345.

Flügel 17. 18. 268—271.
Fück 268.

Goldschmidt 265.
Graßhoff 345.

Hammer-Jensen 175. 265. 266. 267. 273. 275. 279.
v. Hammer-Purgstall 268.
Hildenbrandt 6. 97—100.
Hoefer 9. 10. 15.
Hoghelande 345.
Holmyard 16. 24. 42. 199. 240. 307. 308. 319.
Houdas 35. 36. 37. 38. 41. 42.

Ideler 229.

James 80. 81. 90.

Kircher 319.
Kopp 10—12. 15. 19. 265.
 266. 275. 338.
Kraus 17. 203. 205. 296.

Lagercrantz 196. 266.
Laurentius 6. 97—100.
von Lippmann 13. 206. 264.
 265. 280.
Loth 174.

Manget 7. 9. 11. 13. 16. 18.
 29. 37. 38. 39. 41. 72. 185.
 323. 328. 329. 336. 339.
 341. 342. 343. 345.
Morgenstern 6. 100—104.

Narducci 71.
Nyberg 294.

Panton 95.
Pape 281.
Paracelsus 344. 345.
Pfister 265.

Rascalonus 4.
Reinesius 265.
Reitzenstein 265. 266. 267.
 273.
Rhenanus 339. 346.
Richebourg 97.
Rose 71.
Rosen 24.
Ruelle 263. 277. 281. 283.
 284.
Ruska 15. 16. 26. 28. 30. 32.
 34. 35. 72. 79. 194. 206.
 239. 268. 271. 272. 294.
 318. 319. 338.

Sara 7.
Scherer 77. 78. 79. 81.
Schmieder 7—9. 10. 12. 15.
 336. 339. 342.

Schmidt 294.
Schum 79.
Singer 73. 75. 90. 94. 339.
 341.
Stapleton 28. 270. 313.
Steele 29.
Steinschneider 4. 5. 7. 14.
 15. 19. 23. 25. 26. 27. 48.
 60. 67. 271.
Susemihl 24.

Tancke 6.
Truhlář 86.

Ulstadius 338.

Ventura 345.

Waite 97. 173. 346.
Wiedemann 194. 239.
Wimmer 178.

Young 73.

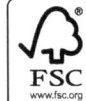

MIX
Papier aus verantwortungsvollen Quellen
Paper from responsible sources
FSC® C105338

If you have any concerns about our products,
you can contact us on
**ProductSafety@springernature.com**

In case Publisher is established outside the EU,
the EU authorized representative is:
**Springer Nature Customer Service Center GmbH
Europaplatz 3, 69115 Heidelberg, Germany**

Printed by Libri Plureos GmbH
in Hamburg, Germany